Bredemeyer/Bullock · Orthoptik

Hans Bredemeyer · Kathleen Bullock

Orthoptik

Übersetzt und bearbeitet
von Gerhard Goder

Walter de Gruyter · Berlin · New York 1978

Titel der Originalausgabe: *Orthoptics*,
Copyright © 1968 by The C.V. Mosby Company

Hans G. Bredemeyer, M.D.,
Associate Professor, Augenklinik der staatlichen Universität von Ohio, Columbus, Ohio, USA

Kathleen Bullock, D.B.O.(T.),
Orthoptistin, Moorfields Augenklinik, Abteilung High Holborn, London, England. Früher Orthoptistin in der Augenklinik der staatlichen Universität von Ohio, Columbus, USA

Ins Deutsche übertragen von *Gerhard Goder*, Dr. sc. med.,
Oberarzt der Augenklinik der Charité, Leiter der Abteilung für Orthoptik, Bereich Medizin der Humboldt-Universität, Berlin, DDR

Mit 135 Abbildungen

CIP-Kurztitelaufnahme der Deutschen Bibliothek

Bredemeyer, Hans

Orthoptik/Hans Bredemeyer; Kathleen Bullock.
Übers. u. bearb. von Gerhard Goder. – 1. Aufl. – Berlin,
New York : de Gruyter, 1978.

Einheitssacht.: Orthoptics <dt.>
ISBN 3-11-004195-2

NE: Bullock, Kathleen; Goder, Gerhard [Bearb.]

Satz: Satzstudio Frohberg, Freigericht.
Druck: Color-Druck, Berlin.
Bindearbeiten: Dieter Mikolai, Berlin.
Einbandentwurf: Wernitz & Wernitz, Berlin.

Vorwort

Dieses Buch ist in erster Linie für Fachschülerinnen der Orthoptik gedacht. Es enthält die grundlegenden Informationen, die für das Verständnis krankhafter Veränderungen des beidäugigen Sehens sowie für deren Erkennung und Behandlung erforderlich sind. Nach einem Literaturstudium der Pathologie des Binokularsehens wird der Student rasch erkennen, daß es große Lücken im Tatsachenwissen gibt, die durch Theorien und Annahmen gefüllt wurden. Aus Mangel an genauen Kenntnissen wurden einige dieser Theorien als Arbeitshypothesen in dieses Buch übernommen. Es wurde jedoch der Versuch gemacht, eine klare Trennung zwischen Tatsache und Theorie vorzunehmen. Um die außerordentlich komplexe Physiologie und Pathologie des binokularen Sehens leichter verständlich zu machen, haben wir gelegentlich zu einer mehr dogmatischen Form der Darstellung Zuflucht genommen.

Das Buch ist in drei Abschnitte unterteilt: Anatomie und Physiologie des Auges, Klassifikation und Messung, sensorische und neuromuskuläre Anomalien. Im ersten Abschnitt werden die Anatomie, die grundlegenden Funktionen des Sehens, die normalen sensorischen Funktionen beim Binokularsehen, die Physiologie der Augenmotilität und die Entwicklung des binokularen Sehens besprochen. Im zweiten Abschnitt werden die sensorischen und neuromuskulären Anomalien klassifiziert, die Optik, die Geräte, die Untersuchungsmethoden und der Einfluß von Medikamenten betrachtet. Im letzten Abschnitt werden die verschiedenen sensorischen und neuromuskulären Anomalien im einzelnen untersucht. In Übereinstimmung mit dem Zweck des Buches als einem grundlegenden Text wurden keine Hinweise auf einzelne Quellen gemacht. Dafür wurden allgemeine Literaturhinweise angeschlossen. Zur Arbeitserleichterung findet der Student am Schluß des Buches einen Anhang, der einen Grundriß der Routineuntersuchungen, einen Grundriß der Behandlung von Heterophorien und Heterotropien und ein Wörterverzeichnis einiger häufig gebrauchter Fachausdrücke enthält.

Tatsachen und Theorien, die nicht besprochen oder erwähnt werden, sollten nicht als bedeutungslos angesehen werden, da ein Buch dieser Art selbstverständlich nicht umfassend sein kann. Fortgesetztes Studium der Literatur wird zusammen mit persönlichen Erfahrungen das aus diesem Buch geschöpfte Grundwissen wesentlich erweitern.

Das Buch sollte auch für Ophthalmologen, Facharztkandidaten, Augenoptiker und Optometristen nützlich sein.

Wir möchten Herrn Dr. Stanley W. Smith unseren Dank für die Durchsicht der Manuskripte sagen.

Hans G. Bredemeyer
Kathleen Bullock

Vorwort der deutschen Übersetzung

Autoren und Verlag haben begrenzten Freizügigkeiten bei der Textübertragung ins Deutsche zugestimmt. Davon wurde bei Aktualisierungen Gebrauch gemacht. Das Buch hat seinen im Vorwort umrissenen Charakter dabei behalten. Aus dem Schrifttumverzeichnis wurden ältere und schwer zugängliche Arbeiten weggelassen und dafür deutschsprachige Standardwerke aufgenommen. Das Glossarium wurde erweitert.

Die Nomenklatur folgt der anlo-amerikanischen, da sie sich auch bei uns immer mehr durchsetzt. Soweit sie noch nicht Eingang fand, wurde unsere konventionelle Bezeichnung erklärend hinzugefügt.

Für fleißige Unterstützung danke ich Frau Dr. E. Schwarz und Frau G. Ringel, Charité-Augenklinik Berlin und für wertvolle Kritik Frau B. Dzugga, Universitäts-Augenklinik Greifswald.

Berlin, Juli 1977 *Gerhard Goder*

Inhalt

II. Klassifikation und Messung

I. Anatomie und Physiologie des Auges

1. Anatomie
2. Grundlegende Sehfunktionen
3. Normale sensorische Funktionen beim Binokularsehen
4. Physiologie der Augenbewegungen
5. Entwicklung des Binokularsehens

1. Anatomie

1.1. Orbita

1.1.1.1. Form und Lage

Die Orbita ist eine knöcherne Höhle, die das Auge enthält. Ihre Form ähnelt einem Konus (Abb. 1), dessen Basis ventral und dessen Spitze dorsal und medial gelegen ist. Der Orbitaeingang mißt 40 x 35 mm und wird durch den Orbitarand begrenzt. Alle Maße sind Durchschnittswerte. Wie überall in der Biologie zeigen sie eine weite Variationsbreite zwischen den einzelnen Individuen und sind abhängig von Geschlecht, Rasse und Lebensalter. Laterale und mediale* Wand der Orbita bilden miteinander einen Winkel von ungefähr 45° (Abb. 2). Da die Orbitaspitzen medial gelegen sind, sind die Längsachsen beider Orbitae vorn nach außen gerichtet. Sie bilden miteinander ebenfalls einen Winkel von 45°. Die medialen Wände der beiden Orbitae sind fast parallel.

Die Innenfläche der Orbita ist von Knochenhaut (Periost) überzogen, die hier Periorbita genannt wird. Knochenhaut überzieht als bindegewebige Membran alle Knochen des Körpers.

1.1.1.2. Knochen der Orbita

An der Bildung der Orbita beteiligen sich folgende Knochen:

1. Das Stirnbein (Os frontale)
2. das Wangenbein (Os zygomaticum)
3. der Oberkiefer (Os maxillare)
4. das Tränenbein (Os lacrimale)
5. das Siebbein (Os ethmoideum)
6. das Keilbein (Os sphenoideum)
7. das Gaumenbein (Os palatinum).

Das Dach Das Dach der Orbita wird 1. durch das Os frontale und 2. durch den kleinen Flügel des Os sphenoideum gebildet, welcher dorsal vom Os frontale gelegen ist (Abb. 3).

* Fremdworterklärungen im Glossarium S. 354

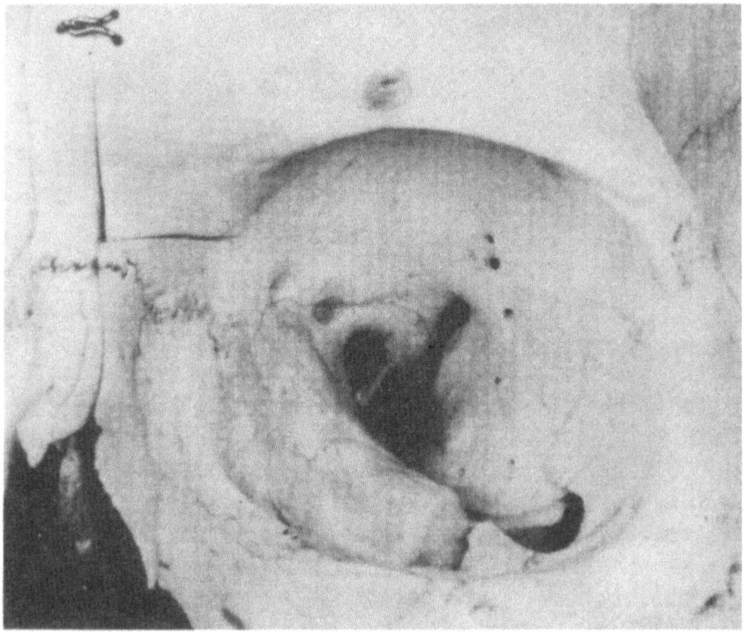

Abb. 1 Knöcherne Orbita

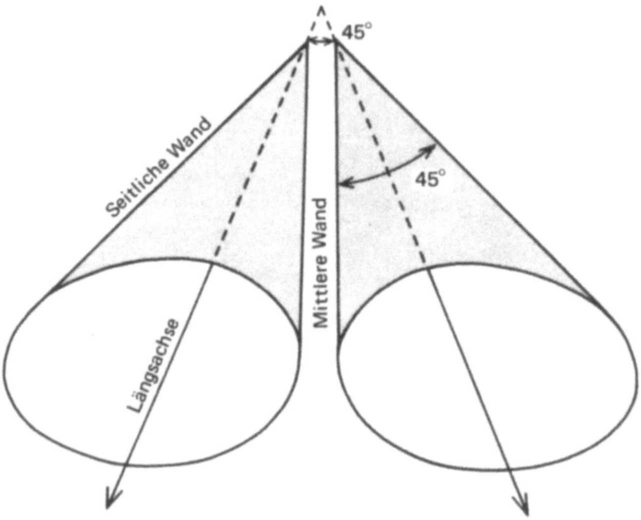

Abb. 2 Schema der beiden Orbitae

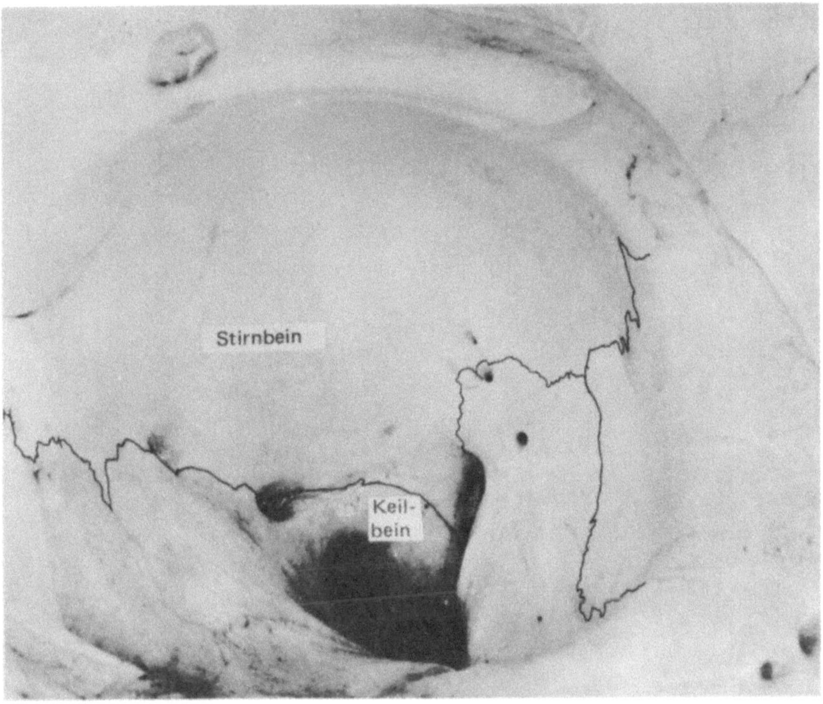

Abb. 3 Knochen, die das Dach der Orbita bilden

Im kranio-temporalen Winkel der Orbita, unmittelbar hinter dem Orbitarand, befindet sich eine flache Grube im Os frontale. In dieser Fossa liegt die Tränendrüse. Eine ähnliche Fossa im Os frontale befindet sich im medio-kranialen Winkel der Orbita. Hier ist die Trochlea, eine steigbügelartige Sehnenschleife, für den oberen schrägen Muskel (M. obliquus superior) befestigt. Der ventrale Teil des Daches trennt die Orbita von der Stirnhöhle (Sinus frontalis) und der dorsale Teil trennt sie von der vorderen Schädelgrube (Fossa cranialis anterior).

Die mediale Wand Die mediale Wand der Orbita wird 1. durch den Processus frontalis des Os maxillare, 2. durch das Os lacrimale, 3. durch das Os ethmoideum und 4. durch den kleinen Flügel des Os sphenoideum gebildet (Abb. 4).

Etwas hinter dem Orbitarand befindet sich in der medialen Wand eine längliche Eindellung, die Fossa sacci lacrimalis, die sich nach kaudal in den Canalis nasolacrimalis fortsetzt, der in die Nase führt. Die Fossa sacci lacrimalis enthält den Tränensack.

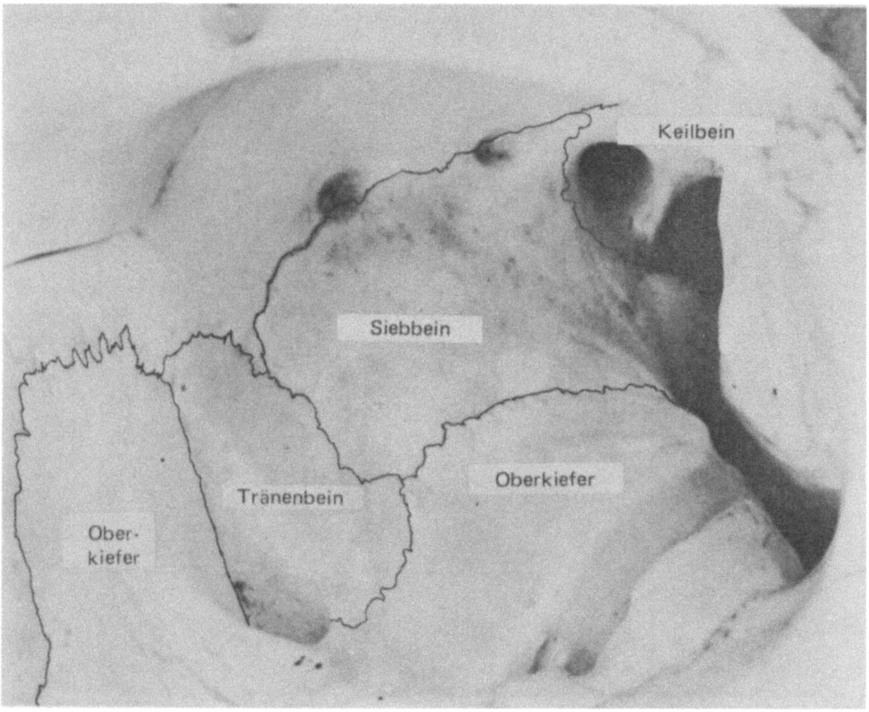

Abb. 4 Knochen, die die mittlere Wand der Orbita bilden

Das sehr dünne Os ethmoideum trennt die Orbita von den Siebbeinzellen (Sinus ethmoidalis). Das sind luftgefüllte knöcherne Hohlräume, die wie der Sinus frontalis mit der Nase in Verbindung stehen und deshalb auch Nasennebenhöhlen genannt werden. In der Spitze der Orbita enthält das Os sphenoideum den Sehnervenkanal (Canalis opticus), der die Orbita mit der mittleren Schädelgrube verbindet. Dieser Kanal ist etwa 7 mm lang und führt den Sehnerven und die A. ophthalmica.

Der Boden Der Orbitaboden wird durch 1. das Os maxillare, 2. das Os zygomaticum und 3. das Os palatinum gebildet (Abb. 5).

In seinem dorsalen oder hinteren Abschnitt ist der Orbitaboden von der lateralen Orbitawand durch eine große Spalte getrennt, die Fissura orbitalis inferior. Von

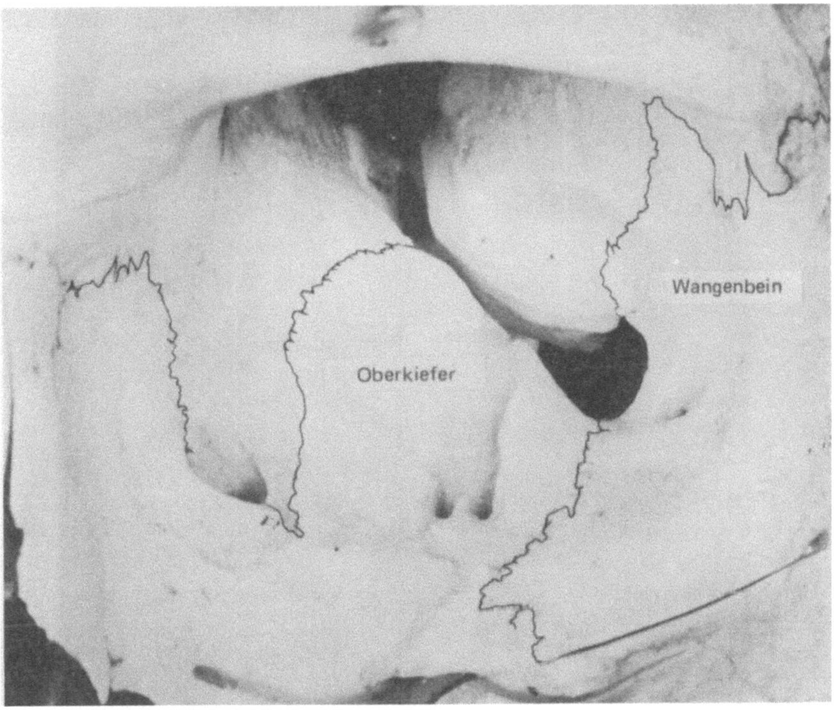

Abb. 5 Knochen, die den Boden der Orbita bilden

ihr ausgehend setzt sich nach vorn eine Rinne fort, der Sulcus infraorbitalis, die schließlich nach ventral weiter in einen Kanal übergeht, den Canalis infraorbitalis. Der Boden trennt die Orbita vom Sinus maxillaris, der Kieferhöhle, ebenfalls einer Nasennebenhöhle.

Die laterale Wand Die laterale Wand der Orbita bilden 1. das Os sphenoideum und 2. das Os zygomaticum (Abb. 6).

Wie schon erwähnt, wird die laterale Wand durch die Fissura orbitalis inferior von dem Orbitaboden getrennt. Ähnlich wird sie in ihrem dorsalen Abschnitt vom Orbitadach durch die Fissura orbitalis superior getrennt, die sich zwischen großem und kleinem Keilbeinflügel erstreckt.

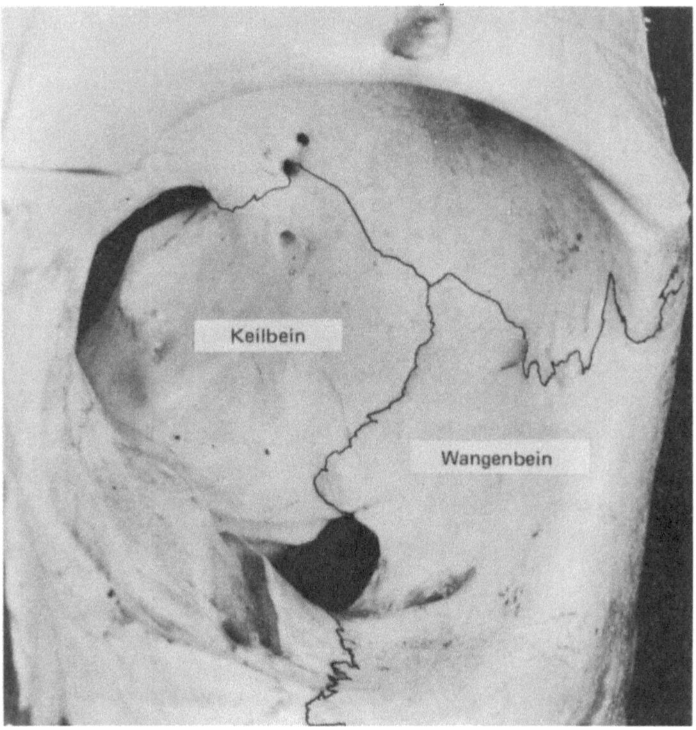

Abb. 6 Knochen, die die seitliche Wand der Orbita bilden

1.1.1.3. Gefäßsystem

Das Arteriensystem Das arterielle Blut für die Strukturen der Orbita fließt von der linken Herzkammer durch die Aorta in die rechte und linke A. carotis communis. Von diesen teilt sich jede in einen äußeren und inneren Ast. Die A. carotis gibt folgende die Strukturen der Orbita versorgenden Äste ab:

1. die A. ophthalmica, ein Ast der A. carotis interna (tiefe Halsschlagader),
2. die A. infraorbitalis, ein Ast der A. maxillaris, die aus der A. carotis externa stammt (oberflächliche Halsschlagader).

A. ophthalmica Einzelne Äste der A. ophthalmica sind in Abb. 7 schematisch dargestellt.

A. infraorbitalis Die A. infraorbitalis ist der Endast der A. maxillaris und tritt durch die Fissura orbitalis inferior in die Orbita ein. Diese Arterie versorgt den M. rectus inferior, den M. obliquus inferior, die Tränendrüse, den Tränensack und das Unterlid. Sie hat somit zahlreiche Verbindungen (Anastomosen) zum Versorgungsgebiet der A. ophthalmica.

Das Venensystem Nachdem das Blut das Kapillarsystem der Gewebe der Orbita durchflossen hat, wird es durch verschiedene Venen gesammelt und ergießt sich schließlich gemeinsam mit dem größten Teil des Blutes aus anderen Gebieten des Kopfes in die Jugularvenen, aus denen es in die V. cava cranialis und schließlich in den rechten Herzvorhof gelangt. Der venöse Abfluß des Blutes aus der Orbita verläuft über folgende Hauptwege:

1. nach hinten durch die größere V. ophthalimica superior und die kleinere V. ophthalmica inferior zum intrakraniell gelegenen Sinus cavernosus,
2. nach vorn durch die V. angularis in das Venensystem des Gesichts,
3. nach unten durch die Fissura orbitalis inferior in den Plexus pterygoideus in der unteren Schläfengrube.

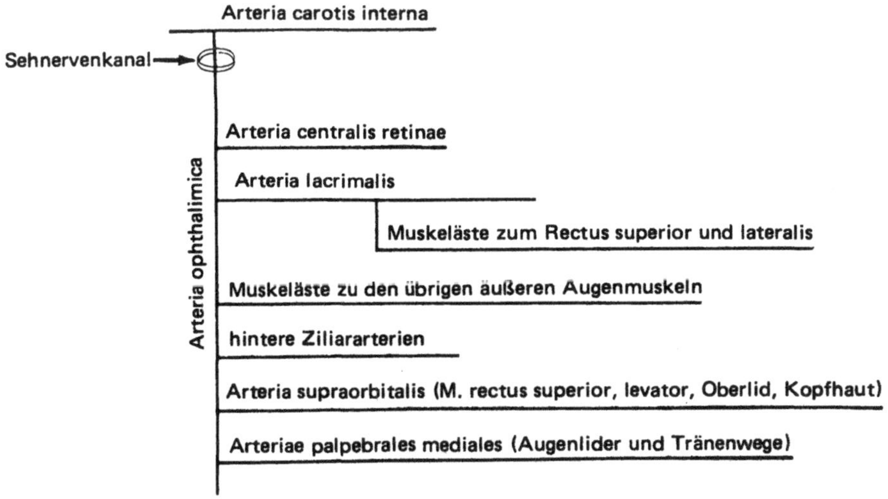

Abb. 7 Schematische Darstellung einiger Äste der Arteria ophthalmica

1.2. Augapfel

Der menschliche Augapfel oder Bulbus hat fast kugelförmige Gestalt. Von vorn nach hinten mißt er 24 mm, sein Horizontaldurchmesser beträgt 23,5 mm und sein Vertikaldurchmesser 23 mm. Mit Ausnahme des vorderen Teiles, der von der durchsichtigen Hornhaut gebildet wird, besteht die Bulbuswand aus drei großen Schichten: Die äußere Sklera (Lederhaut), die Chorioidea (Aderhaut) und die Retina (Netzhaut). Im Auge selbst werden drei verschiedene Räume unterschieden: die Vorderkammer, die Hinterkammer und der Glaskörperraum (Abb. 8).

1.2.1.1. Sklera

Die Sklera, die aus straffem, weißen Bindegewebe besteht, ist fast undurchsichtig. Vorn geht sie in die Hornhaut (Cornea) über. Die Grenze zwischen Cornea und Sklera wird Limbus genannt. Dorsal, nahe dem hinteren Pol des Augapfels, ist ein fast kreisrunder, 1,5 mm im Durchmesser betragender Bezirk, in dem die

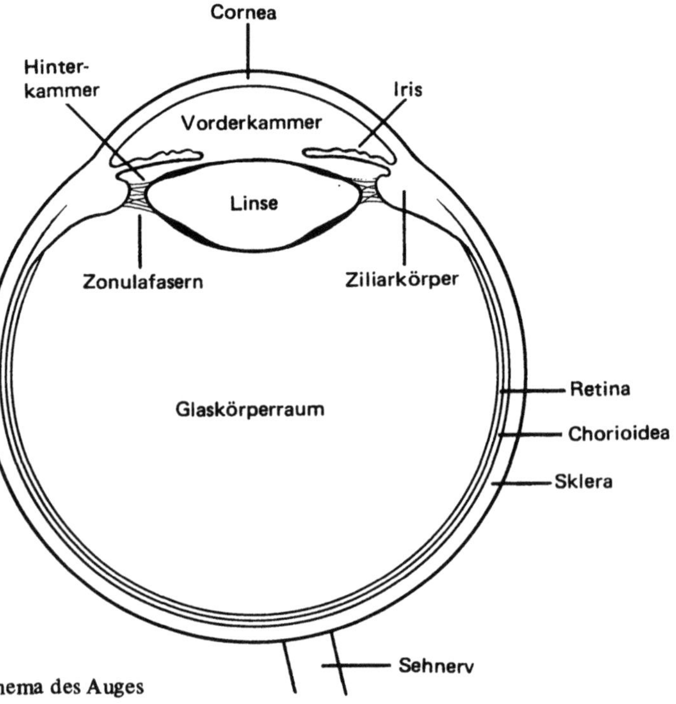

Abb. 8 Schema des Auges

Sklera deutlich verdünnt ist. Dieser Abschnitt, die Lamina cribrosa, enthält viele kleine Perforationen, die ihm ein siebähnliches Aussehen verleihen. Durch diese Perforationen ziehen die retinalen Nervenfasern hindurch, die den Sehnerven bilden. An verschiedenen Stellen wird die Sklera von kleinen Blutgefäßen und Nerven durchbohrt.

1.2.1.2. Chorioidea

Die Chorioidea liegt zwischen Sklera und Retina. Sie besteht hauptsächlich aus Blutgefäßen. Vorn geht sie in den Ziliarkörper über. Die Chorioidea, der Ziliarkörper und die Iris werden als Uvea zusammengefaßt. Zwischen der Chorioidea und der Sklera befindet sich eine dünne Gewebsschicht, die Lamina fusca sclerae oder Lamina suprachorioidea. Zwischen der Chorioidea und der Retina liegt eine elastische Membran, die Bruchsche Membran oder Lamina vitrea (Glashaut).

1.2.1.3. Retina

Die Retina (Abb. 9) besteht aus Nervengewebe und ist durchsichtig. Ihre ventrale Begrenzung ist die Ora serrata, welche 6,5 mm hinter dem Limbus liegt. Die äußerste Schicht der Retina ist das Pigmentepithel, welches der Bruchschen Membran anliegt. Dem Pigmentepithel liegt innen die Schicht der Stäbchen und Zäpfchen, der Sinneszellen des Sehens, an. Die Stäbchen und Zäpfchen sind hochspezialisierte Nervenzellen, die den Lichtreiz in eine Nervenerregung umsetzen. Sie sind nicht gleichmäßig über die Netzhaut verteilt. Zäpfchen sind in den zen-

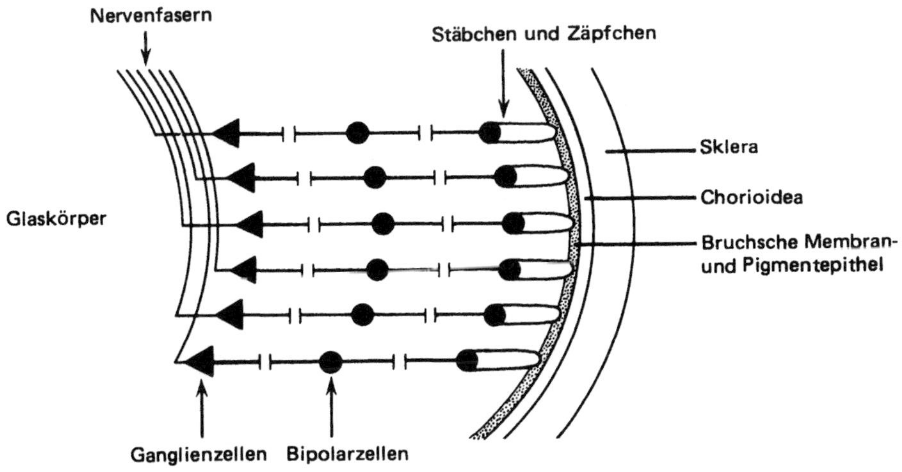

Abb. 9 Schema der Netzhaut

tralen Abschnitten konzentriert und nehmen zur Peripherie hin ab. Etwa 1,2 mm lateral vom hinteren Pol des Bulbus verdünnt sich die Netzhaut sehr stark und bildet eine flache Eindellung mit einer zentralen Grube. Diese Eindellung wird Fovea centralis genannt und mißt im Durchmesser etwa 1,5 mm. Ihr Zentrum enthält keine Stäbchen, sondern dicht aneinandergelagerte Zäpfchen. Dieser Teil der Netzhaut ermöglicht das höchste Auflösungsvermögen und damit die Sehschärfe. Er wird auch als Macula lutea wegen des hier enthaltenen gelben Pigmentes bezeichnet.

Die Stäbchen und Zapfen sind mit bipolaren Zellen verbunden, die in ihrer Gesamtheit die nächste nach innen anliegende Schicht bilden. Die bipolaren Zellen sind wiederum mit den Ganglienzellen der Netzhaut verbunden. Aus jeder Ganglienzelle entspringt eine Nervenfaser, die in der innersten Netzhautschicht zur Lamina cribrosa hin verläuft. Diese innerste Netzhautschicht, die von den Sehnervenfasern gebildet wird, ist die sogenannte Optikusfaserschicht.

An der Lamina cribrosa durchbohren die Nervenfasern die Sklera, verlassen den Augapfel und bilden den Sehnerven. Der Abschnitt im Auge, in dem sie sich sammeln, wird als Papille, als Sehnervenkopf bezeichnet (Abb. 10). Die Papille hat

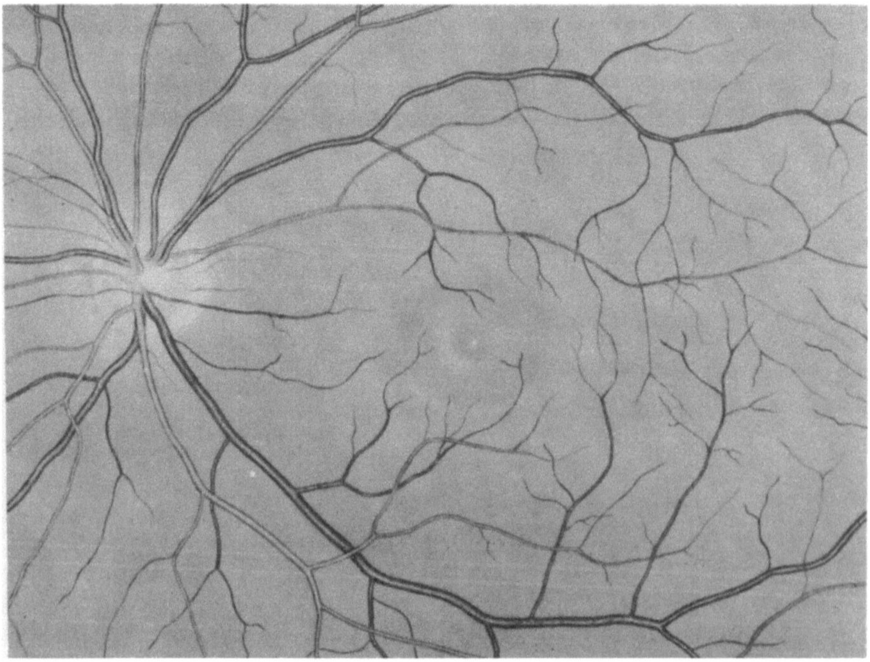

Abb. 10 Normaler Fundus

ungefähr einen Durchmesser von 1,5 mm. Sie enthält keine Sinneszellen, sondern stellt nur den Sammelpunkt der Nervenfasern aus allen Bezirken der Netzhaut dar. Deshalb besteht hier keine Lichtempfindlichkeit. Sie verursacht den sogenannten blinden Fleck im Gesichtsfeld eines jeden normalen menschlichen Auges.

Die Netzhaut liegt der Aderhaut nur an zwei Stellen fest an:

1. in einem großen ringförmigen Gebiet in der Ora serrata und
2. im Bereich der Papille.

Die inneren Netzhautschichten werden durch Äste eines Gefäßes arteriell versorgt, das an der Papille in das Augeninnere gelangt, der Zentralarterie (A. centralis retinae). Die äußeren Netzhautschichten werden von den anliegenden Gefäßen der Chorioidea versorgt.

1.2.1.4. Cornea

Der Durchmesser der Cornea beträgt horizontal 12 mm und vertikal 11 mm. Die Dicke nimmt von 0,5 mm im Zentrum bis fast auf 1 mm in der Peripherie zu. Das Grundgewebe der Hornhaut (Grundgewebe = Stroma) besteht aus kollagenen Bindegewebsfasern, die in Schichten gelagert sind (Abb. 11).

Die Außenfläche der Hornhaut wird durch ein 5schichtiges Epithel gebildet, das vom Stroma durch eine dünne strukturlose Membran, die Bowmansche Membran, getrennt ist. Die Innenfläche der Hornhaut wird durch eine einschichtige Endothellage bedeckt, die vom Stroma durch die Descemetsche Membran getrennt wird. Die Hornhaut ist durchsichtig. Sie enthält Nerven, aber keine Blutgefäße.

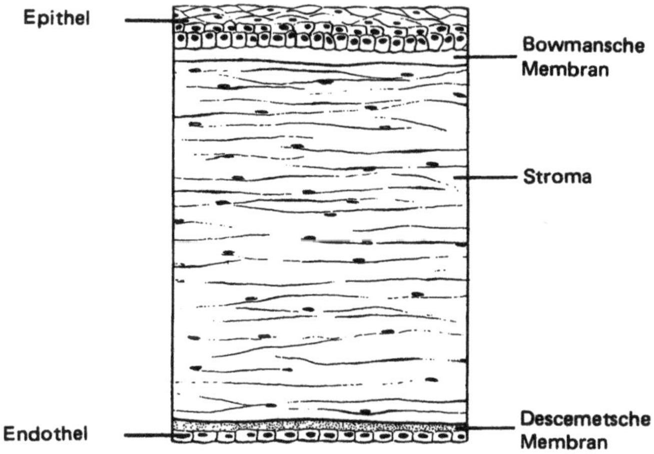

Abb. 11 Schema der Hornhaut

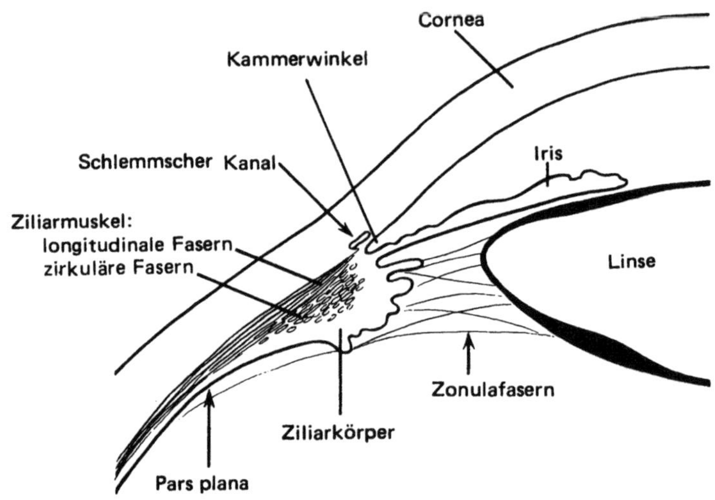

Abb. 12 Schema des Ziliarkörpers und des Kammerwinkels

1.2.1.5. Ziliarkörper

Der Ziliarkörper (Abb. 12) setzt an der Ora serrata die Chorioidea nach vorn fort und erstreckt sich bis zur Basis der Cornea. Sein hinterer Abschnitt ist flach und wird deshalb Pars plana genannt. In seinem vorderen Abschnitt bildet der Ziliarkörper schmale Grate, die Ziliarfortsätze (Processus ciliares), die meridional angeordnet sind.

Der Ziliarkörper enthält den Ziliarmuskel, welcher aus zwei Teilen besteht. Im äußeren Teil verlaufen Bündel longitudinaler Muskelfasern in einer meridionalen Richtung parallel zur anliegenden Sklera. Der innere Teil besteht aus zirkulären Muskelfasern, die einen zum Limbus parallelen Ring bilden. Zwischen diesen beiden Teilen sind radiäre Fasern vorhanden.

Der Ziliarkörper wird von zwei Schichten Epithel bedeckt. Die äußere stellt die Fortsetzung des Pigmentepithels der Netzhaut dar und ist ebenfalls stark pigmentiert, und die innere ist eine modifizierte Fortsetzung des Nervengewebes der Netzhaut.

Der Ziliarkörper bildet das Kammerwasser, welches zunächst in die Hinterkammer abgesondert wird. Von hier geht der Strom des Kammerwassers durch die Pupille an der Linse vorbei in die Vorderkammer. Es fließt über ein Maschenwerk und einen kleinen Kanal, den Schlemmschen Kanal, ab. Dieser Kanal liegt im Winkel der Wand der Vorderkammer, der dort entsteht, wo sich Cornea, Sklera und Ziliarkörper treffen (Kammerwinkel) (Abb. 12).

1.2.1.6. Iris

Die Iris entspringt vom vorderen Teil des Ziliarkörpers und stellt eine diaphragmaartige Membran dar, die ein zentrales Loch, die Pupille, enthält. Die Iris oder Regenbogenhaut besteht aus lockerem Bindegewebe, das Blutgefäße und Pigment umschließt. Die hintere Fläche der Iris liegt teilweise auf der Vorderfläche der Linse. Das Epithel der Irisrückfläche ist ebenfalls zweischichtig, jedoch sind beide Lagen stark pigmentiert. Sie vereinigen sich am Pupillarrand.

Die Pupille kann durch die Wirkung des M. dilatator pupillae, der aus glatten, dem Pigmentepithel nach vorn anliegenden Muskelfasern besteht, erweitert werden. Diese Muskelfasern verlaufen radiär. Verengt kann die Pupille durch den M. sphincter pupillae werden, der einen Ring um den Pupillenrand bildet.

1.2.1.7. Linse

Die Linse hat einen Durchmesser von 9–10 mm und eine Dicke von 4–5 mm. Sie wird von einer elastischen strukturlosen Kapsel umschlossen und besteht aus durchsichtigen Fasern. Während des ganzen Lebens werden neue Fasern in der Peripherie der Linse gebildet. Die Vorderfläche der Linse ist geringer gekrümmt als die Hinterfläche. Die Krümmung der beiden Flächen ändert sich mit der Kontraktion oder Erschlaffung des Ziliarmuskels.

1.2.1.8. Zonulafasern

Die Zonula besteht aus dünnen Fasern, die von der Oberfläche des Ziliarkörpers entspringen und am Äquator in die Linse einstrahlen. Sie befestigen die Linse zwischen Iris und Ziliarkörper und übertragen durch ihre meridionale Anordnung die Bewegungen des Ziliarkörpers auf die Linsenkapsel.

1.2.1.9. Glaskörper

Der Glaskörper ist eine durchsichtige gelatinöse Substanz, die den Glaskörperraum anfüllt. Sie ist von einer Grenzmembran umgeben und an der Papille sowie am dorsalen Abschnitt der Pars plana des Ziliarkörpers befestigt.

1.2.1.10. Augenkammern

Die Vorderkammer wird durch die Cornea und durch die Iris begrenzt, während die Hinterkammer durch die Iris, die Linse und die vordere Glaskörpergrenzmembran gebildet wird. Beide Kammern stehen miteinander durch die Pupille in Verbindung und sind mit Kammerwasser gefüllt.

1.2.1.11. Gefäßsystem

Arteriensystem Der Augapfel wird von drei verschiedenen arteriellen Systemen versorgt, die alle aus der A. ophthalmica stammen.

1. Die A. centralis retinae, die die inneren Netzhautschichten versorgt.
2. Die hinteren Ziliararterien, welche die Chorioidea, den Ziliarkörper und die Iris sowie die vorderen Sehnervenabschnitte versorgen.
3. Die vorderen Ziliararterien, welche die Iris und den Ziliarkörper mit versorgen.

A. centralis retinae Die Zentralarterie entspringt als erster Zweig der A. ophthalmica in der Spitze der Orbita. Sie verläuft parallel zum Sehnerven und tritt in ihn von unten 10 mm hinter dem Augapfel ein. Sie gelangt sofort in das Zentrum des Sehnerven und verläuft nach vorn zur Papille, wo sie sich zur Versorgung der Netzhaut aufteilt (Abb. 10).

Hintere Ziliararterien Die hinteren Ziliararterien (Aa. ciliares posteriores) entspringen als zwei oder auch mehr Äste aus der A. ophthalmica. Diese Äste teilen sich in 10 bis 20 kurze hintere Ziliararterien auf, die die Sklera um den Sehnerven herum durchbohren und so zur Chorioidea gelangen. Aus einigen entspringen innerhalb der Sklera kleine Äste, die den Zinnschen Gefäßkranz bilden und die Papille versorgen. In der Aderhaut verlaufen die übrigen Äste in unterschiedliche Richtungen nach vorn und bilden schließlich die innere Kapillarschicht (Choriocapillaris).

Zwei lange hintere Ziliararterien (Aa. ciliares posteriores longæ) treten nasal und temporal vom Sehnerven in die Sklera ein, gelangen in die Suprachorioidea und verlaufen vorwärts zum Ziliarkörper, wo sie sich mit dem großen arteriellen Gefäßkranz der Iris (Circulus arteriosus major iridis) vereinigen.

Vordere Ziliararterien Die vorderen Ziliararterien sind Fortsetzungen der Arterien der vier geraden Augenmuskeln, die wiederum ebenfalls aus der A. ophthalmica entspringen. Zwei Gefäße dringen an der Ansatzstelle eines jeden geraden Muskeln mit den Sehnenfasern in die Sklera ein, eine Ausnahme bildet der M. rectus lateralis, der nur eine Arterie abgibt. Diese Gefäße münden nach Durchtritt der Sklera in den Ziliarkörper und anastomosieren mit den langen hinteren Ziliararterien, um den großen Gefäßkranz der Iris zu bilden.

Venensystem Das aus dem Augapfel stammende venöse Blut ergießt sich in den Sinus cavernosus, wie der größte Teil des Blutes aus den anderen in der Orbita enthaltenen Geweben. Es gibt folgende verschiedene Ausflußsystem aus dem Bulbus:

1. die Vortexvenen,
2. die vorderen Ziliarvenen,
3. die V. centralis retinae.

Vortexvenen Vier Vortexvenen entleeren das gesamte Blut der Chorioidea, den größten Teil des Blutes aus dem Ziliarkörper und der Iris. Sie sind symmetrisch im Abstand von 90° angeordnet. Somit liegt eine in jedem Quadranten des Bulbus. Sie entspringen etwa 6 – 8 mm hinter dem Äquator und münden in die Vv. ophthalmicae.

Vordere Ziliarvenen Die vorderen Ziliarvenen sammeln das Blut aus dem vorderen und äußeren Teil des Ziliarkörpers. Sie nehmen auch die abführenden Kanälchen (Kollektorkanälchen) vom Schlemmschen Kanal auf. Die vorderen Ziliarvenen münden auch in die Vv. ophthalmicae.

V. centralis retinae Die Venen der Netzhaut vereinigen sich zu einer Zentralvene, die den Bulbus neben der Zentralarterie im axialen Teil des Sehnerven verläßt.

1.3. Anhangsgebilde

1.3.1. Augenlider

Die Augenlider (Abb. 13) schützen die Augen. Ihre Ränder begrenzen die Lidspalte, die etwa 30 mm Länge und 5 – 15 mm Breite hat. Die Lidspaltenbreite variiert mit Hebung und Senkung des Blickes. Wenn der Blick geradeaus gerichtet ist, bedeckt das Oberlid einen kleinen Teil der Hornhaut, während der Rand des Unterlides den Limbus berührt. Ober- und Unterlid vereinigen sich am medialen und lateralen Lidwinkel (Canthus). Die Lidränder sind außen abgerundet, besitzen jedoch eine ziemlich scharfe Innenkante. Sie enthalten 3 oder 4 Reihen Wimpern und die Öffnungen zahlreicher Drüsen. In der Nähe des medialen Canthus hat jeder Lidrand eine Erhebung, die Papilla lacrimalis. In ihrem Zentrum liegt ein kleines Loch, das Punctum lacrimale. Da es zum Bulbus gerichtet ist, kann man es nur sehen, wenn man die Lider vom Bulbus abzieht.

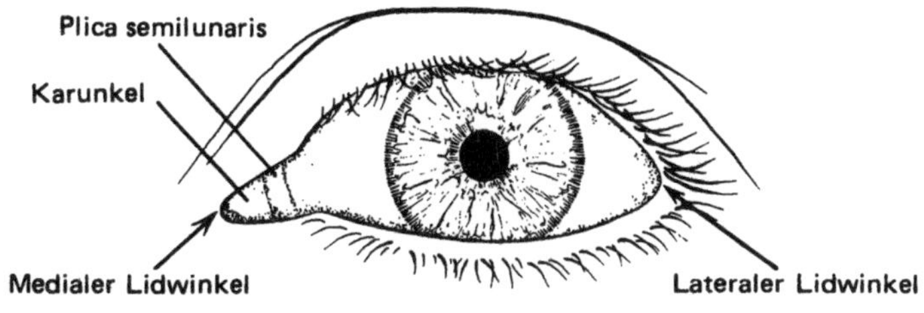

Abb. 13 Schema der Augenlider

Dieses Abziehen der Lider bezeichnet man als Ektropionieren. Es ist bei der Entfernung von Fremdkörpern aus dem Bindehautsack, besonders bei der ersten Versorgung von Verätzungen, eine wichtige Handlung, die jeder, der mit Augenpatienten zu tun hat, beherrschen muß.

Innerhalb der Lidspalte und unmittelbar lateral vom medialen Canthus befindet sich eine kleine Erhebung, die Karunkel. Bei orientalischen Völkern, manchmal auch bei Neugeborenen, ist die Karunkel durch eine Hautfalte bedeckt, die sich vom nasalen Ende des Oberlides über den medialen Canthus erstreckt. Sie wird als Epicanthus bezeichnet (Abb. 14). Zwischen Karunkel und Bulbus bildet die Bindehaut eine halbmondförmige Falte, die Plica semilunaris.

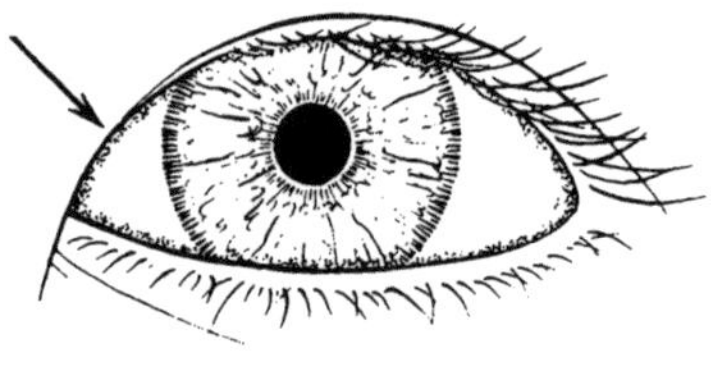

Abb. 14 Epikanthus

1.3.1.1. Muskeln

M. orbicularis oculi Der M. orbicularis oculi (Abb. 15) ist ein quergestreifter willkürlicher Muskel, der durch seinen kreisförmigen Verlauf die Augenlider schließt. Sein palpebraler Anteil besteht aus Fasern, die innerhalb des Augenlides gelegen sind und die Lidspalte umgeben. Sein orbitaler Anteil verläuft um den palpebralen Teil herum und erstreckt sich auf die Stirn, die Schläfen und die Wangen. Der Muskel wird von Fasern innerviert, die aus dem Kern des III. Hirnnerven entspringen, aber im VII. Hirnnerven verlaufen.

M. levator palpebrae und Müllerscher Muskel Diese beiden Muskeln werden später gemeinsam mit den äußeren Augenmuskeln beschrieben. Siehe Seite 24.

1.3.1.2. Tarsus oder Tarsalplatte

Unter dem M. orbicularis oculi liegt bindegewebig von ihm getrennt der Tarsus oder die Tarsalplatte (Abb. 15). Im Oberlid ist sie eine sehr feste Struktur aus Bindegewebe, die sich über die ganze Länge des Lides erstreckt und vom freien Lidrand bis fast zum knöchernen Orbitarand reicht. Der Tarsus des Unterlides ist kleiner und weniger fest.

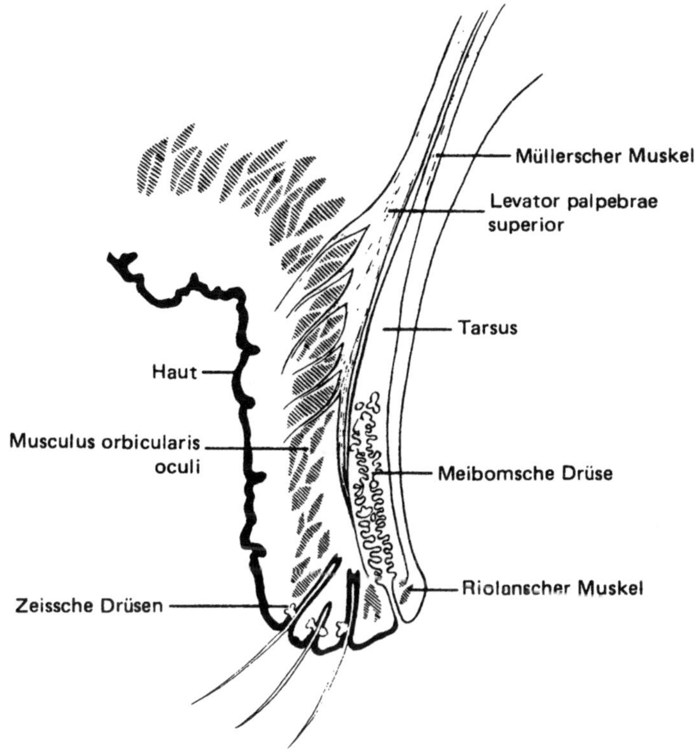

Abb. 15 Querschnitt durch das Oberlid

1.3.1.3. Drüsen

Die Augenlider enthalten zusätzlich zu den Drüsen der Haut drei verschiedene Arten von Drüsen: Die Meibomschen Drüsen, die Mollschen Drüsen und die Zeisschen Drüsen.

Meibomsche Drüsen Meibomsche Drüsen sind langausgezogene Talgdrüsen, die vertikal im Lid innerhalb der Tarsalplatte und parallel zueinander gelegen sind (Abb. 15). Ihre Ausführungsgänge öffnen sich am freien Lidrand in der Nähe der inneren Kante. Diese Öffnungen sind durch eine zarte Pigmentlinie miteinander verbunden.

Mollsche Drüsen Mollsche Drüsen sind modifizierte Schweißdrüsen im Bereich der Wimpern.

Zeissche Drüsen Die Zeisschen Drüsen sind rudimentäre Talgdrüsen, die in die Wimpernfollikel der Augenlider münden (Abb. 15).

1.3.1.4. Mediales und laterales Lidband

Das mediale und laterale Lidbändchen ist ein bindegewebiges Band, das die beiden Canthi mit dem anliegenden Knochen des Orbitarandes verbindet.

1.3.2. Septum orbitale

Das Septum orbitale ist eine dünne Membran aus kollagenem und elastischem Bindegewebe. Es ist ringsherum am Orbitarand befestigt, von wo es sich in die Augenlider erstreckt und sich mit der vorderen Oberfläche der Tarsalplatte verbindet. Das Septum trennt den Orbitainhalt von den Augenlidern und verhindert das Herausdringen von Fett oder Tränendrüsenanteilen aus der Orbita. Das Septum orbitale wird von Blutgefäßen und Nerven durchsetzt.

1.3.3. Konjunktiva

Die Konjunktiva (Bindehaut) ist eine dünne durchsichtige Schleimhaut. Sie beginnt am freien Lidrand, bedeckt die Innenseite der Augenlider als Conjunctiva palpebrae, wendet sich in großen Falten nach hinten und bildet somit die obere und untere Umschlagsfalte (Fornix) und setzt sich schließlich über die vorderen Abschnitte des Bulbus als Conjunctiva bulbi fort. Am Limbus geht die Konjunktiva in das Hornhautepithel über. Die Conjunctiva palpebrae liegt der Innenseite des Lides fest an. Die Conjunctiva bulbi liegt der Tenonschen Kapsel nur locker auf, mit Ausnahme eines Gebietes 3 mm um den Limbus, in welchem die Konjunktiva sich fest mit Sklera und Tenonscher Kapsel verbindet.

Die Konjunktiva enthält zahlreiche intraepitheliale Drüsen, die ein schleimiges Sekret bilden. Dieses Sekret ist gemeinsam mit der Tränenflüssigkeit sehr wichtig zum Schutz der Hornhaut und der Konjunktiva vor Austrocknung. Die Konjunktiva enthält zusätzlich akzessorische Tränendrüsen, die Drüsen von Krause und die Drüsen von Wolfring.

1.3.4. Tränensystem

Die Tränendrüse liegt temporal hinter der Konjunktiva der oberen Fornix. Durch die Sehne des M. levator palpebrae wird sie in einen orbitalen und einen palpebralen Abschnitt unterteilt. Der nervöse Reiz für die Tränensekretion wird durch parasympathische Nervenfasern übermittelt. Die Tränenflüssigkeit gelangt durch mehrere Ausführungsgänge in den oberen Fornix. Der Abfluß erfolgt über kleine Kanälchen, die in den Puncta lacrimalia, wie schon vorher erwähnt, beginnen. Diese Kanälchen (Canaliculi) münden in den Tränensack, der in der knöchernen Fossa lacrimalis liegt. Das untere Ende des Tränensackes mündet in einen ungefähr 15 mm langen Gang, den Ductus nasolacrimalis, der in die Nasenhöhle mündet (Abb. 16).

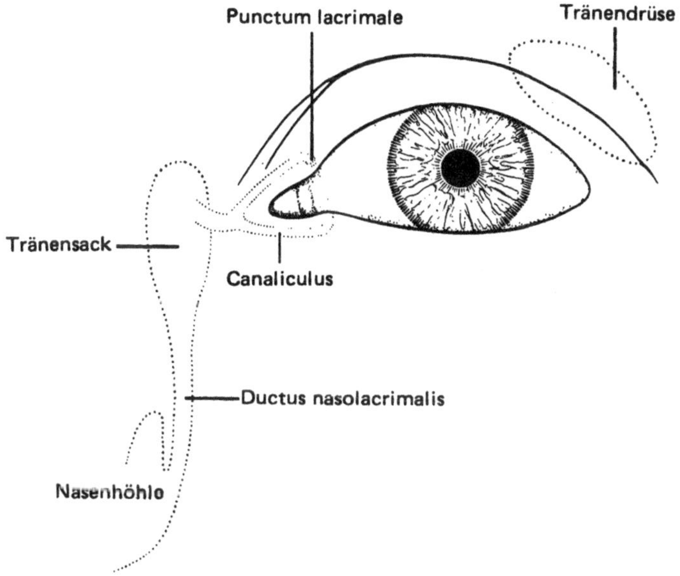

Abb. 16 Skizze der Tränenorgane

1.3.5. Extraokulare Muskeln

Mikroskopisch zeigen die Fasern der willkürlichen Skelettmuskeln des Körpers eine feine Querstreifung. Sie werden deshalb als quergestreifte Muskeln bezeichnet. Die gleiche Querstreifung kann man in den extraokularen Muskeln finden. Im Gegensatz zu den Skelettmuskeln sind jedoch die einzelnen Muskelfasern in den extraokularen Muskeln viel feiner und erstrecken sich über die ganze Länge eines jeden Muskels.

Wenn sich eine einzelne Muskelfaser kontrahiert, ist die Kontraktion immer maximal. Es gibt keine Abstufung in der Wirkung. Diese Tatsache wird unter dem Begriff des Alles-oder-Nichts-Gesetzes zusammengefaßt (siehe S. 29). Jede Kontraktion dauert nur sehr kurze Zeit, nur Bruchteile einer Sekunde. Daher ist auch eine sehr kurze Erholung der Muskelfasern nötig, um die Kontraktionsfähigkeit einer Faser aufrechtzuerhalten. Die Stärke der Kontraktion eines ganzen Muskels wird durch die Zahl der sich gleichzeitig kontrahierenden Fibrillen bestimmt und durch die Frequenz von Nervenimpulsen, die jeder einzelnen Fibrille zufließen.

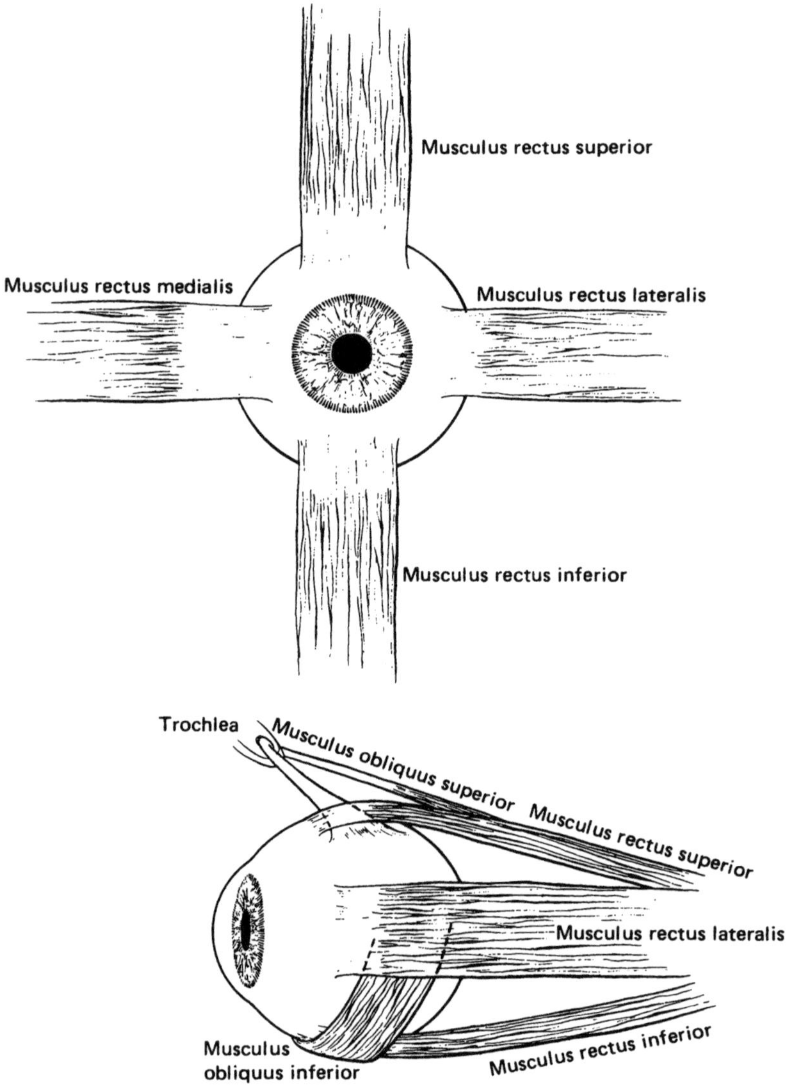

Abb. 17 Skizze der äußeren Muskeln des linken Auges

Das Auge wird von 6 extraokularen Muskeln bewegt: dem M. rectus superior, dem M. rectus inferior, dem M. rectus medialis, dem M. rectus lateralis, dem M. obliquus superior und dem M. obliquus inferior (Abb. 17). Fünf dieser extraokularen Muskeln sowie der M. levator palpebrae, der das Oberlid hebt, entspringen vom Sehnenring, der an das Periost der Orbita angeheftet ist und das Foramen opticum umgibt. Dieser Sehnenring (Anulus tendineus) ist ebenfalls nach Zinn benannt und entspringt auch teilweise an der Fissura orbitalis superior. Der M. obliquus inferior ist der einzige extraokulare Muskel, der im vorderen Teil der Orbita entspringt.

Diese quergestreiften Muskeln enthalten eine außergewöhnliche Zahl von Nerven und elastischen Fasern. Sie setzen mit Sehnen, die aus kollagenen und elastischen Fasern bestehen, in der Sklera an. Eine Ausstülpung der Tenonschen Kapsel (siehe auch S. 25) umhüllt jeden Muskel und bildet eine Scheide, die in den hinteren Abschnitten des Muskels dünner wird.

M. rectus superior Der obere Rectus, der 42 mm lang ist, entspringt vom oberen Anteil des Anulus tendineus und erstreckt sich nach vorn unterhalb vom M. levator palpebrae, um 7,7 mm vom Limbus entfernt an der Sklera anzusetzen. Seine Längsachse ist nach vorn gerichtet und weicht um 25° nach lateral ab. Die Innervation erfolgt durch den III. Hirnnerv.

M. rectus inferior Der untere gerade Augenmuskel ist 40 mm lang. Er entspringt im unteren Teil des Anulus tendineus und zieht nach vorn entlang dem Orbitaboden. Er liegt in seinem vordersten Abschnitt zwischen dem M. obliquus inferior und dem Bulbus. Er setzt in 6,5 mm Entfernung vom Limbus in der Sklera an. Seine Verlaufsrichtung weicht ebenfalls um 25° nach lateral wie der M. rectus superior ab. Durch Abzweigungen seiner Muskelscheide ist der M. rectus inferior mit dem Unterlid verbunden. Auch er wird vom III. Hirnnerv innerviert.

M. rectus medialis Der mittlere Augenmuskel (Internus) ist 40,8 mm lang und entspringt vom mittleren Anteil des Anulus tendineus. Er zieht entlang der mittleren Orbitawand nach vorn und inseriert in 5,5 mm Limbusabstand in der Sklera. Auch er wird vom III. Hirnnerv versorgt.

M. rectus lateralis Der Musculus rectus lateralis (Externus), der 40,6 mm lang ist, entspringt mit doppeltem Ursprung vom lateralen Teil des Annulus tendineus. Er zieht entlang der lateralen Wand der Orbita nach vorn und setzt 6,9 mm vom Limbus entfernt am Bulbus an. Er wird vom VI. Hirnnerv versorgt (Nervus abducens).

M. obliquus superior Der Musculus obliquus superior entspringt oberhalb vom Ursprung des Musculus rectus medialis und medial vom Ursprung des Musculus rectus superior. Sein Muskelbauch verläuft entlang der medialen Orbitawand zwischen Musculus rectus superior und medialis zur Trochlea. Der Muskelbauch ist 40 mm lang und wandelt sich ungefähr 10 mm hinter der Trochlea in eine runde Sehne um, die durch die Schleife der Trochlea hindurchzieht und sich dann nach unten rückwärts und außen wendet und einen Winkel von 55° mit der Medianebene bildet. Während die Sehne zwischen Bulbus und Musculus rectus superior verläuft, plattet sie sich ab und strahlt schräg fächerförmig verlaufend hinter dem Äquator in den oberen hinteren lateralen Quadranten des Augapfels ein. Der Sehnenanteil des Muskels ist ungefähr 20 mm lang. Wo sich die Musculi rectus superior und obliquus superior überkreuzen verschmelzen die Sehnenscheiden miteinander. Die Nervenversorgung des Musculus obliquus superior erfolgt durch den IV. Hirnnerv (Nervus trochlearis).

M. obliquus inferior Der Musculus obliquus inferior ist 37 mm lang und entspringt als runde Sehne von einem Punkt unmittelbar neben dem unteren lateralen Rand der Fossa sacci lacrimalis. Er verläuft nach hinten und lateral in einem Winkel von 50° zur Medianebene. Er verläuft zwischen Orbitaboden und dem unteren geraden Muskel und setzt am Bulbus fast unter dem Musculus rectus lateralis schräg im unteren hinteren lateralen Quadranten an, nahe dem horizontalen Meridian des Bulbus. Das hintere Ende des Muskelansatzes liegt nur 2 mm vom hinteren Pol des Bulbus entfernt. Die Sehnenscheide des Musculus obliquus inferior verschmilzt ebenfalls im Bereich der Kreuzung mit dem Musculus rectus inferior mit dessen Sehnenscheide. Die Nervenversorgung des Musculus obliquus inferior erfolgt durch den III. Hirnnerven (Nervus oculomotorius).

1.3.6. Musculus levator palpebrae

Der Musculus levator palpebrae hat einen gemeinsamen Sehnenursprung mit dem Musculus rectus superior. Er zieht nach vorn und liegt zwischen dem Orbitadach und dem oberen geraden Augenmuskel. Etwa im Bereich des Bulbusäquators geht er in eine fächerförmige Membran, eine sogenannte Aponeurose über, die sich über die ganze Breite des Oberlides ausdehnt. Sie durchdringt den Musculus orbicularis oculi von hinten und strahlt in die Haut des Oberlides vor dem Tarsus ein. Einzelne Sehnenfasern verlaufen zur zentralen Oberfläche des Tarsus. Der Muskel wird vom III. Hirnnerv versorgt.

Kurz vor dem vorderen Ende des Muskels zweigen eine Reihe glatter Muskelfasern von seiner unteren Fläche ab. Diese bilden den Müllerschen Muskel, der in das obere Ende der Tarsalplatte einstrahlt. Der Müllersche Muskel wird durch sympathische Nervenfasern versorgt.

1.3.7. Fascia bulbi

Die Fascia bulbi (Tenonsche Kapsel) ist eine fibroelastische Membran, die den Augapfel vom Limbus bis zum Sehnerven umhüllt und die der Sklera lose anliegt. Ihr unterer Abschnitt ist verdickt und bildet so eine hängemattenähnliche Stütze für den Bulbus. Sie wird als Lockwoodsches Ligament bezeichnet.

Wo die Tenonsche Kapsel von den äußeren Augenmuskeln getroffen wird, bildet sie rückwärts gerichtete Ausstülpungen, die um jeden Muskel eine Sehnenhülle formen. An der Außenseite eines jeden Muskels strahlen Fasern ab, sogenannte Hemmbänder oder check ligaments. Die kräftigsten sind diejenigen, die den Musculus rectus lateralis und den Musculus rectus medialis mit der lateralen und medialen Orbitawand verbinden.

1.4. Nervensystem

Das Nervensystem setzt sich aus dem Zentralnervensystem und dem peripheren Nervensystem zusammen. Das Zentralnervensystem besteht aus dem Gehirn (Großhirn, Kleinhirn und dem Hirnstamm) und dem Rückenmark. Das periphere Nervensystem besteht aus zwölf Paar Hirnnerven und 31 Paar Spinalnerven.

1.4.1. Nervengewebe

Das Nervengewebe besteht aus Nervenzellen (Neuronen) und Neuroglia. Ein Neuron wird aus dem Zelleib und den Zellfortsätzen, die Dendriten oder Neuriten (Axone) genannt werden, gebildet. Die Dendriten nehmen Stimuli aus der Umgebung der Zellen auf. Gewöhnlich sind sie kurz, und jede Nervenzelle hat viele Dendriten. Neuriten leiten im allgemeinen Erregungen zu anderen Teilen des Nervensystems oder zur Peripherie. Jede Nervenzelle hat nur einen Neuriten. Solche Neuriten können im Vergleich zur Größe des Zelleibes sehr lang sein. Neuroglia ist das Stützgewebe zwischen den Neuronen.

Im Zentralnervensystem werden zwei verschiedene Substanzen unterschieden: die graue Substanz, die hauptsächlich aus Zellkörpern und ihren Dendriten besteht, und die weiße Substanz, die hauptsächlich aus Nervenfasern und deren Scheiden besteht.

1.4.2. Gehirn

Großhirn. (Cerebrum) Das Großhirn wird von zwei Hemisphären gebildet, die teilweise durch eine tiefe mittlere Spalte getrennt werden. Weitere Unterteilungen der Hirnhemisphären sind das Stirnhirn, das Schläfenhirn, das Seitenhirn und der Hinterhauptslappen. Das Hirngewebe besteht im wesentlichen aus weißer Substanz, die außen durch eine Schicht grauer Substanz bedeckt ist. Die äußere Schicht, die Hirnrinde, ist der Sitz der Hirnzentren. Zentren für verschiedene Funktionen sind in verschiedenen Arealen gelegen. So unterscheidet man sensorische Zentren für das Sehen, für das Riechen, für Berührung, für Schmerz usw. Diese Zentren sind von den motorischen Zentren getrennt. Es gibt auch eine Trennung der Zentren entsprechend ihrer Zugehörigkeit zu den einzelnen Körperregionen.

Jede Hemisphäre umschließt einen Ventrikel, einen Hohlraum, der mit der Cerebrospinalflüssigkeit gefüllt ist. Die Ventrikel beider Hemisphären öffnen sich in einen dritten Vertrikel, der im Hirnstamm gelegen ist.

Hirnstamm Der Hirnstamm ist Sitz wichtiger Ganglien und Leitungsbahnen, die verschiedene Teile des Gehirns miteinander verbinden, aber auch Verbindungen zum Rückenmark und zu den peripheren Nerven herstellen. Er enthält Kerne, in denen die Hirnnerven enden, ebenso aber auch Kerne, in denen die Hirnnerven beginnen. Die gesamte Länge des Hirnstammes wird vom Ventrikelsystem durchsetzt. Dieses beginnt kranial mit dem dritten Ventrikel an den sich in kaudaler Richtung der Aquädukt und der vierten Ventrikel anschließen.

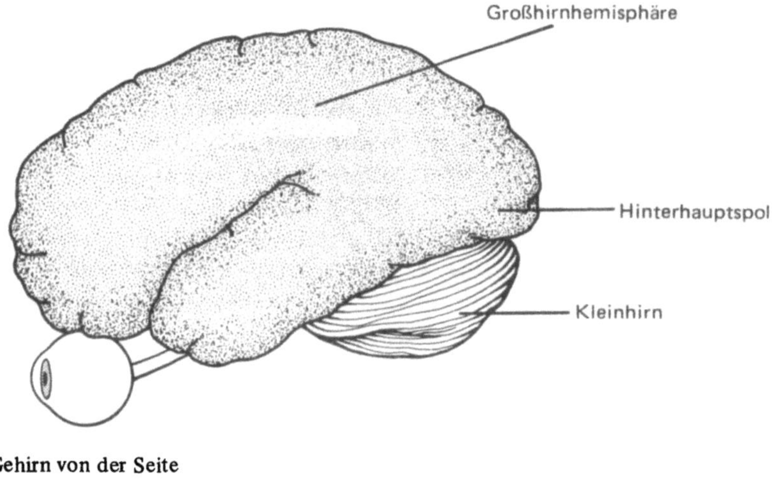

Abb. 18 Gehirn von der Seite

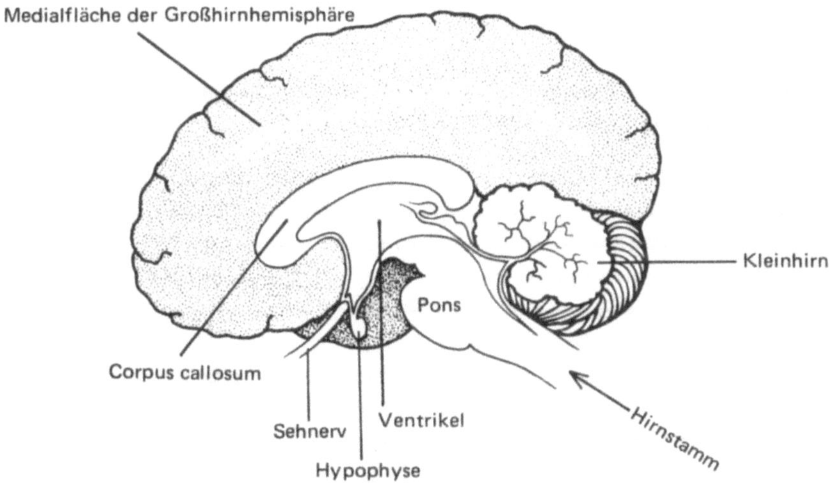

Abb. 19 Hirnhälfte von der Mitte her gesehen

Kleinhirn (Cerebellum) Das Kleinhirn liegt unter den Hinterhauptslappen des Großhirns und dorsal vom Hirnstamm. Seine wichtigste Funktion ist die Koordination der Bewegung.

1.4.3. Hirn- und Rückenmarknerven

Die Hirn- und Rückenmarknerven des peripheren Nervensystems verbinden jeden Teil des Körpers mit dem Rückenmark und dem Gehirn. Die Hirnnerven sind direkt mit dem Gehirn verbunden, während die Spinalnerven vom Rückenmark entspringen. Nerven, die Signale aus der Peripherie zum Zentralnervensystem heranführen, werden afferente oder sensorische Nerven genannt. Die Nerven, die Signale vom Zentralnervensystem zur Peripherie leiten, werden efferente oder motorische Nerven genannt. Nerven, die sowohl afferente als auch efferente Fasern enthalten, werden gemischte Nerven genannt. Dieser Ausdruck wird auch verwendet, wenn ein motorischer oder sensorischer Nerv autonome Fasern enthält (s. unten).

Die Grundstruktur einer Nervenbahn ist die Hintereinanderschaltung von Neuronen, die eine Kette bilden. Viele Zwischenschaltungen verleihen dem System jedoch mehr den Charakter eines Netzwerks als einer einfachen Kette. Eine Synapse ist der Verbindungspunkt zwischen zwei aufeinanderfolgenden Nervenfasern oder zwei Neuronen, wo eine Zelle beginnt und die andere endet.

1.4.4. Neurophysiologie

Nach seinen Funktionen kann man das Nervensystem in ein sensorisches, ein motorisches und ein autonomes System unterteilen.

Sensorisches System Das sensorische Nervensystem dient zur Einschätzung von Bedingungen außerhalb und innerhalb des Körpers, so zum Beispiel der Lage der Glieder, des Grades der Spannung von Blutgefäßwänden, der Temperatur der Haut usw. Spezielle Sinne sind die für das Sehen, das Hören, das Gleichgewicht, den Geruch und das Tasten. Um so unterschiedliche Reize wie Berührung, Druck, Schmerz und elektromagnetische Strahlen (Licht) aufzunehmen, sind hochspezialisierte Nervenendigungen, sogenannte Rezeptororgane, entwickelt. Nach Reizung sendet ein Rezeptororgan einen Impuls aus, der durch die Neuronenkette zum Gehirn weitergeleitet wird, wo er in dem entsprechenden Teil der Hirnrinde empfangen werden kann.

Die Rezeptorzellen des Sehens sind die Stäbchen und Zäpfchen der Netzhaut. Der spezifische Reiz, auf den sie reagieren, sind die sichtbaren elektromagnetischen Wellen.

Motorisches System Das motorische System dient der Erzeugung und Übertragung von Impulsen der motorischen Zentren der Hirnrinde zu den peripheren Erfolgsorganen, den Muskeln. Der Aufbau ist dem des sensorischen Systems sehr ähnlich. Die motorische Hirnrinde enthält Zentren für die unterschiedlichen Teile des Körpers. Die Übertragung von Impulsen aus diesen Zentren geschieht durch Nervenbahnen, von denen jede aus mehreren verschiedenen Neuronen besteht, die untereinander durch Synapsen verbunden sind. Die Zellkette endet im Erfolgsorgan. Hier gibt es Nervenendigungen von unterschiedlicher Struktur.

Autonomes System Das autonome System reguliert unfreiwillige Funktionen des Körpers wie Blutdruck, Drüsensekretion, Bewegung der Eingeweide und Pupillengröße usw. Es ist kein getrenntes anatomisches System, vielmehr eine funktionelle Einheit innerhalb des Nervensystems. Es besteht aus efferenten sympathischen und parasympathischen Fasern, die sich in ihren Funktionen entgegengesetzt verhalten. Im gleichen Erfolgsorgan haben die einen eine stimulierende, während die anderen eine unterdrückende Funktion haben. In der Iris z. B. führen Impulse aus den sympathischen Nerven zu einer Erweiterung der Pupille, während Impulse von den parasympathischen Nerven von einer Verengung der Pupille gefolgt sind.

Impulsübertragung durch Nerven Impulse bewegen sich in Nervenfasern mit Geschwindigkeiten zwischen 0,5 und 120 m pro Sekunde, abhängig von der Natur der leitenden Fasern. Jeder Impuls, gleich ob sensorisch oder motorisch, der von einem Neuron geleitet wird, ist eine maximale Antwort der Nervenzelle. Es gibt jedoch zwei Möglichkeiten: entweder der Reiz ist stark genug, um zu einer Entladung der Zelle zu führen, dann ist er maximal, oder der Reiz ist zu schwach und es geschieht nichts (Alles-oder-Nichts-Gesetz). Wenn sich die Reizintensität ändert, kann die Erregung verändert werden durch

1. eine Änderung der Entladungsfrequenz der Einzelzelle oder
2. eine Änderung der Zahl der sich entladenden Zellen.

Reflex Ein Reflex ist eine unfreiwillige Antwort auf einen Reiz. Das Empfangsorgan wird durch einen Reiz erregt und sendet einen Impuls aus, der durch afferente Neuronen zu einem Zentrum im Zentralnervensystem geleitet wird. Bei einem einfachen Reflex braucht der Impuls nicht weiter als bis ins Rückenmark geführt zu werden. Bei einem komplizierten Reflex können höhere Zentren einschließlich der Hirnrinde beteiligt sein. Als Antwort auf den afferenten Impuls wird ein Signal in die efferente Leitungsbahn abgegeben und zum Erfolgsorgan geleitet. Das Erfolgsorgan antwortet durch Bewegung oder durch Sekretion.

Unbedingte Reflexe, wie z. B. der Lichtreflex der Pupille, sind angeboren und brauchen nicht erlernt zu werden. Bedingte Reflexe werden während des Lebens erlernt.

1.4.5. Motorische Bahnen

Nervus oculomotorius Der Nervus oculomotorius (III)* ist ein gemischter Nerv, denn er enthält sowohl motorische als auch parasympathische Fasern. Sein Ursprungskern liegt im Boden des Aquädukts in Höhe des oberen Vierhügelpaares. Der Nerv verläßt den Hirnstamm an der ventralen Seite am cranialen Rand der Brücke. Er zieht durch den Sinus cavernosus, teilt sich in einen oberen und einen unteren Teil und tritt durch die Fissura orbitalis superior in die Augenhöhle ein (Abb. 20). Er ist der motorische Nerv für den Levator palpebrae und alle extraokularen Muskeln mit Ausnahme des Musculus rectus lateralis und des Musculus obliquus superior. Die parasympathischen Fasern für den Musculus sphincter pupillae und den Ziliarmuskel folgen dem unteren Teil des Nervus oculomotorius in den Zweig für den Musculus obliquus inferior, trennen sich dann aber von ihm, um zum Ganglion ciliare zu gelangen.

Ganglion ciliare Das Ziliarganglion ist 1 bis 2 mm groß und liegt nahe der Orbitaspitze zwischen Sehnerven und Musculus rectus lateralis. Dem Ziliarganglion gehen Nervenfasern aus drei verschiedenen Wurzeln zu:

1. Parasympathische Fasern für den Sphincter pupillae und den Ziliarmuskel aus dem unteren Abschnitt des III. Hirnnerven

* = III. Hirnnerv

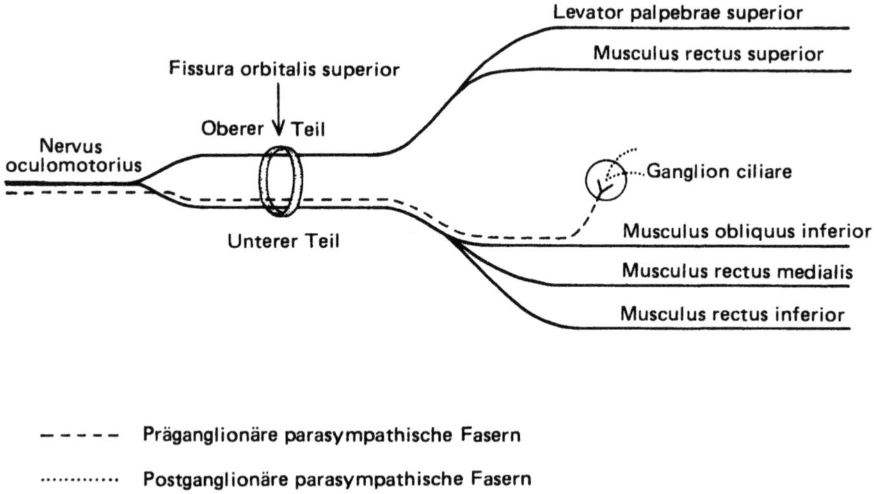

Abb. 20 Skizze des orbitalen Teils des III. Hirnnerven (Nervus oculomotorius)

2. Sensible Fasern aus dem Nervus nasociliaris, der ein Zweig des V. Hirnnerven ist
3. Sympathische vasomotorische Fasern aus dem Plexus carotideus.

Im Ganglion schalten nur die parasympathischen Fasern um. Nur sie also haben hier ihre Synapsen. Die Fasern aller drei genannten Wurzeln treten dann gemischt aus dem Ganglion aus und bilden die kurzen Ziliarnerven (Abb. 25).

Nervus trochlearis Der Nervus trochlearis (IV) ist ein motorischer Nerv. Sein Kern liegt kaudal vom Kern des III. Hirnnerven im Boden des Aquädukts. Nachdem die Fasern zur anderen Seite überkreuzt verlaufen sind, verläßt der Nervus trochlearis den Hirnstamm dorsal und windet sich zur ventralen Seite hinab, durchzieht den Sinus cavernosus und tritt in die Orbita durch die Fissura orbitalis superior ein. Er ist der motorische Nerv für den Musculus obliquus superior.

Nervus abducens Der Nervus abducens (VI) ist ebenfalls ein motorischer Nerv. Sein Kern liegt am unteren Ende der Brücke im Boden des vierten Ventrikels. Der Nerv tritt ventral in einer Furche zwischen Pons und verlängertem Rückenmark (Medulla oblongata) aus. Er zieht ebenfalls durch den Sinus cavernosus und gelangt durch die Fissura orbitalis superior in die Augenhöhle. Er ist der motorische Nerv für den Musculus rectus lateralis.

Mittleres Längsbündel Das mittlere Längsbündel (Fasciculus longitudinalis medialis) ist ein Faserzug, der in enger Nachbarschaft der motorischen Augenkerne und ventral vom Aquädukt liegt. Er erstreckt sich zu beiden Seiten der Mittellinie durch die ganze Länge des Hirnstamms und enthält Fasern, die die Augenmuskelkerne untereinander und mit den folgenden Kernen verbinden: den Vestibulariskernen, dem subkortikalen Zentrum für horizontale Augenbewegungen, und den Empfindungsorganen der Muskeln, die Kopf und Nacken bewegen und die Informationen über die Lage des Kopfes im Vergleich zum übrigen Körper vermitteln.

1.4.6. Sensorische Bahnen

1.4.6.1. Sehbahn

Die Sehbahn (Abb. 21) beginnt mit den Rezeptorzellen der Netzhaut, den Stäbchen und Zäpfchen. In ihnen erzeugte Signale werden an die bipolaren Zellen weitergegeben und von diesen an die retinalen Ganglienzellen. Die Neuriten aller Ganglienzellen verlaufen in der Nervenfaserschicht der Netzhaut zur Papille, die den Anfang des Sehnerven (II) darstellt. An der Papille verlassen die Nervenfasern durch die Lamina cribrosa den Augapfel.

Obwohl es ungefähr 125 Millionen Stäbchen und Zäpfchen in der Netzhaut gibt, enthält der Sehnerv nur etwa 1,25 Millionen Fasern. Das kommt daher, daß nicht jede Netzhautrezeptorzelle ihre eigene Verbindung zum Sehzentrum besitzt. Die Rezeptoren in der Peripherie sind gruppenweise zu einer Nervenfaser hin abgeleitet. Eine solche Anordnung wird Rezeptorfeld genannt. In der Fovea sind die Rezeptoren so angeordnet, daß sie sowohl einzeln als auch in Gruppen mit der Sehrinde in Verbindung stehen können.

Der Sehnerv verläuft vom Auge zur Orbitaspitze und gelangt durch den knöchernen Sehnervenkanal in die Schädelhöhle. Innerhalb der Schädelhöhle liegen die beiden Sehnerven der Hirnbasis an, nähern sich einander und verschmelzen in der Sehnervenkreuzung (Chiasma nervi optici). Alle Fasern aus der nasalen Hälfte jeder Netzhaut kreuzen die Mittellinie und vereinigen sich mit den Fasern der temporalen Hälfte der Netzhaut des anderen Auges.

Wenn während des beidäugigen Sehaktes ein Gegenstand in beiden Augen abgebildet wird, wird ein Bezirk jeder Netzhaut erregt, und es entstehen Nervenimpulse. Deshalb werden zwei getrennte Signale, jedes von einer Netzhaut, mit korrespondierenden Informationen an das Gehirn weitergeleitet. Im Sehzentrum wird die von beiden Augen erhaltene Information dazu verwendet, den Eindruck eines einzigen Gegenstandes zu vermitteln. Um dies zu ermöglichen, ist es notwendig, daß die Nervenfasern, die die gleiche Botschaft von beiden Augen leiten, an derselben Stelle im Gehirn enden. So wird z. B. ein Gegenstand, der sich links vom Fixationspunkt befindet, im rechten Auge auf der temporalen, im linken auf der nasalen Netzhauthälfte abgebildet. Daher leiten Nervenfasern aus diesen beiden Netzhauthälften korrespondierende Informationen und vermitteln ihre Signale demselben Abschnitt der Sehrinde, wo ein einziger Eindruck von ihnen gebildet wird.

Die Überleitung von Signalen aus beiden Augen zu einer Seite des Gehirns ist deshalb möglich, weil alle Fasern von der nasalen Hälfte einer jeden Netzhaut im

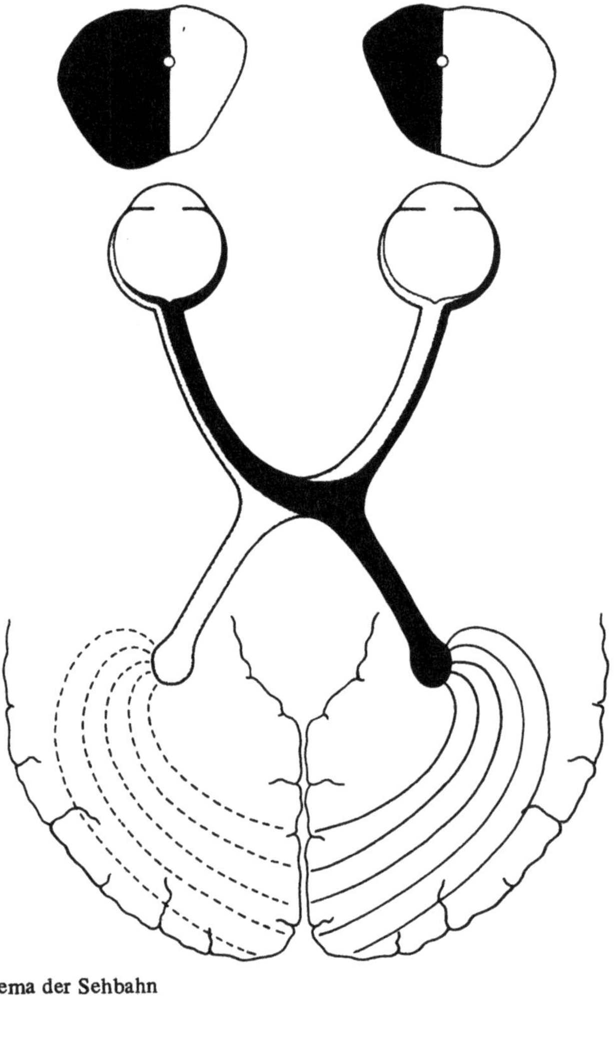

Abb. 21 Schema der Sehbahn

Chiasma auf die gegenüberliegende Seite kreuzen, wo sie sich mit den Fasern von der temporalen Hälfte der anderen Netzhaut vereinigen, die sich nicht gekreuzt haben. Da von der temporalen Netzhauthälfte weniger Fasern ausgehen als von der nasalen, kreuzen etwa 75 % der Nervenfasern, während nur 25 % auf ihrer ursprünglichen Seite bleiben.

Hinter dem Chiasma heißt die Sehbahn nicht mehr Nervus opticus, sondern Tractus opticus. Die Nervenfasern, die ohne Unterbrechung von der Netzhaut durch den Sehnerven, durch das Chiasma und durch den Tractus gezogen sind, gelangen in das Gehirn und verlaufen im Hirngewebe zum Corpus geniculatum laterale, einem Teil des Hirnstamms. Hier enden sie und bilden Synapsen mit den höher gelegenen nachfolgenden Neuronen. In ihrem letzten Abschnitt, zwischen Corpus geniculatum laterale und Sehrinde, nachdem die Fasern nämlich das Corpus geniculatum laterale verlassen haben, breiten sie sich zu einem Fächer aus, der parallel der Oberfläche der Hirnhemisphären verläuft und ziehen zum hinteren Pol des Großhirns, wo sie im Sehzentrum in der Umgebung der Fissura calcarina enden (Abb. 22).

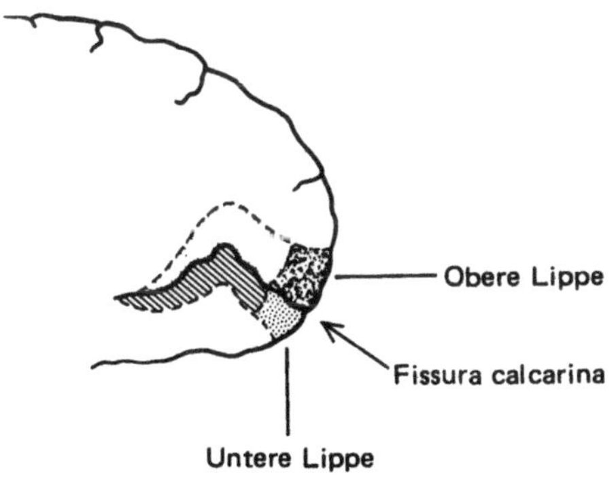

Abb. 22 Skizze der medianen Ansicht des hinteren Anteils der rechten Großhirnhälfte. Die schattierten Teile zeigen die Ausdehnung der Sehrinde. Fasern von der oberen Netzhauthälfte enden in der oberen Lippe, Fasern von der unteren Hälfte in der unteren Lippe. Die Repräsentation der Fovea ist durch Pünktchen markiert.

Entlang der gesamten Sehbahn gibt es eine ziemlich genaue Faseranordnung. Die aus der oberen Hälfte der Netzhaut stammenden Fasern bleiben sowohl im Sehnerven als auch im Chiasma, im Tractus und in der Sehstrahlung in den oberen Anteilen. Sie enden auch in den oberen Abschnitten der Sehrinde. Die von der unteren Hälfte der Netzhaut bleiben entlang der gesamten Sehbahn in den unteren Abschnitten.

Das Gesichtsfeld eines Auges ist der gesamte Teil der Umwelt, der gleichzeitig auf der Netzhaut abgebildet wird, wenn das Auge einen Punkt fixiert und sich nicht bewegt (Abb. 23a). Das beidäugige Gesichtsfeld besteht aus einer Fläche, die von beiden Gesichtsfeldern bedeckt wird (Abb. 23b). Es ist größer, denn die beiden monokularen Gesichtsfelder überlappen sich nicht vollständig.

Eine Störung der Sehbahn in einer Netzhaut oder im Sehnerven bedingt einen Defekt im monokularen Gesichtsfeld der gleichen Seite. Eine Störung im Chiasma wird einen Defekt des Gesichtsfelds beider Augen hervorrufen, und der Defekt wird meistens auf der Gegenseite vorhanden sein (z. B. in der temporalen Hälfte beider Gesichtsfelder). Eine Läsion, die im Tractus opticus, im Corpus geniculatum laterale, in der Sehstrahlung oder im Sehzentrum gelegen ist, wird die Gesichtsfelder beider Seiten beteiligen, aber der Gesichtsfeldausfall wird auf derselben Seite in Erscheinung treten (d. h. in der nasalen Hälfte eines und der temporalen Hälfte des anderen Gesichtsfeldes).

1.4.6.2. Nervus trigeminus

Der Nervus trigeminus (V) hat drei Äste: den Nervus ophthalmicus, den Nervus maxillaris und den Nervus mandibularis. Sie vereinigen sich zum Stamm des Nerven, der durch die Brücke in den Hirnstamm eintritt um zum sensorischen Kern des Nervus trigeminus zu gelangen, der im Boden des 4. Ventrikels liegt. Der erste und zweite Ast des Nervus trigeminus führt sensible Informationen aus der Orbita.

1.4.6.3. Ziliarnerven

Die beiden langen Ziliarnerven (Abb. 25) sind Zweige des Nervus nasociliaris, der aus dem ersten Ast des Nervus trigeminus kommt. Die Ziliarnerven sind gemischt

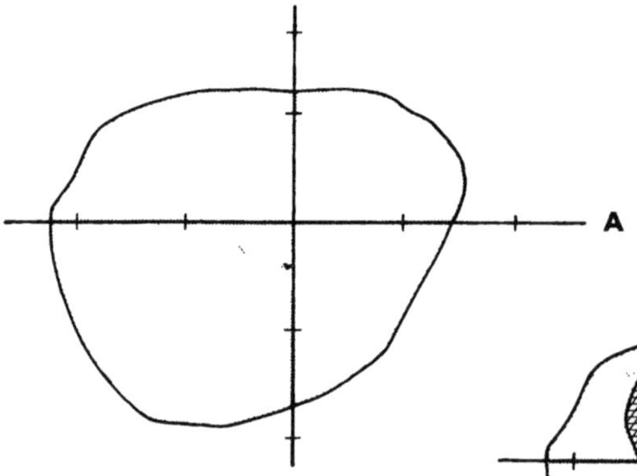

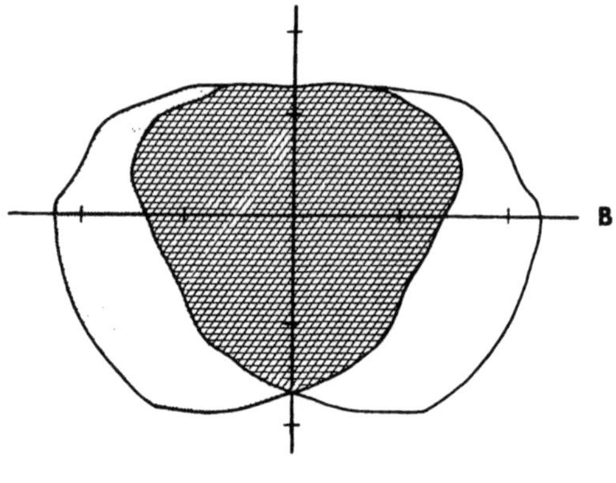

Abb. 23 Skizze des Gesichtsfeldes des linken Auges (A) und des binokularen Gesichtsfeldes (B)

und enthalten sensible sowie sympathische Fasern für den Musculus dilatator pupillae. In ihrem Verlauf folgen sie eng den Ziliararterien.

Die kurzen Ziliarnerven (12 bis 15) stammen aus dem Ziliarganglion. Sie sind ebenfalls gemischt und enthalten sensible , sympathische und parasymphathische Fasern.

Lange und kurze Ziliarnerven verlaufen nach vorn zwischen Sklera und Chorioidea um den Plexus ciliaris im Ziliarkörper zu bilden. Unterwegs geben die kurzen Ziliarnerven versorgende Äste an die Chorioidea und die Sklera ab. Der Plexus ciliaris enthält sensible Fasern aus der Hornhaut, der Iris und dem Ziliarkörper. Er gibt Fasern für den Musculus dilatator pupillae (aus den langen Ziliarnerven) und Fasern für den Musculus sphincter pupillae (aus der unteren Hälfte des Nervus oculomotorius) ab.

1.4.6.4. Pupillenbahn und Pupillenreflexe

Lichtreaktion Bei Lichteinfall verengt sich die Pupille. Das ist die direkte Lichtreaktion der Pupille. Gleichzeitig verengt sich die Pupille des anderen Auges. Das tritt sogar dann ein, wenn das andere Auge nicht belichtet wird. Diese Reaktion wird als konsensuelle Lichtreaktion bezeichnet. Normalerweise verengen sich sowohl die Pupille im belichteten Auge als die konsensuell reagierende Pupille auf eine gleiche Größe. Durch die Veränderung der Pupillengröße wird die in das Auge gelangende Lichtmenge reguliert.

Die Veränderung der Pupillengröße ist nicht die einzige Antwort des Auges auf eine Helligkeitsveränderung. Die Empfindlichkeit der Netzhaut verändert sich ebenfalls. Dieser Vorgang ist als Adaptation bekannt – Dunkeladaptation unter Bedingungen einer verminderten Helligkeit und Helladaptation unter Bedingungen einer erhöhten Helligkeit. Die Helligkeitsempfindlichkeit der Netzhaut wird während der Dunkeladaptation erhöht und während der Helladaptation herabgesetzt. Während die Pupillenreaktion eine schnelle Antwort auf Veränderungen der Helligkeit darstellt, verläuft die Netzhautadaptation wesentlich langsamer.

Die Lichtreaktion der Pupillen ist ein Reflex. Erregungen von den Stäbchen und Zäpfchen werden nicht nur zur Sehrinde im Dienste der Wahrnehmung übertragen, sondern auch zu einem Zentrum, wo die Intensität des Lichtreizes eingeschätzt wird. Als Antwort gibt dieses Zentrum ein Signal, das bis zu den Pupillenmuskeln herabgeleitet wird und das Erweiterung oder Verengung der Pupille im Verlauf der Anpassung der Pupillengröße an die Lichtstärke auslöst.

Afferente Pupillenbahn Die Fasern für die afferenten Impulse des Lichtreflexes der Pupille verlaufen im Sehnerven. Nach der partiellen Kreuzung im Chiasma ziehen diese Fasern im Tractus opticus genau so weiter wie die Fasern für das Sehen.

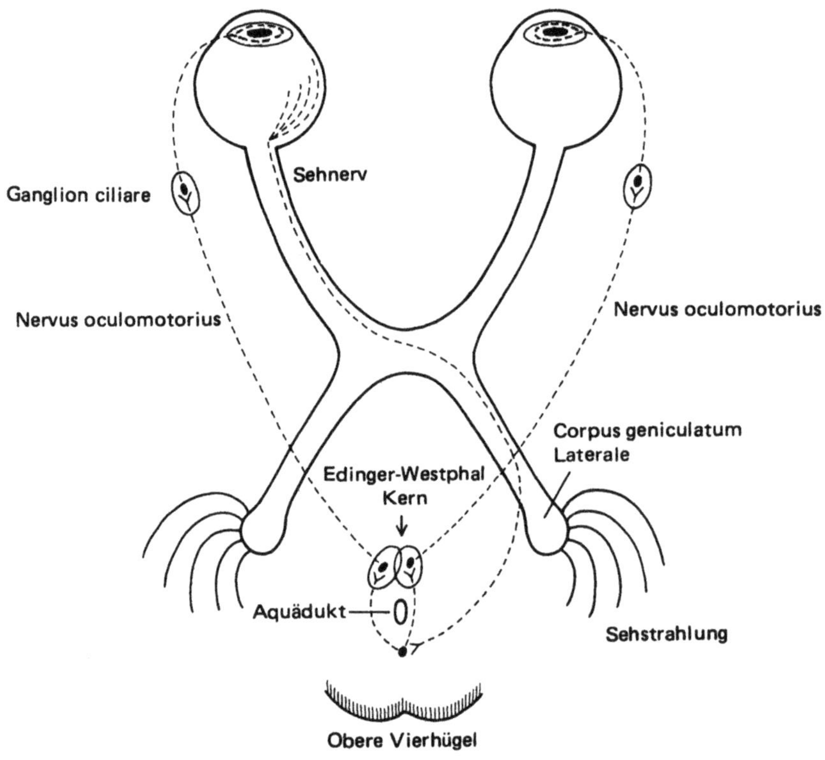

Abb. 24 Schema der Pupillenbahn

Vor Erreichen des Corpus geniculatum laterale trennen sich jedoch die Fasern des Pupillenreflexes von den Fasern des Sehens. Die Fasern des Pupillenreflexes treten ins Mittelhirn ein, um synaptische Verbindungen an der Dorsalseite des Aquädukts mit Neuronen zu bilden, die zur Ventralseite des Aquädukts ziehen und in einem Teil des Kernes des III. Hirnnerven enden, dem Edinger-Westphalschen Kern. Wie alle Kerne der Hirnnerven ist das ein paariger Kern, der symmetrisch auf beiden Seiten des Mittelhirns angeordnet ist. Jede Hälfte des Kernes erhält Fasern von beiden Seiten. Das ist der Grund, warum Erregung eines Auges zur Reaktion beider Pupillen führt.

Efferente Pupillenbahn Die efferenten Impulse für die Pupillenverengung werden durch die parasympathischen Fasern vermittelt, die im Edinger-Westphalschen Kern entspringen und als Teil des III. Hirnnerven in die Orbita gelangen, wo sie dem Nervenzweig folgen, der den Musculus obliquus inferior versorgt. Sie trennen sich von ihm und gelangen zum Ziliarganglion, wo sie ihre Synapsen bilden (Abb. 25). Ihr weiterer Verlauf in den kurzen Ziliarnerven ist bereits beschrieben worden. Die parasympathischen Fasern enden im Musculus sphincter pupillae. Die parasympathische Innervation ist der sympathischen, die auf die Fasern des Musculus dilatator pupillae wirkt, entgegengesetzt gerichtet. Die sympathischen Fasern erzeugen eine Erweiterung der Pupille wahrscheinlich nicht nur durch eine Erregung des Musculus dilatator, sondern gleichzeitig auch durch eine Hemmung des Musculus sphincter. Die afferente Bahn des Erweiterungsmechanismus ist unbekannt. Genauso ist die Lage eines Dilatationszentrums unbekannt. Vielleicht ist es im Mittelhirn gelegen. Jedoch ist der Verlauf der efferenten sympathischen Fasern vom Plexus cavernosus zum Musculus dilatator bekannt und ist bereits an anderer Stelle in diesem Kapitel beschrieben.

Nahreaktion Verengerung der Pupille tritt nicht nur als Antwort auf einen Lichtreiz auf, sondern auch dann, wenn ein Gegenstand in einem näheren Abstand als einen halben Meter vor dem Auge fixiert wird. Diese Verengerung ist wahrscheinlich mit der Anstrengung zur Konvergenz verbunden und weniger mit der Akkommodation.

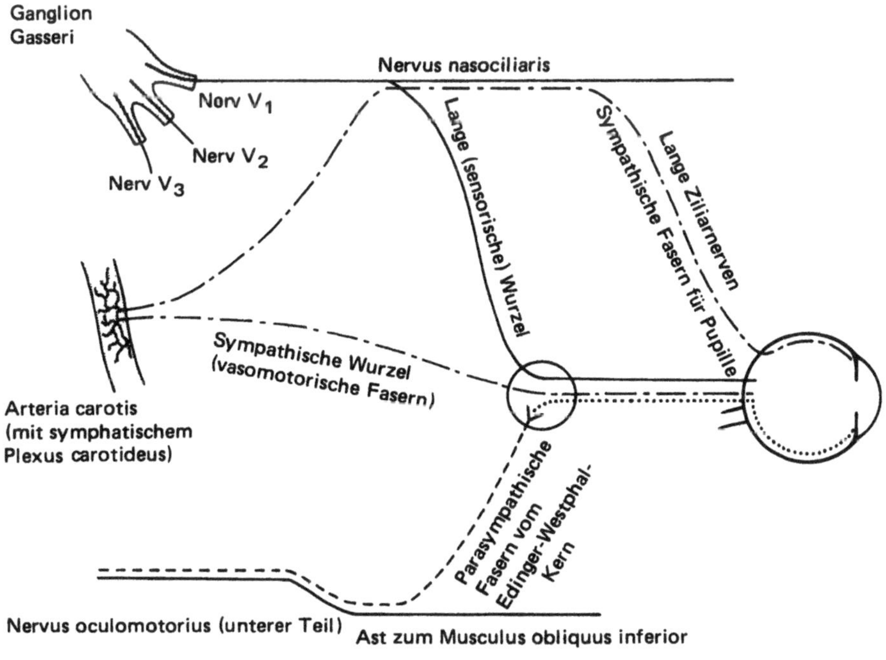

Abb. 25 Schema der autonomen Bahnen

Orbikularisreflex Wenn sich die Augenlider willkürlich oder unwillkürlich schließen, tritt bei den meisten Menschen eine Verengerung der Pupille ein. Man kann dies nachweisen, wenn man einem Menschen die Lider offenhält, während er versucht, sie zu schließen. Dieser Reflex tritt nur dann auf, wenn der Musculus orbicularis oculi innerviert wird. Daher wird dieser Reflex, falls nur ein Auge geschlossen wird, nur auf dieser Seite beobachtet. Man kann den Reflex zum Nachweis der erhaltenen Sphincterfunktion benutzen, wenn der Lichtreflex erloschen ist. Ausfälle in der Pupillenbahn können in Abhängigkeit von ihrer Lage den Pupillenreflex auf einer oder auf beiden Seiten zum Erlöschen bringen. Mit der Untersuchung der verschiedenen Pupillenreflexe versucht man eine Lokalisationsdiagnostik von eventuellen Störungsursachen zu betreiben.

1.4.7. Autonome Bahnen

1.4.7.1. Sympathische Bahn

Im folgenden wird eine Übersicht über die sympathischen Bahnen der Pupillendilatation und der Vasokonstriktion gegeben.

Oberes sympathisches Halsganglion
↓
Plexus der Arteria carotis communis
↙ ↘

Plexus der Arteria carotis externa	Plexus der Arteria carotis interna
↓	↓
Sympathische Wurzel des Ziliarganglion (vasomotorische Fasern)	Plexus cavernosus (in der mittleren Schädelgrube)
↓	↓
kurze Ziliarnerven	Fasern zum Nervus nasociliaris
	↓
	Lange Ziliarnerven (Pupillenerweiterung)

1.4.7.2. Parasympathische Bahn

Im folgenden wird eine Übersicht über die parasympathische Bahn für die Pupillenverengerung gegeben:

Edinger-Westphal-Kern
↓
Unterer Anteil des Nervus oculomotorius (III)
↓
Zweig zum Musculus obliquus inferior
↓
Ziliarganglion (Synapsen, also Umschaltung)
↓
Kurze Ziliarnerven

1.4.8. Supranukleäre motorische Augenzentren

Die Nervenimpulse für die Augenbewegungen stammen primär aus drei verschiedenen Gebieten des Zentralnervensystems. Zwei von ihnen sind in der Rinde einer jeden Großhirnhemisphäre gelegen und die dritte, Vestibularapparat genannt, liegt im Innenohr. Eigentlich gibt es sechs solche Zentren, da ein jedes erwähnte doppelt vorhanden ist, eines auf jeder Seite. Diese Gebiete werden als Zentren bezeichnet, obwohl im anatomischen Sinne ihre Gewebe sich nicht von den umgebenden Zonen absetzen.

Signale, die von diesen Zentren übermittelt werden, sind immer Impulse für beidäugige konjugierte Bewegungen (wie z. B. binokulare Blickbewegungen nach links, binokulare Aufwärtsbewegungen usw.) oder beidäugige disjugierte Bewegungen (wie z. B. Konvergenz oder Divergenz). Eine Störung, die eines dieser Zentren lähmt, wird deshalb zu einer Lähmung von Blickbewegungen führen wie z. B. Hebung beider Augen, aber wird niemals zu einer Lähmung eines einzigen extraokularen Muskels führen und damit Schielen verursachen. Lage und Funktion der Rindenzentren und des Vestibularapparates sind folgende:

1. Die frontale okulare motorische Rinde
   a) willkürliche Augenbewegungen
2. Die okzipitale okulare motorische Rinde
   a) optomotorische Reflexe
   b) Fixationsreflex
   c) Folge (Refixations)-reflex
   d) Fusionsreflex
3. Das Vestibulum
   a) stato-kinetische Reflexe

Signale aus den Hemisphärenzentren werden zum Hirnstamm geleitet. Das geschieht durch Bahnen, die entweder direkt in den Kernen der motorischen Augennerven III, IV und VI enden oder in den Zentren des Hirnstammes für horizontale und vertikale Blickbewegungen oder für Konvergenzbewegungen. Diese Zentren des Hirnstammes werden subkortikale Zentren genannt und von den kortikalen Zentren der Hemisphären unterschieden. Obwohl ihre genaue Lage nicht bekannt ist, gibt es kaum Zweifel, daß im Hirnstamm wenigstens Zentren für horizontale und vertikale koordinierte Augenbewegungen vorhanden sind.

Zusätzlich ist die Augenstellung durch Lagereflexe gesteuert, die von den Muskeln des Kopfes und des Nackens ihren Ausgang nehmen, wenn der Kopf im Vergleich zum übrigen Körper geneigt wird.

1.4.8.1. Frontales okulomotorisches Zentrum

Willkürliche Augenbewegungen werden von einem Zentrum im Stirnlappen einer jeden Hemisphäre ausgelöst. Die Bahn, die willkürliche Augenbewegungen steuert,

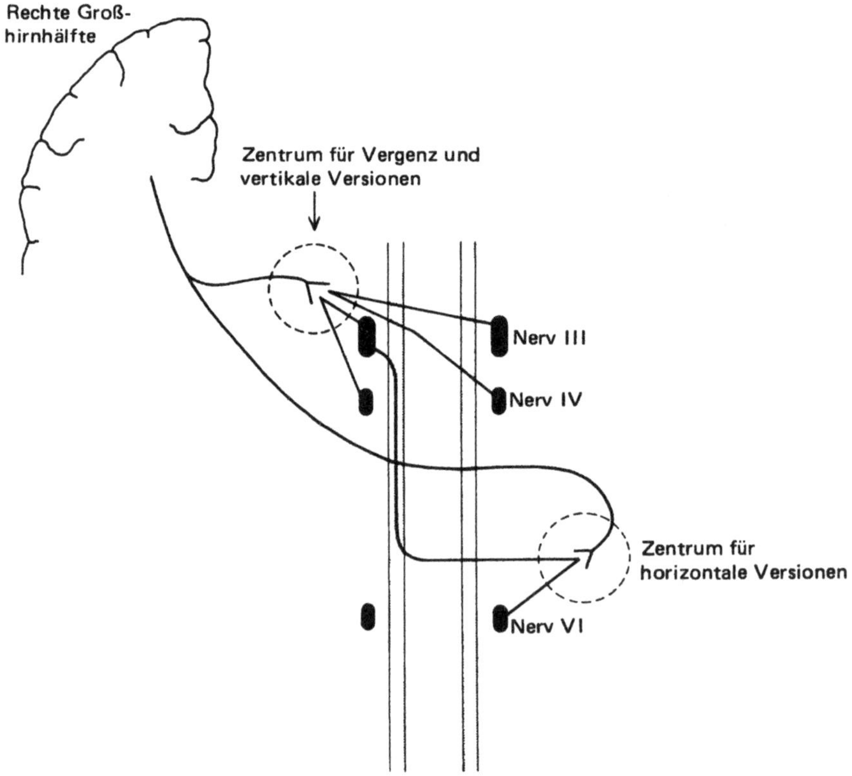

Abb. 26 Schema der efferenten motorischen Bahn zu den subkortikalen Zentren für vertikale und horizontale Blickbewegungen

geht vom Stirnhirnlappen durch die weiße Substanz zum Hirnstamm. Ein Teil dieser Fasern endet dann offensichtlich in subkortikalen Zentren der gleichen Seite für Konvergenz und konjugierte vertikale Augenbewegungen, während die übrigen Fasern die Mittellinie überkreuzen um in subkortikalen Zentren für konjugierte horizontale Bewegungen der Gegenseite zu enden. Dieses Zentrum ist wahrscheinlich im Bereich des Kernes des Nervus abducens gelegen. Von hier werden die Signale unmittelbar an den Abduzenskern der gleichen Seite weitergegeben und durch das gegenüberliegende mittlere Längsbündel (Fasciculus longitudinalis medialis) zum Kern des III. Hirnnerven (Musculus rectus medialis) der gegenüberliegenden Seite geleitet (Abb. 26).

Horizontale Blickbewegungen resultieren dann, wenn die extraokularen Muskeln Signale nur von einer Hemisphäre erhalten. Erregung des frontalen okulomotorischen Zentrums der rechten Seite führt z. B. zu einer konjugierten Bewegung beider Augen nach links.

1.4.8.2. Okzipitales okulomotorisches Zentrum

Reflexe, die in den okulomotorischen Zentren des Okzipitalhirns ihren Ursprung nehmen, werden als optomotorische (optokinetische) Reflexe bezeichnet, denn ein optischer Stimulus ruft die motorische Antwort hervor. Zu dieser Gruppe von Reflexen gehören der Akkommodationsreflex, der Lidschlußreflex, der Folgereflex, der Fusionsreflex und in einem engen Sinn der Fixationsreflex. Die meisten dieser Reflexe sind in anderen Kapiteln abgehandelt.

Der okulare motorische Bezirk der Hirnrinde, von dem aus die motorischen Antworten hervorgerufen werden, ist in der Nähe der sensorischen Sehrinde gelegen, etwas rostral vom Okzipitalpol. Dort beginnt die efferente Bahn. Sie verläuft in der weißen Substanz des Gehirns zum Hirnstamm und erreicht die gleichen Zentren wie die Bahn von der Stirnhirnrinde. Ihre Fasern enden somit in den homolateralen subkortikalen Zentren für vertikale Blickbewegungen und für Konvergenz. Auch sie kreuzen über die Mittellinie und gelangen in die subkortikalen Zentren für horizontale Blickbewegungen der Gegenseite. Damit werden Impulse in diesen subkortikalen Zentren an die Kerne der motorischen Augennerven übermittelt, wie später in diesem Kapitel beschrieben wird.

Erregung des okzipitalen okulomotorischen Zentrums einer Seite resultiert in einer konjugierten Abweichung zur Gegenseite. Eine vertikale Blickbewegung tritt auf, wenn gleiche Stimuli von der okzipitalen motorischen Rinde beider Hemisphären gleichzeitig ausgehen.

1.4.8.3. Vestibularapparat

Reflektorische Augenbewegungen, die Veränderungen der Lage des Kopfes oder des Körpers im Raum ausgleichen, entspringen im Vestibulum. Sie werden statokinetische Reflexe genannt. Wenn z. B. der Kopf nach der linken Seite gedreht wird, machen die Augen eine unwillkürliche kompensatorische Bewegung nach rechts, welche eine kontinuierliche Fixation des Objekts erlaubt. Solche Bewegungen sind angeboren und unbedingt und treten selbst im Falle der Blindheit auf.

Der Vestibularapparat ist ein Sinnesorgan im Dienste des Gleichgewichts und des Lagesinnes. Er ist ein Teil des inneren Ohres und besteht aus drei Bogengängen, ferner dem Sacculus und dem Utriculus. Sie alle bilden das membranöse Labyrinth. Der Apparat hat seinen Namen von dem Vorhof (Vestibulum), der knöchernen Höhle, die Utriculus und Sacculus beherbergt.

Bogengänge Die Bogengänge enthalten Rezeptororgane, sogenannte Cristae, die die Bewegungen des Kopfes registrieren. Die Bogengänge stehen aufeinander senkrecht, so daß eine dreidimensionale Struktur gebildet wird und je ein Bogengang etwa der horizontalen, der vertikalen und der frontalen Fläche entspricht. Die Kanäle sind mit einer wäßrigen Flüssigkeit gefüllt, der Endolymphe. Bei Kopfbewegungen unterliegt die Endolymphe der Trägheit und bewirkt so einen gewissen Zug an den Sinneshärchen der Cristae. Dieser Stimulus erregt die Rezeptorzellen und löst einen Nervenimpuls aus, der durch den Vestibularnerven (Teil des VIII. Hirnnerven) zu den Vestibulariskernen des Hirnstammes weitergeleitet wird.

Sacculus und Utriculus Sacculus und Utriculus enthalten je eine Makula, die in gleicher Weise funktioniert wie die Cristae der Bogengänge. Während die Cristae auf Kopfbewegungen reagieren (statokinetische Reaktion), antwortet die Makula des Utriculus auf die Schwerkraft (statische Reaktion). Auf der Oberfläche einer jeden Makula liegt eine gelatinöse Platte, in die Haare von der Oberfläche der Makula hineinragen. Diese Platten, die mineralische Kristalle enthalten, folgen der Schwerkraft und rutschen jeweils auf die abschüssige Seite, so daß an den Haaren gezogen wird. Das führt zu einer Erregung der Endäste des Vestibularnerven, der die Makula versorgt. Die Funktion des Sacculus ist unbekannt.

Vestibularnerv Der Vestibularnerv (Teil des VIII. Hirnnerven) mündet in den Hirnstamm im Bereich des unteren Endes des Pons und verläuft zu den Vestibulariskernen. Diese sind mit den Augenmuskelkernen über das mittlere Längsbündel (Fasciculus longitudinalis medialis) verbunden.

Erregung eines Labyrinths oder eines Vestibularnerven erzeugt eine konjungierte Deviation der Augen zur gegenüberliegenden Seite. Abhängig von der Natur dieses Reizes bleiben die Augen in der Deviationsstellung oder es resultiert ein Nystagmus.

Nystagmus ist eine oszillatorische Bewegung beider Augen. Beide Augen bewegen sich in die gleiche Richtung und kehren plötzlich in die Ausgangslage durch eine rasche ruckartige Bewegung zurück, hierauf beginnt erneut eine konjungierte Deviationsbewegung. Gewöhnlich ist die erste Phase dieser konjungierten nystagmischen Abweichung deutlich langsamer als die zweite Phase, in der die Korrektionsbewegung erfolgt. Ein solcher vestibulärer Nystagmus kann diagnostisch benutzt werden, um die Funktionstüchtigkeit des Vestibularisreflexes nachzuweisen. Entweder wird dabei der Patient in eine Drehbewegung auf einem Drehstuhl versetzt (rotatorischer vestibulärer Nystagmus) oder seine äußeren Gehörgänge werden mit warmen oder kaltem Wasser gespült (kalorischer vestibulärer Nystagmus).

1.4.8.4. Subkortikales Zentrum für horizontale Blickbewegungen

Wenn man von den bis jetzt vorliegenden Untersuchungsergebnissen ausgeht, dann scheint es wahrscheinlich, daß das Zentrum für horizontale Blickbewegungen in

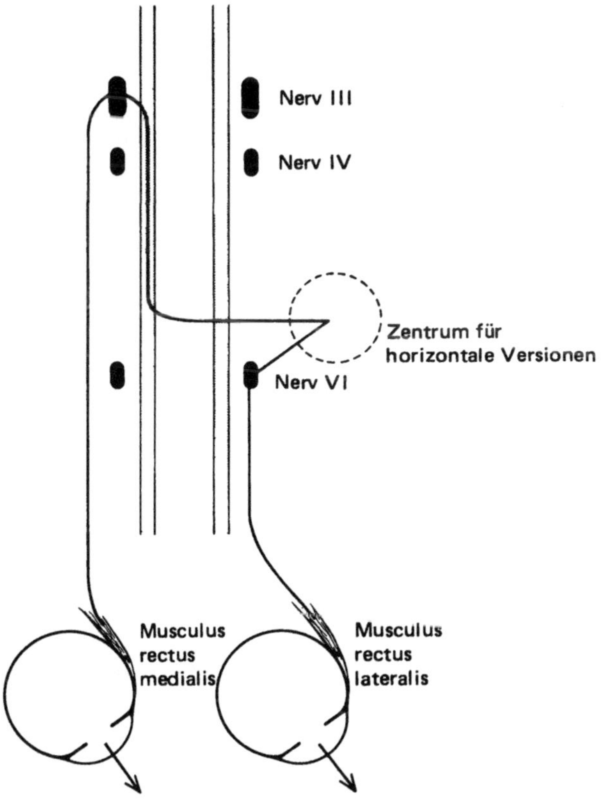

Abb. 27 Schema des subkortikalen Zentrums für horizontale Blickbewegungen und seine Verbindungen zum gleichseitigen Abducens (VI)-Kern und dem Oculomotorius (III)-Kern der Gegenseite

der Nähe des Abduzenskernes gelegen ist. Es erhält Signale sowohl von den frontalen als auch von den okzipitalen Rinden-Zentren der Augenbewegungen, und zwar auf direktem Wege, also ohne Vermittlung durch das mittlere Längsbündel. Das Zentrum für horizontale Blickbewegungen ist wiederum mit dem gleichseitigen Abduzenskern verbunden und entsendet Fasern durch das mittlere Längsbündel auf die gegenüberliegende Seite zu dem Kern des Nervus oculomotorius, der den Musculus rectus medialis versorgt (Abb. 27).

Deshalb lösen Impulse aus diesem Zentrum eine Kontraktion des gleichseitigen Musculus rectus lateralis und des gegenüberliegenden Musculus rectus medialis aus. Die Folge ist eine beidäugige Blickbewegung nach der Seite des Erregungszentrums.

1.4.8.5. Subkortikales Zentrum für vertikale Blickbewegungen

Es bestehen gewichtige Hinweise dafür, daß es ein im oberen Vierhügelpaar gelegenes subkortikales Zentrum für vertikale Blickbewegungen gibt. Es erhält ebenfalls Impulse sowohl von den frontalen als auch von den okzipitalen Rindenzentren für die Augenbewegungen und überträgt sie durch direkte Verbindungen auf die motorischen Kerne des III. und IV. Hirnnerven.

Das Zentrum für die vertikalen Blickbewegungen besteht offenbar aus zwei Teilen. Der mehr kranial in enger Nachbarschaft mit dem „Zentrum“ für Konvergenz gelegene Teil dient der beidäugigen Blickbewegung nach oben, während der mehr kaudal gelegene der Blickbewegung nach unten dient.

1.4.8.6. Subkortikales Konvergenzzentrum

Es ist möglich, daß es gar kein subkortikales Konvergenzzentrum gibt, und daß sowohl Konvergenz als auch Divergenz reine kortikale Funktionen sein können. Jedoch gibt es klinische Hinweise dafür, daß das obere Vierhügelpaar möglicherweise Sitz eines subkortikalen Konvergenzzentrums ist, da Schädigungen dieses Areals die Konvergenz auslöschen können.

Zu dieser Gegend kommen Impulse vom frontalen und okzipitalen motorischen Augenzentrum. Konvergenz tritt ausschließlich auf der Grundlage einer beidseitigen Stimulation entweder der frontalen oder der okzipitalen motorischen Zentren ein. Diese Impulse werden auf die Kerne beider dritter Hirnnerven übertragen, die die Musculi recti mediales innervieren.

1.4.8.7. Subkortikales Divergenzzentrum

Bis jetzt ist nichts über den Sitz eines subkortikalen Divergenzzentrums bekannt. Es gibt nicht einmal Hinweise dafür, daß ein solches Zentrum existiert.

1.4.8.8. Mittleres Längsbündel (Tractus longitudinalis medialis)

Das mittlere Längsbündel ist bereits mehrfach erwähnt worden. Seine Hauptfunktionen können folgendermaßen zusammengefaßt werden:

1. Es überträgt Impulse aus dem Vestibulariskern (als Folge statokinetischer Erregungen) auf die motorischen Augenkerne ebenso wie auf den Kern, der die Muskeln des Kopfes und des Halses versorgt.
2. Es verbindet die Augenmuskelkerne untereinander.
3. Es überträgt Signale vom subkortikalen Zentrum für horizontale Blickbewegungen auf den gegenüberliegenden Okulomotoriuskern.
4. Es überträgt Signale von den Propriozeptoren (Muskelspindeln) der Kopf- und Nackenmuskeln auf die Augenmuskelkerne.

2. Grundlegende Sehfunktionen

2.1 Akkommodation

Akkommodation ist eine Zunahme der Brechkraft des optischen Systems des Auges. Wenn das normale Auge auf einen entfernten Gegenstand schaut, wird keine Akkommodationsleistung aufgebracht. Die Lichtstrahlen treffen von dem Objekt parallel auf das Auge und werden so gesammelt, daß auf der Netzhaut ein deutliches Bild entsteht (Abb. 28). Wenn der Gegenstand näher an das Auge herangebracht wird, fallen die Lichtstrahlen jedoch divergent auf das Auge; falls sich die Brechkraft des Auges nicht verändert, werden sie erst hinter der Netzhaut vereinigt. Das auf der Netzhaut entstehende Bild ist deshalb unscharf (Abb. 29).

Um ein klares Bild zu erhalten, muß das Auge seine Refraktionskraft durch Akkommodation erhöhen. Das wird durch eine Erhöhung der Krümmung der vorderen und hinteren Oberfläche der Linse erreicht. Die Linsenfasern, besonders die äußeren Rindenfasern, sind bis zu einem gewissen Grad biegsam. Sie werden von der Linsenkapsel umgeben, die elastisch ist. Deshalb kann die ganze Linse, Fasern und Kapsel, als ein elastischer Körper betrachtet werden.

Die Linse wird durch die Zonula in ihrer Lage gehalten. Die Zonulafasern erstrekken sich radiär zwischen dem Linsenäquator und dem Ziliarkörper und hängen damit die Linse hinter der Iris auf. Obwohl der Mechanismus nicht vollständig bekannt ist, scheint es, daß ein Teil des Ziliarmuskels einen ständigen leichten Zug auf die Zonulafasern ausübt, die diesen Zug wiederum auf den Linsenäquator übertragen. So lange dieser Zug besteht, wird die elastische Linse verhältnismäßig flach gehalten. Wenn der Zug der Zonulafasern nachläßt, wird der elastischen Kraft nicht länger entgegengewirkt und die Linse nimmt eine mehr kugelförmige Gestalt an. Damit wird die Linsendicke ebenso wie die Krümmung der Vorder- und Rückfläche verstärkt und daraus resultiert eine Zunahme der Brechkraft.

Erschlaffung der Zonulafasern wird durch Kontraktion des zirkulären Anteils des Ziliarmuskels bewirkt. Die Krümmungszunahme der Vorderfläche der Linse ist größer als die der Rückfläche. Da bei der Akkommodation die Linsendicke zunimmt und die Linse mit ihrer Hinterfläche den Glaskörper berührt, bewegt sich die Vorderfläche etwas in die Vorderkammer hinein.

Akkommodation ist ein Reflex. Der Reiz, der die Akkommodation auslöst, ist ein verschwommenes Netzhautbild. Die Impulse für die Kontraktion des zirkulären Teiles des Ziliarmuskels, also für die Zunahme der Brechkraft der Linse, werden durch parasympathische Nervenfasern über das Ziliarganglion zum Ziliarkörper übertragen. Jedes Auge erhält einen gleichgroßen Impuls, so daß beide Augen gleich stark akkommodieren. Hemmung dieser Innervation führt zu einer Erschlaffung des zirkulären Ziliarmuskels und somit zu einer Abnahme der Akkommodation, also zu einer Abnahme der Refraktionskraft. Eine sympathische Innervation, die der parasympathischen Aktivität entgegengesetzt ist und eine aktive negative Akkommodation anregt, d. h. eine aktive Abnahme von Akkommodation, war lange Zeit umstritten. Wenn aber die Augen in völliger Dunkelheit untersucht werden, dann findet man, daß sie auf eine Entfernung von etwa 1,5 m akkommodativ eingestellt sind. Somit müssen sie also, wenn sie in eine unendliche Entfernung sehen, mehr ihre Akkommodation entspannen als es der Ruhelage entspricht, mit anderen Worten, eine aktive negative Akkommodation ist erforderlich.

Die Akkommodationskraft wird in Linsen- oder Vergenzdioptrien gemessen (siehe Kap. 7) Eine Dioptrie-Akkommodation ist die Zunahme an Brechkraft des Auges, die eine Dioptrie-Divergenz der Lichtstrahlen kompensiert. Lichtstrahlen, die von einem Punkt in 50 cm vor dem Auge ausgehen, haben eine Divergenz von 2 Dioptrien. Deshalb wird zur Erzeugung eines scharfen Netzhautbildes eine Ak-

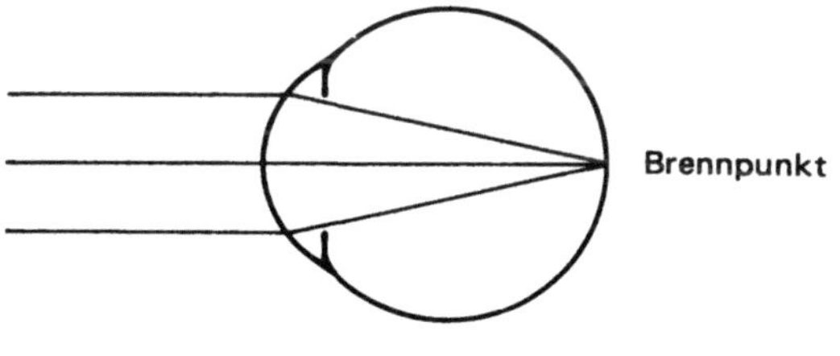

Abb. 28 In einem emmetropen Auge wird parallel einfallendes Licht auf der Netzhaut fokussiert

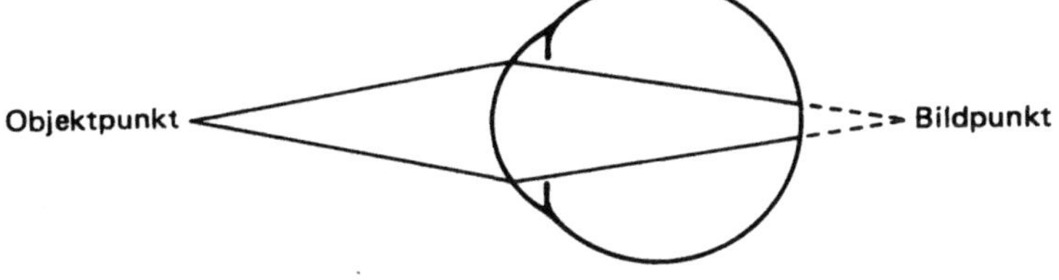

Abb. 29 Divergentes Licht, das von einem nahe gelegenen Gegenstand ausgeht, wird nicht auf der Netzhaut eines emmetropen Auges fokussiert

kommodationsleistung von 2 Dioptrien erfordert. Der Nahpunkt der Akkommodation ist der Punkt, der noch deutlich wahrgenommen werden kann und in der kürzesten Entfernung vor dem Auge liegt.

Für Zwecke der klinischen Untersuchung wird eine unendliche Sehentfernung angenommen, wenn ein Mensch einen Punkt in einer Entfernung von 6 Metern fixiert. Tatsächlich aber haben Lichtstrahlen, die von einem 6 m entfernten Punkt ausgehen, eine Divergenz von 1/6 oder von 0,16 Dioptrien und die Augen müssen um diesen Betrag akkommodieren, damit ein scharfes Netzhautbild entsteht. Wegen seiner Kleinheit wird dieser Betrag in der Praxis vernachlässigt.

Die Breite der Akkommodation ist der Gesamtbetrag an Akkommodation in Linsendioptrien ausgedrückt, zu dem ein Auge fähig ist. Wenn z. B. ein normales Auge seinen Fernpunkt im Unendlichen hat (siehe 7.8.) und seinen Nahpunkt in einer Entfernung von 10 cm, so beträgt die Breite seiner Akkommodation 10 Dioptrien. Ein myoptisches Auge (siehe 7.8.), das seinen Fernpunkt in 1 m Entfernung und seinen Nahpunkt in 10 cm Entfernung hat, besitzt eine Akkommodationsbreite von 9 Dioptrien. Ein Mensch mit Hyperopie kann diese durch Akkommodation ausgleichen. Wenn er die Brechkraft des Auges um den gleichen Betrag steigert, der der Hyperopie entspricht, bilden sich entfernte Gegenstände scharf auf der Netzhaut ab, solange die akkommodative Anstrengung anhält. Die Akkommodationsbreite hyperopen Auges läßt sich leicht berechnen, indem man die für die Überwindung der Hyperopie notwendige Akkommodation zu dem Betrag der Akkommodation, die für die Naheinstellung erforderlich ist, hinzuzählt. So hat z. B. ein Auge mit einer Hyperopie von 2 Dioptrien und einem Nahpunkt von 10 cm eine Akkommodationsbreite von 12 Dioptrien. Gewöhnlich haben beide Augen die gleiche Akkommodationsbreite. Jedoch ist die Akkommodationskraft größer, wenn sie binokular gemessen wird und nicht monokular.

Der Akkommodationsbereich ist die in Metern ausgedrückte Entfernung zwischen dem Fernpunkt und dem Nahpunkt. Beispielsweise hat ein Myoper mit einem Fernpunkt bei 1 m und einem Nahpunkt bei 10 cm einen Akkommodationsbereich von 0,9 m.

Im Verlaufe des Lebens verliert die Linse ihre Elastizität und die Akkommodationskraft nimmt in der gleichen Weise ab (Tab. 1). Dieser Prozeß beginnt bereits in der Kindheit. Im Alter von 65 Jahren ist die Akkommodation bis auf eine Dioptrie herabgesetzt. Etwa bis zum 40. Lebensjahr ist der Verlust der Akkommodation von geringer praktischer Bedeutung. Um das 40. Lebensjahr wird jedoch der Punkt erreicht, bei dem nicht mehr genügend Akkommodationskraft vorhanden ist, um ein bequemes Sehen bei der Naharbeitsentfernung zu ermöglichen, und der Patient braucht seine erste Lesebrille oder einen Bifokalzusatz zu seiner Fernbrille. Dieser Zustand wird Presbyopie genannt.

Offensichtlich besitzt ein aphakisches Auge, d. h. ein linsenloses Auge, keine Akkommodationskraft im üblichen Sinne.

Tab. 1 Breite der Akkommodation

Alter (in Jahren)	Durchschnittliche Akkommodationsbreite bei Emmetropie (in Dioptrien)
8	13,3
16	12
24	10,2
32	8,2
40	5,8
48	2,5
56	1,25
64	1,1
68	1
69 und darüber	bleibt konstant 1

Immer wenn die Augen akkommodieren, treten gleichzeitig zwei andere Erscheinungen auf: die Pupillen verengen sich und die Augen konvergieren. Ein solches Phänomen gleichzeitiger Mitbewegungen wird Synkinese genannt. Es ist unbekannt, auf welchem Wege die Impulse für die Akkommodation mit der Erregung der Konvergenz und der Pupillenverengung verbunden sind. Akkommodation und gleichzeitig auftretende Konvergenz haben eine ziemlich enge Beziehung zueinander, wie später noch ausführlich erläutert wird. Verengung der Pupillen tritt entweder ein, wenn die Augen konvergieren und die Akkommodation durch vorgesetzte Plusgläser verhindert wird oder wenn die Augen akkommodieren, während die Konvergenz durch Prismen verhindert wird.

2.2. Adaptation

Die Empfindlichkeit des Auges wechselt entsprechend der Beleuchtungsstärke der Umwelt. Das ist nötig, um mit den ungeheuer großen Unterschieden in der Beleuchtung fertig zu werden, wie man ihnen schon normalerweise begegnet. Ein Gegenstand erscheint uns im strahlenden Sonnenlicht nicht 10millionenfach heller als im Mondlicht, und doch liegt zwischen der tatsächlichen Helligkeit diese Differenz. Die Adaptation gestattet eine Empfindlichkeitsveränderung der Netzhaut von 1 : 10 000 zwischen den Extremen der Hell- und Dunkeladaptation. Sehen unter Bedingungen der Helladaptation wird als photopisches Sehen bezeichnet, während das unter Bedingungen der Dunkeladaptation als skotopisches Sehen bezeichnet wird.

Sowohl die Stäbchen als auch die Zäpfchen sind beim photopischen Sehen beteiligt. Die Zäpfchen sind jedoch für die Auflösung feiner Details und für die Farberkennung wichtiger, denn sie sind primär für das foveale (zentrale) Sehen verantwortlich, bei dem diese Funktionen am besten sind.

Bei Dämmerbeleuchtung wird das zentrale Areal des Gesichtsfeldes blind, da die Zäpfchen eine geringere Empfindlichkeit als die Stäbchen bekommen und nicht in so großer Anzahl miteinander verbunden sind. Die größere Zwischenverbindung der peripheren Rezeptoren gestattet eine Summation und Integration vieler kleiner Reize, was zu einer höheren Empfindlichkeit führt. Deshalb können bei stark herabgesetzter Beleuchtung Umweltobjekte durch peripheres Sehen erkannt werden, d. h., daß sie dann gesehen werden, wenn sie neben dem Punkt gelegen sind, auf den die Fixationsrichtung des Auges zielt. Dieses skotopische Sehen tritt bei Lichtmengen ein, die 1000fach geringer sind als die, bei denen das zentrale Sehen aufhört. Deshalb sollte die Fixation in der Nacht oder bei anderen Gelegenheiten niedriger Umweltbeleuchtung leicht seitwärts von dem Gegenstand gerichtet sein, den man zu sehen wünscht, z. B. einen Stern geringer Helligkeit.

Wie bei der Besprechung des Lichtes (siehe S. 117) erwähnt wird, erregen Wellenlängen außerhalb des Bandes zwischen 400 und 800 Nanometern (1nm = 0,000001 mm) nicht die retinalen Rezeptoren und werden deshalb nicht wahrgenommen. Sogar innerhalb des Bereiches sichtbarer Lichtstrahlung gibt es eine deutliche Differenz bei der Antwort auf verschiedene Wellenlängen. Zäpfchen haben ihre höchste Empfindlichkeit gegenüber gelbgrünem Licht mit einer Wellenlänge von 555 nm, während ihre Empfindlichkeit für kürzere und langwelligere Strahlung deutlich nach beiden Enden des sichtbaren Spektrum hin geringer wird. Ähnlich zu diesem Verhalten sind die Stäbchen am empfindlichsten bei einer Wellenlänge von 507 nm und weniger empfindlich bei kurz- oder langwelliger Strahlung.

Die Worte Hell- und Dunkeladaptation werden benutzt, um den Zustand der Adaptation unter photopischen und skotopischen Bedingungen zu bezeichnen. Es gibt aber selbstverständlich viele skotopische bzw. photopische Bedingungen zwischen den beiden Extremzuständen. Ein Mensch, der an einem sonnigen Tag eine Sonnenbrille trägt, ist helladaptiert. Wenn er seine Sonnenbrille abnimmt, muß er sich noch mehr adaptieren, da seine Augen einer größeren Lichtmenge ausgesetzt sind. Wenn er seine Sonnenbrille wieder aufsetzt, geschieht das Umgekehrte, die in das Auge einfallende Lichtmenge wird reduziert und er muß sich wieder an die niedrigere Lichtmenge anpassen. Diese letztere Veränderung kann nicht gut als Dunkeladaptation bezeichnet werden, da sie ja völlig unter photopischen Bedingungen auftritt. Bessere Bezeichnungen wären „Höheradaptation" oder „Herunteradaptation".

Es gibt zwei unterschiedliche Formen der Anpassung an Licht: alpha-Adaptation und beta-Adaptation. Alpha-Adaptation ist eine sehr schnelle Veränderung der Empfindlichkeit, die wahrscheinlich von sehr großen Netzhautbezirken oder sogar von der ganzen Netzhaut ausgeht. Es ist anzunehmen, daß dafür Veränderungen der neuralen Antwort die Ursache sind. Im Gegensatz dazu ist die beta-Adaptation nur auf das Gebiet der Netzhaut beschränkt, das durch den Lichtreiz erregt wird. Es beruht wahrscheinlich auf einem photochemischen Mechanismus, und die beta-Adaptation verläuft langsamer als die alpha-Adaptation. Meist ist sie in wenigen Minuten vollständig, aber das hängt von dem Anstieg von der ursprünglichen zu der neuen Lichtmenge ab.

Adaptation an eine geringere Lichtmenge verläuft gewöhnlich langsamer als die „Hochadaptation", aber das hängt auch wieder von den Bedingungen ab. Während der „Herunteradaptation" in einem vollständig dunklem Zimmer können zwei Phasen unterschieden werden:

1. die Adaptation der Zäpfchen, die nach 6 Minuten vollständig ist, und
2. die Adaptation der Stäbchen, von der der größte Teil innerhalb der ersten 30 Minuten sich vollzieht.

Jedoch kann ein weiterer geringer Empfindlichkeitsanstieg während der nächsten 24 Stunden noch verzeichnet werden. Wie auf den Seiten 11 und 12 erwähnt wurde, ist die Fovea frei von Stäbchen. Deshalb ist die Empfindlichkeit der Fovea im dunkel-adapierten Zustand geringer verglichen mit der Netzhautperipherie. Während der vollständigen Adaptation kann sich die Netzhautempfindlichkeit um mehr als das 10 000fache steigern, verglichen mit der Empfindlichkeit während des photopischen Sehens.

Unter den Bedingungen des alltäglichen Sehens verändert sich die Gesamt-Lichtmenge des Gesichtsfeldes ständig mit jeder Veränderung der Blickrichtung, jeder Wolke, die die Sonne verdeckt und jeder Bewegung von einem Raum in den anderen. Dasselbe gilt für die Verteilung des Lichtes innerhalb des Gesichtsfeldes. Jede Veränderung des Blickes verändert auch die Lage der Objekte im Gesichtsfeld und führt neue herein. Deshalb ist Adaptation eine dynamische Funktion und ständig im Fluß.

2.3. Farbsehen

Das Farbsehen hängt von zwei Faktoren ab: den physikalischen Eigenschaften des Lichtes, das in das Auge eintritt, und dem Bestehen eines Farbwahrnehmungsmechanismus im Sinnessystem des Sehens.

Weißes Licht ist eine Mischung von Strahlen aller Wellenlängen, die im sichtbaren Spektrum vorkommen. Wenn Licht nicht alle oder nicht eine bestimmte Mischung dieser Wellenlängen enthält, oder wenn es sie nicht in der richtigen Mischung enthält, erscheint dieses Licht nicht länger weiß, sondern hat eine bestimmte Farbe. Gegenstände haben im weißen Licht deshalb verschiedene Farben, weil sie aus dem weißen Licht bestimmte Teile absorbieren, während sie die anderen reflektieren. Dieses reflektierte Licht wird vom Auge gesehen, und in Abhängigkeit seiner Zusammensetzung erscheint das Objekt von einer bestimmten Farbe. Wenn alles Licht gleichmäßig reflektiert wird, erscheint das Objekt weiß. Wenn kein Licht reflektiert wird, da das Objekt alles absorbiert, erscheint es schwarz. Jede Wellenlänge hat im sichtbaren Teil der elektromagnetischen Strahlung ihre bestimmte Farbe, die vom Violett der kurzen Wellenlängen bis zum Rot der langen Wellen reicht. Natürlich hat die Strahlung selbst keinerlei Farbe, sondern sie ist einfach Ursache der Farbwahrnehmung.

Obwohl sehr viel über das Farbsehen bekannt ist, gibt es noch zahlreiche offene Fragen. Sie beziehen sich zum Beispiel auf den physiologischen Vorgang, der es dem visuellen System ermöglicht, eine Wellenlänge von der anderen zu unterscheiden und diese unterschiedlichen Wellenlängen als verschiedene Farben wahrzunehmen. Tatsächlich hängt die wahrgenommene Farbe nicht nur von der spektralen Zusammensetzung der reflektierten oder ausgestrahlten Strahlung eines Objektes und dem Rezeptormechanismus ab, sondern auch von der vorhergehenden Farbadaptation, von der Farbe benachbarter Objekte oder Flächen und der vorherigen Kenntnis über die Objektfarbe. Farben werden nur während des photopischen Sehens wahrgenommen. Das skotopische Sehen ist achromatisch.

Durch die Mischung von Licht dreier verschiedener Farben in verschiedenen Proportionen ist es möglich, alle anderen Farben ebenso wie Weiß zu erzeugen. Farben, die auf diese Weise verwendet werden können, werden als Primärfarbe oder Grundfarbe bezeichnet. Die Erkenntnis von der Gültigkeit der Farbmischung aus drei Grundfarben führte zu der naheliegenden Schlußfolgerung, daß das visuelle System nur drei Rezeptoren für diese Grundfarben besitzen muß, um in der Lage zu sein, alle anderen Farben wahrzunehmen. Die Existenz eines solchen Mechanismus wurde von ihren Verfechtern als trichromatische Farbwahrnehmungstheorie bezeichnet. Experimentelle Untersuchungen der letzten zehn Jahre konnten nachweisen, daß in verschiedenen Zäpfchen drei unterschiedliche Sehpigmente vorhanden sind.

Farbenblindheit tritt in verschiedenen Schweregraden auf. Als geringfügigerer Defekt besteht sie nur in der Unfähigkeit, zwischen zwei bestimmten Farben zu unterscheiden. In selteneren Fällen kann es sich aber um das vollständige Fehlen einer Farbwahrnehmungskomponente oder ganz selten sogar um das völlige Fehlen der Farbwahrnehmung handeln. Die große Mehrheit aller Farbwahrnehmungsstörungen ist ein angeborener Defekt. Die häufigsten Formen, bei denen Rot und Grün verwechselt werden, werden geschlechtsgebunden vererbt – die Mütter vererben den Defekt auf die Söhne, aber die Töchter werden nur Träger und damit Übermittler der Erbeigenschaften. Frauen zeigen deshalb nur dann eine Anomalie des Farbsehens, wenn entweder beide Elternteile die gleiche Anomalie besitzen oder wenn der Vater von dem Defekt befallen ist, und die Mutter lediglich als

Überträger fungiert. Folglich sind Männer viel häufiger befallen als Frauen, nämlich zu ungefähr 8 % gegenüber nur 0,5 % bei den Frauen. Vollständige angeborene Farbblindheit und erworbene Farbblindheit sind selten im Vergleich zu den anderen Formen und zeigen keine Geschlechtsbevorzugung.

2.4. Visuelles Erkennen und Unterscheiden, Sehschärfe

Lichtwahrnehmung Der Unterschied, der notwendig ist, damit sich ein Gegenstand in seiner Helligkeit vom Hintergrund abhebt, wird Unterscheidungsschwelle genannt. Diese Unterscheidungsschwelle hängt von mehreren Faktoren ab, so z. B. der Adaptation der Augen, der Gesamthelligkeit des Gesichtsfeldes, der Helligkeitsverteilung innerhalb des Gesichtsfeldes und der Größe der Lichtquelle oder des wahrzunehmenden Objekts, sowie seiner Lage im Gesichtsfeld und der Dauer seiner Einwirkung. Die absolute Schwelle der Lichtwahrnehmung ist der geringste Lichtbetrag, der gesehen werden kann, wenn das Auge dunkeladaptiert ist und das Gesichtsfeld vollständig dunkel ist, mit Ausnahme eines Testlichtes und der Fixationslichter. Die Helligkeitsunterscheidung hängt mit der Fähigkeit zusammen, einen Helligkeitsunterschied zwischen zwei benachbarten oder getrennten Lichtquellen wahrzunehmen.

Minimum separabile Das Minimum separabile oder das Auflösungsvermögen ist der kleinste Sehwinkel, unter dem zwei Gegenstände noch getrennt wahrgenommen werden können. Unter Laboratoriumsbedingungen beträgt er 20 bis 30 Bogensekunden.

Noniussehschärfe (Vernier-Sehschärfe, aligning-power) Unter Noniussehschärfe verstehen wir die Fähigkeit, eine Unterberechnung in einer Kontur zu erkennen, zum Beispiel einen Knick in einer Linie oder eine Unregelmäßigkeit in einer sonst regelmäßigen Aufeinanderfolge von Punkten usw. Sie ist höher als das Auflösungsvermögen, also das Minimum separabile und zeigt eine Genauigkeit von 2 bis 3 Bogensekunden. Da der Durchmesser eines Zäpfchens in der Netzhaut 12 Bogensekunden beträgt, ist die Erkennung auf ein Gebiet lokalisiert, das viel kleiner als ein Zapfen ist.

Formsinn Der Formsinn ist keine definierte Einheit. Er hängt von der Fähigkeit zur Helligkeitsunterscheidung, zur Unterscheidung von Konturen und von der Erinnerung an vorher gesehene Formen und vielen weiteren Faktoren ab. Obwohl er nicht genau als eine einfache primäre Sehfunktion definiert werden kann, scheint er doch aus einer Einheit anderer definierter Funktionen zu bestehen.

Sehschärfe Die Sehschärfe wird als reziproker Wert des Sehwinkels in Bogenminuten ausgedrückt, der zwei Teile eines Testobjektes trennt. Wenn z. B. der Buchstabe E erkannt werden kann, bei dem die Lücke zwischen zwei Armen einen Sehwinkel von 1 min. bildet, beträgt die Sehschärfe 1,0 (1/1). Wenn die Lücke 2 min. ausmacht, ist die entsprechende Sehschärfe 0,5 (1/2). Übereinkunftsgemäß ist die Größe einer Testtype immer das Fünffache einer zwei Teile trennenden Lücke. Wenn also die Lücke zwischen zwei Armen des E einen Sehwinkel von 1 min. ausmacht, beträgt der gesamte Buchstabe E 5 min.

Gewöhnlich wird die Sehschärfe als ein Bruch aufgezeichnet. Im Zähler steht die Entfernung, in der die Testtype gesehen wird, im Nenner die Entfernung, in der sie unter einem Sehwinkel von 5 min. erscheint, also der Abstand, in dem sie normalerweise gesehen werden müßte. Wenn die Prüfung in 6 m Entfernung erfolgt, dann würde die normale Sehschärfe 6/6 sein. In diesem Falle überspannt der Buchstabe E in 6 m Abstand einen Sehwinkel von 5 min. Herabgesetzte Sehschärfe würde als 6/12, 6/18, 6/24, 6/30 usw. aufgezeichnet werden müssen, abhängig von der Größe des kleinsten noch erkennbaren Buchstabens oder Sehzeichens. Zum Beispiel bedeutet eine Sehschärfe von 6/24, daß die Testperson etwas in 6 m Entfernung sieht, was sie normalerweise in 24 m erkennen müßte. Genauso verhält es sich, wenn die Untersuchung in anderen Entfernungen und Maßen durchgeführt wird. Wenn sie in 20 Fuß Abstand erfolgt, ist die normale Sehschärfe 20/20, während die herabgesetzte 20/40, 20/60, 20/80, 20/100 beträgt. Als „normale" Sehschärfe wird 1,0 (6/6, 20/20) angesehen. Normal bedeutet in diesem Fall, die Mehrheit der Menschen mit gesunden Augen hat eine Sehschärfe von 1,0. Nicht selten aber findet sich eine Sehschärfe von 1,33 (6/4.5, 20/15) oder sogar von 2,0 (6/3, 20/10).

Allgemein benutzte Testobjekte (auch Optotypen genannt) sind Buchstaben, Landolt Ringe, Pflüger Haken, Snellen Haken, Zahlen und Bilder.

2.5. Fixation

Bei der Besprechung des okzipitalen okulomotorischen Zentrums (Seite 41) wurde die Fixation als ein optomotorischer Reflex bezeichnet. Die Fixation ist jedoch nur zum Teil ein Reflex. Um einen Gegenstand zu fixieren, muß man sich zunächst seiner Anwesenheit im Gesichtsfeld bewußt werden. Dann muß die Absicht bestehen, ihn zu fixieren. Die Fixation beginnt mit einer willkürlichen Bewegung, die die Augen um den Betrag wendet, auf den die Exzentrizität, also die Abweichung des Objekts vom ursprünglichen Fixationspunkt, geschätzt wird. Diese willkürliche Bewegung genügt nicht genau, um das Bild des Objektes auf das

Zentrum der Fovea zu bringen. Dazu sind noch zusätzliche Korrektionsbewegungen erforderlich. Diese werden durch den Fixationsreflex gesteuert. So lange nämlich, wie das Objekt der Aufmerksamkeit nicht auf dem Mittelpunkt der Fovea abgebildet wird, werden die durch das Netzhautbild hervorgerufenen Signale nicht in dem Teil der Sehrinde empfangen, der die Fovea repräsentiert, sondern in einigen parafovealen Feldern. Das löst einen Impuls für eine korrigierende Augenbewegung aus, der durch die absteigende Bahn vom okzipitalen motorischen Feld zu den zuständigen äußeren Augenmuskeln geleitet wird. Durch wiederholte Rückkopplung wird die Einstellung solange fortgesetzt, bis das Bild auf der Mitte der Fovea empfangen wird. Gleichzeitig mit dieser Reflexkontrolle, die die notwendigen Einstellbewegungen veranlaßt, ist natürlich auch eine ähnliche Korrektion erforderlich, um die notwendige Konvergenz zu erreichen.

Während der Fixation eines Objektes sind die Augen nicht bewegungslos, sondern vollführen ständig rasche oszillatorische Bewegungen. Die Frequenz dieser Bewegungen beträgt etwa 20 bis 70 pro Sekunde, und ihre Amplitude ist gewöhnlich kleiner als 30 Bogensekunden. Wenn unter schlechten Beleuchtungsbedingungen die Sehschärfe herabgesetzt ist, sind diese Oszillationen größer. Diese Oszillationen verhindern, daß ein Bildpunkt die gleiche Netzhautstelle für längere Zeit erregt. Wahrscheinlich wird dadurch die Lokaladaptation der Sinneszellen verhindert und damit das Entstehen von Nachbildern unmöglich gemacht. Nachbilder würden den normalen Sehablauf stören.

Folge- oder Refixationsreflex Der Folge- oder Refixationsreflex bewirkt, daß das Bild eines bewegten Gegenstandes für die Dauer der Fixation auf dem Zentrum der Fovea festgehalten wird. Der Kontrollmechanismus, der dafür zuständig ist, ist mit dem Rückkopplungsmechanismus identisch, der ursprünglich das Bild auf das Zentrum der Fovea bringt. Signale von der Netzhaut zur sensorischen okzipitalen Rinde darüber, daß sich das Bild des fixierten Gegenstandes von dem Zentrum der Fovea wegzubewegen beginnt, lösen sofort eine korrigierende Antwort von der okzipitalen okulomotorischen Rinde aus.

Optokinetische Antwort Die optokinetische Antwort ist ein Beweis für Folgebewegungen. Ein Band mit abwechselnden schwarzen und weißen vertikalen Streifen oder mit Bildern bewegt sich langsam horizontal vor den Augen eines Beobachters. Wenn die optokinetische Antwort normal ist, folgen die Augen einem Punkt des Musters für eine bestimmte Zeit und auf eine bestimmte Entfernung und kehren dann schnell wieder in die Ausgangslage zurück, um einen anderen Punkt zu fixieren und dem Muster wieder in der gleichen Weise zu folgen. So kommt es zu einer nystagmusartigen Bewegung mit einer langsamen und einer schnellen Komponente. Die gleiche Antwort erfolgt auch auf ein vertikal ablaufendes Band. Das gleiche kann man auch beobachten, wenn ein Mensch aus dem Fenster eines fahrenden Zuges schaut und Telegrafenmasten oder andere Gegenstände vorübergleiten. Deshalb wird dieses Phänomen auch als Eisenbahnnystagmus bezeichnet. Wenn ein Patient nicht gut mitarbeitet oder schlecht fixieren kann, kann man den Versuch auch knapp vor seinem Auge ausführen und ein beleuchtetes Raster in einem großen Teil seines Gesichtsfeldes sich bewegen lassen. Unter diesen Bedingungen ist es extrem selten, wenn nicht sogar unmöglich, den Reflex der Augenbewegungen willkürlich zu unterdrücken.

Die Prüfung der optokinetischen Antwort ist bei einigen neurologischen Defekten sehr wichtig. Man kann sie als objektive Sehschärfenbestimmung benützen. Das ist von besonderer Bedeutung bei Simulanten. Sie läßt sich auch zur Bestimmung der Sehschärfe kleiner Kinder und auch zur Bestimmung der Sehschärfe von Tieren verwenden.

2.6. Raumlokalisation

Raumwahrnehmung und Raumlokalisation sind außerordentlich komplizierte Funktionen, deren volles Verständnis uns bis zum heutigen Tag noch nicht gelungen ist. Die Wahrnehmung räumlicher Zusammenhänge ist ein Phänomen geistiger Art, das auf angeborenen anatomischen und physiologischen Systemen, auf visuellen Signalen und auf Lernen beruht.

Die Ordnung, in der Gegenstände im optisch wahrgenommenen Raum, also im visuellen Raum gegliedert werden, ist ein subjektiver Erkenntnisvorgang. Deshalb ist der optische Raum als ein subjektiver Raum bezeichnet worden, der sich von dem physikalischen Raum unterscheiden soll, oder besser gesagt, der durch die Brechung der subjektiven Wahrnehmung nicht immer mit der objektiven Realität unmittelbar kongruent ist. Die Verarbeitung und die Interpretation der Lokalisation eines visuellen Stimulus hängt auch von dem Zusammenhang ab, in dem sich der Stimulus befindet. Das große Gebiet optischer Täuschungen zeigt, welchen schwerwiegenden Fehlern wir in der Deutung räumlicher Beziehungen unterliegen können. Jedoch ist das korrigierende Moment in dieser Phase unserer Auseinandersetzung mit der Umwelt immer unsere Erfahrung, unsere Anwendung der Sinneseindrücke in der Praxis, unsere Auseinandersetzung mit der Praxis. Wäre diese Korrektion in unserer stammesgeschichtlichen Entwicklung nicht erfolgt, wäre die Menschheit schon längst im Kampf ums Dasein noch in der Phase der Wildheit oder der Barbarei untergegangen.

Egozentrische Lokalisation Die Richtungen im subjektiven Raum werden alle auf den jeweiligen Beobachter bezogen. Deshalb werden sie alle egozentrische Richtungen genannt. Ein Beobachter weiß zum Beispiel, daß er an einem bestimmten Punkt steht und daß er in eine bestimmte Richtung schaut. Dieses Wissen über die Richtung bezieht sich auf den Beobachter und auf die Lage seines ganzen Körpers im Raum. Sie hängt nicht von der Blickrichtung oder von der Richtung, in die der Kopf des Beobachters gedreht ist, ab. Wenn der Beobachter zum Beispiel auf einen Gegenstand schaut, der sich rechts von ihm befindet und dabei Kopf und Augen nach rechts wendet, entsteht nicht der Eindruck, daß der Gegenstand sich geradeaus befindet, nur weil der Beobachter ihn fixiert. Der Gegenstand wird der Erfahrung gemäß immer noch als rechts vom Beobachter gelegen empfunden, auch wenn der Beobachter ihn fixiert, also so sieht, als läge er vor ihm geradeaus. Das versteht man unter egozentrischer Lokalisation, d. h., man versteht darunter die Lokalisation, die Beziehung der Richtungen auf den Körper des Beobachters als Ganzem.

Relative Lokalisation Die Richtung, in die man nach Angabe seiner eigenen Wahrnehmung schaut, wenn man fixiert, wird als Hauptsehrichtung bezeichnet. Der Punkt, den man dabei fixiert, ist das Zentrum oder der Nullpunkt des subjektiven Sehraumes. Alle anderen Gegenstände, die im Sehraum vorhanden sind, werden auf ihn als Bezugspunkt lokalisiert. Sie sind also entweder über oder unter ihm, entweder rechts oder links von ihm. Diese Lokalisation wird relative Lokalisation genannt. Sie ist insofern relativ, als sie sich auf den Fixationspunkt bezieht, und nicht auf eine feste physikalische Raumkoordinate.

Mit jeder Änderung der Hauptsehrichtung, also mit jeder Änderung der Fixation, ändert sich auch der Sehraum von Augenblick zu Augenblick. Wenn jemand nach rechts schaut, ist ein Gegenstand, der sich vor ihm befindet, links vom Fixationspunkt. Wenn der Betreffende jetzt nach links schaut, erscheint der Gegenstand rechts vom Fixationspunkt. Unabhängig aber von seiner relativen Lokalisation liegt der Gegenstand so lange, als die egozentrische Lokalisation ihre Berechtigung hat, vor dem Beobachter. Wir können damit also sagen, daß eine Augenbewegung die Lokalisation eines Gegenstandes in bezug auf die Hauptsehrichtung verändert, aber nicht in bezug auf die egozentrische Lokalisation. Wenn sich der Gegenstand bewegt, verändern sich beide, sowohl die relative als auch die egozentrische Lokalisation.

Die Grundlage für die relative Lokalisation ist die anatomisch-physiologische Struktur der Netzhaut, der Sehbahn und der Sehrinde. Jede Sinneszelle der Netzhaut oder jede Gruppe von Sinneszellen hat einen ihr eigenen Raum- oder Richtungswert. Das Zentrum der Fovea ist der Bezugspunkt für die gesamte Netzhaut. Sein Raum- oder Richtungswert ist 0, und es ist der Sitz der Hauptsehrichtung. Die den anderen Netzhautelementen eigenen Sehrichtungen entsprechen ihrer Lage in bezug auf das Zentrum der Fovea. Obwohl der Raumbezug der Sinneszellen angeboren ist, ist er nicht absolut feststehend. Unter pathologischen sensorischen Bedingungen kann er verlorengehen, oder neue Raumwerte können an die Netzhautsinneszellen gekoppelt werden.

Es wurde schon früher erwähnt, daß die Ordnung der Gegenstände im subjektiven Raum nicht unbedingt mit der Ordnung der Gegenstände im physikalischen Raum zusammenfällt. Zum Beispiel beweist das die physiologische Diplopie, die des näheren unter 3.7. (S. 63) besprochen wird. Es wird z. B. ein Bleistift vertikal 20 cm in der medianen Sagittalebene gehalten, d. h., in einer senkrechten Ebene vor der Nase, und ein anderer wird in der gleichen Ebene in 50 cm Abstand gehalten. Wenn der weiter entfernte Bleistift fixiert wird, erscheint der nähergelegene doppelt. Das ist eine physiologische Diplopie.

Die interessierende Tatsache in diesem Zusammenhang ist, daß der Bleistift subjektiv in zwei verschiedenen Richtungen wahrgenommen wird und daß keine Lage, in der er gesehen wird, mit der wirklichen Lage im physikalischen Raum übereinstimmt. Wenn ein Auge während dieses Versuches geschlossen wird, gibt es kein Problem der Lokalisation. Die Hauptsehrichtung fällt dann mit einer Linie zusammen, die sich vom jeweils geöffneten Auge zum Fixationspunkt erstreckt. Der nähergelegene Bleistift wird nach der einen Seite verschoben gesehen, wenn ein Auge geöffnet wird, und wenn das andere Auge geöffnet wird, erscheint er auf der anderen Seite vom Fixationspunkt. Wenn jedoch beide Augen geöffnet sind, fällt die Hauptsehrichtung nicht mit einer der beiden vorherigen monokularen Hauptsehrichtungen zusammen, sondern liegt zwischen ihnen. Unter den Bedingungen des dargelegten Versuches wird der nähere Bleistift tatsächlich in die binokulare Hauptsehrichtung lokalisiert, aber die Doppelbilder liegen entsprechend der monokularen von jedem einzelnen Auge wahrgenommenen Hauptsehrichtung.

Gesichtslinie Die Gesichtslinie ist eine gedachte Linie, die den Fixationspunkt mit dem vorderen Knotenpunkt des Auges verbindet. Ein Lichtstrahl, der dem Verlauf der Gesichtslinie folgt und weiter vordringt, als der vordere Knotenpunkt gelegen ist, endet in der Foveamitte. Die Gesichtslinie ist also eine Richtungslinie und zwar eine grundlegende Richtungslinie. Sekundäre Richtungslinien verbinden andere Raumpunkte mit dem vorderen Knotenpunkt.

Richtungslinien gehören dem objektiven Raum an und bestimmen, welcher retinale Rezeptor erregt wird. Der erregte Rezeptor hat seinerseits wiederum einen Raumwert innerhalb des subjektiven Raumes, so daß ein Punkt des objektiven Raumes in einer bestimmten Richtung im subjektiven Raum wahrgenommen wird.

3. Normale sensorische Funktionen beim Binokularsehen

3.1. Simultanperzeption

Simultane oder gleichzeitige Wahrnehmung oder Perzeption entsteht dann, wenn Signale von beiden Augen zur Hirnrinde geleitet werden und dort zur gleichen Zeit ankommen. Dieses läßt sich durch die Darbietung getrennter Reize an beiden Augen beweisen, so zum Beispiel für ein Auge das Bild eines Quadrates und für das andere Auge das Bild eines Kreises. Wenn sowohl das Quadrat als auch der Kreis zur gleichen Zeit gesehen werden, besteht Simultanperzeption.

Die Bezeichnung Simultanperzeption bedeutet nicht, daß beide Augen das gleiche Bild sehen und identische Informationen zum Sehzentrum senden und bedeutet auch nicht, daß zwei Bilder übereinander gelagert gesehen werden können.

3.2. Superimposition oder Übereinanderlagerung

Der Begriff Superimposition bedeutet, daß zwei verschiedene Bilder, zum Beispiel ein Quadrat und ein Kreis, gleichzeitig in derselben Richtung gesehen werden. Wenn man sowohl Simultanwahrnehmung als auch Superimposition untersucht, dürfen sich die Konturen der beiden Bilder, die den Augen dargeboten werden, nicht überlappen oder kreuzen, denn dann entsteht Hemmung oder Suppression.

3.3. Bifoveale Fixation

Bei der bifovealen Fixation sind die Augen so gerichtet, daß der fixierte Punkt auf beiden Foveae abgebildet wird. Das Vorhandensein einer bifovealen Fixation prüft man zum Beispiel mit dem Cover-Test (s. S. 166).

3.4. Korrespondierende Punkte

In der Besprechung der Lokalisation wurde festgestellt, daß jedem Netzhautrezeptor ein bestimmter Raumwert eigen ist und daß dieser Lokalisationswert in Beziehung steht zu dem der Fovea und den Lokalisationswerten der anderen Netzhauthälfte. Jeder Netzhautpunkt hat einen korrespondierenden Punkt im anderen Auge, der den übereinstimmenden Raumwert hat. Nach Stimulation der korrespondierenden Punkte beider Augen lokalisiert man den Stimulus in die gleiche Richtung im Raum. Beide Foveae sind korrespondierende Punkte, da beide den Raumwert 0 haben. Netzhautrezeptoren in beiden Augen, die nicht miteinander korrespondieren, werden disparate oder nichtkorrespondierende Punkte genannt.

3.5. Normale Netzhautkorrespondenz

Im Falle normaler retinaler Korrespondenz haben beide Foveae den gleichen Raumwert, nämlich 0, also den Wert der Hauptsehrichtung. Die anderen Rezeptorzellen und Rezeptorgruppen korrespondieren untereinander annähernd entsprechend ihrer geometrischen Lage, so daß ein Rezeptor 5 Grad temporal von der Fovea in einem Auge mit einem Rezeptor 5 Grad nasal der Fovea im anderen Auge korrespondiert. Wenn die Bilder eines binokular gesehenen Gegenstandes auf korrespondierende Netzhautelemente in beide Augen fallen, wird ein einfacher Gegenstand gesehen. Daher ist die normale Netzhautkorrespondenz die Grundlage für das normale beidäugige Einfachsehen. Wenn während der Fixation eines Gegenstandes ein Auge des Beobachters passiv mit einer Pinzette bewegt wird, wird der Gegenstand nicht mehr auf korrespondierenden Netzhautpunkten abgebildet. Während das Bild in einem Auge auf die Fovea fällt, kann es im abweichenden Auge irgendwo in der peripheren Netzhaut abgebildet werden. Da diese beiden Gebiete nicht korrespondierend sind und einen unterschiedlichen Raumwert besitzen, entsteht Doppeltsehen oder Diplopie.

3.6. Sensorische Fusion

Sensorische Fusion ist die geistige Verarbeitung von Signalen aus beiden Augen zu der Wahrnehmung eines einzigen Signals. Sie sollte von der motorischen Fusion, die im Kapitel 4 besprochen wird, unterschieden werden.

Unter normalen Bedingungen tritt eine sensorische Fusion dann ein, wenn korrespondierende Netzhautelemente beider Augen von Bildern des gleichen Gegenstandes erregt werden. Jedoch tritt Fusion auch dann ein, wenn die Reize in den beiden Augen nicht identisch sondern nur ähnlich sind. Der Unterschied zwischen beiden Bildern kann in der Form, in der Größe, in der Farbe, in der Helligkeit, in der Deutlichkeit oder im Kontrast bestehen. Bis zu einem begrenzten Ausmaß ist es auch möglich, Signale von nicht korrespondierenden Punkten zu verschmelzen (vergleiche die Diskussion über die Fixationsdisparität weiter unten).

Die anatomische Grundlage der sensorischen Fusion ist der Verlauf der Nervenfasern. Durch die Kreuzung im Chiasma gelangen Nervenfasern von der nasalen Netzhauthälfte auf die gleiche Seite wie ihre Gegenspieler von der korrespondierenden temporalen Netzhauthälfte des anderen Auges. Während des aufsteigenden Verlaufes in der Sehbahn nähern sich die Fasern von korrespondierenden Netzhautpunkten immer mehr einander an, bis sie schließlich nebeneinander verlaufen. Sie enden in der gleichen Gruppe von Hirnrindenzellen.

Im Gegensatz zu unserem Wissen über die anatomische Anordnung wissen wir nur wenig Endgültiges über die Physiologie der sensorischen Fusion. Es ist möglich, daß die Fusion erst in der Hirnrinde entsteht. Es ist jedoch ungewiß, ob die beiden Signale, die getrennt von korrespondierenden Netzhautpunkten ausgesandt werden, zusammengesetzt werden, so daß sie beide gleichzeitig für die resultierende Einfachwahrnehmung ihren Beitrag leisten, oder ob sich die beiden Signale gegenseitig ausschließen und schließlich in kurzer Aufeinanderfolge zu einem einzigen Wahrnehmungskomplex verschmolzen werden, so daß also zunächst ein Auge und dann das andere seinen Reiz beisteuert zu einem gegebenen Punkt der Gemeinsamkeit.

Unmittelbar nach der Geburt gibt es keine koordinierten konjugierten Augenbewegungen. Die Sehwahrnehmung ist auf einer sehr niedrigen Stufe. Die Fusion ist nicht als eine stabilisierte binokulare Funktion fest ausgeprägt. Im weiteren Verlauf der normalen Entwicklung entsteht die Fusion später als ein bedingter Reflex. Wenn eine deutliche Abweichung der optischen Wahrnehmung vom Normalen vorhanden ist, kann es passieren, daß sich keine normale Fusion entwickelt. Im einzelnen Falle können verschiedene Ursachen dafür verantwortlich sein. Sie lassen sich auf zwei Kategorien zurückführen: Störungen der Nervenelemente, die für die Wahrnehmung oder die Weiterleitung der Sinnesreize vom Auge verantwortlich sind, oder Störung der motorischen Zusammenarbeit beider Augen. Andererseits ist es denkbar, daß es Menschen gibt, bei denen die grundlegende Fähigkeit für die Fusion fehlt, ohne daß man neurale oder motorische Störungen anzunehmen braucht.

Wenn beim normalen binokularen Sehen beide Augen den gleichen Punkt eines Gegenstandes fixieren, wird dieser Punkt von korrespondierenden Netzhautelementen in beiden Augen abgebildet, nämlich den Foveae. Gleichzeitig gibt es andere Objektpunkte im Raum neben dem Fixationspunkt, die ebenso auf korrespondierenden Netzhautelementen beider Augen abgebildet werden. Wenn man theoretisch die Lage dieser anderen Punkte im Raum festlegen sollte, müßte man einen Kreis zeichnen, der durch den Fixationspunkt und die Eintrittspupille beider Augen geht. Dieser Kreis ist als der theoretische oder geometrische Horopter (Vieth-Müller-Horopter) bekannt. Theoretisch gesehen müßte jeder auf ihm gelegene Punkt korrespondierende Netzhautelemente in beiden Augen erregen, denn jeder Punkt auf dem Horopter wird mit den beiden Eintrittspupillen einen Winkel bilden, der mit dem Winkel zwischen dem Fixationspunkt und den beiden Eintrittspupillen identisch ist (Abb. 30). Daraus folgt, daß es für jede Fixationsentfernung einen anderen Horopter gibt. Horopter, die man experimentell bestimmt, fallen nicht mit den theoretischen Horoptern zusammen. Sie werden empirische Horopter genannt.

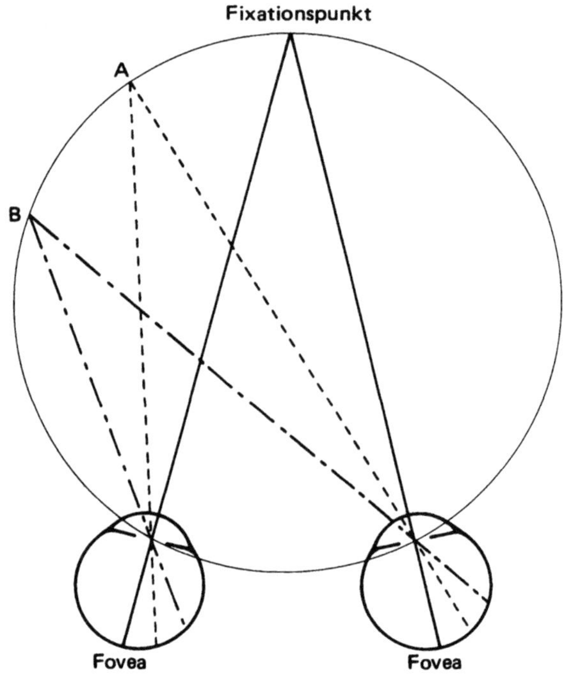

Abb. 30 Schematische Darstellung des theoretischen Horopter

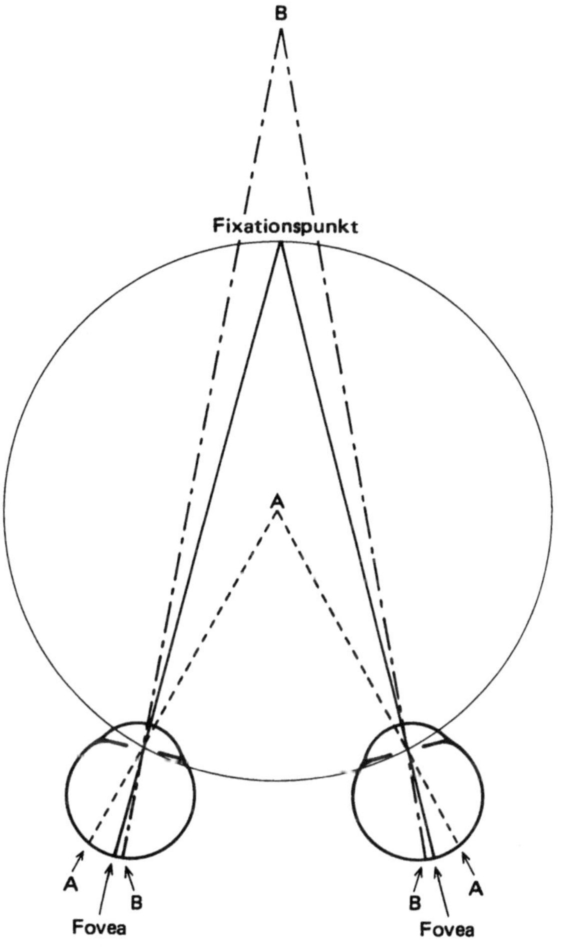

Abb. 31 Schema zur Darstellung der physiologischen Diplopie. Die nicht auf dem Horopter gelegenen Punkte A und B werden auf nichtkorrespondierenden Netzhautpunkten abgebildet.

3.7. Physiologische Diplopie

Da nur Objektpunkte, die auf dem Horopter liegen, auf korrespondierenden Netzhautelementen abgebildet werden, erscheinen alle Gegenstände, die entweder näher oder weiter als der Horopter gelegen sind, auf disparaten also nichtkorrespondierenden Netzhautelementen. Folglich werden sie doppelt gesehen.

In der Abbildung 31 liegt der Punkt A näher als der Horopter. Er wird in jedem Auge temporal von der Fovea abgebildet. Das rechte Auge wird diesen Punkt als links vom Fixationspunkt gelegen sehen, während das linke Auge ihn rechts vom Fixationspunkt wahrnimmt. Mit anderen Worten, der Punkt A wird doppelt gesehen. Da jedes Auge ihn als auf der gegenüberliegenden Seite gelegen wahrnimmt, bezeichnet man diese Erscheinung als gekreuzte Diplopie. In Hinblick auf die Netzhäute zeigt der Punkt A eine temporale Disparität. Der Punkt B, der jenseits des Horopters gelegen ist, wird auf den nasalen Netzhauthälften beider Augen abgebildet und erscheint deshalb ebenfalls doppelt. Jedoch wird dieses Mal die Diplopie eine ungekreuzte sein: das rechte Auge wird den Gegenstand nach rechts, das linke nach links vom Fixationspunkt lokalisieren. Die Netzhautbilder haben nasale Disparität.

Man kann physiologische Diplopie demonstrieren, indem man zwei Bleistifte vertikal vor die Augen hält, einen Bleistift etwa doppelt soweit entfernt wie den anderen. Wenn jeweils ein Bleistift fixiert wird, wird der andere doppelt gesehen. Wenn man den weiter entfernten Bleistift fixiert, wird gekreuzte Diplopie wahrgenommen. Wenn man den nähergelegenen Bleistift fixiert, erscheint der weiter entfernte unter den Bedingungen einer ungekreuzten Diplopie.

Dieser Versuch wird nicht sofort bei allen Personen glücken, da eines der Doppelbilder durch die bewußte Wahrnehmung unterdrückt werden kann. Dieser Vorgang ist ebenfalls physiologisch und wird später unter 3.10. erläutert.

Wenn man das, was eben über den Horopter und die physiologischen Doppelbilder gesagt wurde, berücksichtigt, so müßte man erwarten, daß man während des täglichen Sehens ständig Doppelbilder haben müßte, mit Ausnahme der Gegenstände, die fixiert werden und der wenigen Gegenstände, die zufällig während der Fixation auf dem Horopter der jeweiligen Fixationsentfernung liegen. Offensichtlich ist das aber nicht der Fall, und es ist nicht hauptsächlich Suppression, die physiologische Doppelbilder verhindert, sondern die Ausschließlichkeit mit der wir unsere Aufmerksamkeit gewöhnlich auf das fixierte Objekt richten. Obwohl Diplopie vorhanden ist, dringt sie kaum bis zur Höhe unseres Bewußtseins vor. Ein anderer dafür verantwortlicher Faktor ist die geringe Sehschärfe der peripheren Netzhaut, welche häufig nicht mehr das ausreichende Auflösungsvermögen gestattet, das nötig wäre, um peripher vom Fixationspunkt gelegene Objekte als Doppelbilder wahrzunehmen.

3.8. Panum-Areal

Die Feststellung, die vorher getroffen wurde, daß nur solche Objektpunkte einfach gesehen werden, die auf dem Horopter gelegen sind und die korrespondierende Netzhautpunkte erregen, ist nicht ganz exakt und muß berichtigt werden. Wenn ein Horopter experimentell gemessen wird, findet man, daß ein Gegenstand in einer bestimmten Entfernung vor oder hinter dem Horopter gelegen sein kann, ohne daß er Doppelbilder erzeugt. Das Feld vor und hinter dem Horopter, in dem die erwartete Diplopie nicht eintritt, ist als Fusionsraum nach Panum bekannt.

Aus der Abb. 32 ist ersichtlich, daß er im Fixationspunkt am kleinsten ist. Zur Peripherie hin gewinnt er zunehmend an Tiefe, so daß Gegenstände, die peripher gelegen sind, vom Horopter weiter entfernt sein können, ohne Diplopie zu erzeugen, als Gegenstände die mehr zentral gelegen sind. Jeder Punkt, der nicht auf dem Horopter gelegen ist, wird nicht auf korrespondierenden Netzhautarealen abgebildet und erregt disparate Netzhautstellen. Wenn trotz der Disparität keine Doppelbilder eintreten, muß eine Fusion der Signale von nichtkorrespondierenden Punkten erfolgt sein. Daraus folgt, daß ein Signal von einem bestimmten Netzhautpunkt nicht nur mit einem Signal von dem korrespondierenden Punkt des anderen Auges verschmolzen wird, sondern ebenso mit einem Signal, das von

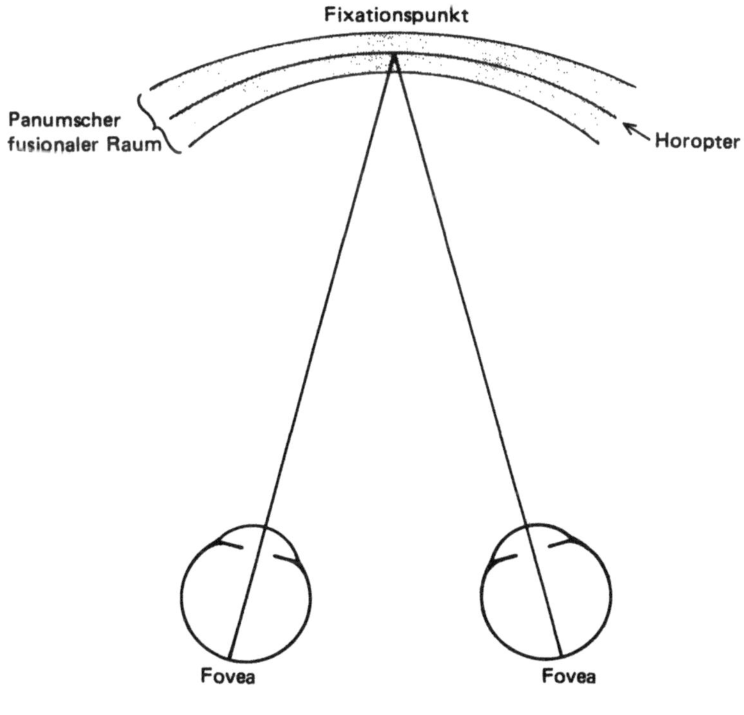

Abb. 32 Schema des Panumschen Fusionsraumes. Obwohl Punkte innerhalb dieses Raumes auf nichtkorrespondierenden Netzhautorten abgebildet werden, tritt Fusion ein.

einem umgrenzten Bezirk um den korrespondierenden Punkt herum ausging. Solch ein retinales Panum-Areal korrespondiert in seiner Größe zu der Tiefe des Panumschen Fusionsraumes. Da der letztere in der Umgebung des Fixationspunktes klein ist, ist das Panum-Areal in der Fovea ebenfalls klein, nämlich in der Regel ungefähr 5 Bogenminuten. Entfernt vom Fixationspunkt vergrößert sich das Panumsche Fusionsgebiet, d. h., die Größe des Panum-Areals in der peripheren Netzhaut ist ebenfalls größer. Da retinale Disparität im horizontalen Meridian in einem größeren Umfang überwunden werden kann als Disparität im vertikalen Meridian, hat das Panumsche Areal eine ovale Form mit einer längeren horizontalen Achse.

Wenn die Fixationsentfernung mehr als 20 m beträgt, werden Gegenstände, die hinter dem Horopter liegen, immer einfach gesehen. Dann ist nämlich die Disparität ihrer Bilder immer kleiner als die Panum-Areale sind.

3.9. Fixationsdisparität

Unter Laboratoriumsbedingungen läßt sich nachweisen, daß während der binokularen Fixation der Fixationspunkt selten genau auf korrespondierenden Punkten der beiden Foveae abgebildet wird. Vielmehr verfehlt die Gesichtslinie (siehe Seite 142) eines Auges den Fixationspunkt um ein geringes. Entweder ist sie zu wenig konvergent oder zu stark konvergent (Abb. 33). Diese Erscheinung wird Fixationsdisparität genannt. Sie führt nicht zum Doppeltsehen, da die Disparität mit der der Fixationspunkt auf den beiden Netzhäuten abgebildet wird, wesentlich kleiner ist als das Panum-Areal.

3.10 Netzhautrivalität und Suppression

Wenn ungleiche Bilder auf korrespondierende Netzhautgebiete beider Augen fallen, so entsteht ein unüberwindliches Hindernis für ein bifoveales Einfachsehen, da die beiden Bilder nicht verschmolzen werden können. Der Konflikt, der entsteht, wenn widersprüchliche und unvereinbare Signale von korrespondierenden Netzhautpunkten zur Sehrinde übermittelt werden, wird retinale Rivalität genannt. Dieser Zustand ist ein ganz normaler, da korrespondierende Netzhaut-Areale ständig ungleichen Bildern ausgesetzt sind, die von außerhalb des Panumschen Fusionsraumes gelegenen Gegenständen ausgehen.

Das visuelle System antwortet auf Netzhautrivalität in folgender Weise: Es verschmäht die Signale, die von einem bestimmten Bezirk einer Netzhaut ausgehen zu Gunsten jener, die von korrespondierenden Stellen der anderen Netzhaut eintreffen. Auf diese Weise führen nur Informationen von einer Netzhaut zu einer visuellen Wahrnehmung, während die gleichzeitig übermittelten Informationen von korrespondierenden Stellen der anderen Netzhaut nicht verwendet werden. Auf diese Weise kann das betroffene Areal der anderen Netzhaut als zeitweilig blind angesehen werden. Diese Reaktion auf das Eindringen von gegensätzlichen Informationen wird Suppression genannt.

Suppression ist ein angeborener, dem Willen nicht unterworfener Vorgang. Unter bestimmten Bedingungen können alle Signale von einer Netzhaut unterdrückt werden, so daß keine Information aus diesem Auge die Schwelle bewußter Wahrnehmung überschreitet. Gewöhnlich jedoch ist die Suppression entsprechend den Er-

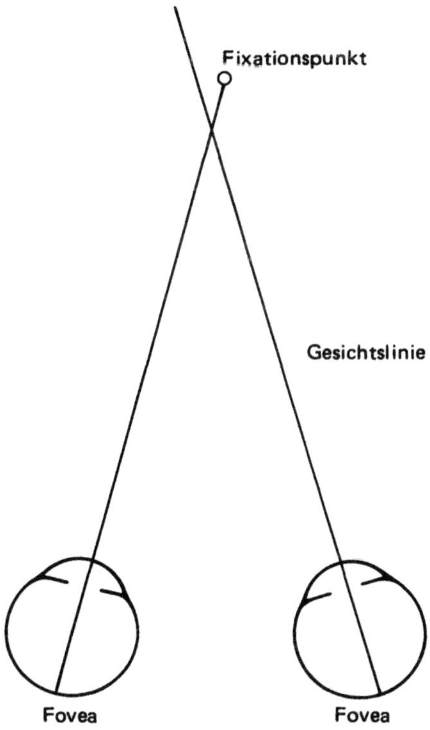

Abb. 33 Skizze zur Darstellung der Fixationsdisparität. Die Gesichtslinie des einen Auges geht am Fixationspunkt vorbei. Da die Disparität kleiner als das Panum Areal ist, tritt Fusion ein.

fordernissen der jeweiligen Bedingungen auf umschriebene Bezirke beider Netzhäute begrenzt. Auf diese Weise können jene Teile des subjektiven Gesichtsfeldes, in denen Fusion nicht auftreten kann, mosaikartig aus Informationsstücken entweder der einen oder der anderen Netzhaut in ständigem Wechsel zusammengesetzt werden.

Suppression ist ganz streng eine Erscheinung des simultanen binokularen Sehens. Nur wenn beide Augen am Sehakt beteiligt sind, kann eine Situation entstehen, in der widersprüchliche Signale von beiden Augen ausgehend zum Gehirn übermittelt werden und so die Notwendigkeit für eine Suppression hervorrufen. Folglich kann Suppression einfach dadurch ausgeschlossen werden, daß das nicht unterdrückte Auge verdeckt wird. Dann ist nämlich eine Hemmung des anderen Auges nicht mehr von Nutzen.

Obwohl ein Auge über lange Zeiträume unterdrückt werden kann, ist Suppression gewöhnlich eine vorübergehende Erscheinung, die nur dann auftritt, wenn sie nötig ist. Da es sich um eine physiologische Funktion handelt, die nicht erlernt zu werden braucht, sondern fertig verfügbar vorhanden ist, wird sie häufig zur ersten Verteidigungsmaßnahme gegen krankhafte Unterbrechung oder Behinderung des bifovealen Einfachsehens. Wenn zum Beispiel ein Patient einen merklichen Refraktionsfehler nur eines Auges hat, kann Suppression dieses Auges auftreten um das störende unscharfe Bild auszuschalten. Bei Patienten mit Strabismus, bei denen es auch zu einer Abbildung von Gegenständen auf nicht normal korrespondierenden Netzhaut-Arealen kommt, ist Suppression eine häufige Maßnahme, um das Problem der unvereinbaren Information zu lösen, die von korrespondierenden Netzhautstellen der beiden Augen ausgehen.

Durch Experimente ließ sich nachweisen, daß die retinale Rivalität und die Suppression, die daraus resultiert, durch bestimmte Bedingungen beeinflußbar sind. Wenn unverschmelzbare Muster den beiden Augen dargeboten werden, läßt sich nachweisen, daß die Wahrnehmung von korrespondierenden Arealen gleichmäßig zwischen den beiden Augen wechselt, wenn die Objekte gleiche Helligkeit, gleiche Größe und gleichen Kontrast besitzen. Bei solchen Untersuchungsbedingungen wird die Frequenz des Wahrnehmungswechsels durch die Helligkeit des Feldes, die Größe der Zeichen, die Deutlichkeit der Zeichen und durch die Lage des erregten Netzhautbezirkes beeinflußt. Wenn einer dieser Faktoren für beide Augen gleichmäßig beeinträchtigt wird, nimmt die Frequenz des Wechsels ab. Wenn die Sehbedingungen verbessert werden, nimmt sie zu. Jedoch wird die Suppression immer gleichmäßig zwischen den beiden Augen wechseln. Werden im Gegensatz dazu die Erregungsbedingungen nur für ein Auge verändert, so kann die Frequenz des Wechsels zu seinen Gunsten oder zu seinen Ungunsten verändert werden. Die Frequenz kann auch bis zu einem gewissen Grade durch die betreffende Person willkürlich beeinflußt werden, und zwar durch die Aufmerksamkeitszuwendung auf ein wahrzunehmendes Signal.

3.11. Tiefenwahrnehmung

Die Tiefenwahrnehmung ist die Wahrnehmung von Abständen zwischen Gegenständen oder zwischen Beobachter und Gegenständen. Es handelt sich dabei um eine etwas doppelsinnige Bezeichnung, da sie auch für die visuelle Wahrnehmung des dreidimensionalen Raumes benutzt wird.

In ihrer 1. Bedeutung ist sie von der Einordnung der drei Dimensionen unabhängig und benötigt kein binokulares Sehen. Ein einäugiger Beobachter ist sehr wohl in der Lage, Entfernungen abzuschätzen und einen Eindruck räumlicher Ordnung zu erhalten. Es ist nur wenig über die Qualität und den Mechanismus der absoluten Tiefenwahrnehmung bekannt, bei der ein Urteil nicht auf jedes beliebige Zusatzmoment aufgebaut werden kann, wie z. B. die Abschätzung der Entfernung einer punktförmigen Lichtquelle in einem vollständig dunklen Zimmer. In einer normalen visuellen Umgebung tragen verschiedene Faktoren zur Tiefenwahrnehmung bei: die Stereopsis, parallaktische Bewegungen, Zwischenlagerung von Gegenständen, die Wahrnehmungsgröße von Gegenständen, die Entfernung von Gegenständen vom Horizont, die Perspektive, die Schattengebung und die Luftperspektive.

Stereopsis Die Stereopsis ist die visuelle Abschätzung von drei Dimensionen während des beidäugigen Sehens. Sie tritt durch die Fusion von Signalen disparater Netzhautelemente auf. Ein Objektpunkt, der vor dem Fixationspunkt gelegen ist, aber sich noch innerhalb der Grenzen des Panumschen Fusionsraumes befindet, wird disparate Netzhautelemente erregen. Die Disparität wird dann temporal sein, d. h., jedes Bild wird temporal von dem Punkt sein, der zu der Lokalisation des Bildes im anderen Auge korrespondiert. Obwohl beide Bilder fusioniert werden, da sie innerhalb der Grenzen der Panum-Areale gelegen sind, wird der Tatbestand, daß sie temporal disparat sind, bei der entstehenden Einfachwahrnehmung nicht vernachlässigt, sondern liefert im Gegenteil der Wahrnehmung eine zusätzliche Qualität der Nähe in bezug auf den Fixationspunkt. Im entgegengesetzten Falle, bei dem ein Gegenstand sich hinter dem Horopter innerhalb des Panumschen Fusionsraumes befindet, entsteht nasale Disparität, die der Wahrnehmung die Qualität der größeren Entfernung hinzufügt.

Stereopsis ist eine Erkenntniseinheit, eine umschriebene Wahrnehmungsqualität eigener Art. Wenn sie jemand nicht besitzt, kann er sie nicht erlernen, sogar dann nicht, wenn alle Voraussetzungen wie bifoveale Fixation, Fusion und gute Sehschärfe vorhanden sind. Obwohl die Stereopsis der wichtigste Faktor bei der Beurteilung von Entfernungen, besonders von kleinen Entfernungen, ist, kann zusätzliche Information über absolute und relative Entfernungen von Gegenständen auf verschiedene andere Weise gewonnen werden. Während beim bifovealen Sehen diese anderen Möglichkeiten nur als Zusätze zur Stereopsis hinzukommen, stellen sie die einzige Informationsquelle eines monokularen Beobachters zur Beurteilung von Entfernungen dar.

Parallaktische Bewegungen Neben der Stereopsis sind parallaktische Bewegungen der wichtigste Faktor bei der Tiefenwahrnehmung. Sie sind die scheinbaren Bewegungen eines Gegenstandes, wenn der Beobachter seinen Kopf bewegt. Eine geringe Bewegung des Kopfes in irgendeine Richtung führt zu einer Veränderung der relativen Lage aller Gegenstände innerhalb der Blickrichtung, falls die Fixation auf den gleichen Punkt beibehalten wird. Gegenstände jenseits des Fixationspunktes scheinen sich in die gleiche Richtung zu bewegen wie der Kopf des Beobachters, während Gegenstände die näher als der Fixationspunkt liegen sich scheinbar in die entgegengesetzte Richtung bewegen. Die Verschiebung eines Gegenstandes in bezug auf den Fixationspunkt ist um so größer, je weiter der Gegenstand vom Fixationspunkt entfernt ist.

Zwischenlagerung oder Interposition Zwischenlagerung oder Interposition von Gegenständen liefert einen absoluten Hinweis auf ihre relative Position, da der Umriß eines Gegenstandes die Konturen eines hinter ihm gelegenen anderen Gegenstandes unterbricht oder verdeckt.

Größe Die Größe, in der ein Gegenstand gesehen wird, ist ein anderer wichtiger Faktor für die Beurteilung von Entfernungen, vorausgesetzt, daß die tatsächliche Größe dem Beobachter bekannt ist. Gegenstände, die im täglichen Leben wahrgenommen werden, so zum Beispiel Menschen oder Autos, erlauben eine definierte Einschätzung ihrer Entfernung. Wenn die tatsächliche Größe eines Gegenstandes jedoch unbekannt ist und ein Vergleich mit einem bekannten Gegenstand unmöglich ist, können Fehler in der Entfernungseinschätzung auftreten. Das kann zum Beispiel der Fall sein, wenn man auf einen Vogel am Himmel blickt. Wenn die tatsächliche Größe dem Beobachter unbekannt ist, dann ist die Einschätzung der Entfernung nur ein Raten. Die Schwierigkeit wird besonders dann offensichtlich, wenn man in der Nacht den Versuch der Entfernungseinschätzung einer Lichtquelle unbekannter Größe macht.

Entfernung vom Horizont Die Entfernung eines Gegenstandes vom Horizont oder seine relative Höhe im Gesichtsfeld liefert einen wichtigen Hinweis auf die Entfernung. Da die Augen eines Beobachters sich in einer bestimmten Höhe über dem Erdboden befinden, entsteht der Eindruck, als ob sich die Erde zum Horizont hin erhebt. Daher erscheinen Gegenstände, die vom Beobachter weiter entfernt sind, im Gesichtsfeld höher (Abb. 34).

Perspektive Die Perspektive, mit der der dreidimensionale Objektraum geometrisch in zwei Dimensionen auf der Netzhaut abgebildet wird, erzeugt einen Eindruck von Tiefe. Die geometrische Reproduktion in zwei Dimensionen ist nicht nur von theoretischem Interesse im Hinblick auf die Übertragung von solch zweidimensionalen Netzhautstimuli in dreidimensionale Wahrnehmungen, sondern

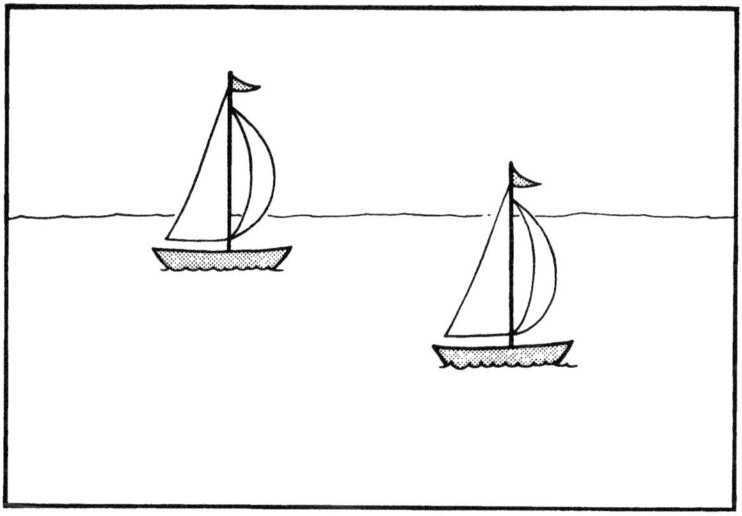

Abb. 34 Zeichnung zum Beweis, daß Gegenstände, die dem Horizont näher sind, vom Beobachter weiter entfernt wahrgenommen werden.

sie ist auch von großer Bedeutung bei der Erzeugung des Gefühls von Tiefe in Zeichnungen und Bildern. Ihre hervorstechendste Eigenschaft ist die Tatsache, daß Linien, die im Objektraum parallel und in einem Winkel mit der Bildfläche verlaufen, auf einen Punkt gerichtet erscheinen, den Fluchtpunkt (Abb. 35)

Schatten Schatten liefern eine andere Möglichkeit für die Wahrnehmung der Tiefe. Ein klassisches Beispiel dafür ist das Bild einer Vertiefung in einer Wand, auf die in einem kleinen Winkel zur Wand von oben Sonnenlicht fällt. Der obere Teil der Vertiefung wird durch einen dunklen Schatten aufgefüllt, während der untere Teil hell erleuchtet ist. Wenn man das Bild mit der oberen Kante nach unten dreht, glaubt man nicht mehr eine Vertiefung in der Wand zu sehen, sondern eine Vorwölbung. Die obere Hälfte der Vorwölbung erscheint im hellen Licht, während auf die untere Hälfte ein Schatten geworfen wird.

Luftperspektive Der Ausdruck Luftperspektive bezieht sich auf die Veränderungen in der Deutlichkeit und der Farbe von Gegenständen, die durch die Trübung der Atmosphäre bedingt werden. Wenn Gegenstände in einer großen Entfernung wahrgenommen werden, erscheinen sie weniger klar und nehmen einen mehr bläulichen Farbton an. Je weiter sie sich entfernen, umso unklarer und umso bläulicher erscheinen sie. Die Farbveränderung in Richtung auf Blau hin ist besonders offenkundig, wenn man die Schatten einer Gebirgskette aus einiger Entfernung sieht.

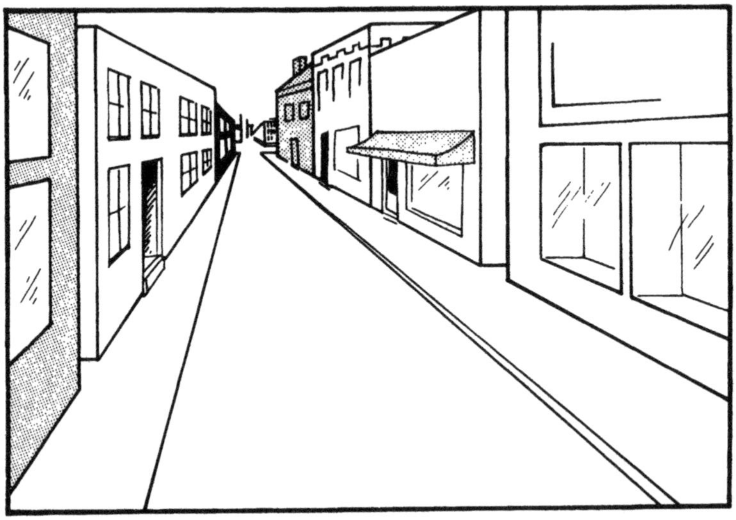

Abb. 35 Zeichnung zur Demonstration des Fluchtpunktes. Linien, die im Objektraum parallel zur Bildebene im Winkel verlaufen, konvergieren zum Fluchtpunkt hin.

Ein bestimmter Gegenstand wird in einer bestimmten Entfernung auf der Netzhaut in einer bestimmten Größe abgebildet. Es mag natürlich erscheinen, daß die Größe des Netzhautbildes die Größe der Entfernung des Gegenstandes subjektiv bestimmt. Das ist jedoch nicht der Fall. Es besteht kein Zweifel darüber, daß die Größe, mit der ein Gegenstand wahrgenommen wird, durch das Bewußtsein verändert werden kann. Die offensichtliche Größenzunahme eines Gegenstandes, der sich dem Auge nähert, entspricht nicht der Zunahme, die auf der Grundlage der Vergrößerung des Netzhautbildes zu erwarten wäre. Diese Erscheinung wurde dem Einfluß der Akkommodation und auch der Konvergenz zugeschrieben. Umgekehrt wurde postuliert, daß diese Funktionen einen Beitrag zur Tiefenwahrnehmung liefern. Es gibt jedoch keinen Beweis dafür. Experimente und ihre Resultate deuten in eine andere Richtung. Es scheint so, daß nach der Einschätzung der Entfernung diese dann die scheinbare Objektgröße beeinflußt.

4. Physiologie der Augenbewegungen

Die kortikalen und subkortikalen Zentren, von denen motorische Impulse für die äußeren Augenmuskeln ausgehen, sind bereits in der Diskussion der supranukleären okulomotorischen Zentren unter 1.4.8. beschrieben worden. Die durch die subkortikalen Zentren empfangenen Impulse werden auf die Kerne der motorischen Augennerven im Hirnstamm weitergeleitet, und von dort gelangen sie über die motorischen Augennerven zu den äußeren Muskeln. Die motorischen Augennerven sind der II., der IV. und der VI. Hirnnerv. Wie schon früher beschrieben wurde (siehe S. 39), können Augenbewegungen willkürlich oder reflektorisch ausgelöst werden. Der Reflex wird durch eine Vielzahl unterschiedlicher Reize veranlaßt, so z. B. Kopfbewegungen, Geräusche und Schall, Seheindrücke.

4.1. Zentrum der Rotation

Wenn man die Augenbewegungen mechanisch betrachtet, so kann man das Auge mit einer in einer Höhle gelegenen Kugel vergleichen, die sich ziemlich frei um ihr Zentrum drehen kann. Tatsächlich gibt es beim Auge zwei Zentren der Rotation, nämlich eines für die horizontalen und ein anderes für die vertikalen Bewegungen. Keines von beiden fällt mit dem eigentlichen geometrischen Zentrum des Augapfels zusammen. Außerdem treten während ausgiebiger Augenbewegungen kleine vorübergehende Verschiebungen des Augapfels auf. Für praktische Bedürfnisse kann man das Zentrum der Rotation als 13 mm hinter der Hornhautmitte gelegen annehmen.

4.2. Ficksche Koordinaten

Um die Bewegungen eines Auges zu analysieren benutzt man ein System von 3 Koordinatenachsen, die alle aufeinander senkrecht stehen und sich im Rotationszentrum des Auges schneiden. Im Fickschen System gibt es folgende Koordinanten:

X-Achse Die X-Achse liegt horizontal, wenn sich der Kopf in aufrechter Haltung befindet. Um die X-Achse erfolgen Hebung und Senkung des Auges.

Y-Achse Sie verläuft von vorn nach hinten, in antero-posteriorer Richtung, und um sie vollziehen sich die Dreh- oder Torsionsbewegungen.

Z-Achse Wenn der Kopf aufrecht gehalten wird, verläuft sie vertikal. Um sie vollziehen sich Adduktion und Abduktion.
Die Fläche, die sich durch das Rotationszentrum des Auges erstreckt und die X- und Z-Achse enthält, wird Listingsche Fläche genannt.

4.3 Berührungsbogen (Abrollstrecke)

Der distale Teil eines jeden äußeren Augenmuskels oder einer Muskelsehne liegt dem Augapfel eng an, ehe er im anatomischen Ansatz mit der Sklera verschmilzt. Für den Musculus rectus lateralis ist das in der Abb. 36 dargestellt.

Tab. 2 Länge der Berührungsbögen in Primärstellung

Muskel	Winkel	Länge (1 mm entspricht ca. 4,6°)
M. rectus superior	39°	8,4 mm
M. rectus inferior	42°	9,0 mm
M. rectus lateralis	69°	15,0 mm
M. rectus medialis	29°	6,3 mm
M. obliquus superior	23°	4,9 mm
M. obliquus inferior	79°	16,9 mm

Der Bereich, in dem der Muskel in direktem Kontakt mit dem Augapfel liegt, wird Berührungsbogen oder im Deutschen fälschlich Abrollstrecke genannt. Es handelt sich um keine Strecke, keine Gerade sondern um einen Bogen. Der Punkt, an dem der Kontakt beginnt, ist der Berührungspunkt. Er wird auch als physiologischer oder effektiver Ansatz des Muskels bezeichnet, da er vom mechanischen Standpunkt aus der Ansatzpunkt der Rotationskraft beim Beginn der Muskelkontraktion ist. Während der Drehung des Auges wird der Berührungsbogen kleiner, da sich die Sehne vom Augapfel abrollt, und der Berührungspunkt wird deshalb von

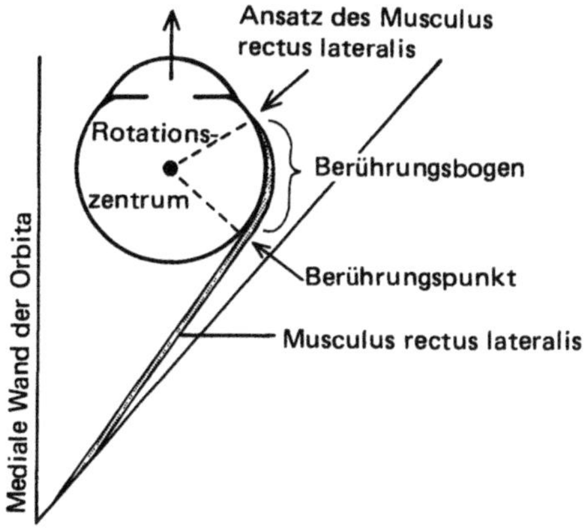

Abb. 36

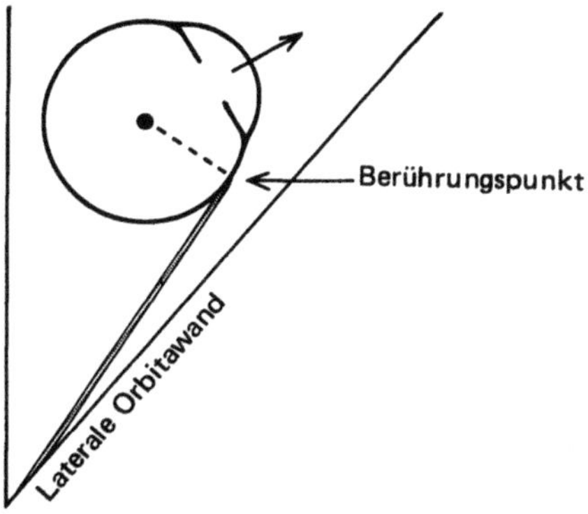

Abb. 37

Abb. 36 Skizze zur Darstellung des Berührungsbogens des Musculus rectus lateralis. Er umfaßt das Gebiet zwischen dem anatomischen Ansatz und dem Berührungspunkt.

Abb. 37 Skizze zur Erläuterung der Bedeutung des Berührungsbogens. Nach der Abduktion des Auges ist die Sehne vollständig vom Augapfel abgerollt und hat nur noch einen Berührungspunkt – den anatomischen Ansatz. Die Lagebeziehungen des Berührungspunktes zum Drehpunkt des Auges und zum Ursprungspunkt des Muskels sind jedoch unverändert. Diese Punkte bilden immer noch das gleiche Dreieck wie zu Beginn der Bewegung.

verschiedenen Punkten auf der Sklera und auf der Sehne während des Rotationsverlaufes repräsentiert. Doch bleibt der Abstand dieser Punkte vom Rotationsmittelpunkt konstant, so daß die Drehkraft, also die Kraft der Rotation, ebenso konstant bleibt (Abb. 36 und 37). Das trifft zu, solange die Sehne noch nicht vollständig vom Augapfel abgerollt ist. Falls ein Muskel durch einen chirurgischen Eingriff nach hinten verlagert wird, ist dieses Gesetz des Berührungsbogens zu berücksichtigen. Wird er zu weit nach hinten verlagert, so wird seine Rotationskraft besonders bei erforderlichen großen Rotationen erheblich eingeschränkt. Die einzelnen Längen der Berührungsbögen der verschiedenen äußeren Augenmuskeln sind für die Primärposition des Auges in Tab. 2 dargestellt.

4.4. Augenpositionen

Die Positionen des Auges werden folgendermaßen klassifiziert:

Primärposition Es ist die Position aus der sich das Auge nach rechts oder links und nach oben und unten bewegen kann, ohne daß eine Torsion induziert wird.

Sekundärposition Jede Position vertikal oder horizontal von der Primärposition, nach der sich ein Auge ohne Torsionsbewegung bewegen kann. Solche Bewegungen werden als Kardinalbewegungen bezeichnet.

Tertiärposition Jede Position außer der primären und der sekundären.

4.5. Listingsche Regel

Bei der Analyse der Augenbewegungen erhebt sich die Frage, ob das Auge eine Torsionsbewegung um seine antero-posteriore Achse vollführt, wenn es sich von einer Primärposition in eine Tertiärposition begibt. Die Listingsche Regel besagt, daß das nicht der Fall ist. Sie sagt aus, daß jede Augenbewegung von einer primären in eine tertiäre Position als eine Rotation um eine Achse beschrieben werden kann. Für irgendeine Bewegung ist diese Achse senkrecht auf der Fläche, die die Gesichtslinie in der Primärposition und die Gesichtslinie in der Tertiärposition, in die sich das Auge bewegt hat, enthält. Eine solche Achse wird sich immer in der Listingschen Fläche befinden. Verglichen mit der objektiven Vertikale im Raum ist der vertikale Meridian der Hornhaut gedreht, wenn sich das Auge in einer Tertiärposition befindet. Entsprechend der Listingschen Regel kann das erwartet werden, wenn sich das Auge um eine schräge Achse in der Listingschen Fläche dreht und es ist nicht die Folge einer aktiven Drehbewegung um die antero-posteriore Achse.

4.6. Duktionen

4.6.1. Klassifikation

Die Bewegungen eines einzelnen Auges werden Duktionen genannt. Entsprechend der Richtung, in die das Auge gedreht wird, gibt es folgende Duktionen:

Adduktion Drehung des Auges zur Nase hin.

Abduktion Drehung des Auges zur Schläfe hin.

Supraduktion (Sursumduktion, Elevation) Aufwärtsdrehung des Auges.

Infraduktion (Deorsumduktion, Depression) Drehung des Auges nach unten.

Inzykloduktion Rotationsbewegung (Rollung) des Auges um die antero-posteriore Achse, so daß das obere Ende des vertikalen Meridians zur Nase hin geneigt wird (Abb. 38).

Exzykloduktion Rollung des Auges um die antero-posteriore Achse, so daß das obere Ende seines vertikalen Meridians zur Schläfe hin geneigt wird (Abb. 39).

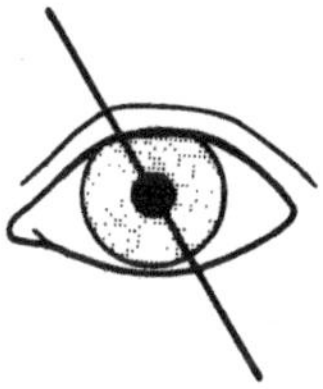

Abb. 38 Skizze zur Erläuterung der Inzykloduktion des linken Auges

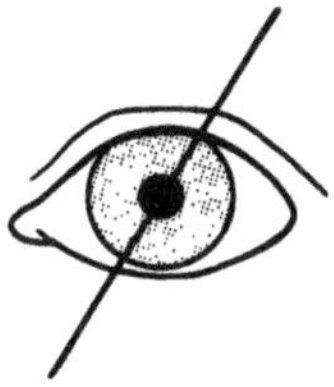

Abb. 39 Skizze zur Erläuterung der Exzykloduktion des linken Auges

4.6.2. Aktion einzelner Muskeln

Das Auge kann sich aus der Primärposition ungefähr um 50 Grad in jede Richtung wenden. Tatsächlich aber drehen sich die Augen beim gewöhnlichen Sehen niemals so weit. Größere Änderungen in der Blickrichtung werden immer durch Kopfwendungen und Augenbewegungen gemeinsam erreicht.

Die Wirkungen welche ein einzelner Muskel auf das Auge ausübt, falls er allein in Aktion tritt, hängt von der Lage des effektiven Muskelansatzes und des effektiven Muskelursprungs bezogen auf das Rotationszentrum ab. Die Fläche, die diese drei Punkte enthält, wird die Muskelebene des betreffenden Muskels genannt. So sind z. B. in der Primärposition Ursprung und Ansatz des Musculus rectus lateralis und das Rotationszentrum in der gleichen Höhe. Daher wird die Ebene des Musculus rectus lateralis horizontal sein, und eine isolierte Kontraktion des Muskels wird auf den Bulbus abduzierend wirken, d. h., sie bewirkt eine Rotation um eine Achse, die auf der Muskelebene senkrecht steht.

Wenn sich eine Augenbewegung innerhalb der Aktionsebene eines Muskels vollzieht, wird die Funktion des Muskels durch die Augenbewegung nicht verändert. So ändert z. B. eine Abduktion von 20° innerhalb der Muskelebene des Musculus rectus lateralis die Lage dieser Ebene nicht und eine weitere Kontraktion des Musculus rectus lateralis wird zu einer weiteren Abduktion führen. Jedoch wird eine

Änderung der Position des Auges, die sich nicht in der Aktionsebene eines Muskels vollzieht, die Funktionsweise dieses Muskels ändern. Folgende Reihen von Umständen mögen dies erläutern. Der Musculus rectus superior verläuft von seinem Ursprung in der Orbitaspitze schräg nach vorn außen, um in der oberen vorderen Hälfte des Auges zu inserieren. Seine Längsachse bildet mit der antero-posterioren Achse des Bulbus einen Winkel von 25°, wenn sich das Auge in Primärposition befindet. Wenn das Auge um 25° abduziert ist, verlaufen die Längsachse des Musculus rectus superior und die antero-posteriore Achse des Auges parallel (Abb. 40).

Angenommen, daß in dieser Augenposition eine isolierte Kontraktion des Muskels ohne Beteiligung anderer äußerer Augenmuskeln eintritt, wird der Erfolg eine Hebung des Auges sein. Wenn das Auge jedoch maximal adduziert ist (Abb. 41), bilden die Längsachse des Musculus rectus superior und die antero-posteriore Achse des Auges einen rechten Winkel. In dieser Position wird eine Kontraktion des Musculus rectus superior nur eine geringe Hebung des Auges, aber eine deutliche Einwärtsrollung (Inzykloduktion) und eine Adduktion bewirken. Dieses Beispiel zeigt, daß die Kontraktion eines Muskels in Abhängigkeit von der Ausgangslage des Auges sehr unterschiedliche Bewegungen hervorrufen kann.

Sogar wenn es möglich wäre, die Wirkung eines einzelnen Muskels auf eine gegebene Lage des Auges genau zu bestimmen, würde das nicht ausreichen, die Rotationsachse, um die sich das Auge tatsächlich drehen wird, wenn sich der Muskel kontrahiert, zu bestimmen. Da sich kein Augenmuskel isoliert und unabhängig von den anderen Muskeln kontrahieren kann, wird die Lage dieser Achse ebenso durch den Gegenspieler (Antagonisten) des sich kontrahierenden Muskels beein-

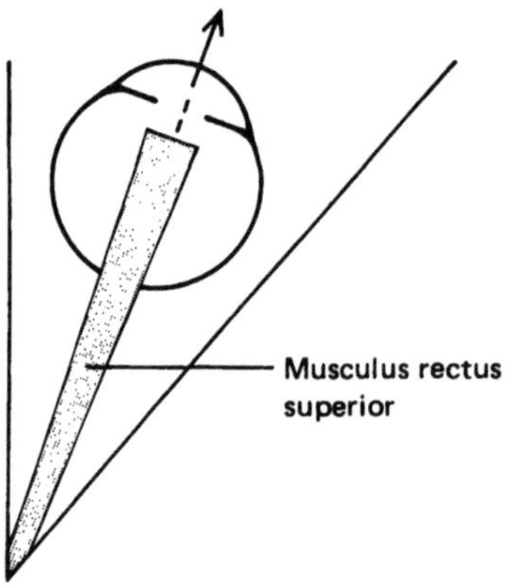

Abb. 40
Das rechte Auge ist um 25° abduziert

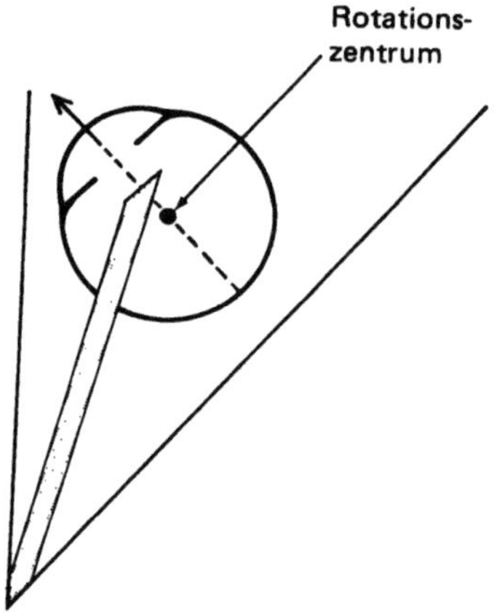

Abb. 41
Maximale Adduktion des rechten Auges

flußt. Dieser Antagonist muß sich entspannen, aber die Achse wird auch dann noch durch die anderen vier extraokularen Muskeln beeinflußt. Sogar wenn diese nicht aktiv an der betreffenden Bewegung teilnehmen, wird sich doch die Veränderung ihrer Ansatzlagen während der Augenbewegung auf die Achse auswirken, sei es daß sich ihr Tonus verändert oder daß sie sich kontrahieren oder entspannen müssen um den ursprünglichen Tonus auch in ihrer neuen Lage zu bewahren. Somit ist es offenbar unmöglich, die Vielzahl potentieller Einflüsse zu analysieren, die ein in Isolierung betrachteter Augenmuskel haben kann, wenn sich das Auge in verschiedenen Ausgangslagen befindet.

Aus didaktischen Gründen wird im folgenden die isolierte Wirkung einzelner Muskeln auf die Primärposition des Auges beschrieben. Man muß sich dabei aber immer der Einschränkung bewußt sein, daß es eine isolierte Aktion eines einzelnen äußeren Augenmuskels nicht gibt, sondern daß jede Bewegung ein Resultat von kombinierten Aktionen aller 6 äußeren Augenmuskeln ist.

Musculus rectus medialis Wenn sich das Auge in Primärposition befindet, bewirkt die Kontraktion des Musculus rectus medialis eine Adduktion des Auges. Wenn das Auge gehoben ist, bewirkt die Kontraktion des Musculus rectus medialis gemeinsam mit der des Musculus rectus lateralis die Unterstützung einer weiteren Hebung. Wenn das Auge gesenkt ist, bewirkt der Musculus rectus medialis wiederum in Zusammenarbeit mit dem Musculus rectus lateralis eine Unterstützung in der weiteren Senkung.

Musculus rectus lateralis Wenn sich das Auge in Primärposition befindet, bewirkt der Musculus rectus lateralis eine Abduktion. Wenn das Auge gehoben oder gesenkt ist, funktioniert der Musculus rectus lateralis in einer ähnlichen Weise wie der Musculus rectus medialis.

Musculus rectus superior Wenn sich das Auge in der Primärposition befindet, bildet die Muskelebene des Rectus superior mit der medianen Sagittalfläche des Auges einen Winkel von 25° in horizontaler Richtung und ist in vertikaler Richtung leicht gekippt. Aus dieser Position wirkt der Rectus superior hebend, adduzierend, einwärtsrollend.

Wenn das Auge um 25° abduziert ist, verläuft die Muskelebene des Rectus superior genauso wie die mediane Sagittalebene des Auges, und eine Kontraktion des Muskels resultiert nur in einer Bewegung, einer Hebung. Diese Lage des Auges ist daher die Lage der maximalen Einzelaktion des Musculus rectus superior. Da in dieser Lage die gesamte Kraft der Muskelkontraktion in einen einzigen Bewegungserfolg gelenkt wird, ist es die Lage, in der man die Wirkung des Muskels am besten untersuchen kann und die deshalb als diagnostische Lage für den Musculus rectus superior bezeichnet werden kann. Diagnostische Lagen sind jene 6 Augenstellun-

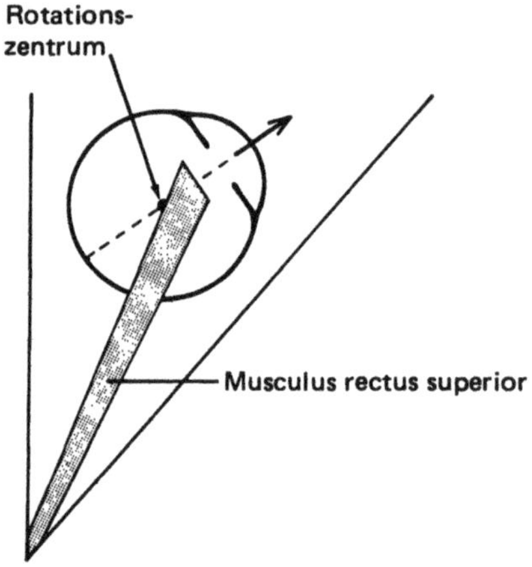

Abb. 42 Das rechte Auge ist um mehr als 25° abduziert

gen, in denen einer der äußeren Augenmuskeln seine maximale Wirkung entfaltet. Sie sind auch als Felder der Hauptwirkung oder Hauptblickrichtungen bezeichnet worden.

Wenn das Auge mehr als 25° abduziert ist, wird der Musculus rectus superior zwar immer noch hebend wirken aber er wird das Auge abduzieren, anstatt zu adduzieren und wird es nach außen rollen anstatt nach innen (Abb. 42).

Wenn das Auge adduziert ist, bewirkt eine Kontraktion des Rectus superior eine viel geringere Hebung. Im Gegensatz dazu wird die Kraft der Adduktion und Einwärtsrollung immer mehr zunehmen je mehr das Auge adduziert ist (Abb. 41).

Es muß nochmals darauf hingewiesen werden, daß die eben gegebene Erklärung der Funktion des Musculus rectus superior in verschiedenen Ausgangslagen des Auges völlig auf mechanischen Vorstellung aufgebaut ist. Es ist ungewiß, wie unterschiedlich die verschiedenen Komponenten der Bewegungsfunktion tatsächlich sind, da wir es in Wirklichkeit nicht mit einem isolierten Muskel zu tun haben, der an einer theoretischen Kugel in einer universellen Verbindung zieht, sondern vielmehr mit einem Augapfel und mit Muskeln, die wiederum verändernden und begrenzenden Einflüssen vieler zusammenhängender Strukturen unterworfen sind.

Musculus rectus inferior Wenn sich das Auge in Primärposition befindet, bildet die Muskelebene des Rectus inferior in der Horizontalen einen Winkel von ungefähr 25° zur antero-posterioren Achse des Auges. Sie ist auch in bezug auf die objektive Vertikalfläche etwas gekippt. Eine isolierte Kontraktion des Musculus rectus inferior wird in der Primärposition eine Senkung, eine Adduktion und eine Auswärtsrollung bewirken.

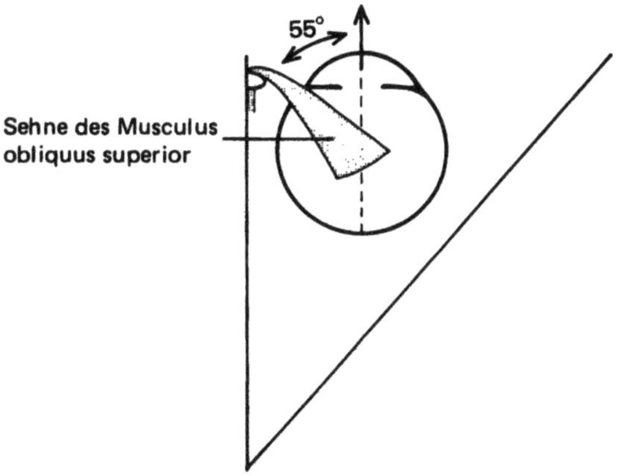

Abb. 43 Skizze zur Veranschaulichung des Verlaufs der Sehne des Musculus obliquus superior

Die Veränderungen, die in der Funktion des Musculus rectus inferior auftreten, wenn sich das Auge nicht in der Primärposition befindet, entsprechen im Prinzip jenen, wie sie für den Rectus superior beschrieben sind. Wenn das Auge etwa 25° abduziert ist, verläuft die Muskelebene des Rectus inferior mit der antero-posterioren Achse des Auges parallel, und der einzige Effekt des Muskels ist eine Senkung. Diese Augenstellung ist die Position maximaler Einzelwirkung und daher die Position, in der die Wirksamkeit des Muskels am besten geprüft wird. Wenn das Auge mehr als 25° abduziert ist, wirkt der Rectus inferior abduzierend anstelle von adduzierend und er rollt das Auge einwärts anstatt auswärts. Wenn sich das Auge aus der Lage der maximalen Einzelwirkung, d. h. aus der 25°-Abduktionslage weiter adduziert, verliert der Muskel zunehmend seine senkende Wirkung, während die Adduktion und die Auswärtsrollung immer mehr hervorstechende Charakteristika seiner Funktion werden.

Musculus obliquus superior Für die Funktion des Musculus obliquus superior hat der Ursprung in der Orbitaspitze keine Bedeutung, da die Muskelsehne während ihres Durchtrittes durch die Trochlea in der vorderen Hälfte der mittleren Orbitawand abgelenkt wird. Daher fungiert die Trochlea als funktioneller Ursprung des Musculus obliquus superior. Seine Muskelebene verläuft durch die Trochlea, durch den Drehungsmittelpunkt des Auges und die effektive Insertion des Obliquus superior, und bildet einen Winkel von 55° mit der antero-posterioren Achse des Auges in der Horizontalfläche, wenn sich das Auge in Primärposition befindet (Abb. 43).

Eine isolierte Kontraktion des Musculus obliquus superior wirkt auf das Auge in Primärstellung einwärtsdrehend, senkend und abduzierend. Wenn das Auge um

55° adduziert ist, verläuft die Muskelebene parallel zur antero-posterioren Achse. In dieser Position hat der Musculus obliquus superior sein Feld der maximalen Einzelwirkung, und er wirkt ausschließlich als Senker. Je mehr das Auge aus dieser Stellung in eine Abduktion geht, umso mehr verliert der Obliquus superior seine senkende Wirkung. Wenn das Auge um 35° abduziert ist, dann stehen die Muskelebene des Obliquus superior und die antero-posteriore Achse des Auges aufeinander senkrecht, und der Obliquus superior wirkt nicht mehr als Senker. In einer Stellung von 35° Abduktion und in jeder größeren Abduktionsstellung rollt der Musculus obliquus superior das Auge nur noch ein und abduziert es.

Musculus obliquus inferior Im Prinzip gilt alles was für den Obliquus superior gesagt wurde auch für den Obliquus inferior. Natürlich gilt das mit der Einschränkung, daß der Musculus obliquus inferior hebt und auswärts rollt, da er an der unteren Seite des Bulbus ansetzt. Seine Muskelebene bildet mit der antero-posterioren Achse des Auges in der Horizontalen einen Winkel von 50°. Wenn das Auge 50° adduziert ist, befindet sich der Muskel im Bereich seiner maximalen Einfachwirkung und bewirkt lediglich eine Hebung. Wenn das Auge 40 ° abduziert ist, verliert der Obliquus inferior seine hebende Wirkung und rollt nur noch auswärts mit Abduktion.

4.6.3. Synergistische Aktion

Wenn sich zwei äußere Augenmuskeln kontrahieren, um eine Augenbewegung hervorzurufen, so machen sie eine synergistische Aktion. Als Beispiel sei angeführt die Hebung des Auges durch das Zusammenwirken des M. rectus superior und des M. obliquus inferior. Es können aber die gleichen Muskeln in einer Hinsicht zusammenwirken und in einer anderen entgegengesetzt. Ein Muskel ist niemals in jedem Teil der Funktion ein Synergist eines anderen Muskels. Schon während ihrer synergistischen Aktion der Hebung des Augapfels wirken der M. rectus superior und der M. obliquus inferior in anderer Hinsicht einander entgegen: der eine adduziert, während der andere abduziert; der eine rollt einwärts, während der andere auswärts rollt. Deshalb sollte man besser von synergistischen Aktionen der Muskeln als von synergistischen Muskeln sprechen. Aus der Primärstellung wird eine synergistische Aktion in Form einer Hebung des Auges durch den M. rectus superior und den M. obliquus inferior und eine Senkung durch den M. rectus inferior und den M. obliquus superior hervorgerufen.

4.6.4. Antagonistische Aktion

Unter einer antagonistischen Aktion, bei der sich ein Muskel in seiner Funktion in gewisser Hinsicht entgegensetzt zu einem anderen verhält, verstehen wir das

Gegenteil einer synergistischen Aktion. Eine solche antagonistische Aktion gibt es z. B. zwischen dem M. rectus superior, der das Auge hebt, und dem M. rectus inferior, der das Auge senkt. Diese beiden Muskeln sind auch Antagonisten bei der Zykloduktion. Der M. rectus superior rollt das Auge einwärts, während der M. rectus inferior es nach außen rollt. Jedoch wirken die beiden Muskeln synergistisch bei der Adduktion. Das gleiche gilt für den M. obliquus superior und den M. obliquus inferior, die bei der Senkung und Hebung antagonistisch wirken, ebenso auch bei ihren Funktionen in der Rollung, die jedoch bei der Abduktion des Auges synergistisch wirken.

4.6.5. Sherringtonsches Gesetz

Wenn eine Veränderung in der Innervation eines äußeren Augenmuskels eintritt, erfolgt auch für den Antagonisten eine proportionale aber entgegengesetzt wirkende Änderung der Innervation. Das heißt also, falls die Zahl und Frequenz von Nervenimpulsen, die auf einen bestimmten äußeren Augenmuskel übertragen wird, ansteigen, nehmen Zahl und Frequenz der dem Antagonisten zugeleiteten Impulse proportional ab. Diese reziproke Innervation für antagonistische Muskeln ist als Sherringtonsches Gesetz bekannt.

Früher wurde bereits betont, daß eine Augenbewegung nicht das Ergebnis einer isolierten Kontraktion eines einfachen äußeren Augenmuskels ist, sondern daß bei jeder Augenbewegung alle äußeren Augenmuskeln beteiligt sind. Bei der Adduktion kontrahiert sich der M. rectus medialis, während sich sein Antagonist, der M. rectus lateralis, entspannt. Dabei zeigen die vier äußeren Augenmuskeln, die auf die Vertikalbewegungen einwirken, keine Veränderung ihrer Innervation, sie verhindern, daß das Auge während der Bewegung nach oben oder unten abweicht und bewirken, daß das Auge sich genau an den vertikalen Meridian hält. Die Lage der Muskelebenen verändert sich jedoch ständig während der Adduktion.

Die Muskelaktivität ist während der Abduktion äquivalent zu der bei der Adduktion, jedoch natürlich mit dem Unterschied, daß sich der M. rectus lateralis kontrahiert, während sich der M. rectus medialis entspannt. Die auf die Vertikalbewegungen einwirkenden Muskeln vollbringen die gleiche Aufgabe wie während der Adduktion. Da sich die Lage ihrer effektiven Ansätze während der Abduktion ständig passiv ändert, verändern sich auch ihre Muskelebenen, genauso wie es bei der Adduktion der Fall ist. Offensichtlich werden bei der Kontrolle von vertikalen Abweichungen die oberen und unteren geraden Muskeln mehr und mehr wirksam, während bei der Adduktion die schrägen Muskeln in dieser Hinsicht zunehmend an Bedeutung gewinnen. Im Hinblick auf Rollungsbewegungen trifft das Gegenteil zu. Bei der Abduktion werden diese besonders von den schrägen Muskeln kontrolliert, während bei der Adduktion die oberen und unteren Recti die Hauptrolle spielen.

Bei Bewegungen in eine sekundäre Vertikalstellung, wie z. B. Senkung, kontrahieren sich die beiden Senker, während die hebenden Muskeln sich entspannen. Die beiden horizontalen geraden Muskeln verändern nicht ihren Kontraktionszustand, aber sie kontrollieren Horizontalabweichungen des Auges. Die Lage ihrer Muskelebenen verändert sich während der Senkung. Im Verlaufe von Bewegungen in eine tertiäre Lage kontrahieren sich drei Muskeln, während die drei übrigen erschlaffen.

4.7 Versionen (Konjugierte Blickbewegungen)

Bei konjugierten Blickbewegungen werden beide Augen in dieselbe Richtung geführt. Solche Bewegungen werden Versionen genannt. Sie verlaufen sakkadiert, d. h. sie bestehen aus lauter einzelnen Rucken. Diese sakkadierten Bewegungen können eine Winkelgeschwindigkeit von 400°/s. haben. Versionen können willkürlich oder als Reflexbewegungen verlaufen.

4.7.1. Klassifikation

Man kann entsprechend der Richtung, in die binokulare Bewegungen verlaufen, folgende verschiedene Versionen unterscheiden:

Dextroversion Beide Augen bewegen sich nach rechts.

Lävoversion Beide Augen bewegen sich nach links.

Supraversion (Sursumversion, Elevation) Beide Augen bewegen sich nach oben.

Infraversion (Deorsumversion, Depression) Beide Augen bewegen sich nach unten.

Dextrozykloversion Rollbewegung um die antero-posteriore Achse, so daß das obere Ende des senkrechten Meridians sich in jedem Auge nach rechts neigt.

Lävozykloversion Rollbewegung um die antero-posteriore Achse, so daß sich das obere Ende des vertikalen Meridians in jedem Auge nach links neigt.

4.7.2. Jochmuskeln

Es ist offensichtlich, daß sich während einer Version in jedem der beiden Augen unterschiedliche Muskeln kontrahieren müssen. Um z. B. eine Dextroversion zu erreichen, müssen sich der M. rectus lateralis des rechten Auges und der M. rectus medialis des linken Auges kontrahieren. Die beiden Muskeln eines solchen Paares, das Versionsbewegungen der beiden Augen erzeugt, werden Jochmuskeln genannt. Es gibt drei beidseitige Kombinationen von Muskeln, um ein solches Jochmuskelpaar zu bilden:

M. rectus medialis	ein Auge	M. rectus lateralis	das andere Auge
M. rectus superior		M. obliquus inferior	
M. rectus inferior		M. obliquus superior	

Der Anfänger kann die vertikal wirkenden Jochmuskeln leicht auf folgende Weise bestimmen. Wenn der Muskel, zu dem der Jochpartner der anderen Seite gefunden werden soll, sich auf der einen Seite rechts befindet, ist er auf der anderen Seite links. Wenn es sich um einen schrägen Muskel handelt, wird der Jochpartner der anderen Seite ein gerader sein. Wenn es sich um einen oberen Muskel handelt, wird der Jochpartner ein unterer sein. Mit anderen Worten, die Bestimmung und Benennung des Jochmuskels ist in jeder Hinsicht entgegengesetzt.

4.7.3. Heringsches Gesetz

Während einer Version werden motorische Impulse gleicher Stärke zu beiden Partnern eines Jochmuskelpaares abgegeben. Diese Tatsache ist als Heringsches Gesetz bekannt. Die Stärke der Innervation wird durch den Jochmuskel auf der Seite des fixierenden Auges bestimmt. Natürlich trifft auch das Gegenteil zu, daß nämlich die Antagonisten eines sich kontrahierenden Jochmuskelpaares in gleicher Weise gehemmt werden.

4.8 Vergenzen (Disjugierte Blickbewegungen)

Disjugierte Bewegungen der Augen, bei denen sich die Augen in entgegengesetzte Richtungen bewegen, werden Vergenzen genannt. Vergenzen sind tonische Bewegungen und verlaufen viel langsamer als Versionen. Eine Vergenz kann ebenfalls willkürlich oder ein optomotorischer Reflex sein.

4.8.1. Klassifikation

Entsprechend der Bewegungsrichtung werden die Vergenzen wie folgt eingeteilt:

Konvergenz Beide Augen blicken zur Nase hin.

Divergenz Beide Augen blicken von der Nase weg.

Supravergenz (Sursumvergenz, Vertikaldivergenz) Ein Auge bewegt sich im Vergleich zum anderen nach oben. Näheres siehe 4.8.4. Vertikalvergenzen.

Inzyklovergenz Beide Augen machen eine Rollung, so daß das obere Ende des vertikalen Meridians eines jeden Auges sich zur Nase hin neigt.

Exzyklovergenz Beide Augen machen eine Rollung, so daß sich das obere Ende des vertikalen Meridians eines jeden Auges von der Nase weg bewegt.

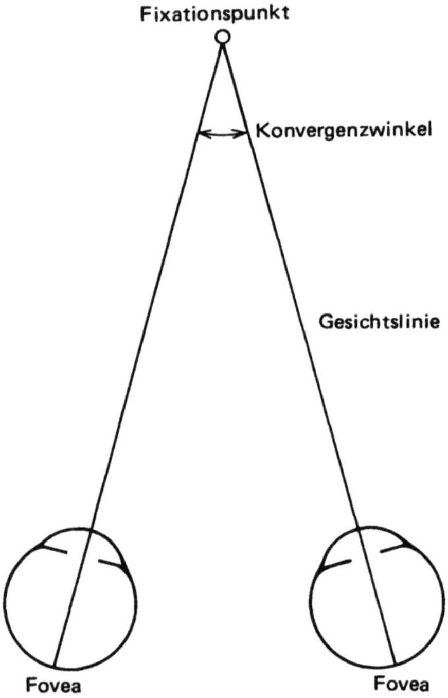

Abb. 44 Skizze zur Veranschaulichung des Konvergenzwinkels

4.8.2. Konvergenz

Bei der Konvergenz bewegen sich beide Augen auf die Nase zu, so daß sich die Gesichtslinien vor den Augen schneiden. Die Konvergenz gestattet es, daß bifoveales Einfachsehen in jeder Fixationsentfernung erhalten bleibt. Wenn die Augen in entsprechender Weise auf einen Gegenstand konvergieren, kann dieser in jedem Auge auf der Fovea abgebildet werden, und es wird damit die Fusion ermöglicht. Der Winkel, der während der Konvergenz durch die beiden Gesichtslinien gebildet wird, ist der Konvergenzwinkel (Abb. 44). Seine Größe hängt von der Fixationsentfernung ab und wird mit zunehmender Entfernung des fixierten Gegenstandes kleiner. Außerdem hängt er von der Interpupillarentfernung ab und wird mit deren Zunahme größer (Abb. 45 und 46).

Der Punkt, in dem sich die Gesichtslinien bei maximaler Konvergenzanstrengung schneiden, wird Nahpunkt der Konvergenz genannt. Er ist der naheste Punkt, in dem ein Gegenstand einfach gesehen werden kann. Er liegt immer näher am Auge als der Nahpunkt der Akkommodation.

Während des ganzen Lebens verändert sich die Konvergenz fast nicht. Sie verschlechtert sich nicht mit zunehmendem Alter, wie es bei der Akkommodation der Fall ist, aber sie verschlechtert sich unter bestimmten von der Norm abweichenden Umständen. Die Konvergenzkraft kann durch Übung verstärkt werden. Vom funktionellen Standpunkt aus betrachtet kann man verschiedene Arten der Konvergenz unterscheiden: eine tonische, eine akkommodative, eine fusionelle und eine Nahkonvergenz.

Tonische Konvergenz Tonische Konvergenz ist die Summe erregender und hemmender Einflüsse aus verschiedenen Quellen, so z. B. den Hirnrindenzentren, den subkortikalen Zentren, den Vestibularorganen oder der Kopf- und Nackenmuskulatur. Es handelt sich um eine gleichbleibende Grundinnervation. Tonische Konvergenz allein ist dann vorhanden, wenn die Einflüsse der Fusion, der Akkommodation und der Fixation vollkommen ausgeschlossen worden sind. Es ist nicht eine notwendige Folge einer Konvergenzbewegung, wenn die Augen eine Konvergenzlage einnehmen. So kann es unter dem Einfluß der tonischen Konvergenz zu einer stärkeren Konvergenzlage der Augen kommen, aber vom Standpunkt der absoluten Beurteilung gesehen kann es sich immer noch um eine Divergenz handeln. Tonische Konvergenz ist besonders auffällig in der Kindheit. Sie ist auch vom Vegetativum abhängig, und sie kann bei seelischen Erregungen wie Trotz, Angst oder auch Verlegenheit größer sein.

Akkommodative Konvergenz Normalerweise ist jede Veränderung der Akkommodation von einer Veränderung der Konvergenz begleitet. Das kann man leicht beweisen. Man läßt einen Menschen mit normalem binokularen Sehen eine

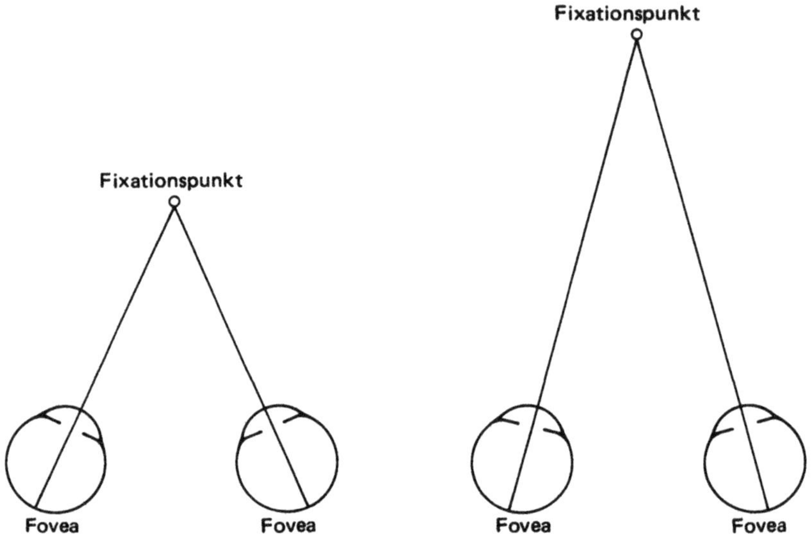

Abb. 45 Skizzen zur Darstellung der Verkleinerung des Konvergenzwinkels mit zunehmender Fixationsentfernung

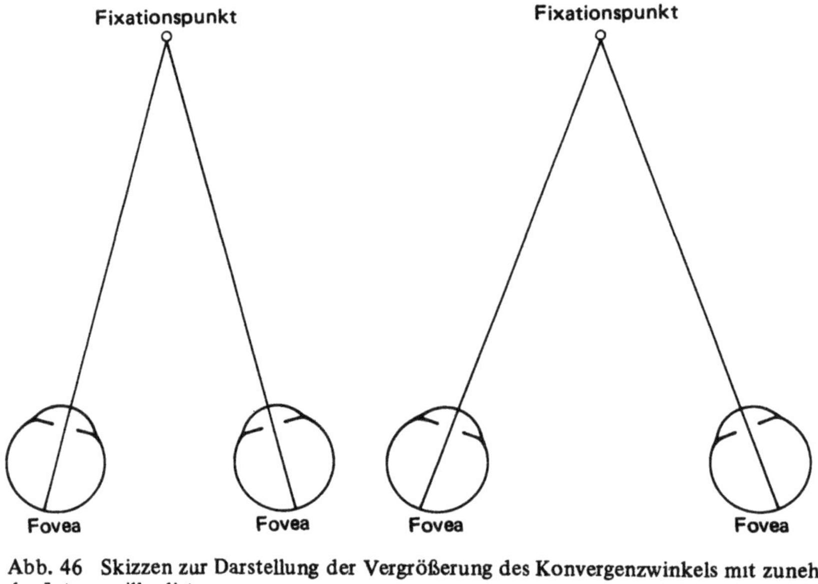

Abb. 46 Skizzen zur Darstellung der Vergrößerung des Konvergenzwinkels mit zunehmender Interpupillardistanz

entfernte Testmarke fixieren. Man verdeckt dabei ein Auge so, daß es die Testmarke nicht sehen kann. Wenn man eine Linse von –3 Dioptrien* vor das fixierende Auge hält, muß dieses 3 Dioptrien akkommodieren, um die Testmarke scharf zu sehen. Während der Proband akkommodiert kann man beobachten, daß das Auge, das nicht fixiert, eine gleichzeitige Konvergenzbewegung macht.

Diese Konvergenz, die eintritt, wenn die Augen akkommodieren oder wenn ein Nervenimpuls zur Akkommodation ausgelöst wird, ist eine Mitbewegung, eine synkinetische Bewegung und wird akkommodative Konvergenz genannt. Die quantitative Beziehung zwischen akkommodativer Konvergenz und Akkommodation wird durch den Quotienten AC/A (im angelsächsischen Sprachgebrauch AC/A ratio) ausgedrückt. In diesem Quotienten wird die akkommodative Konvergenz in Prismendioptrien* und die Akkommodation in Linsendioptrien* gemessen. Obwohl es Ausnahmen gibt, scheint es, daß bei der Mehrzahl der Menschen die AC/A ratio ein festes Verhältnis ist, so daß ein gleicher Betrag von akkommodativer Konvergenz mit jeder Dioptrie von Akkommodation auftritt. Lediglich an den beiden Enden der Skala, nämlich bei sehr wenig oder sehr ausgiebiger Akkommodation, gibt es keine lineare Beziehung mehr. So zum Beispiel wird es bei einem Menschen mit einer AC/A ratio von 4 : 1 bei einer Veränderung seiner Fixation von einem weiter gelegenen Gegenstand zu einem näher gelegenen Gegenstand, die eine Akkommodationszunahme von 3 Dioptrien benötigt, zu einer akkommodativen Konvergenz von 12 Δ akkommodativer Konvergenz kommen. Bei jungen Erwachsenen beträgt die durchschnittliche AC/A ratio ungefähr 3,5 Δ akkommodativer Konvergenz auf 1 D Akkommodation. Dieser Wert ist aber von Mensch zu Mensch unterschiedlich.

Viele einzelne Gesichtspunkte des Verhältnisses zwischen Akkommodation und akkommodativer Konvergenz sind noch nicht sehr gut bekannt. So zum Beispiel wissen wir noch nicht genau, ob das Verhältnis AC/A ein angeborenes, unveränderliches ist, oder ob es sich im Verlaufe des Lebens durch Umweltfaktoren bedingt entwickelt oder ob eine Kombination beider Möglichkeiten besteht, d. h. ob es eine angeborene Assoziation ist, die elastisch genug ist, um im Laufe des Lebens verändert zu werden. In diesem Zusammenhang ist es interessant, daß beim Fehlen retinaler Bilder, d. h. in vollständiger Dunkelheit, Konvergenz und Akkommodation zwar funktionieren, aber völlig abweichend voneinander.

Ferner wäre es von höchster Wichtigkeit zu wissen, warum es hohe und niedrige AC/A-Verhältnisse gibt. Die akkommodative Konvergenz hängt möglicherweise von der Innervation zur Akkommodation ab, die wiederum vom Akkommodationsreiz abhängig ist. Wenn man annimmt, daß Signale gleicher Größe gleichzeitig von einem Zentrum zu beiden Ziliarmuskeln ausgesandt werden und damit Akkommodation auslösen und auch zu den Mm. recti mediales und damit Konvergenz auslösen, dann wird das relative Ausmaß der Antwort dieser Muskeln die

* Zur Definition von Linsen- (D) und Prismendioptrien (Δ) siehe 7.1. und 7.2.

AC/A ratio bestimmen. Wenn die Antwort des Ziliarmuskels schwach ist, während die der Mm. recti mediales kräftig ist, dann wird die AC/A ratio hoch sein, denn es wird eine kräftige Konvergenz mit einer relativ geringen Akkommodation kombiniert. Andererseits kommt es bei einer kräftigen Reaktion der Ziliarmuskeln in Verbindung mit einer nur geringen Antwort der Mm. recti mediales zu einer niedrigen AC/A ratio.

Die Mehrzahl myopischer Menschen hat eine höhere AC/A ratio. Es gibt aber keine Korrelation zwischen der Höhe der Myopie und der Größe der AC/A ratio. Menschen mit einer Hyperopie tendieren zu einer niedrigeren AC/A ratio. Es wird jedoch keine Veränderung der AC/A ratio durch die Presbyopie gefunden. Daraus läßt sich ableiten, daß der Akkommodationsstimulus, d. h. die Aussendung von Nervenimpulsen für die Akkommodation eine Antwort auslöst, auch wenn die Linse nicht mehr in der Lage ist, ihre Form zu verändern und nur eine geringe oder gar keine Akkommodation stattfindet.

Fusionelle Konvergenz Eine der angeborenen Besonderheiten des normalen beidäugigen Sehens ist ein sehr fester Zwang, den fixierten Gegenstand einfach wahrzunehmen oder mit anderen Worten, Doppelbilder zu vermeiden. Das wird durch eine zerebrale Vereinigung der von beiden Augen ausgehenden Signale zu einer einfachen Wahrnehmung erreicht, ein Prozeß, der unter 3.6. als sensorische Fusion beschrieben wurde. Es wurde hervorgehoben, daß normalerweise eine sensorische Fusion dann eintritt, wenn der Gegenstand auf korrespondierenden Netzhautarealen in beiden Augen abgebildet wird. Als eine Voraussetzung für das Eintreten einer sensorischen Fusion müssen daher die Augen in eine solche Lage gebracht werden, daß der Fixationsgegenstand auf korrespondierenden Netzhautarealen beider Augen abgebildet wird, d. h. auf den Foveae. Diese so geartete Einstellung der relativen Augenposition, so daß sich die Gesichtslinien im Fixationspunkt schneiden, ist ebenso bedeutungsvoll für die Aufrechterhaltung des bifovealen Einfachsehens wie die sensorische Fusion. Es ist kein willkürlicher Vorgang, sondern einer der optomotorischen Reflexe, und er ist unter dem Namen Fusionsreflex oder motorische Fusion bekannt.

Der Reiz, der den Fusionsreflex auslöst und zu einer Einstellung der relativen Position der Augen führt, ist die Disparität, mit der das Objekt der Aufmerksamkeit auf den beiden Netzhäuten abgebildet wird, bevor die Fusion vollzogen wird. Die Absicht zur Fixation eines gewissen Gegenstandes ist natürlich eine notwendige Voraussetzung für die Aktivierung des Fusionsreflexes, da ja in jedem Augenblick viele Gegenstände mit retinaler Disparität in den beiden Augen abgebildet werden, ohne daß daraus jedesmal eine Fusionsbewegung resultiert. Wenn man retinale Disparität des Fixationsobjektes dadurch künstlich hervorruft, daß man ein kleines Prisma vor ein Auge eines Menschen mit normaler binokularer Sehfähigkeit hält, tritt eine schnelle kompensatorische Bewegung des Auges auf, um die hervorgerufene Diplopie zu überwinden. Diese Bewegung kann nicht unterdrückt werden, da sie ein Reflex ist.

Wenn die retinale Disparität klein ist, so ist der Zwang zur Fusion und die Geschwindigkeit, mit der sich die motorische Einstellung vollzieht, sehr groß. Je größer die Disparität ist, um so verzögerter und um so langsamer erfolgt die fusionelle Einstellungsbewegung. Schließlich wird ein Punkt erreicht, in dem die Disparität so groß ist, daß sie nicht mehr überwunden werden kann. In diesem Punkt ist dann eine willkürliche Konvergenzanstrengung erforderlich, um die Disparität so klein werden zu lassen, daß sie wieder einen adäquaten Stimulus für die Fusion darstellt und der Reflex eintritt. Wenn die Disparität dann sogar größer wird, wird keinerlei Fusion einsetzen. Wenn die Fusion einmal erreicht ist, wird sie reflektorisch aufrechterhalten, so daß die Augen auf den Fixationspunkt fest eingestellt sind bis die Fixation freiwillig geändert wird. Eine fusionelle Vergenz kann sowohl eine Konvergenz als auch eine Divergenz als auch eine vertikale Vergenzbewegung sein.

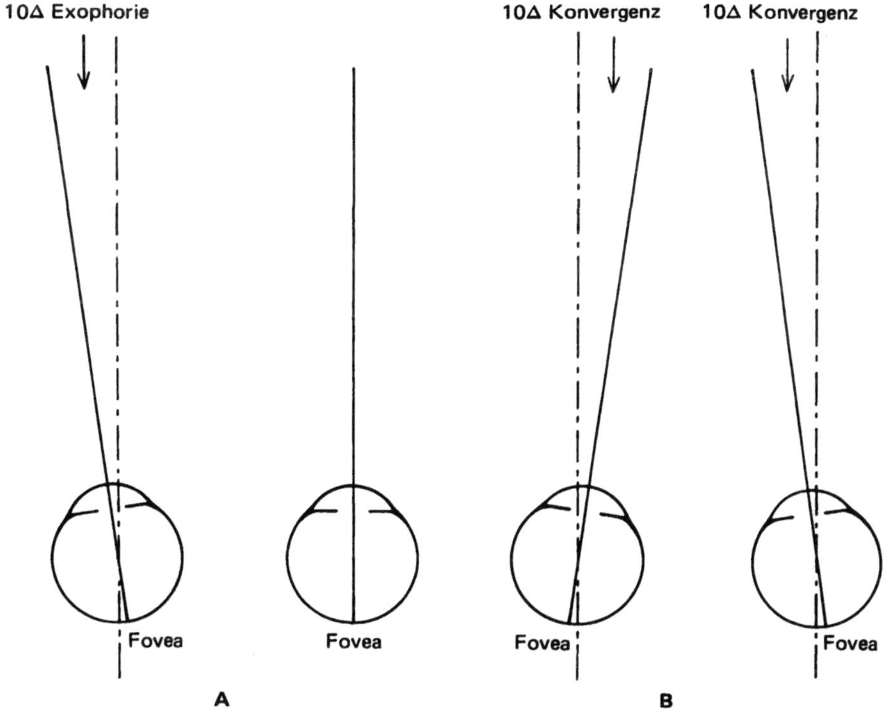

Abb. 47 Skizzen zur Veranschaulichung der positiven fusionellen Konvergenz. Die fusionsfreie Stellung ist 10 Δ Divergenz = A. B = Der Endpunkt fusioneller Konvergenz ist in diesem Beispiel erreicht, wenn die Augen in einer Stellung von 20 Δ Konvergenz sind (jedes Auge ist 10 Δ konvergent). Somit beträgt die gesamte fusionelle Konvergenz 30 Δ

Im täglichen Leben ist die fusionelle Vergenz oder die motorische Fusion ständig aktiv, um Heterophorie zu vermeiden. Eine Heterophorie ist eine Abweichung der Augen, die durch den Fusionsreflex verhindert wird. Fast jeder Mensch hat in einer bestimmten Fixationsentfernung eine leichte Abweichung von der idealen Augenrichtung, die für die bifoveale Fixation notwendig ist, die nur dann auftritt, wenn Fusion verhindert wird, z. B. wenn ein Auge verschlossen wird. Die Position, die dann eingenommen wird, ist die fusionsfreie oder Phorieposition. Wenn der Fusionsreflex nicht behindert wird, wird die Abweichung durch eine Fusionsbewegung korrigiert, und die Augen nehmen die Lage des Fusionserfordernisses oder der bifovealen Fixation ein. Die Phorieposition ist von Bedeutung, da sie der Ausgangspunkt für die Messung der Amplitude der fusionellen Konvergenz ist. Das gleiche gilt für die Messung der Amplitude der fusionellen Divergenz und der vertikalen Vergenzen, die auf den Seiten 93–95 besprochen werden.

Fusionelle Konvergenz, auch als positive fusionelle Konvergenz bezeichnet, ist die Konvergenz, die im Interesse des bifovealen Einfachsehens ohne Änderung einer anderen Funktion erzeugt werden kann. Die Amplitude der fusionellen Konvergenz wird durch die Phorieposition als Ausgangspunkt und den Verwischungspunkt als Endpunkt begrenzt. Letzterer ist die Begrenzung des klaren bifovealen Einfachsehens. Während der Messung der Fusionsamplitude, die später genau erläutert wird (Seite 188–192), werden die Augen gezwungen zunehmend zu konvergieren, um bifoveales Einfachsehen aufrechtzuerhalten. Wenn die Begrenzung der fusionellen Konvergenz erreicht ist, kann eine zusätzliche Konvergenz durch Anwendung der akkommodativen Konvergenz erzielt werden. Da jedoch diese Art der Konvergenz mit einer Akkommodation verbunden ist, führt ihre Benutzung zu einer Unschärfe des Sehens. Dies ist der Unschärfe- oder Verwischungspunkt.
Er zeigt an, daß die fusionelle Konvergenz erschöpft ist und daß der Patient zur akkommodativen Konvergenz Zuflucht nimmt, um ein weiteres bifoveales Einfachsehen aufrechtzuerhalten.

Beispiel Ein Patient hat eine Heterophorie, so daß seine Augen eine fusionsfreie Position von 10 Δ Divergenz einnehmen. Wenn Konvergenz folgt, wird das Testobjekt unscharf, wenn die Augen eine Stellung von 20 Δ Konvergenz einnehmen, nämlich jedes Auge 10 Δ Konvergenz. Die Amplitude der fusionalen Konvergenz ist daher 30 Δ (d. h. von 10 Δ Divergenz auf 20 Δ Konvergenz) (vgl. Abb. 47).

Die Tatsache, daß die fusionelle Vergenz ausgehend von der Phorieposition gemessen wird, wird besonders hervorgehoben, denn es gibt eine andere Messung, nämlich die der relativen Vergenzen. In diesem Falle beginnt die Messung von der Lage des fusionellen Bedarfs oder der bifovealen Fixation, aber es ist die gleiche motorische Fixation, die untersucht wird. Die Messung der relativen Vergenz gibt keinen wertvollen Informationshinweis auf die Amplitude des fusionellen Reflexes, denn sie vernachlässigt jede vorhandene Phorie. Im vorausgegangenen Beispiel erreicht der Patient seinen Unschärfepunkt nach einer Konvergenz von 20 Δ, gemessen von der Ausgangslage des fusionellen Bedarfs. Damit beträgt seine relative

Konvergenz 20 Δ. Jedoch bevor er die Lage des fusionellen Bedarfs erreicht hat, mußte er bereits 10 Δ Divergenz überwinden.

Es gibt natürlich keinen Grund, warum in der Praxis die Amplituden der fusionellen Vergenzen nicht so bestimmt werden sollten, indem man die relative Vergenz mißt und die Heterophorie und dann die letztere hinzuzieht oder abzieht. Die Größe der Amplitude der fusionellen Vergenz hängt ab von dem Bedürfnis oder dem Zwang zu fusionieren und ebenso von der Fähigkeit zur Fusion. Annäherungswerte für die Amplitude der fusionellen Konvergenz sind 10 Δ bis 25 Δ für das Sehen in der Ferne und 15 Δ bis 30 Δ für das Sehen in der Nähe. Die Amplitude der fusionellen Konvergenz schwankt in weiten Grenzen von Mensch zu Mensch. Wie später (S. 189) dargestellt wird, ist sie sehr schwer zu messen.

Nahkonvergenz (proximale Konvergenz) Ein gewisser Betrag von Konvergenz wird erforderlich, wenn die Fixation von einem entfernteren Punkt zu einem weniger entfernten Punkt übergeht einfach durch das Gefühl einer größeren Nähe des neuen Fixationspunktes. Dieser Typ der Konvergenz wird deshalb als Nahkonvergenz bezeichnet. Er scheint vollkommen von psychischen Faktoren abhängig zu sein, da er auch auftritt, wenn ein Mensch glaubt, er fixiert einen näher gelegenen Gegenstand, auch wenn dieser Gegenstand nicht näher gelegen ist. Ebenso wie die akkommodative Konvergenz zeigt die Nahkonvergenz eine lineare Beziehung zu Verdrängungen der Fixationsdistanz. In dieser Beziehung werden die Veränderungen der Entfernung nicht in Längeneinheiten ausgedrückt, d. h. nicht in Metern, sondern in Einheiten der Refraktion des Lichtes, d. h. in Dioptrien. So ist eine Veränderung der Fixation von unendlich auf 1 Meter eine Veränderung von 1 Dioptrie, so wie die Veränderung von 1 m auf 1/2 m. Es läßt sich dann feststellen, daß für jede Dioptrie Veränderung der Fixationsentfernung ein gleicher Betrag von Nahkonvergenz auftritt. Dieser Betrag ist etwa 1,5 Δ.

Willentliche Konvergenz Die Fähigkeit, die Augen willkürlich zu konvergieren, wird als willentliche Konvergenz bezeichnet. Nicht jeder Mensch kann das oder kann es erlernen.

Willentliche Konvergenz ist nicht Teil einer Konvergenzbewegung wie sie beim täglichen Sehen auftritt. Normale Konvergenzbewegungen beteiligen die vier Konvergenzfaktoren, die gerade aufgezählt worden sind (tonische, akkommodative, fusionelle und Nahfaktoren), während die willentliche Konvergenz ein getrenntes Phänomen darstellt.

4.8.3. Divergenz

Bei der Divergenz bewegen sich beide Augen von einer Ausgangslage nach außen, d. h. schläfenwärts.

Fusionelle Divergenz Fusionelle Divergenz oder negative fusionelle Konvergenz ist die Divergenz, die im Interesse eines bifovealen Einfachsehens ohne Veränderung einer anderen Funktion hervorgerufen werden kann. Die Amplitude der fusionellen Divergenz wird ebenfalls ausgehend von der Phorieposition der Augen wie die Amplitude der fusionellen Konvergenz gemessen. Im Falle der fusionellen Konvergenz war der Endpunkt der Amplitude, d. h. der Punkt der maximalen fusionellen Konvergenz, durch ein identisches Phänomen gekennzeichnet – nämlich durch den Anfang des Verschwimmens für Fern- und Nahsehen. Bei der fusionellen Divergenz ist der Endpunkt der Amplitude in seinem Wesen unterschiedlich für die Ferne und für das Nahsehen.

Während des Sehens in die Ferne, wenn also beide Augen maximal divergent sind, wird jenseits dieses Punktes Doppelsehen auftreten. Beim Nahsehen akkommodieren die Augen und, entsprechend der akkommodativen Konvergenz, gehen sie auch in eine Konvergenzstellung. Wenn also die Amplitude der fusionellen Divergenz erschöpft ist, aber immer noch mehr Divergenz benötigt wird, um ein bifoveales Einfachsehen aufrechtzuerhalten, kann der betreffende Mensch zu einer Erschlaffung seiner Akkommodation Zuflucht nehmen, und damit tritt automatisch ein Nachlassen der akkommodativen Konvergenz ein, so daß er eine mehr divergente Augenstellung einnimmt. Bei diesem Vorgang sind seine Augen natürlich nicht mehr genügend für den nahe gelegenen Gegenstand akkommodiert, und ein Verschwommensehen ist die Folge des Aufrechterhaltens des bifovealen Einfachsehens. Damit ist, wie im Falle der fusionellen Konvergenz, der Endpunkt der Amplitude der fusionellen Divergenz beim Sehen in die Nähe durch die beginnende Unschärfe charakterisiert. Anhaltswerte für die fusionelle Divergenz sind 4 Δ bis 8 Δ für Sehen in die Ferne und 12 Δ bis 18 Δ für Nahsehen.

Relative Divergenz ist in Übereinstimmung mit der Definition der relativen Konvergenz die Amplitude des Fusionsreflexes, gemessen von der Ausgangslage des Fusionsbedarfes und nicht von der Phorieposition.

Willentliche Divergenz Es ist nicht bekannt, ob willentliche Divergenz besteht. Natürlich ist es möglich, daß man die Augen aus der Konvergenzlage entspannt und damit in gewisser Weise eine mehr divergente Lage der Augen resultiert.

4.8.4. Vertikalvergenzen

Unfreiwillige Vergenzbewegungen können auch in vertikaler Richtung erfolgen, z. B. um eine vertikale Heterophorie auszugleichen. Entsprechend der Definition ist eine Vergenz eine disjugierte Bewegung, die dann entsteht, wenn sich die beiden Augen in entgegengesetzte Richtungen bewegen. In bezug auf die Vertikalbewegungen bedeuten entgegengesetzte Richtungen, daß sich ein Auge nach oben, während sich das andere nach unten bewegt. Die gleiche disjugierte Bewegung (z. B. wenn das rechte Auge nach unten geht und das linke Auge nach oben) kann eine Konvergenzbewegung sein (wenn das rechte Auge niedriger stand) oder eine Divergenzbewegung sein (wenn das rechte Auge höher stand), abhängig davon, ob sich die Augen einander annähern oder von einander wegbewegen. Was jedoch die Terminologie angeht, so werden Vergenzbewegungen in vertikaler Richtung lediglich als Divergenzen bezeichnet. Bei positiver vertikaler Divergenz bewegt sich das rechte Auge in bezug auf das linke nach oben. Das wird auch als rechtsseitige Supravergenz (oder Sursumvergenz) bezeichnet. Umgekehrt ist es bei einer negativen vertikalen Divergenz das linke Auge, das sich im Vergleich zum rechten nach oben bewegt. Das wird als eine linksseitige Supravergenz (oder Sursumvergenz) bezeichnet. Die Amplitude der vertikalen fusionellen Vergenz ist viel kleiner als die Amplitude der horizontalen fusionellen Vergenz, der Durchschnittsbetrag liegt bei 3 Δ bis 6 Δ.

4.8.5. Zyklovergenzen

Zyklovergenz ist eine Torsionsbewegung, die die relative Lage der Augen, d. h. die Lage der Augen zueinander, so verändert, daß die vertikalen Meridiane der beiden Augen sich aufeinander in entgegengesetzte Richtung bewegen. Bei einer Inzyklovergenz drehen sich die vertikalen Meridiane oben nach innen, während bei einer Exzyklovergenz sie sich unten nach innen drehen. Zyklovergenz ist keine willkürliche Bewegung, sondern erscheint unwillkürlich im Interesse der Fusion, um eine Zyklophorie zu kompensieren. Die Amplitude der Zyklovergenzen wird in Grad ausgedrückt. Anhaltswerte sind 6 bis 10° Inzyklovergenz und 4 bis 8° Exzyklovergenz.

Versionen und Vergenzen können zu gleicher Zeit auftreten. Daher kommt es bei einer Veränderung der Sehrichtung mit einer Veränderung der Fixationsentfernung sowohl zu einer Version als zu einer Vergenz, die sich dann zu einer kombinierten Einfachbewegung zusammensetzen.

4.8.6. Systeme der Messung des Vergenzwinkels

Die Größe des Winkels, den ein Auge während einer Vergenzbewegung beschreibt, kann in Prismendioptrien, Graden oder Meterwinkeln ausgedrückt werden. Am gebräuchlichsten ist die Bezeichnung in Prismendioptrien, also in der Einheit der Bemessung ophthalmologischer Prismen. Wie man Vergenzwinkel mißt und unter Verwendung einer der drei Einheiten zum Ausdruck bringt, ist unten am Beispiel der Konvergenz erklärt. Der Konvergenzwinkel war im Vorangehenden als Winkel zwischen den beiden Gesichtslinien beschrieben worden.

Prismendioptrien Eine Prismendioptrie bezeichnet eine Abweichung von 1 cm im Abstand von 1 m vom Prisma. Daher wären zwei Linien, die einen Winkel von 1 Δ bilden, in 1 m Abstand 1 cm voneinander entfernt.

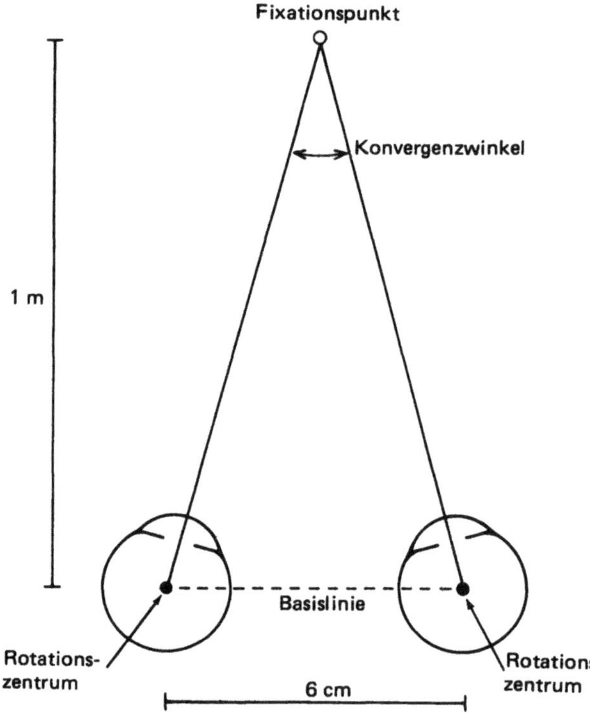

Abb. 48 Skizze zur Darstellung eines Konvergenzwinkels von 6 Δ

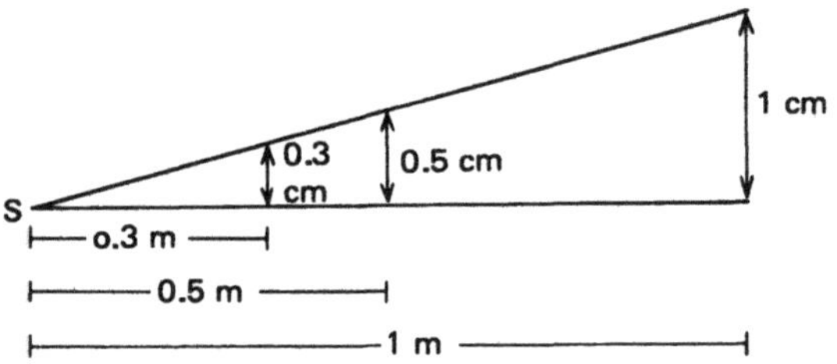

Abb. 49 Skizze zur Erläuterung geometrischer Beziehungen. Vom Punkt S aus divergieren 2 Geraden. Ihr Abstand an jedem beliebigen Punkt steht in einem konstanten Verhältnis zur Entfernung vom Punkt S (Strahlengesetze).

Die Abbildung 48 zeigt je eine vom Drehpunkt beider Augen ausgehende Linie. Diese Linien konvergieren auf einen Fixationspunkt zu, der sich 1 m von der beide Drehpunkte verbindenden Basislinie entfernt befindet. Nimmt man einen Pupillenabstand von 6 cm an, dann sind die Linien an der Basis 6 cm voneinander entfernt. Bei einem 1 m entfernten Fixationspunkt beträgt der Konvergenzwinkel dann 6 Δ. Wenn der Pupillenabstand 5,5 cm beträgt, wäre der Konvergenzwinkel 5,5 Δ. Mit anderen Worten: Immer dann, wenn man auf einen 1 m entfernten Punkt konvergiert, gleicht der Konvergenzwinkel in Prismendioptrien dem Pupillenabstand in Zentimetern. Wenn die beiden Linien, die einen Winkel von 1 Δ einschließen, in 1 m Entfernung 1 cm voneinander entfernt sind, dann sind sie in 0,5 m Entfernung 0,5 cm voneinander entfernt und in 0,3 m Abstand 0,3 cm (Abb. 49). Daraus folgt, daß der Konvergenzwinkel für jede beliebige Entfernung folgendermaßen bestimmt werden kann:

$$\begin{array}{c}\text{Konvergenzwinkel}\\ \text{in Prismendioptrien } \Delta\end{array} = \frac{\text{Pupillenabstand in cm}}{\text{Objektabstand in m}}$$

Wenn z. B. der Fixationspunkt 0,5 m entfernt ist und der Pupillenabstand 6 cm beträgt, ist der Konvergenzwinkel 12 Δ. Für Berechnungen ist die Objektentfernung der Abstand des Objektes von der Basislinie. Da die Basislinie eine imaginäre Linie zwischen den beiden Drehpunkten der Augen ist, von der aus man nicht messen kann, wird die Objektentfernung vom Nasenrücken oder, falls der Patient eine Brille trägt, von der Brillenebene aus unter Hinzufügung von 27 mm (0,027 m) gemessen. Diese 27 mm entsprechen einem durchschnittlichen Abstand zwischen dem Drehpunkt und einem vor dem Auge befindlichen Brillenglas.

Winkelgrade Die Anzahl der Bogengrade, die die Größe eines bestimmten Winkels charakterisieren, kann durch Berechnung des Tangens des Winkels gefunden werden. Die Abb. 50 zeigt ein Augenpaar, das auf einen Punkt in 1 m Entfernung als Fixationspunkt eingestellt ist. Der Winkel Alpha ist die Hälfte des Konvergenzwinkels. Wenn man die dem Winkel gegenüberliegende Seite durch die dem Winkel anliegende kürzere Seite dividiert, erhält man den Tangens des Winkels in einem rechtwinkligen Dreieck. Die gegenüberliegende Seite des Winkels ist die halbe Interpupillardistanz. Sie beträgt also im gewählten Beispiel 3 cm. Die dem Winkel Alpha anliegende kürzere Seite ist die primäre Sagittallinie. Im gewählten Beispiel ist sie 1 m lang.

Daraus folgt: $\tan\alpha = \frac{0{,}03}{1} = 0{,}03$

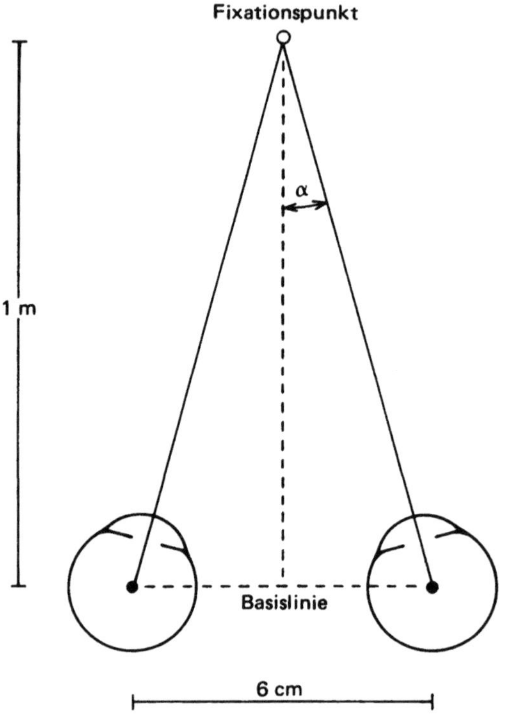

Abb. 50 Skizze zur Darstellung des Konvergenzwinkels in Grad. Die Division der halben Basislinie (in m) durch die Fixationsentfernung (in m) ergibt den Tangens der Hälfte des Konvergenzwinkels.

Wenn man eine Tabelle trigonometrischer Funktionen heranzieht, kann man finden, daß der Tangens des Winkels 1°44' den Wert 0,03 hat. Daher beträgt der Winkel der Konvergenz 2 x 1°44' oder 3°28' in dem gegebenen Beispiel. Im folgenden wird die allgemeine Formel für die Berechnung des Tangens der Hälfte des Winkels der Konvergenz gegeben:

$$\tan\left[\frac{1}{2}\ \text{Winkel der Konvergenz}\right] = \frac{1}{2}\ \frac{\text{Interpupillardistanz in m}}{\text{Objektabstand in m}}$$

Meter-Winkel Der Meter-Winkel wurde vorgeschlagen, um eine einfache Beziehung zwischen Akkommodation und Konvergenz herzustellen. Wenn sich die Fixationsentfernung so ändert, daß 1 Dioptrie Akkommodation erforderlich wird, so verändert sich die nötige Konvergenz um einen Meter-Winkel. Wenn z. B. die

Fixation sich von einem Punkt im Unendlichen auf 1 m verändert, so ist eine Dioptrie Akkommodation erforderlich, und die notwendige Konvergenz beträgt 1 Meter-Winkel. Wenn sich die Fixation von unendlich bis auf 0,5 m verändert, so sind 2 D Akkommodation erforderlich und die notwendige Konvergenz beansprucht 2 Meter-Winkel. Unglücklicherweise hat die ursprüngliche Definition des Meter-Winkels zu einer Verwirrung geführt, da sie sich nur auf ein Auge bezieht. Sie definiert den Meter-Winkel als den Winkel, um den sich ein Auge zu drehen hat, wenn sich die Fixation von unendlich bis auf einen Punkt in 1 m Entfernung verändert (Abb. 51). Trotz dieser Definition dürfen die Winkel der beiden Augen nicht einfach addiert werden, besser soll der Meter-Winkel entsprechend folgender Formel bestimmt werden:

$$\text{Meter-Winkel} = \frac{1}{\text{Objektentfernung in m}}$$

Im Gegensatz zu den Prismendioptrien oder den Graden, die beide absolute Einheiten darstellen, verändert sich der Meter-Winkel in seiner tatsächlichen Größe. Er ist unterschiedlich von einem Menschen zum anderen und verändert sich mit der Größe der Interpupillardistanz.

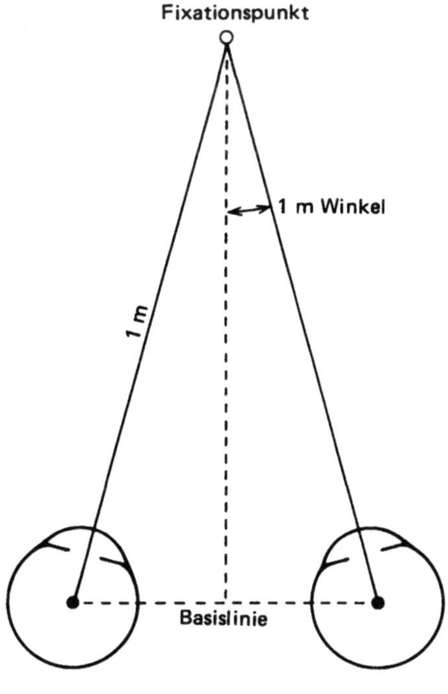

Abb. 51 Skizze zur Darstellung eines Meterwinkels der Konvergenz

5. Entwicklung des binokularen Sehens

Wegen der offensichtlichen Schwierigkeiten, die es bei der Prüfung der Sehfunktionen neugeborener Kinder gibt, haben wir nicht genügend genaue Informationen über die zeitliche Aufeinanderfolge der funktionellen Entwicklung. Obwohl grundlegende Sehfunktionen angeboren, also bei der Geburt bereits vorhanden sind, müssen andere komplexe Funktionen der binokularen Zusammenarbeit vor der festen Ausprägung des normalen bifovealen Einfachsehens erlernt werden.

Die anatomische Entwicklung der Augenhöhlen und der Augen ist bei der Geburt noch nicht abgeschlossen. Die Augenhöhlen verändern während der Kindheit weiterhin ihre Größe und ihre Form und der Winkel, den ihre Achsen miteinander bilden, nimmt im Verlauf der Jugend von 50° auf 45° ab. Zur gleichen Zeit wächst der Interpupillarabstand von einem durchschnittlichen Wert von 45 mm bei der Geburt auf ungefähr 55 bis 68 mm in der späteren Kindheit. Dementsprechend wächst der Konvergenzwinkel, der nötig ist, um einen Gegenstand in 33 cm Entfernung zu fixieren, von 13 Δ bis ungefähr 19 Δ. Der Winkel Lambda, der bei der Geburt positiv ist und ungefähr 10° beträgt, verkleinert sich etwa auf die Hälfte dieses Betrages während der postnatalen Entwicklung.

Der Augapfel wächst im postnatalen Leben ebenfalls weiter. Bei der Geburt beträgt sein Durchmesser etwa 17,5 mm, der durchschnittliche Augapfeldurchmesser im Erwachsenenalter beträgt 24 mm. Die meridionalen Fasern des Ziliarmuskels sind bei der Geburt bereits vollständig ausgebildet, aber der zirkuläre Anteil setzt sich innerhalb der ersten zwei Lebensjahre in seinem Wachstum fort. Das histologische Erscheinungsbild der Zäpfchen der Fovea verändert sich während der ersten Lebensmonate. Ihre elektronenmikroskopische Feinstruktur scheint jedoch bereits vollständig entwickelt zu sein. Die äußeren Augenmuskeln, obwohl sie noch nicht ihre endgültige Größe erreicht haben, funktionieren bereits bei der Geburt vollständig. Ebenso sind die Lagereflexe voll entwickelt, die angeboren und unbedingt sind.

Zur Zeit der Geburt gibt es noch keine bifoveale Fixation, und die binokularen Bewegungen sind noch nicht koordiniert. Die beiden Augen bewegen sich noch mehr oder weniger unabhängig voneinander. Daher ist die Fixation am Anfang nur eine monokulare. Die Hauptsehrichtung der zentralen Fovea und die Sehrichtungen der anderen Netzhautpunkte, bezogen auf die Hauptrichtung, sind angeboren.

Daher ist bereits zur Geburt eine monokulare Fixation vorhanden, aber sie ist sehr schwach. In der weiteren Entwicklung bedarf eine bewußte Fixation der Aufmerksamkeit und des Vorhandenseins eines Gegenstandes, der in der Lage ist, genügend Interesse des Kindes für eine genügend lange Zeit hervorzurufen. Der Grad geistiger Aktivität, der dafür erforderlich ist, überschreitet die Fähigkeit des neugeborenen Kindes. Das ist ein weiterer Grund dafür, daß die Fixation am Anfang nur bruchstückhaft vorhanden ist.

Ungefähr im Alter von zwei bis drei Wochen beginnt das Kind, bewußte Augenbewegungen zu machen und seine Augen auf ein Objekt des Interesses zu fixieren. Im Alter von vier bis fünf Wochen kann das Kind längere Zeit größere nahegelegene Gegenstände, die sein Interesse erwecken und beanspruchen, fixieren. Erst im Alter von drei Monaten wird die Fixation von einem reflektorischen Zustand in einen bewußten Vorgang umgewandelt. Obwohl sich die Augen bei der Geburt und kurz danach unabhängig voneinander bewegen, kommen bereits ziellose konjugierte Bewegungen vor. Ungefähr im Alter von sechs Wochen beginnen die beiden Augen rasch alternierend zu fixieren und kurze Zeit später beginnt das Kind binokular zu fixieren und macht konjugierte Folgebewegungen, die entweder einer Person oder nahegelegenen großen Gegenständen folgen. Anfangs sind diese Folgebewegungen in ihrem Charakter sakkadierend, aber sie werden zwischen dem dritten und fünften Lebensmonat allmählich glatt und kontinuierlich.

Disjugierte Vergenzbewegungen entwickeln sich nach den konjugierten Bewegungen. Konvergenz wird etwa vom dritten Lebensmonat an nachweisbar und stabilisiert sich ungefähr um den sechsten Lebensmonat. Fusionsbewegungen erscheinen zu der gleichen Zeit, so daß nach einer Unterbrechung der Fusion z. B. durch das Zwischenschalten eines Prismas vor ein Auge, eine Korrektionsbewegung auftritt, um die bifoveale Fixation wiederherzustellen. Fusionsbewegungen sind fest eingeschliffen im Alter von etwa einem Jahr. Die Sehschärfe wurde immer während der Zeit der Geburt als sehr schwach angesehen. Kürzlich erhaltene Zahlen zeigen jedoch, daß diese Ansicht möglicherweise falsch ist und daß das neugeborene Kind schon ein sehr gutes visuelles Auflösungsvermögen hat. Allerdings läßt dies den Grad der Entwicklung der analysierenden zerebralen Funktionen außer Betracht und beschränkt sich ganz streng auf das Auflösungsvermögen des visuellen Systems. Die Mehrheit der neugeborenen Kinder hat eine mäßige Hyperopie, die allmählich zu einem Durchschnittsbetrag von ungefähr 4 D im Alter von sechs bis sieben Jahren zunimmt. Dann beginnt sie wieder abzunehmen, bis schließlich im Alter von 20 Jahren eine mehr oder weniger stabile Refraktionsbedingung erreicht ist. Obwohl es bei der Geburt fast keine Akkommodation gibt, hat das Kind von ungefähr vier Monaten eine normale Akkommodationsamplitude. Die chronologische Entwicklung ist in Tabelle 3 zusammengefaßt.

Die Zeit, während der sich eine Schädigung oder ein Defekt des visuellen Systems manifestieren, ist der wichtigste Faktor im Hinblick auf die Folge, die eine Unter-

Tab. 3 Chronologie der Entwicklung

Alter	Anatomie	Funktion
Neugeborenes	Antero-posteriore Bulbuslänge 17,5 mm, Interpupillardistanz 45 mm; Winkel der Orbitaachsen 50 °, Winkel lambda (λ) bis zu 10 °, mäßige Hyperopie	Lagereflexe vorhanden, Hauptsehrichtung, monokulare Fixation
2 – 3 Wochen		Augenbewegungen zur Aufnahme monokularer Fixation
6 – 8 Wochen		Binokulare Fixation, konjugierte Bewegungen nachweisbar
3 Monate		Bewußte Fixation
3 – 5 Monate	Zapfen der Fovea voll entwickelt	Glatte konjugierte Bewegungen; Konvergenz nachweisbar, einige Fusionsbewegungen; gute Akkommodation
6 Monate		Stabile Konvergenz
1 Jahr		Gute Fusionsbewegungen
1 – $1\frac{1}{2}$ Jahre	Ziliarmuskel entwickelt	Akkommodation und Konvergenz sind verknüpft
6 – 7 Jahre	Hyperopiegipfel	
Erwachsener	Antero-posteriore Bulbusachse 24 mm, Interpupillardistanz 58–66 mm, Winkel der Orbitaachsen 45°, Winkel lambda (λ) 3–5°, Emmetropie.	

brechung bereits vorhandener Funktionen hat und im Hinblick auf die Behinderung der weiteren Entwicklung. Während der Entwicklungsjahre wird die Bahnung neuraler Wege und deren Funktionen ausschließlich durch den Reiz des normalen Gebrauchs bewirkt. Wenn dieser unterbrochen wird, verlieren die betreffenden Strukturen ihre funktionellen Fähigkeiten. Wenn natürlich die Unterbrechung eintritt, bevor eine gewisse Funktion sich gefestigt hat, wird es unmöglich sein, sie je zu erlernen. Daher ist das Alter eines Kindes beim Beginn einer Tropie von einer ganz besonderen Bedeutung für die Prognose und für die Entscheidung über die Behandlung. Je eher die Abweichung eintritt, um so weniger normale Funktionen haben sich entwickelt und um so leichter ist eine Störung bereits vorhandener Funktionen möglich. Wenn eine Störung der Entwicklung des bifovealen Einfachsehens zwischen dem 18. Lebensmonat und dem 2. Lebensjahr beginnt, ist die Prognose für ein späteres bifoveales Einfachsehen sehr schlecht. Hingegen kann durch eine entsprechende Behandlung eine später eingetretene Störung dennoch normale Funktionen bzw. deren Wiedergewinn gestatten.

II. Klassifikation und Messung

6. Klassifikation der sensorischen und neuromuskulären Anomalien

6.1. Sensorische Anomalien

Die sensorischen Anomalien, denen man in Verbindung mit Strabismus begegnet, sind meist sekundäre Veränderungen, die als ein Ergebnis der abnormen Stellung der Augen auftreten.

6.1.1. Suppression (Hemmung)

Suppression ist eine physiologische Erscheinung. Beim Strabismus hat sie den Zweck, die gesamte oder einen Teil der vom abgewichenen Auge übermittelten Information zu eliminieren und damit Ungleichheiten zwischen den Signalen von korrespondierenden Punkten der beiden Augen zu beseitigen. Sie ist nur während beidäugigen Sehens vorhanden.

6.1.2. Amblyopie

Amblyopie ist ein mangelhafter Ablauf bestimmter Sehfunktionen, von denen die Sehschärfe die wichtigste ist. Man findet dabei keine organischen Veränderungen, und man kann die mangelhaften Funktionen nicht durch optische Mittel bessern. Amblyopie ist nicht nur während des binokularen Sehens vorhanden, sondern auch während des monokularen Gebrauches des betreffenden Auges.

6.1.3. Exzentrische Fixation

Exzentrische Fixation ist eine Störung des Fixationsverhaltens eines amblyopen Auges. Während der monokularen Fixation ist das Auge so gedreht, daß der Fixationsgegenstand auf einem peripheren Netzhautareal abgebildet wird und nicht im Zentrum der Fovea, wie es normalerweise der Fall ist. Eine exzentrische Fixation tritt ungefähr in der Hälfte aller amblyopen Augen auf.

6.1.4. Anomale Netzhautkorrespondenz

Bei der anomalen Netzhautkorrespondenz arbeiten ursprünglich nicht korrespondierende Netzhautelemente der beiden Augen so zusammen, daß es zu einer abnormen Form der Fusion und des simultanen binokularen Sehens kommt. Wie in 11.2. erläutert wird, gibt es zwei Formen der anomalen Netzhautkorrespondenz, nämlich eine harmonische und eine disharmonische.

Bei der harmonischen anomalen Netzhautkorrespondenz besteht eine anomale Zusammenarbeit zwischen jenen Arealen der beiden Netzhäute, auf die der gleiche Gegenstand abgebildet wird. Das ist z. B. die Fovea des fixierenden Auges und ein peripherer Netzhautpunkt des abgewichenen Auges, auf dem das fixierte Objekt abgebildet wird.

Bei der disharmonischen anomalen Netzhautkorrespondenz haben die beiden Punkte, die miteinander in funktionellem Zusammenhang stehen, keine offenkundige Beziehung zueinander. So arbeitet z. B. die Fovea des fixierenden Auges weder mit der Fovea des anderen Auges, wie es unter normalen Bedingungen der Fall wäre, noch mit dem Punkt des abgewichenen Auges zusammen, der das Bild des fixierten Gegenstandes erhält. Vielmehr ist sie mit einem Punkt zwischen diesen beiden verbunden.

6.2. Neuromuskuläre Anomalien

Die Stellung eines jeden Augapfels oder Bulbus hängt erstens von den anatomischen Strukturen eines jeden Bulbus und zweitens von der Innervation der äußeren Augenmuskeln ab.

Die vielfältigen Strukturen und Gewebe des Bulbus halten das Auge innerhalb einer gewissen Stellung in der Orbita. Dazu gehören die äußeren Augenmuskeln, die Sehnenstrukturen, die Nerven und die Blutgefäße. Die Stellung, die von jeglicher Innervation unabhängig ist, wird als die „mechanisch festgelegte Lage“ bezeichnet. Sie existiert nur theoretisch und ist weder im Leben noch nach dem Tode demonstrierbar. Beim Lebenden läßt sie sich deshalb nicht nachweisen, weil es weder in tiefer Narkose noch im Koma je einen Augenblick gibt, in dem die äußeren Augenmuskeln überhaupt nicht innerviert und lediglich als tote Strukturen zu betrachten sind. Nach dem Tod kann sie deshalb nicht nachgewiesen werden, da organische Veränderungen sofort in allen Geweben auftreten.

Die Innervation der äußeren Augenmuskeln ist natürlich der wichtigste Faktor, der die Stellung der Augen beeinflußt. Der Zustand der Kontraktion eines äußeren Augenmuskels zu einem beliebigen Zeitpunkt ist das Resultat von gleichzeitigen

Erregungen und Hemmungen, die von unterschiedlichen kortikalen oder subkortikalen motorischen Zentren ausgehen. Es lassen sich drei Ebenen der Innervation unterscheiden:

1. Eine basale tonische Innervation ist immer vorhanden, sogar während Bewußtlosigkeit, Anästhesie und tiefem Schlaf. Unter diesen Bedingungen, vorausgesetzt, daß keine anderen Inntervationen die äußeren Augenmuskeln erreichen, befinden sich die Augen meistens in einer divergenten Stellung.
2. Im Zustand des Bewußtseins nehmen die Augen eine mehr konvergente Stellung ein, abhängig von zusätzlichen Reizen aus unterschiedlichen Quellen, so z. B. aus Lagereflexen, aus der tonischen Konvergenzinnervation und aus der Innervation des Fixationsreflexes.
3. Während bifovealen Einfachsehens bewirkt der Fusionsreflex eine Innervation, die die relative Lage der Augen so richtet, daß der fixierte Gegenstand auf der zentralen Fovea abgebildet wird.

6.2.1. Orthoposition

Ehe Abweichungen von der Lage, die die Augen im Idealfall für das bifoveale Einfachsehen haben müssen, definiert werden können, ist es notwendig, diese ideale Lage zu kennen. Die ideale Lage sei als die Lage des Erfordernisses der Fusion definiert, bei der sich beide Gesichtslinien im Fixationspunkt schneiden (Abb. 52). Aus Gründen der Kürze wird die Lage des Fusionserfordernisses in der folgenden Diskussion als Orthoposition bezeichnet.

6.2.2. Deviation (Schielen)

Die Bezeichnung ‚Augendeviation' (Schielen) beschreibt ein Abweichen von der Orthoposition. So können z. B. die Augen bei der Fixation eines nahegelegenen Gegenstandes ein Konvergenzdefizit aufweisen (Abb. 53). Obwohl die Augen vom absoluten Standpunkt aus betrachtet konvergent gestellt sind, sind sie in bezug auf die Orthoposition, die sie idealerweise für eine bifoveale Fixation haben müßten, divergent. Somit bezieht sich also der Ausdruck ‚Deviation' auf die relative Lage der beiden Augen.

6.2.3. Orthophorie

Wenn die Fusion unterbrochen wird, z. B. durch Abdecken eines Auges, bleiben die Augen bei einer kleinen Zahl von Menschen in der Orthoposition. Eine solche binokulare Zusammenarbeit bei fehlender Fusion wird Orthophorie genannt. Da-

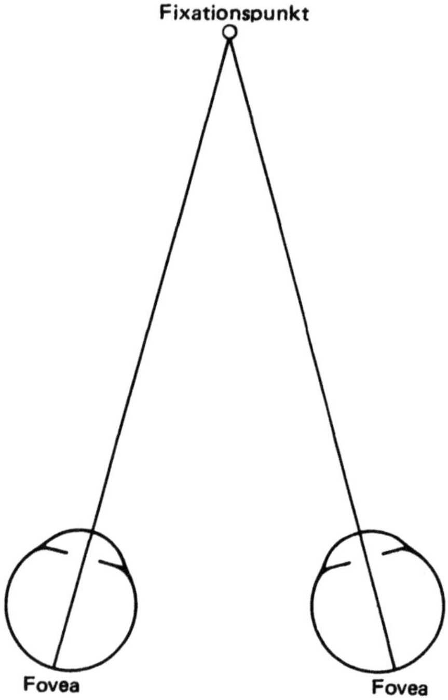

Abb. 52 Die Orthostellung – die Lage des Fusionsbedarfs, bei der sich beide Gesichtslinien im Fixationspunkt schneiden.

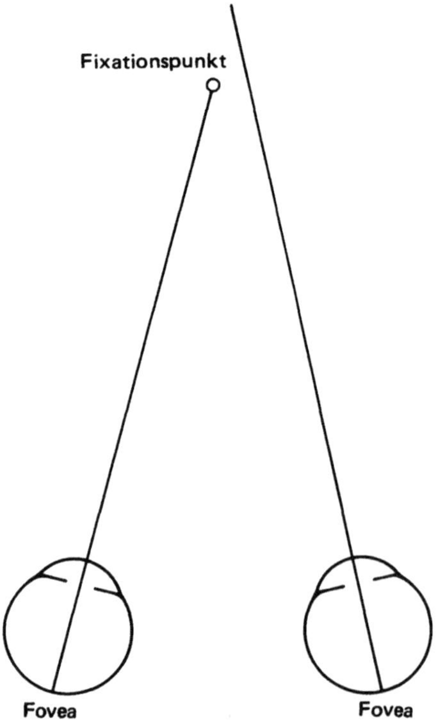

Abb. 53 Exodeviation: absolut gesehen sind die Gesichtslinien konvergent. In bezug auf die Orthostellung ist jedoch das rechte Auge divergent.

her kann man Orthophorie als eine Lage der beiden Augen bezeichnen, bei der sich die Gesichtslinien im Fixationspunkt schneiden, ohne daß eine Korrektur durch den Fixationsreflex zum Erhalten oder zum Aufrechterhalten dieser Lage nötig wäre. Es kann sein, daß ein Mensch nur in einer bestimmten Fixationsentfernung orthophorisch ist, während in anderen Entfernungen eine Korrektion der relativen Lagestellung der Augen durch den Fixationsreflex notwendig ist, um eine bifoveale Fixation zu erhalten.

6.2.4. Heterophorie

Im Gegensatz zur Orthophorie ist die Heterophorie eine Abweichung, eine Deviation der Augen aus der Orthoposition, wenn die Fusion unterbrochen ist. Während des binokularen Sehens wird die Deviation durch den Fusionsreflex überwunden.

6.2.4.1. Einteilung

Die Heterophorien werden entsprechend der Richtung eingeteilt, in die das nicht fixierende Auge aus der Orthoposition abweicht, wenn die Fusion unterbrochen wird. Dieser Zustand der Deviation während einer Unterbrechung der Fusion wird gewöhnlich als Dissoziation der Augen bezeichnet. Damit führt das Zudecken eines Auges zur Dissoziation der Augen.

Exophorie Das jeweils zugedeckte Auge weicht nach außen zur Schläfe ab.

Esophorie Das jeweils zugedeckte Auge weicht nach innen zur Nase ab.

Rechts-Hyperphorie Das rechte Auge weicht, wenn es abgedeckt wird, nach oben und das linke weicht, wenn es abgedeckt wird, nach unten ab.

Links-Hyperphorie Das linke Auge weicht, wenn es abgedeckt wird, nach oben und das rechte Auge nach unten ab.

Hypophorie Im allgemeinen wird dieser Ausdruck nicht verwendet, um eine Verwechslung mit der Hyperphorie zu vermeiden. Da der Ausdruck Phorie lediglich eine relative Stellung der Augen zueinander bezeichnet, sind die Ausdrücke Hyper- und Hypophorie miteinander austauschbar. Eine Rechtshyperphorie ist dasselbe wie eine Linkshypophorie.

Inzyklophorie Das jeweils abgedeckte Auge rollt nach innen.

Exzyklophorie Das jeweils abgedeckte Auge rollt nach außen.

6.2.5. Heterotropie

Eine Heterotropie ist eine Abweichung der Augen aus der Orthoposition, die durch den Fusionsreflex nicht beseitigt werden kann. Heterotropien können entsprechend der Richtung der Abweichung, der Konkomitanz der Abweichung, des Fixationsverhaltens und der Zeit des Einsetzens eingeteilt werden.

6.2.5.1. Einteilung entsprechend der Richtung des Schielens

Esotropie Ein Auge ist konvergent im Vergleich zur Orthoposition.

Exotropie Ein Auge ist divergent im Vergleich zur Orthoposition.

Rechts-Hypertropie Im Vergleich zum linken Auge ist das rechte Auge nach oben abgewichen.

Links-Hypertropie Im Vergleich zum rechten Auge ist das linke Auge nach oben abgewichen.

Rechts-Hypotropie Im Vergleich zum linken Auge ist das rechte Auge nach unten gewendet.

Links-Hypotropie Im Vergleich zum rechten Auge ist das linke Auge nach unten gewendet.

Ebenso wie bei den vertikalen Phorien können alle vertikalen Tropien lediglich als Hypertropien eingeteilt werden und damit kann der Begriff der Hypotropie vermieden werden. Jedoch legt der Ausdruck Hypertropie nicht fest, ob das nach oben oder das nach unten abgewichene Auge zur Fixation benutzt wird, während der Ausdruck Hypotropie sofort festlegt, daß das nach oben abgewichene Auge fixiert, während das andere hypotropisch ist.

Inzyklotropie Das abgewichene Auge ist nach innen gerollt.

Exzyklotropie Das abgewichene Auge ist nach außen gerollt.

In den Krankenblättern und in den Poliklinik-Karten werden die Deviationen gewöhnlich durch Symbole bezeichnet, die in Tabelle 4 zusammengestellt sind.

Tab. 4 Für Phorien und Tropien verwendete Symbole

	Phorie		Tropie	
	Ferne	Nähe	Ferne	Nähe
exo-	X	X'	XT	XT'
eso-	E	E'	ET	ET'
hyper-	H	H'	HT	HT'

6.2.5.2. Klassifikation entsprechend der Konkomitanz des Schielens

Konkomitierende Deviation Der Schielwinkel bleibt in allen Blickrichtungen konstant, gleich welches Auge fixiert.

Inkomitierende Deviation Der Schielwinkel ändert sich mit der Blickrichtung und mit dem fixierenden Auge.

6.2.5.3. Klassifikation entsprechend dem Fixationsverhalten

Unilaterale Deviation Das eine Auge weicht immer ab, während das andere Auge immer fixiert.

Alternierende Deviation Der Patient fixiert eine Zeitlang mit dem rechten Auge, während das linke abweicht, und eine Zeit fixiert er mit dem linken Auge, während das rechte Auge abweicht.

6.2.5.4. Klassifikation entsprechend dem Zeitpunkt des Eintretens

Kongenitaler Strabismus Eine Abweichung, die schon bei der Geburt vorhanden ist.

Erworbener Strabismus Eine Abweichung, die sich einige Zeit nach der Geburt entwickelt.

6.2.6. Scheinbarer Strabismus

Bestimmte Bedingungen, die fälschlich den Eindruck einer Schielstellung vermitteln, obwohl normale bifoveale Fixationsweise besteht, werden als scheinbarer Strabismus bezeichnet. Dazu gehören die folgenden Bedingungen:

1. Ein unnatürlich großer Winkel lambda (λ), worunter der Winkel zwischen der Gesichtslinie und der Pupillenachse verstanden wird. Er wird jetzt immer mehr durch den Winkel kappa (κ) ersetzt.
2. Epikanthus
3. Eine unnatürlich große oder kleine Entfernung zwischen beiden Pupillen (Interpupillardistanz).
4. Enophthalmus (ein zurückgesunkener Augapfel)
5. Exophthalmus (ein vorgetriebener Augapfel)
6. Deutliche Gesichtsasymmetrie

6.2.7. Phorie-Tropie

Bei dem gleichen Patienten kann eine Kombination von Phorie und Tropie erscheinen. Es können drei verschiedene Formen unterschieden werden. Es sind dies:

1. Die Tropie tritt zeitlich unterbrochen auf – Bei einer bestimmten Fixationsentfernung ist die Deviation zeitweise eine Phorie und zeitweise eine Tropie.
2. Die Tropie hängt von der Fixationsentfernung ab – Bei einer Fixationsentfernung ist die Abweichung eine Phorie und bei einer anderen Entfernung eine Tropie.
3. Monofixationsphorie – Eine Phorie und eine Tropie sollen zu der gleichen Zeit nebeneinander und bei der gleichen Fixationsentfernung bestehen. Es ist die Monofixationsphorie jedoch mit dem Mikrostabismus identisch, also eine Tropie.

6.2.8. Andere Störungen, die die binokulare Beweglichkeit beeinflussen

6.2.8.1. Alternierende Sursumduktion

Unter alternierender Sursumduktion versteht man weder eine Phorie noch eine Tropie. Jedes Auge weicht, wenn es abgedeckt wird, nach oben ab, während das andere Auge fixiert. Wenn man die Abdeckung entfernt, geht das Auge nach unten und kehrt in die Ausgangslage zurück, die entweder eine binokulare Fixation oder eine Heterotropie ist. Die Aufwärtsbewegung kann rückgängig gemacht werden, wenn ein Neutralfilter oder eine vernebelnde Linse vor das fixierende Auge gehalten wird und die Abdeckung des abgewichenen Auges bestehen bleibt.

6.2.8.2. Konvergenzinsuffizienz

Unter Konvergenzinsuffizienz versteht man die Unfähigkeit, die Konvergenz auf den normalen Nahpunkt von 6 cm aufrechtzuerhalten oder herzustellen, ohne daß eine übermäßige Anstrengung benötigt wird.

6.2.8.3. Supranukleare Blicklähmungen

Unter einer Blicklähmung versteht man die Unfähigkeit, eine konjugierte Augenbewegung in eine bestimmte Richtung auszuführen, in eine horizontale oder vertikale. Diese Abweichung wird gewöhnlich durch eine neurologische Störung verursacht. Die relative Lage der Augen zueinander bleibt ungestört, und deshalb tritt kein Strabismus auf. Eine Blicklähmung ist eine unvollständige Paralyse, eine Schwäche, aber nicht eine vollständige Unfähigkeit, eine konjugierte Blickbewegung in eine bestimmte Richtung auszuführen.

6.2.8.4. Internukleare Ophthalmoplegie

Eine internukleare Ophthalmoplegie ist ein inkomitierendes Schielen, das durch eine Hirnstammschädigung verursacht wird. Im Gegensatz zu einer supranukleären Schädigung, die eine Störung der Bewegung beider Augen verursacht, führt eine internukleäre Läsion zu einer monokularen Rotationsstörung und damit zu dem Bild eines inkomitierenden Schielens.

7. Optische Grundlagen

7.1. Das Licht

7.1.1. Theorien

Um die Eigenschaften des Lichtes zu erklären, ist es notwendig, zwei verschiedene Theorien anzuwenden: die Quantentheorie und die Wellentheorie.

7.1.1.1. Quantentheorie (Plancksche Theorie)

Aus dieser Theorie folgt, daß Energie in Form elektromagnetischer Strahlung in Teilchen- oder Wellendarstellung beschrieben werden kann. Für das Licht sind in Teilchendarstellung die Photonen die kleinste Einheit, die von der Lichtquelle ausgesandt den Raum durchsetzen, bis sie absorbiert werden. In der Technik hat sich jedoch die Wellendarstellung durchgesetzt.

7.1.1.2. Wellentheorie (Huygenssche Theorie)

Der Wellentheorie entsprechend wird das Licht von einer Quelle in Wellen ausgesandt, die sich in alle Richtungen ausbreiten. Lichtwellen haben unterschiedliche Länge, und durch diese Wellenlänge ist die Farbe des Lichtes definiert. So hat z. B. blaues Licht eine kürzere Wellenlänge als rotes Licht. Wenn alle Wellen eines Lichtstrahles die gleiche Länge haben, wird das Licht monochromatisch genannt. Ein solches Licht läßt sich nur schwer erzeugen, meist ist das Licht eine Mischung verschiedener Wellenlängen. So ist z. B. das Sonnenlicht oder das Licht von Fluoreszenzlampen oder von elektrischen Lichtquellen sehr unterschiedlicher Wellenlänge. Die Wellenlänge wird von einem Punkt der Welle bis zum nächsten entsprechenden Punkt der Welle gemessen (Abb. 54) und mit dem griechischen Buchstaben lambda bezeichnet.

Die Wellen, die von einer punktförmigen Lichtquelle in verschiedene Richtungen ausgesandt werden, bilden konzentrische Wellenringe um die Lichtquelle (Abb. 55), wie die Wellenfronten, die von einem Stein ausgehen, der ins Wasser geworfen wird.

7.1.2. Sichtbares Licht

Das sichtbare Licht ist nur ein kleiner Teil dessen, was als elektromagnetische Strahlung bezeichnet wird. Es umfaßt Wellen unterschiedlicher Länge von 400 nm bis 800 nm (1 nm = 1 Nanometer = 0,000001 mm). Die kürzeste bekannte Strahlung ist die kosmische Strahlung mit einer Wellenlänge von 1 Billionstel cm, während am langen Ende des Spektrums der elektromagnetischen Strahlen Wellenlängen von mehreren km liegen (Abb. 56). Abgesehen von der Wellenlänge gibt es keine physikalischen Unterschiede zwischen Licht und anderen Arten elektromagnetischer Strahlung.

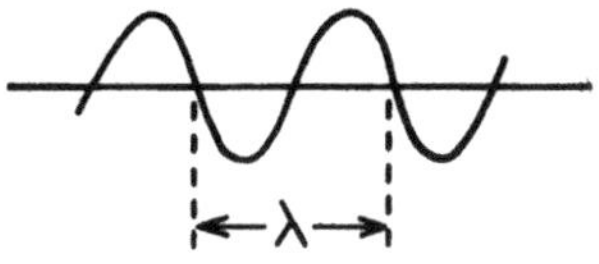

Abb. 54 Die Ausbreitung einer Welle

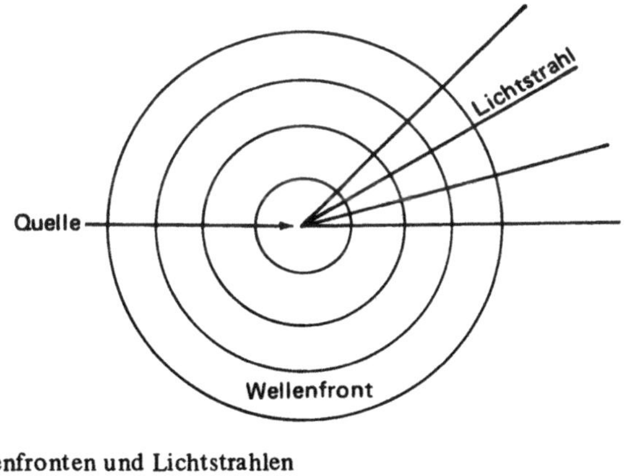

Abb. 55 Wellenfronten und Lichtstrahlen

Kosmische und γ-Strahlung	Röntgen-Strahlung	Ultraviolett-Strahlung	Sichtbares Licht	Infrarot-Strahlung	Bereich der radiotechnischen Informationsübertragung

kürzer ← Wellenlänge → länger

Abb. 56 Das Diagramm zeigt die verschiedenen Arten elektromagnetischer Strahlung

Wenn Licht durch ein Medium, z. B. durch Luft, geht und auf ein anderes Medium auftrifft, wird es einer der drei folgenden Erscheinungen unterworfen:

1. Absorption. Licht, welches in eine Substanz eintrifft aber sie nicht wieder verläßt, ist absorbiert worden. Es ist in Wärme umgewandelt worden und hat so seinen Charakter als Licht verloren.
2. Transmission. Licht kann in eine Substanz eindringen und sie unverändert wieder verlassen.
3. Reflektion. Licht kann nicht in eine Substanz eindringen und wird von ihrer Oberfläche wieder abgestrahlt.

Absorption, Transmission und Reflektion können sich in verschiedener Weise kombinieren, abhängig vom Winkel, mit dem das Licht auf die Oberfläche auftrifft und von der Natur des Mediums sowie von der Wellenlänge des Lichtes. Die Summe beträgt jedoch immer insgesamt 100 % des einfallenden Lichtes. So wird z. B. schwarzer Samt fast das gesamte Licht absorbieren, während er nur wenig reflektiert und transmittiert. Im Gegensatz dazu wird die versilberte Oberfläche eines Spiegels fast alles Licht reflektieren.

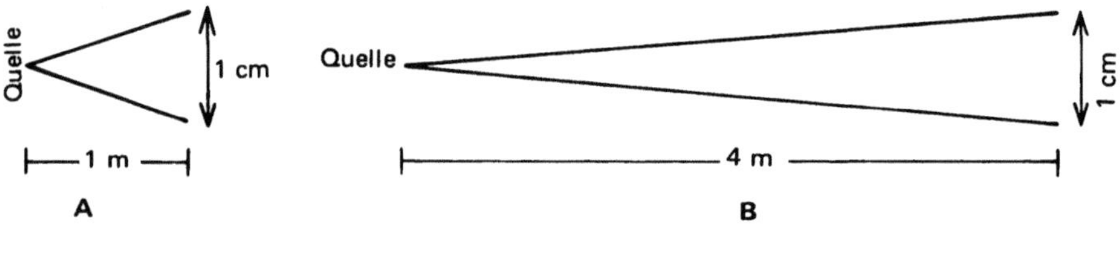

Abb. 57 Darstellung divergenter Lichtstrahlen. In A sind 2 von einer punktförmigen Lichtquelle ausgehende Strahlen 1 cm voneinander entfernt. Auch in B sind sie 1 cm voneinander entfernt, aber in einem vierfach größeren Abstand. Es ist offensichtlich, daß die beiden Strahlen in A mehr divergent sind als in B.

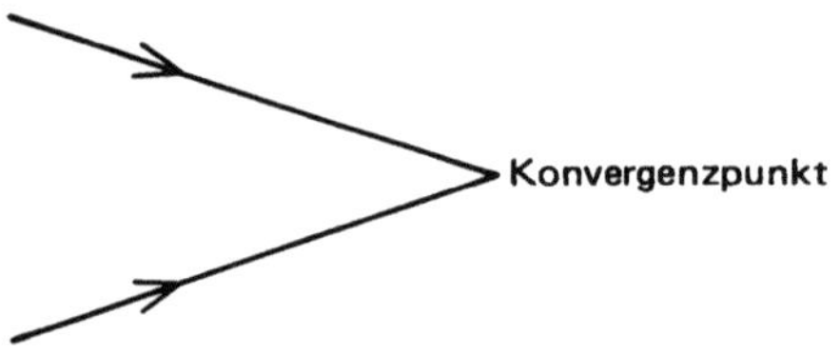

Abb. 58 Konvergente Lichtstrahlen

7.1.3. Lichtstrahlen

Lichtstrahlen sind ein theoretisches Konzept, das in der geometrischen Optik verwendet wird, um die direkte Ausbreitung des Lichtes darzustellen. Lichtstrahlen sind gedachte gerade Linien, die von der Lichtquelle aus in alle Richtungen divergieren (Abb. 55). Der Verlauf eines Lichtstrahles kann durch Reflektion, z. B. von einem Spiegel, verändert werden oder durch Refraktion, die z. B. auftritt, wenn Lichtstrahlen durch eine Linse hindurchtreten.

Es ist leicht zu verstehen, daß die Divergenz umso geringer wird, je weiter der Punkt von der Quelle entfernt ist, indem die Strahlen einen vorgegebenen Abstand (z. B. 1 cm) voneinander haben (Abb. 57).

Die Konvergenz wird umso geringer, je weiter der Schnittpunkt zweier Strahlen bei ebenfalls konstanter Basislinie (1 cm) von dieser entfernt ist.

Die Größe der Vergenz, sowohl der Konvergenz als auch der Divergenz, wird definitionsgemäß auf die Basislinie der Länge 1 cm bezogen und in Dioptrien (D) angegeben: Der Zahlenwert ergibt sich als Kehrwert der Entfernung (gemessen in m) des Schnittpunktes der Strahlen von der Basislinie 1 cm.

$$\text{Dioptrien} = \frac{1}{\text{Entfernung in Metern}}$$

Schneiden sich zwei konvergente Strahlen in der Entfernung von einem Meter bei einer Basislänge von 1 cm, so hat die Konvergenz den Wert eine Dioptrie. Bei einem Schnittpunktabstand von einem halben Meter ergibt sich der Wert zwei Dioptrien und bei 25 cm entsprechend vier Dioptrien.

7.1.3.1. Reflexion

Einfallspunkt Wie bereits erwähnt, wird Licht, das von einem Medium nicht hindurchgelassen und nicht absorbiert wird, von seiner Oberfläche zurückgeworfen. Der Punkt, an dem der Lichtstrahl auf die Oberfläche fällt, wird Einfallspunkt genannt (Abb. 59).

Die Normale des Oberflächenpunktes Die Normale eines Oberflächenpunktes ist eine gedachte Linie, die von diesem Punkt ausgehend senkrecht auf die Oberfläche verläuft (Abb. 60).

Einfallswinkel Der Einfallswinkel wird durch den einfallenden Lichtstrahl und die Normale der reflektierenden Oberfläche im Einfallspunkt gebildet (Abb. 61).

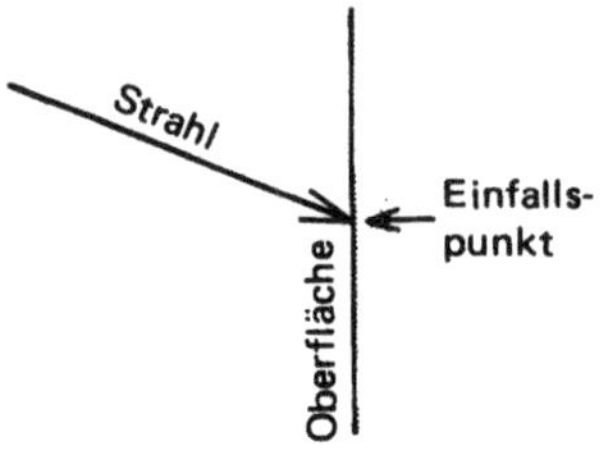

Abb. 59 Einfallspunkt eines Lichtstrahles

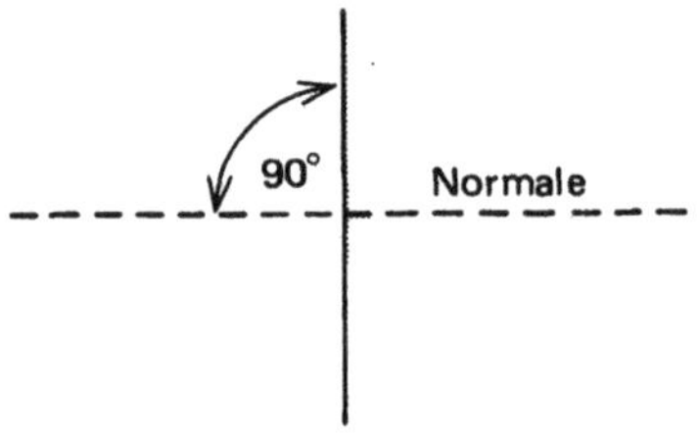

Abb. 60 Die Normale über einem Punkt der Oberfläche

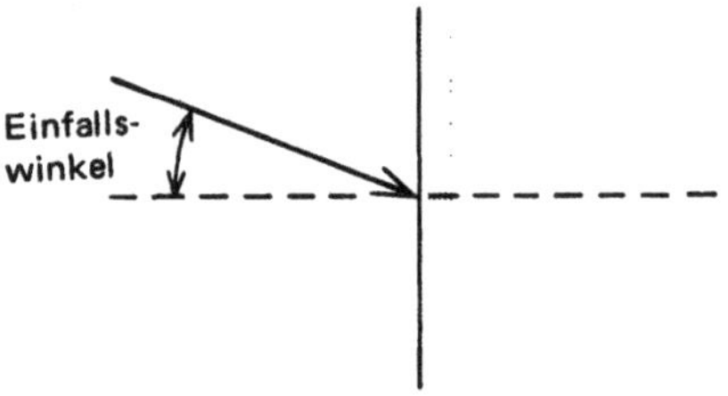

Abb. 61 Einfallswinkel eines Lichtstrahles

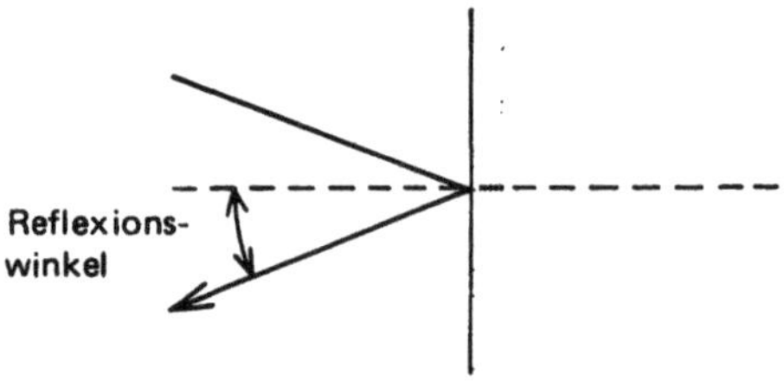

Abb. 62 Reflexionswinkel

Reflexionswinkel Der Reflexionswinkel wird durch den reflektierten Lichtstrahl und die Normale der reflektierenden Oberfläche im Einfallspunkt gebildet (Abb. 62). Für die Reflexion von Lichtstrahlen gelten die beiden folgenden Regeln:

1. Der Reflexionswinkel ist gleich dem Einfallswinkel.

2. Der Einfallsstrahl, die Normale und der reflektierte Strahl liegen alle in der gleichen Fläche.

7.1.3.2. Refraktion

Wenn Licht von einem Medium in ein anderes übertritt, wird an der Grenze der Medien die Richtung des Strahles geändert, falls nicht das Licht senkrecht auf die Grenzfläche auftrifft. Die Veränderung der Richtung wird Refraktion genannt. Sie entsteht dadurch, daß sich Licht in verschiedenen Medien mit verschiedener Geschwindigkeit ausbreitet.

Refraktionsindex Um die spezifische Geschwindigkeit des Lichtes in einem Medium zu bezeichnen, wird der Refraktionsindex (oder besser refraktive Index) verwendet. Es ist das Verhältnis der Geschwindigkeit des Lichtes im Vakuum zu seiner Geschwindigkeit in dem bestimmten Medium. Dieses Verhältnis wird der absolute Index der Refraktion genannt (spezifischer Brechungsindex).

$$\text{Absoluter Index der Refraktion} = \frac{\text{Lichtgeschwindigkeit im Vakuum}}{\text{Lichtgeschwindigkeit im betreffenden Medium}}$$

Ein Vergleich der Lichtgeschwindigkeit in einem Medium mit der Lichtgeschwindigkeit in einem anderen Medium, außer dem Vakuum, ergibt den relativen Index der Refraktion.

$$\text{Relativer Index der Refraktion} = \frac{\text{Lichtgeschwindigkeit im 1. Medium}}{\text{Lichtgeschwindigkeit im 2. Medium}}$$

Die Lichtgeschwindigkeit im Vakuum beträgt 300 000 km pro Sekunde. In Luft ist sie um 70 km pro Sekunde geringer. Für praktische Zwecke kann diese geringe Differenz vernachlässigt werden. Daher ist der Refraktionsindex in Luft 1. Je dichter ein Medium ist, um so höher ist sein Index. So ist z. B. die Lichtgeschwindigkeit in Glas 200 000 km pro Sekunde. Somit hat Glas einen Refraktionsindex von 1,5.

Einfallspunkt, Normale des Oberflächenpunktes und Einfallswinkel
Die vorhin angeführten Definitionen für den Einfallspunkt eines Strahles, für die Normale des Oberflächenpunktes und für den Einfallswinkel sind allgemeingültige Definitionen und für die Refraktion des Lichtes ebenso anwendbar wie für die Reflektion.

Refraktionswinkel Der Refraktionswinkel oder Brechungswinkel ist der Winkel zwischen dem gebrochenen Strahl und der Normalen auf der brechenden Oberfläche im Einfallspunkt (Abb. 63).

Wenn Licht in ein dichteres Medium eintrifft, wird es zur Normalen hin gebrochen. Wenn Licht in ein dünneres Medium eintritt, wird es von der Normalen weg gebrochen (Abb. 64).

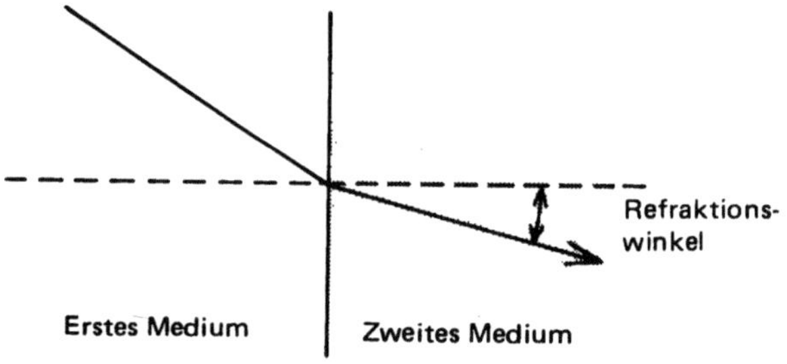

Abb. 63 Refraktionswinkel (Brechungswinkel)

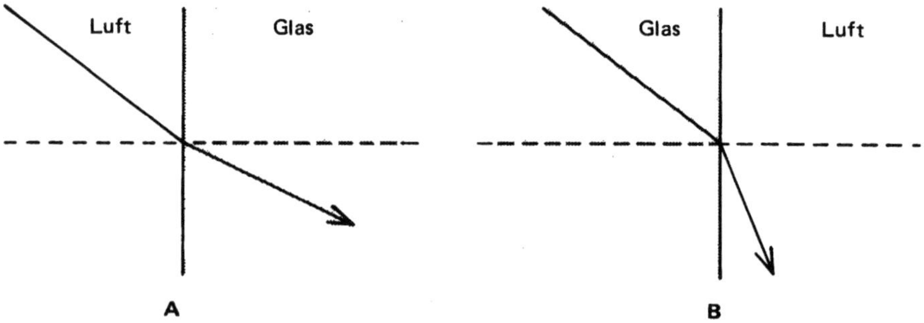

Abb. 64 Ein in ein dichteres Medium übergehender Lichtstrahl wird zur Normalen hingebrochen (A), und ein Lichtstrahl, der in das weniger dichte Medium übertritt, wird von der Normalen weggebrochen (B).

Für die Brechung von Lichtstrahlen gilt die folgende Regel: Der Einfallswinkel i und der Brechungswinkel r für jedes von zwei Medien verhalten sich zueinander so, daß das Verhältnis ihrer Sinus konstant ist:

$$\text{Relativer Brechungsindex (Refraktionsindex)} = \frac{\sin i}{\sin r}$$

7.2. Prismen

Prismen werden üblicherweise aus Glas oder Kunststoff hergestellt. Mindestens zwei ihrer Oberflächen sind plan und bilden miteinander einen Winkel (Abb. 65). Wenn Licht durch diese beiden Oberflächen hindurchtritt, wird es entsprechend der Refraktion an einer oder an beiden Oberflächen gebrochen. Der Betrag der Brechung hängt von der Größe des Winkels ab, den die beiden brechenden Oberflächen miteinander bilden. Je größer dieser Winkel ist, um so mehr werden die Strahlen abgelenkt.

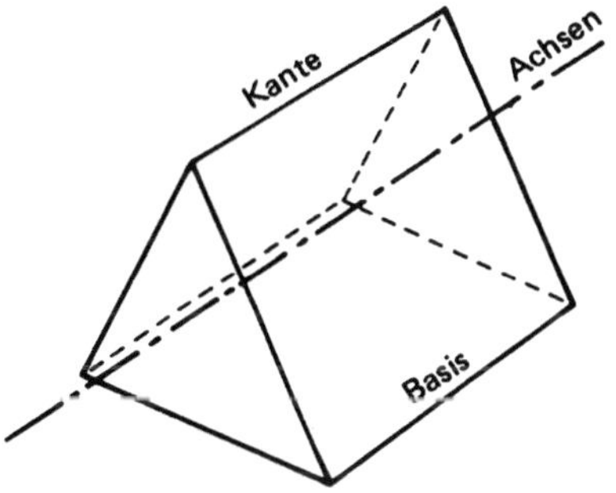

Abb. 65 Skizze eines Prisma

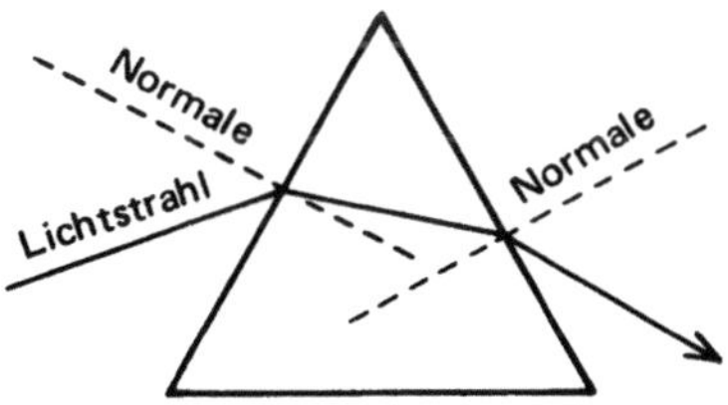

Abb. 66 Die Brechung eines durch ein Prisma hindurchgehenden Lichtstrahles

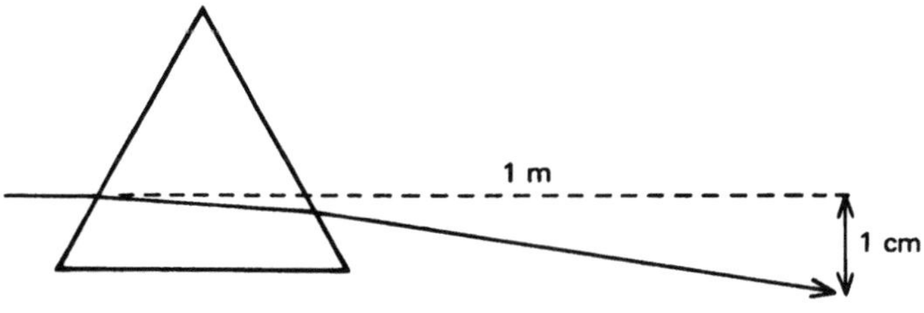

Abb. 67 Ein Prisma von 1 Δ Brechkraft lenkt einen Lichtstrahl in 1 m Abstand um 1 cm ab

Wenn man durch ein Prisma sieht, werden die Gegenstände in die Richtung der Prismenspitze verschoben. Ein durch das Prisma hindurchgehender Lichtstrahl wird jeweils in die gleiche Richtung gebrochen, nämlich zur Basis hin. An der ersten Oberfläche kommt er von einem dünneren in ein dichteres Medium und wird daher zur Normalen hin gebrochen, während er an der zweiten Oberfläche von einem dichteren in ein dünneres Medium gelangt und daher von der Normalen weggebrochen wird (Abb. 66).

Für ein bestimmtes Prisma ist der Betrag der Ablenkung nicht konstant, sondern vom Einfallswinkel abhängig. Ein Minimum an Ablenkung tritt ein, wenn der Strahl innerhalb des Prismas mit den beiden brechenden Oberflächen gleiche Winkel bildet. Da in fast allen Prismen die beiden brechenden Oberflächen mit der Basis gleiche Winkel bilden, tritt ein Minimum an Ablenkung dann ein, wenn der Strahl im Prisma parallel zur Basis verläuft.

Die Stärke eines Prismas in bezug auf die Ablenkung eines Lichtstrahles wird in Prismendioptrien ausgedrückt. Dafür gibt es das Symbol Δ, den großen griechischen Buchstaben delta. Eine Prismendioptrie ist die Abweichung von 1 cm in 1 m Entfernung vom Prisma (Abb. 67).

Ein Prisma von 2 Δ lenkt den Lichtstrahl in 1 m Entfernung um 2 cm ab.

7.3. Linsen

Wie Prismen werden Linsen aus durchsichtigem Material hergestellt (Glas, Kunststoff oder Quarz). Entweder eine oder beide Linsenoberflächen sind gekrümmt. Wenn die Oberflächen so gekrümmt sind, daß sie als Teil einer Kugel aufgefaßt werden können, spricht man von einer sphärischen Linse. Abhängig von ihrer Form werden Linsen in konvexe (plus, +) oder in konkave (minus, –) Linsen eingeteilt. Konvexlinsen (Pluslinsen) verändern den Verlauf paralleler Strahlen so, daß nach ihrem Durchtritt ein konvergenter Konus entsteht. Diese Linsen können bikonvex oder plankonvex oder ein konvexer Meniskus sein (Abb. 68). Sie alle sind im Zentrum dicker als in der Peripherie. Konkavlinsen (Minuslinsen)

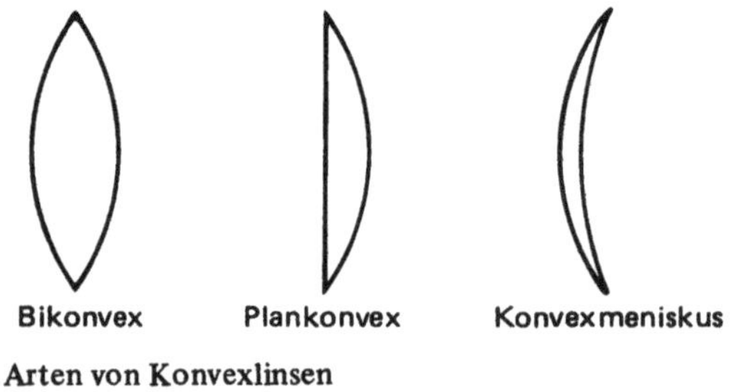

Abb. 68 Verschiedene Arten von Konvexlinsen

sind im Gegensatz dazu im Zentrum dünner als in der Peripherie. Sie verändern den Verlauf paralleler Lichtstrahlen so, daß ein divergenter Strahlenkonus resultiert. Sie können bikonkav, plankonkav oder ein konkaver Meniskus sein (Abb. 69).

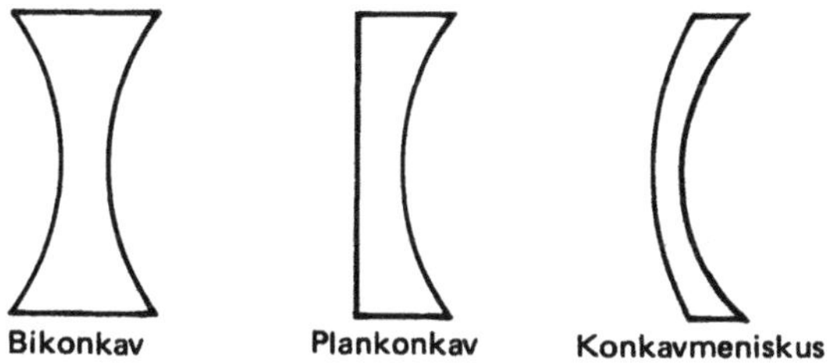

Abb. 69 Verschiedene Arten von Konkavlinsen

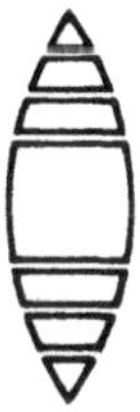

Abb. 70 Eine Linse kann als aus einem Satz von Prismen zusammengesetzt betrachtet werden

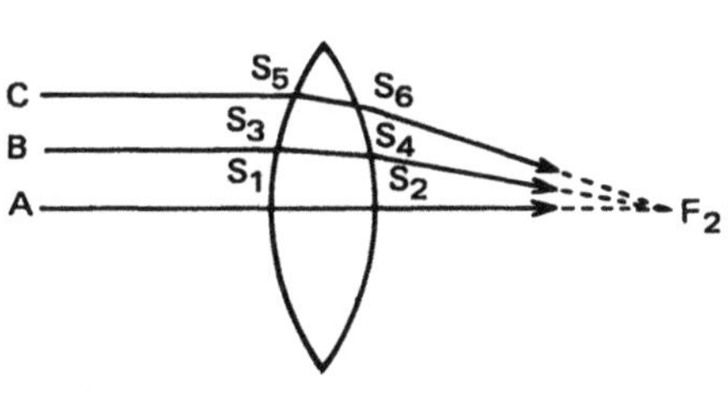

Abb. 71 Darstellung von Strahlen, die durch die Linse hindurchtreten und zum zweiten Brennpunkt F_2 hingebrochen werden.
A: Ein durch das Linsenzentrum verlaufender Strahl bleibt ungebrochen, da die Oberflächenteile S_1 und S_2 parallel zueinander verlaufen.
B: Ein Strahl, der durch einen weiter peripher gelegenen Linsenabschnitt verläuft, wird gebrochen, da S_3 und S_4 gegeneinander geneigt sind.
C: Ein Strahl, der durch einen noch weiter peripher gelegenen Linsenabschnitt verläuft, wird noch mehr gebrochen, weil S_5 und S_6 noch mehr geneigt sind

Für didaktische Zwecke kann eine Linse als ein zusammengesetztes Prisma bzw. als ein Satz von Prismen betrachtet werden (Abb. 70). Licht, das durch das Zentrum beider Oberflächen der Linse verläuft, wird nicht abgelenkt, da im Zentrum der Linse beide Oberflächen parallel zueinander verlaufen und der Lichtstrahl senkrecht auffällt (Abb. 71). Zur Linsenperipherie hin bilden die beiden Oberflächen immer größer werdende Winkel miteinander. Daher nimmt die Ablenkung der Lichtstrahlen zur Linsenperipherie hin zu.

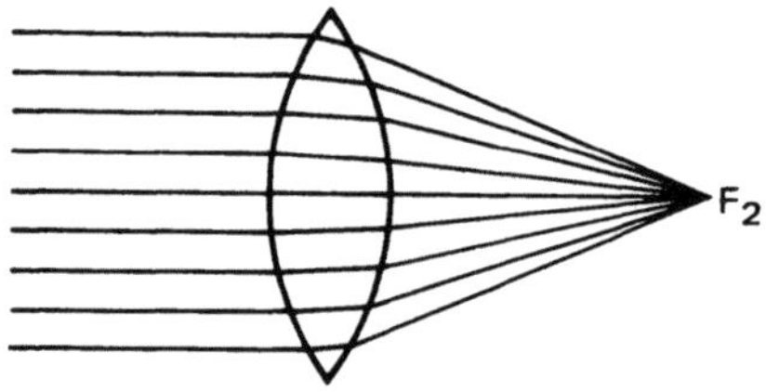

Abb. 72 Parallel einfallendes Licht wird durch eine Konvexlinse im 2. Brennpunkt gesammelt

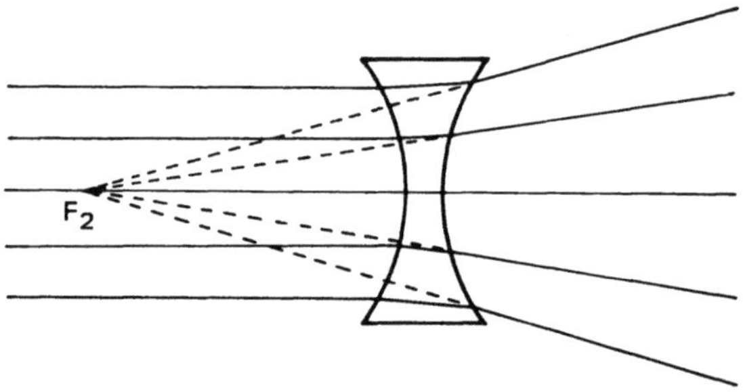

Abb. 73 Parallel auf eine Konkavlinse auffallendes Licht wird so divergent gemacht, als käme es vom 2. Brennpunkt F_2 der Linse

Die Angaben der folgenden Abschnitte sind für die Optik von Linsen wichtig.

Hauptachse Die Hauptachse einer Linse ist eine Linie, die durch das Linsenzentrum verläuft und im Schnittpunkt auf beiden Linsenoberflächen senkrecht steht.

Hauptbrennpunkt (Hauptfokus) Der Hauptfokus ist der Punkt, in dem sich alle zur Hauptachse parallelen Strahlen nach der Brechung durch eine konvexe Linse schneiden (Abb. 72) oder von dem sie nach Brechung durch eine Konkavlinse auszugehen scheinen (Abb. 73). Jede Linse hat zwei Hauptbrennpunkte:

einen auf der rechten Seite, wenn paralleles Licht die Linse von links her durchsetzt und einen auf der linken Seite, wenn das Licht von rechts kommt.

Hauptbrennweite Die Hauptbrennweite ist die Entfernung zwischen der Linse und einem Hauptfokus. Je stärker die Krümmung der Linsenoberfläche ist, um so kürzer ist die Brennweite. Eine Hauptbrennweite befindet sich vor der Linse und die andere hinter der Linse. Beide sind gleich groß, falls das Medium auf beiden Seiten der Linse das gleiche ist (z. B. Luft).

Brennpunktebene (Fokusebene) Die Fokusebene ist die Ebene, die durch den Brennpunkt verläuft und auf der Hauptachse senkrecht steht.

Brechkraft (Vergenzkraft) Die Brechkraft oder Vergenzkraft oder Stärke einer Linse wird durch den Grad der Vergenz eines hindurchtretenden Lichtstrahles gekennzeichnet. Wenn die Linse konvex ist, wird der Strahl konvergent (oder in bestimmten Fällen weniger divergent). Wenn die Linse konkav ist, wird der Strahl stärker divergent (oder in bestimmten Fällen geringer konvergent). Die Linsenstärke wird in Dioptrien ausgedrückt (D).

$$\text{Linsenstärke (D)} = \frac{1}{\text{Brennweite in Metern (m)}}$$

Optischer Mittelpunkt Der optische Mittelpunkt einer Linse ist derjenige Punkt auf der Hauptachse, durch den Lichtstrahlen verlaufen, ohne in ihrer Richtung durch die Linse abgelenkt zu werden.

Bildkonstruktion Ein Bild ist aus einer unendlichen Zahl von Bildpunkten zusammengesetzt und in jedem dieser Punkte sammeln sich alle Strahlen, die von korrespondierenden Punkten des Objektes (Objektpunkte genannt) ausgehen. Es gibt zwei Arten von Bildern: reelle und virtuelle.

Reelles Bild Wenn sich die Strahlen eines Objektpunktes nach der Brechung durch eine Linse schneiden, d. h., wenn sie konvergent verlaufen, treffen sie sich so, daß sie einen Bildpunkt entstehen lassen. Ein reelles Bild kann deshalb auf einem Schirm aufgefangen werden (Abb. 74).

Virtuelles Bild Wenn nach der Refraktion durch eine Linse Strahlen von einem Objektpunkt divergent sind so scheint es, als gingen sie von einem Punkt vor der Linse aus (Abb. 73). Da diese Strahlen divergent verlaufen, kann dieser Punkt auf einem Schirm nicht abgebildet werden. Er ist nur ein gedachter Punkt. Ein virtuelles Bild kann aber vom Auge gesehen werden, da dessen optisches System die divergierenden Strahlen so bricht, daß ein reelles Bild auf der Netzhaut entsteht (Abb. 75). Ein Beispiel für ein virtuelles Bild ist das Bild eines Gegenstandes in einem Spiegel.

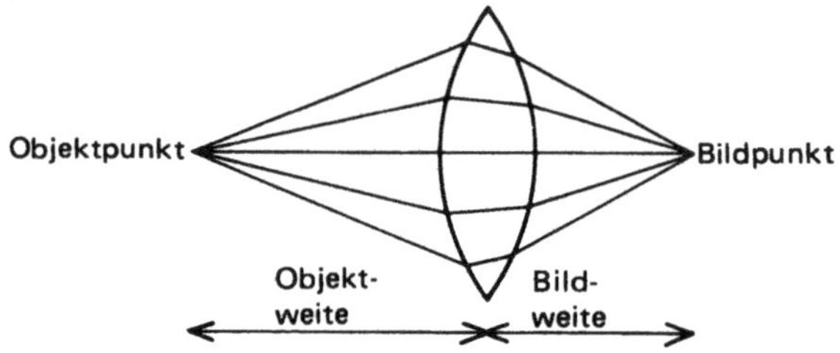

Abb. 74 Divergentes Licht von einem Objektpunkt wird in konvergentes verwandelt, um einen Bildpunkt zu bilden

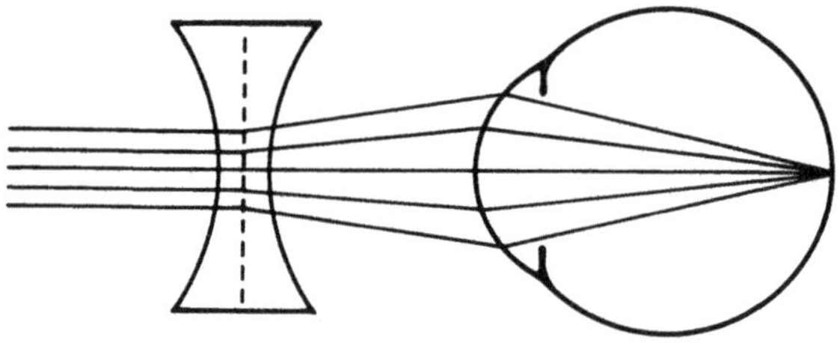

Abb. 75 Divergentes Licht, das durch das optische System des Auges gebrochen wird, bildet einen Bildpunkt auf der Netzhaut

Die obengegebene Definition eines Bildes muß daher im Falle eines virtuellen Bildes abgeändert werden, da divergente Strahlen nicht auf einen Punkt gerichtet sind, sondern von einem Punkt auszugehen scheinen. Solche Punkte, von denen die divergenten Strahlen auszugehen scheinen, sind Punkte des virtuellen Bildes. Somit werden Strahlen, die von einem bestimmten Bildpunkt schon divergent ausgehen, nach dem Durchlaufen der negativen Linse noch stärker divergent, so daß sie von einem anderen Punkt als dem tatsächlichen Objektpunkt auszugehen scheinen. Dieser Punkt, von dem sie auszugehen scheinen, ist der Bildpunkt eines bestimmten Objektpunktes. Das virtuelle Bild besteht also aus Bildpunkten, von denen jeweils divergente Strahlen auszugehen scheinen. Tatsächlich aber gehen diese Strahlen von Objektpunkten aus.

Gegenstandsentfernung (Gegenstandsweite, Objektweite) Die Gegenstandsweite ist die Entfernung zwischen dem Gegenstand und der Linse (Abb. 74).

Bildentfernung (Bildweite) Die Bildentfernung ist der Abstand zwischen der Linse und dem Bild (Abb. 74).

Gegenstandsweite und Bildweite haben eine feste Beziehung untereinander. Wenn unter sonst unveränderten Bedingungen (die gleiche Linse) die eine kleiner wird, wird die andere größer.

Die Lage und die Größe eines Bildes, das von einer bestimmten Linse erzeugt wird, kann grafisch dargestellt werden. Die grafische Konstruktion eines Bildes kann unter Verwendung von drei Strahlen vorgenommen werden, deren Verlauf sich leicht darstellen läßt:

1. Ein Strahl von einem Objektpunkt zur Linse parallel zu der Hauptachse. Jeder parallele Strahl wird so gebrochen, daß er nach der Brechung durch den zweiten Brennpunkt verläuft.
2. Ein Strahl vom gleichen Objektpunkt durch das Zentrum der Linse. Jeder Strahl, der durch das optische Zentrum der Linse verläuft, geht ungebrochen als gerade Linie weiter.
3. Ein Strahl vom gleichen Objektpunkt durch den 1. Brennpunkt der Linse. Jeder Strahl, der vom Fokus ausgeht, verläuft nach der Brechung parallel zur Hauptachse.

Wenn man die Größe und die Lage eines von einer Konvexlinse erzeugten Bildes bestimmt und das Objekt sich in unterschiedlicher Entfernung von der Linse befindet, kann man folgendes feststellen:

1. Ein Gegenstand, der sich vor dem 1. Brennpunkt einer Linse befindet, erzeugt ein reelles umgekehrtes Bild. Je weiter der Gegenstand vom Fokus entfernt ist, um so kleiner wird das Bild und um so näher liegt es am 2. Brennpunkt (Abb. 76).
2. Ein Gegenstand, der sich im 1. Brennpunkt der Linse befindet, erzeugt kein Bild, denn alle Strahlen des Objektpunktes bilden nach Durchtritt der Linse ein paralleles Bündel (Abb. 77).
3. Ein Gegenstand, der sich zwischen 1. Brennpunkt und Linse befindet, erzeugt kein reelles Bild, sondern ein aufrechtes virtuelles, das größer als der Gegenstand selbst ist. Die Linse wirkt als Vergrößerungsglas (Abb. 78).

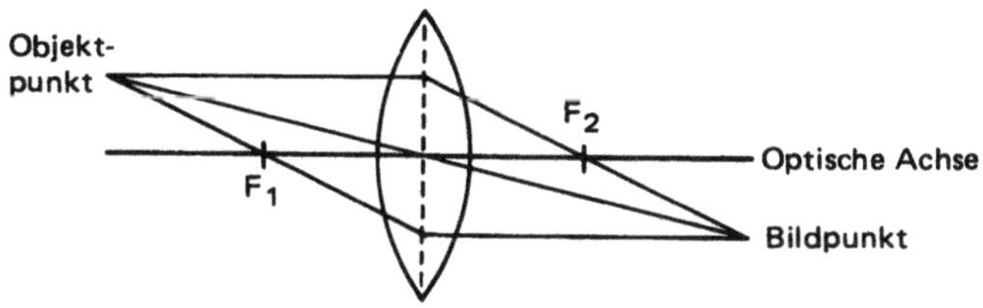

Abb. 76 Mit einer Konvexlinse wird ein reelles umgekehrtes Bild eines Gegenstandes erzeugt, der weiter als der Hauptbrennpunkt der Linse entfernt ist.
F_1 = 1. Brennpunkt
F_2 = 2. Brennpunkt

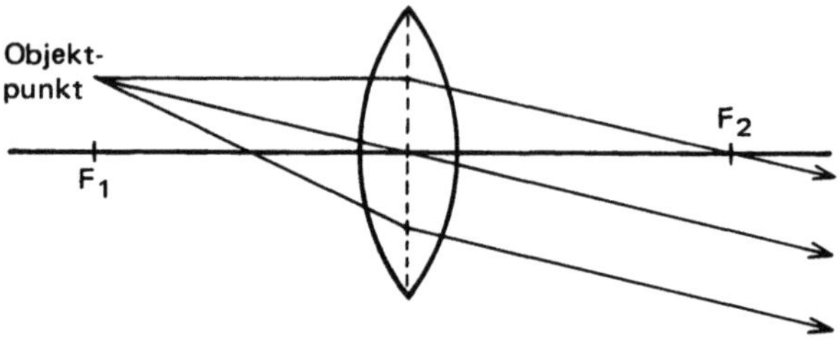

Abb. 77 Mit einer Konvexlinse läßt sich kein Bild erzeugen, wenn sich der Gegenstand im Hauptbrennpunkt befindet.
F_1 = 1. Brennpunkt
F_2 = 2. Brennpunkt

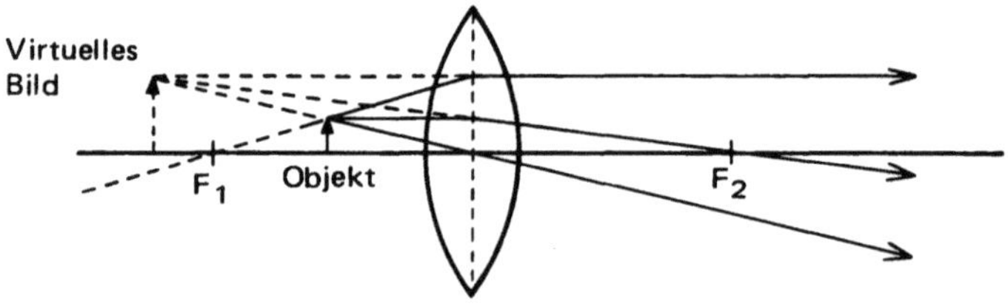

Abb. 78 Mit einer Konvexlinse wird ein aufrechtes virtuelles vergrößertes Bild eines Gegenstandes erzeugt, der sich innerhalb der Hauptbrennweite der Linse befindet.
F_1 = 1. Brennpunkt
F_2 = 2. Brennpunkt

Für alle Konkavlinsen läßt sich folgendes feststellen: Unabhängig von der Lage eines Gegenstandes entsteht immer ein aufrechtes virtuelles Bild, das näher an der Linse liegt und immer kleiner als der Gegenstand ist (Abb. 79).

Die zweite Möglichkeit, die Lage eines Bildes zu bestimmen, ist durch die Verwendung der Linsenformel gegeben:

$$\frac{1}{OW} + \frac{1}{BW} = \frac{1}{f}$$

OW = Objektweite
BW = Bildweite
f = Brennweite

Dieser Ausdruck kann auf folgende Weise aufgelöst werden:

$$OW = \frac{f \cdot BW}{BW - f}$$

$$BW = \frac{f \cdot OW}{OW - f}$$

$$f = \frac{OW \cdot BW}{BW + OW}$$

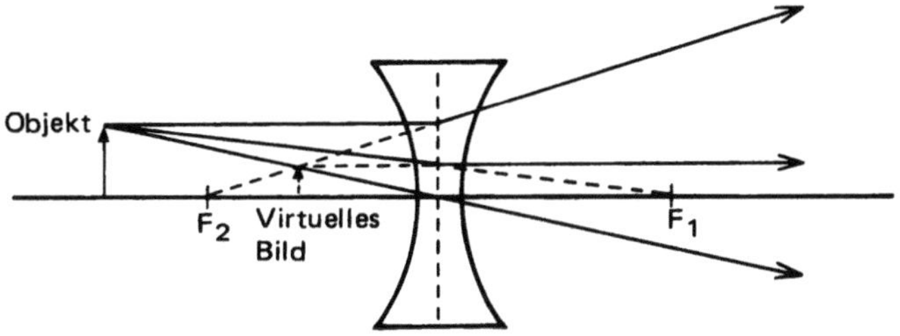

Abb. 79 Mit einer Konkavlinse wird ein aufrechtes virtuelles verkleinertes Bild erzeugt

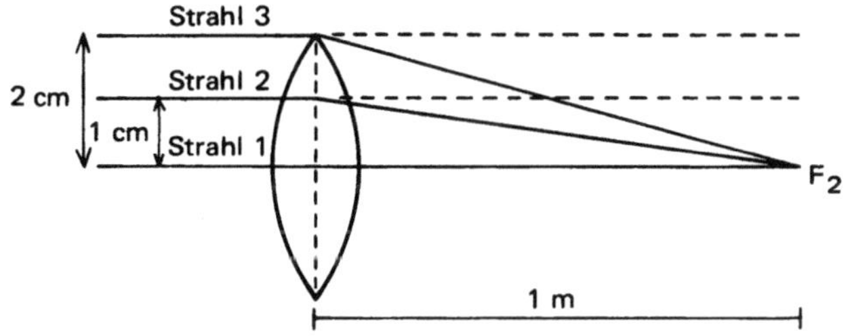

Abb. 80 Prismatische Deflektion von Lichtstrahlen durch eine 1 D-Linse (s. Text); F_2 = 2. Brennpunkt

Wenn man die Linsenformel auf eine Konkavlinse anwendet, hat f ein negatives Vorzeichen. Das Resultat hat daher auch ein negatives Vorzeichen, womit ausgedrückt wird, daß Gegenstand und Bild auf der gleichen Seite der Linse liegen.

Bildgröße Wenn die Gegenstandsgröße, die Gegenstandsweite und die Bildweite bekannt sind, kann die Bildgröße durch folgende Formel bestimmt werden:

$$\frac{\text{BG (Bildgröße)}}{\text{GG (Gegenstandsgröße)}} = \frac{\text{BW}}{\text{OW}}$$

Prismenkraft einer Linse Das Konzept der Prismenkraft von Linsen ist ganz einfach eine andere Möglichkeit, ihre Brechkraft auszudrücken. Eine Konvexlinse bricht z. B. ein Bündel paralleler Strahlen so, daß sie sich im Brennpunkt treffen. Das setzt einen unterschiedlichen Refraktionswert für die verschiedenen, die Linse durchsetzenden Strahlen voraus.

Wie aus der Abb. 80 hervorgeht, die die Brechung durch eine Linse von +1 D zeigt, wird der Strahl 1, der der optischen Achse folgt, nicht gebrochen. Seine

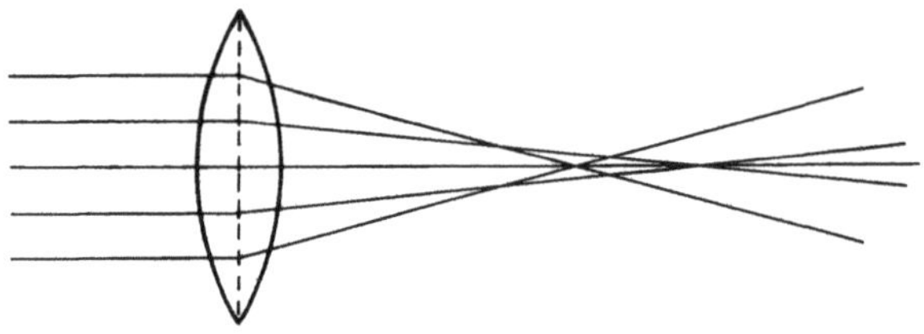

Abb. 81 Sphärische Aberration

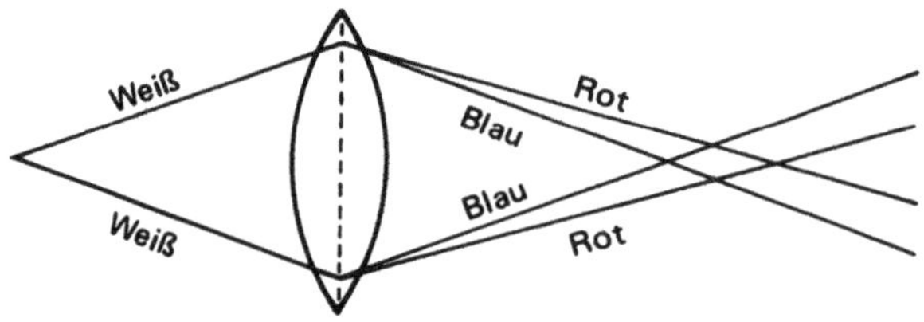

Abb. 82 Chromatische Aberration

prismatische Ablenkung ist 0. Der Strahl 2, der in 1 cm Entfernung von der optischen Achse verläuft, wird nach Eintritt in die Linse so gebrochen, daß er die optische Achse in 1 m Entfernung hinter der Linse schneidet. Entsprechend der Definition der Prismendioptrien entspricht dies 1 Δ. Daher hat die Linse in dem Punkt, wo Strahl Nr. 2 durch sie hindurchtritt, eine prismatische Brechkraft von 1 Δ. Der Strahl Nr. 3 wird in 1 m Entfernung um 2 cm abgelenkt. Daher hat die Linse in dem Punkt, wo sie der Strahl Nr. 3 durchsetzt, eine Prismenbrechkraft von 2 Δ. Das zeigt, daß die prismatische Kraft eines jeden Punktes der Linse unterschiedlich ist, und daß sie von folgendem abhängt:

1. vom Abstand des Punktes, in dem der Strahl die Linse durchsetzt, vom Zentrum der Linse und
2. von der Refraktionskraft der Linse.

Optische Fehler (Aberrationen) Eine optische Aberration ist das Unvermögen einer Linse, die Strahlen, die von einem Objektpunkt kommen zu einem vollkommenen Bildpunkt zu vereinigen. Das hängt von physikalischen Eigenschaften der Linse ab und läßt sich nie vollkommen beseitigen.

Sphärische Aberration Sphärische Oberflächen (z. B. bei einer bikonvexen Linse) brechen die durch ihre Randpartien hindurchtretenden Strahlen mehr als jene, die durch die zentralen Abschnitte der Linse verlaufen. Daher entsteht für die Randstrahlen der Brennpunkt eher als für die Strahlen, die durch zentralere Linsenabschnitte gehen (Abb. 81). Anstelle eines einfachen Brennpunktes wird so eine Reihe von Brennpunkten gebildet.

Chromatische Aberration Wenn Lichtstrahlen unterschiedlicher Wellenlängen (also unterschiedliche Farben) von einem Medium in ein anderes übertreten, werden sie unterschiedlich stark gebrochen. Die längeren Wellenlängen werden weniger gebrochen als die kürzeren. Rotes Licht wird geringer gebrochen als blaues. Diese Erscheinung nennt man Dispersion.

Wenn weißes Licht, das eine Mischung aus verschiedenen Farben ist, durch ein Prisma geht, entsteht eine Dispersion und trennt die verschiedenen Bestandteile des Strahls, so daß ein Farbspektrum sich bildet. Dispersion entsteht auch, wenn Licht durch eine Linse gebrochen wird. In diesem Falle bilden die kurzen Wellenlängen, die stärker gebrochen werden, einen Brennpunkt der sich näher an der Linse befindet als der Brennpunkt der langen Wellenlängen (Abb. 82). Da tatsächlich jede Wellenlänge ihren eigenen Brennpunkt hat, entsteht eine ganze Serie von Brennpunkten.

Zylinderlinsen Zylinderlinsen haben ihren Namen daher, daß eine ihrer Oberflächen ein Teil eines Zylinders ist. Eine zylindrische Linse hat ihren vollen Brech-

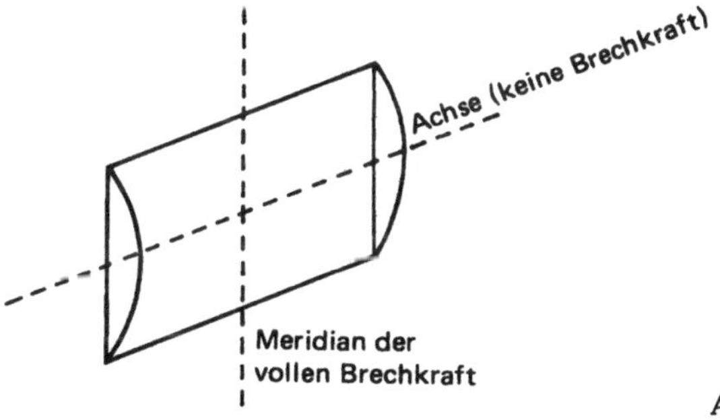

Abb. 83 Plankonvexe Zylinderlinse

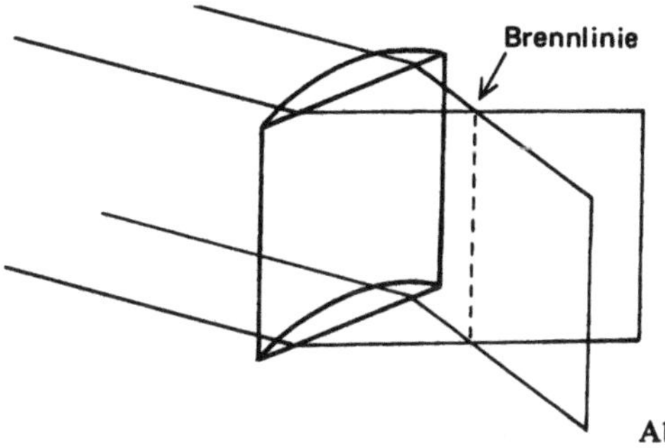

Abb. 84 Brechung parallelen Lichtes durch eine plankonvexe Zylinderlinse

wert nur in einem Meridian, während der dazu senkrechte Meridian keine Refraktionskraft besitzt. Letzterer Meridian wird Achse genannt (Abb. 83). Die Refraktionskraft der anderen Meridiane liegt irgendwo zwischen diesen beiden Extremwerten. Je näher sich der Meridian an der Achse befindet, um so geringer ist die Brechkraft. Parallele Lichtstrahlen werden von einem Zylinderglas nicht in einem Brennpunkt, sondern in einer Brennlinie vereinigt (Abb. 84). Diese Brennlinie verläuft parallel zur Zylinderachse.

Plankonvexe Zylinderlinsen konvergieren das Licht. Plankonkave Zylinderlinsen divergieren es. Eine Zylinderlinse, die mit einer sphärischen Linse kombiniert ist, wird als sphäro-zylindrische Linse oder einfach als kombinierte Linse bezeichnet.

Maddox-Stab (Maddox-Zylinder) Flächenhaft verlaufende parallele Strahlen, die auf einen plankonvexen Zylinder im Meridian der größten Biegung auftreffen, d. h. in der zur Achse senkrechten Linie, werden so gebrochen, daß sie ein Punktbild erzeugen. Jenseits dieses Punktes divergieren die Strahlen wieder. Wenn man eine unendliche Zahl von Strahlen in diesem Meridian betrachtet, entsteht jenseits des Brennpunktes eine kontinuierliche zum Meridian der größten Krümmung parallel verlaufende Linie.

Der Maddox-Stab besteht aus einer Zahl paralleler plankonvexer Zylinder mit einer sehr kurzen Brennweite. Von einem entfernten Punkt ausgehendes Licht, das in die Zylinder entlang der Achsen eintritt, wird nicht gebrochen und wird seinen Weg so fortsetzen, als wäre es durch eine planparallele Glasplatte gegangen. Das Licht, das jedoch im Meridian der größten Krümmung eintritt, wird so gebrochen, daß es Brennpunkte knapp hinter dem Glas bildet, und jenseits der Brennpunkte

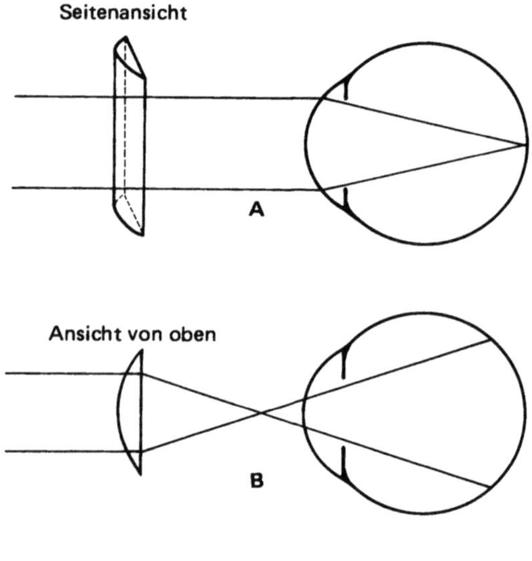

Abb. 85 A: Eine Scheibe parallelen Lichtes geht in der Ebene der Zylinderachse ungebrochen durch ein Maddoxstäbchen und wird zur Bildung eines Abbildes durch das optische System des Auges auf der Netzhaut gesammelt.
B: Durch den Meridian der größten Krümmung verlaufendes parallelstrahliges Licht wird durch das Maddoxstäbchen gebrochen und ist beim Eintritt in das Auge stark divergent. Die Brechkraft des Auges reicht nicht aus, um einpunktförmiges Bild zu erzeugen, so daß eine Linie resultiert.

breitet sich das Licht eines jeden Zylinders so aus, wie es vorher beschrieben wurde.

Als Beispiel betrachte man einen Maddox-Stab so gedreht, daß die Zylinderachsen vertikal sind. Licht, das entlang der Achsen in den Zylinder eintritt, d. h. in vertikalen Scheiben, wird nicht gebrochen. Im Meridian der größten Krümmung, das ist in unserem Falle der horizontale Meridian, wird das Licht gebrochen und bildet kurz hinter dem Maddox-Glas Brennpunkte. Jenseits der Brennpunkte fächert sich das Licht auf.

Wenn für eine Untersuchung der Maddox-Zylinder verwendet wird, muß man das optische System des Auges mit in Betracht ziehen. Die Zylinderachse sei wiederum in vertikaler Richtung gelegen. Die Lichtscheiben, die das Zylinderglas in vertikaler Richtung ungebrochen durchsetzen, werden vom Auge gebrochen, so daß sie einen Brennpunkt auf der Netzhaut bilden. Im horizontalen Meridian ist das Licht jedoch so stark divergent, daß das optische System nicht stark genug ist, es in einem Punkt zu vereinen. Deshalb entsteht eine horizontale Linie (Abb. 85).

Kardinalpunkte Kardinalpunkte sind ein Konzept der theoretischen Optik. Sie wurden zur Ermöglichung und Erleichterung der Kalkulation und der geometrischen Konstruktion optischer Systeme und optischer Durchtrittsbahnen eingeführt. Zwei Kardinalpunkte, die bereits erwähnt wurden, sind die beiden Brennpunkte. Die anderen sind die beiden Knotenpunkte und die beiden Hauptpunkte.

Wenn Gegenstandsweite und Bildweite groß sind im Vergleich zur Linsendicke, ist es praktisch unwichtig, ob diese Entfernungen von der Oberfläche oder vom Zentrum der Linse gemessen werden. Wenn aber die Linse im Vergleich zu diesen beiden Entfernungen dick ist, spielt dieser Unterschied eine Rolle. Er muß auch in Betracht gezogen werden, wenn man es mit einem System von Linsen oder von brechenden Oberflächen zu tun hat, wie es beim Auge der Fall ist. Unter diesen Bedingungen muß jede brechende Oberfläche selbständig in die Rechnung einbezogen werden. Wenn man jedoch Knoten- und Hauptpunkte verwendet, ist es möglich, ein solches komplexes optisches System in ein einfaches nicht zusammengesetztes System zu reduzieren mit nur zwei theoretischen konstruierten Oberflächen.

Knotenpunkte Jede dicke Linse oder jedes optische System besitzt zwei Knotenpunkte. Ein auf den ersten Knotenpunkt gerichteter Lichtstrahl verläßt das optische System so, als käme er ungebrochen vom zweiten Knotenpunkt her (Abb. 86).

Hauptpunkte Bei der theoretischen Betrachtung optischer Strahlenverläufe werden Hauptebenen verwendet. Das sind gedachte Ebenen, an denen sich die Refraktion theoretisch vollziehen soll. In der Wirklichkeit vollzieht sich die Brechung natürlich auf den Oberflächen einer Linse. Die Punkte, in denen die optische Achse die Hauptebenen durchsetzt, werden Hauptpunkte genannt.

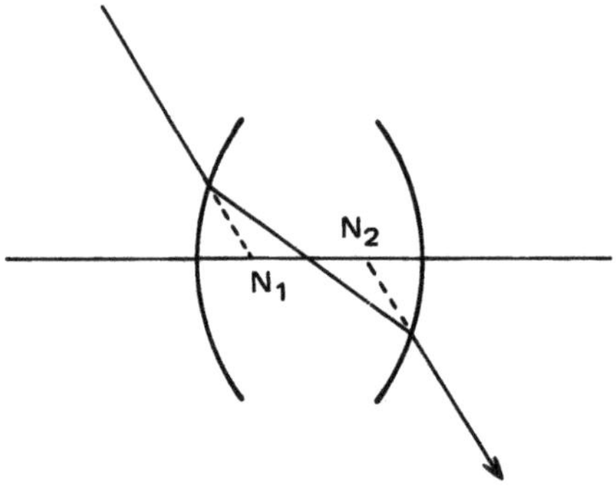

Abb. 86 Die Knotenpunkte N_1 und N_2 einer dicken Bikonvexlinse

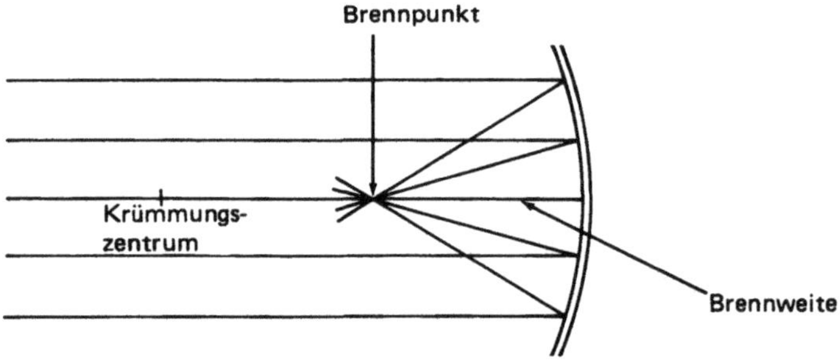

Abb. 87 Paralleles Licht wird durch einen Konkavspiegel konvergent gemacht

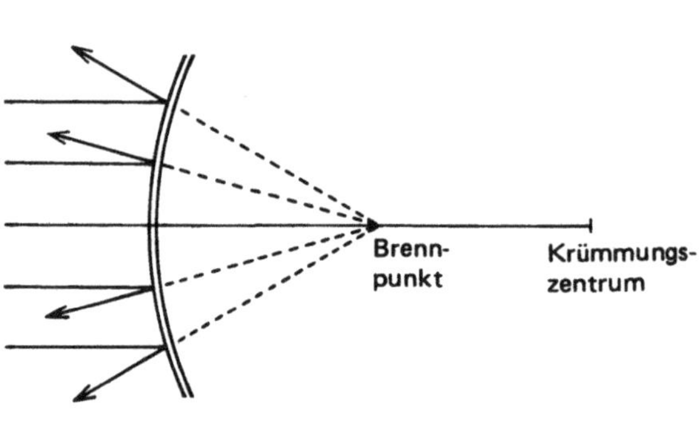

Abb. 88 Paralleles Licht wird durch einen Konvexspiegel divergent gemacht

7.4. Spiegel

In optischen Systemen werden auch Spiegel benutzt. Sie haben gegenüber Linsen einige Vorteile. Sie absorbieren z. B. kein Licht und sie haben keine chromatische Aberration. Ein Konkavspiegel konvergiert das Licht (Abb. 87), während ein Konvexspiegel es divergiert (Abb. 88). Die Brennweite von Konkav- und Konvexspiegeln ist die Hälfte ihrer jeweiligen Krümmung.

Bildentstehung Für die graphische Bildkonstruktion werden die gleichen drei Strahlen wie bei den Linsen benutzt. Ein Strahl, der aus dem Zentrum der Spiegelkrümmung kommt oder auf dieses Zentrum gerichtet ist, wird in sich selbst zurückgebrochen, da er senkrecht auf die Spiegeloberfläche auftrifft. In graphischen Konstruktionen ist ein solcher Strahl vergleichbar mit dem, der ungebrochen durch das Zentrum einer Linse verläuft. Für Konkavspiegel läßt sich folgendes feststellen:

1. Ein Gegenstand, der sich jenseits des Brennpunktes befindet, läßt ein reelles umgekehrtes Bild entstehen. Je weiter der Gegenstand vom Brennpunkt entfernt ist, um so kleiner ist das entstehende Bild, und um so näher liegt es beim Brennpunkt des Spiegels (Abb. 89).
2. Ein Gegenstand, der sich im Brennpunkt eines gekrümmten Spiegels befindet, erzeugt kein Bild, sondern alle Strahlen, die von einem Gegenstandpunkt ausgehen, bilden nach der Reflexion ein paralleles Bündel (Abb. 90).
3. Ein Gegenstand, der sich innerhalb der Brennweite befindet, läßt ein vergrößertes aufrechtes und virtuelles Bild entstehen (Abb. 91).
   Ein Konvexspiegel erzeugt immer ein kleineres aufrechtes virtuelles Bild eines Gegenstandes, unabhängig von der Entfernung des Gegenstandes. Je weiter der Gegenstand vom Spiegel entfernt ist, um so kleiner ist das Bild (Abb. 92).

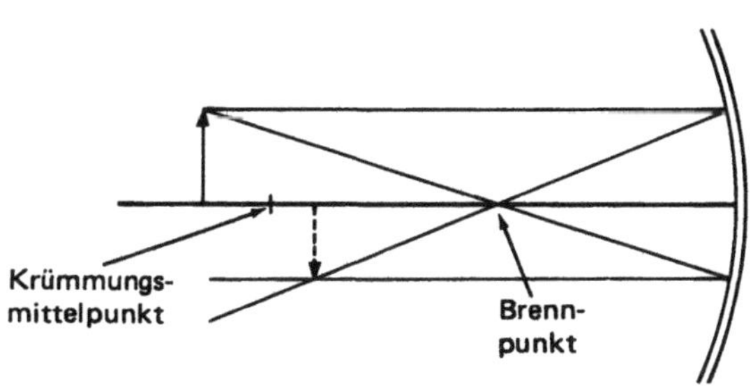

Abb. 89 Mit einem Konkavspiegel wird ein reelles umgekehrtes Bild erzeugt, wenn sich das Objekt jenseits des Hauptbrennpunktes befindet

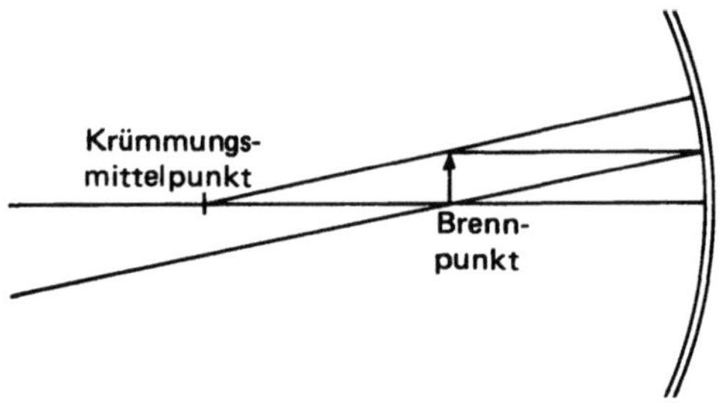

Abb. 90 Mit einem Konkavspiegel wird kein Bild erzeugt, wenn sich das Objekt im Hauptbrennpunkt befindet

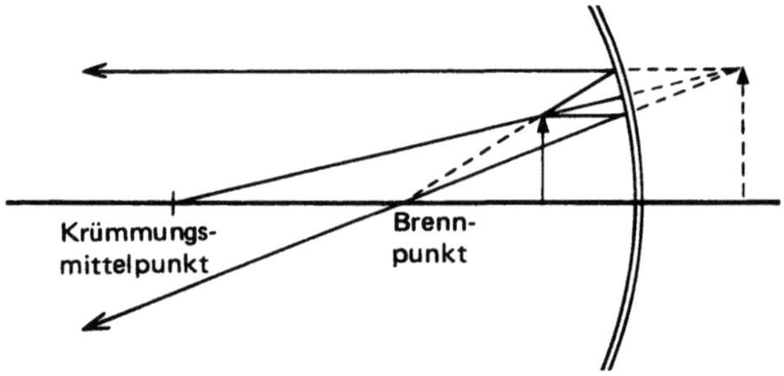

Abb. 91 Mit einem Konkavspiegel wird ein aufrechtes virtuelles vergrößertes Bild erzeugt, wenn sich der Gegenstand innerhalb der Hauptbrennweite befindet

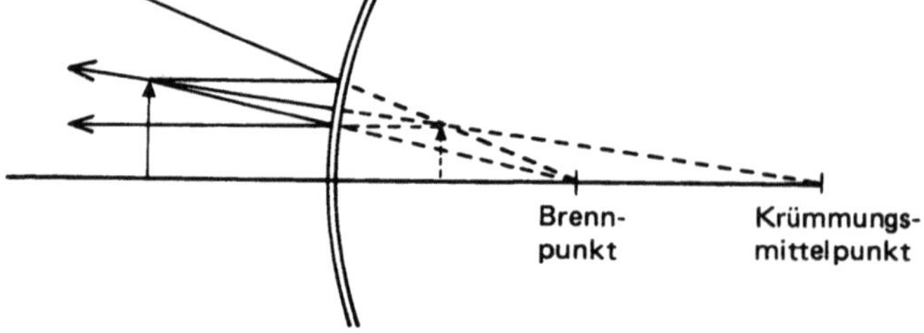

Abb. 92 Mit einem Konvexspiegel wird ein aufrechtes virtuelles verkleinertes Bild erzeugt

Aberrationen Spiegel haben keine chromatische Aberration. Wie eine sphärische Linse die Strahlen der Peripherie stärker bricht als die zentral passierenden Strahlen, so bricht ein sphärischer Spiegel ebenfalls die auf seine Peripherie auftreffenden Strahlen mehr als die zentral reflektierten. Somit liegt der Brennpunkt der peripher auftreffenden Strahlen näher an dem Spiegel als der Brennpunkt der zentralen Strahlen. Diese sphärische Aberration kann durch einen Parabolspiegel besser verhindert werden, als durch einen sphärischen Spiegel. Reflektoren von Scheinwerfern benutzen z. B. dieses Prinzip.

7.5. Optisches System des Auges

Das optische System des Auges dient der Lichtbrechung, so daß von einem Gegenstand ausgesandtes oder reflektiertes Licht ein Bild dieses Gegenstandes auf der Netzhaut erzeugt. Wenn keine Akkommodation erfolgt, beträgt die durchschnittliche Brechkraft des menschlichen Auges 58,64 D. Wenn Akkommodation erfolgt, erhöht sich die Brechkraft durch Veränderungen vorwiegend in der Krümmung der hinteren Linsenoberfläche.

Zu den brechenden Medien gehören die Hornhaut, das Kammerwasser, die Linse und der Glaskörper. Alle diese Gewebe sind lichtdurchlässig.

Hornhaut Zu dem Gesamtbetrag von 58,64 D Brechkraft steuert die Hornhaut allein 43 D hinzu. Diese verhältnismäßig starke Brechkraft entsteht im wesentlichen durch die Differenz des Brechungsindex zwischen Luft und Hornhaut. Dieser Unterschied ist höher als jeder andere der übrigen optischen Grenzflächen des Auges. Lediglich ein etwa 4 mm im Durchmesser betragender zentraler Abschnitt der vorderen Hornhautfläche ist tatsächlich sphärisch gekrümmt. Zur Peripherie hin wird die Krümmung geringer, also der Krümmungsradius größer. Gewöhnlich ist die Hornhaut im vertikalen Meridian etwas mehr gekrümmt als im horizontalen. Möglicherweise ist das durch den Druck der Augenlider bedingt.

Kammerwasser Das Kammerwasser füllt die Vorderkammer. Im akkommodationsfreien Zustand hat die Vorderkammer eine Tiefe von 3,1 mm. Der Brechungsindex des Kammerwassers unterscheidet sich von dem der Hornhaut und der Linse. Das erhöht die Brechkraft an der hinteren Hornhautoberfläche und der vorderen Linsenoberfläche.

Linse Die Linse vermittelt dem Auge eine Brechkraft von ungefähr 16 D. Es entsteht nicht nur an der Linsenvorderfläche, sondern auch an der hinteren Oberfläche eine Refraktion, aber auch an der vorderen und hinteren Oberfläche des Linsenkerns, der einen anderen Brechungsindex hat als die Linsenrinde. Während der Akkommodation wird die Linse dicker und ihre beiden Oberflächen krümmen sich stärker, besonders die vordere. Dadurch erhöht sich die Brechkraft während der Akkommodation.

Glaskörper Der Glaskörper füllt den Glaskörperraum des Auges. Sein Brechungsindex unterscheidet sich von dem der Linse. Dadurch entsteht ebenfalls eine Brechung beim Eintritt der Strahlen in den Glaskörper.

7.6. Reduziertes oder schematisches Auge

Wenn man für das lebende menschliche Auge optische Berechnungen anstellen will, begegnet man wegen der unterschiedlichen brechenden Flächen, deren einzelnen Brennweiten und der unterschiedlichen Brechungsindizes der Gewebe erhebliche Schwierigkeiten. Daher wurden von wissenschaftlicher Seite vereinfachte theoretische Augen konstruiert, sogenannte reduzierte oder schematische Augen.

Das schematische Auge hat nur eine brechende Oberfläche, die sphärisch ist und die Hornhaut und Linse des tatsächlichen Auges ersetzt. Anstelle der im Auge vorhandenen Gewebe unterschiedlicher Refraktionsindizes, hat das reduzierte Auge nur ein brechendes Medium (Abb. 93). Es gibt einige solcher theoretischer Augen mit leicht abweichenden Zahlenwerten, aber sie haben alle ein gemeinsames Kennzeichen – sie sind alle in der Lage, das lebende Auge in rechnerischer und theoretischer Hinsicht zu ersetzen.

Abb. 93 zeigt eine Skizze des reduzierten Auges. Die vordere Hauptbrennweite beträgt 17,054 mm. Parallel zur optischen Hauptachse einfallende Strahlen werden so gebrochen, daß ihr Brennpunkt 22,78 mm hinter der Vorderfläche des theoretischen Auges liegt. Der Hauptknotenpunkt liegt 5,73 mm hinter der vorderen Oberfläche. Dieser Punkt ist der Mittelpunkt der Krümmung der vorderen Oberfläche. Senkrecht auf die Vorderfläche auftretende Strahlen gehen ungebrochen durch den vorderen Knotenpunkt.

Bei der Diskussion über die Linsen wurde festgestellt, daß der erste und zweite Hauptbrennpunktsabstand gleich ist, wenn das Medium auf beiden Seiten der Linse dasselbe ist. Beim Auge ist das nicht der Fall. Vor dem optischen System befindet sich Luft, während sich hinter dem optischen System Medien befinden, die optisch dichter sind als Luft und daher einen höheren Berechnungsindex besitzen. Wenn zur optischen Hauptachse Strahlen parallel verlaufen und aus der Luft in das Auge eintreten, verhält sich der Unterschied der Refraktionsindizes der beiden Medien wie 3 : 4. Wenn jedoch ein Strahl parallel zur optischen Achse in umgekehrter Richtung verläuft, also aus dem Auge austritt, wird die Änderung der Refraktionsindizes ebenso umgekehrt sein, also 4 : 3 betragen. Daher sind vorderer und hinterer Hauptbrennpunktsabstand im Auge unterschiedlich groß.

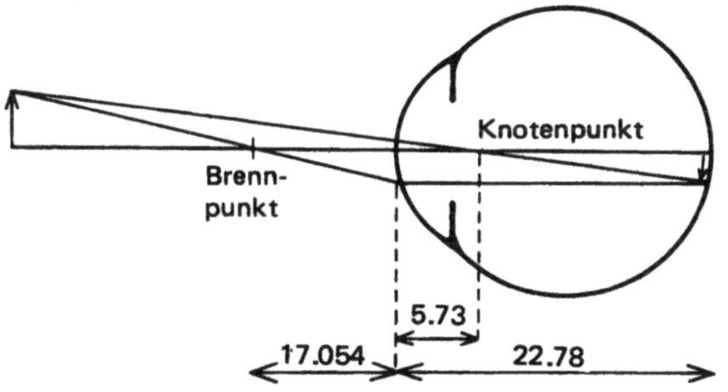

Abb. 93 Skizze des reduzierten oder schematischen Auges. Die vordere Hauptbrennweite beträgt 17,054 mm. Die hintere Hauptbrennweite ist 22,78 mm. Der Knotenpunkt liegt 5,73 mm hinter der vorderen Oberfläche. Die Gesamtbrechkraft beträgt 58,64 D.

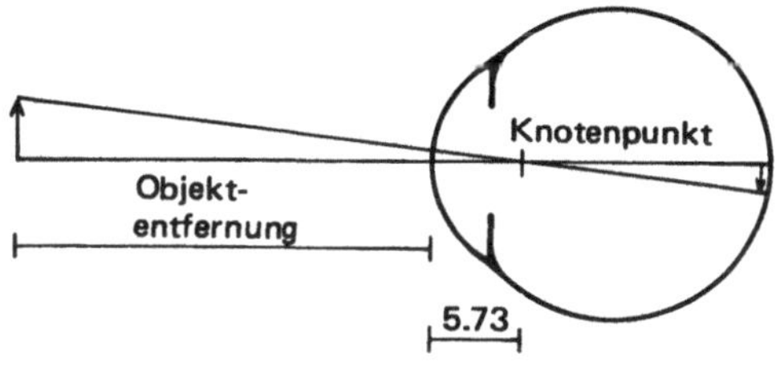

Abb. 94 Darstellung der Größe des Netzhautbildes im reduzierten Auge

Größen des Netzhautbildes Wenn man die Werte des reduzierten Auges anwendet, kann eine einfache Gleichung angesetzt werden, um die Größe des Netzhautbildes festzustellen. Ein von irgend einem Punkt des Objektes ausgehender Strahl, der durch den Knotenpunkt verläuft, trifft auf die Netzhaut ungebrochen auf (Abb. 94). Da das Auge 22,78 mm lang ist und der Knotenpunkt sich 5,73 mm hinter der Vorderfläche des theoretischen Auges befindet, liegt der Knotenpunkt 22,78 mm minus 5,73 mm = 17,05 mm vor der Netzhaut. Daher ist der Bildabstand 17,05 mm. Die Entfernung vom Objektabstand zum Knotenpunkt ist gleich Objektentfernung plus 5,73 mm. Da jedoch die Objektentfernung gewöhnlich sehr groß im Vergleich zu den Dimensionen des Auges ist, können in den meisten Fällen die 5,73 mm Entfernung zwischen Hornhaut und Knotenpunkt vernachlässigt werden und die vereinfachte Formel lautet daher:

$$\text{Bildgröße} = \frac{17 \text{ mm x Gegenstandsgröße in mm}}{\text{Gegenstandsentfernung in mm}}$$

7.7. Hauptstrahl

Wenn das Auge auf eine punktförmige Lichtquelle schaut, wird durch die Pupille ein konisches Lichtbündel in das Auge eingelassen. Die Pupille bildet die Basis des Konus, seine Spitze liegt in dem Punktlicht. Wenn sich die Lichtquelle in senkrechter Richtung vor der Irisebene befindet, entsteht aus dem Strahlenbündel ein echter Konus. Wenn das Licht aus einer schrägen Richtung einfällt, erscheint die Pupille als Projektion eines Ellipsoids, und das Bündel hat deshalb einen elliptoiden Querschnitt.

Unabhängig von seiner Form enthält das Bündel einen Strahl, der nach der Brechung durch die Hornhaut den Mittelpunkt der Pupille durchsetzt. Dieser Strahl wird Hauptstrahl genannt. Sein vorderer Anteil von der Lichtquelle bis zur Pupille wird Gesichtslinie genannt.

Fovealer Hauptstrahl Abhängig von der Stellung des Auges in bezug auf die Lichtquelle, kann der Hauptstrahl auf jeden beliebigen Punkt der Netzhaut treffen. Wenn das Auge sich so eingestellt hat, daß die Lichtquelle fixiert wird, fällt der Strahl auf das Zentrum der Fovea. In diesem Fall wird er fovealer Hauptstrahl genannt. Seine Verlängerung nach außen wird als primäre Gesichtslinie bezeichnet.

7.8. Ametropie

Ein Auge wird nur dann ein scharfes Bild eines Gegenstandes auf seiner Netzhaut erhalten, wenn sich die Netzhaut in der zweiten Hauptbrennpunktsebene des optischen Systems befindet. Ein solches Auge wird als emmetrop bezeichnet. Wenn die Netzhaut aber nicht in der zweiten Hauptbrennpunktsebene des optischen Systems liegt, erzeugen weit entfernte Gegenstände kein scharfes Bild. Solche Augen werden ametropisch genannt. Sie sind entweder weitsichtig oder kurzsichtig. Solche Zustände werden als Refraktionsfehler bezeichnet.

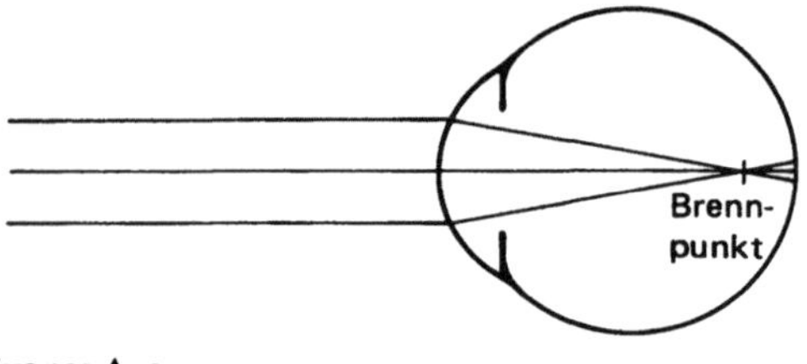

Abb. 95 Myopes Auge

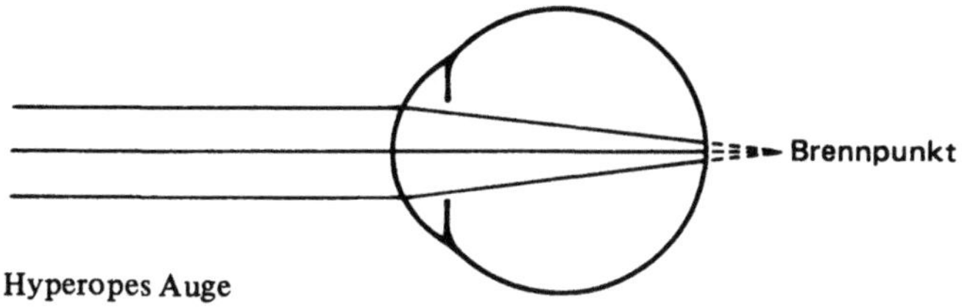

Abb. 96 Hyperopes Auge

In den meisten Fällen einer Ametropie unterscheidet sich das optische System nicht von dem bei Emmetropie. Dafür ist aber der Augapfel entweder zu lang (Myopie) oder er ist zu kurz (Hyperopie) bezogen auf das optische System. Damit liegt die Netzhaut entweder hinter oder vor der zweiten Hauptbrennebene des Auges (Abb. 95 und 96). Da die Achsenlänge des Augapfels die Ursache für die Ametropie ist, werden die beschriebenen Veränderungen als Achsenmyopie oder Achsenhyperopie bezeichnet.

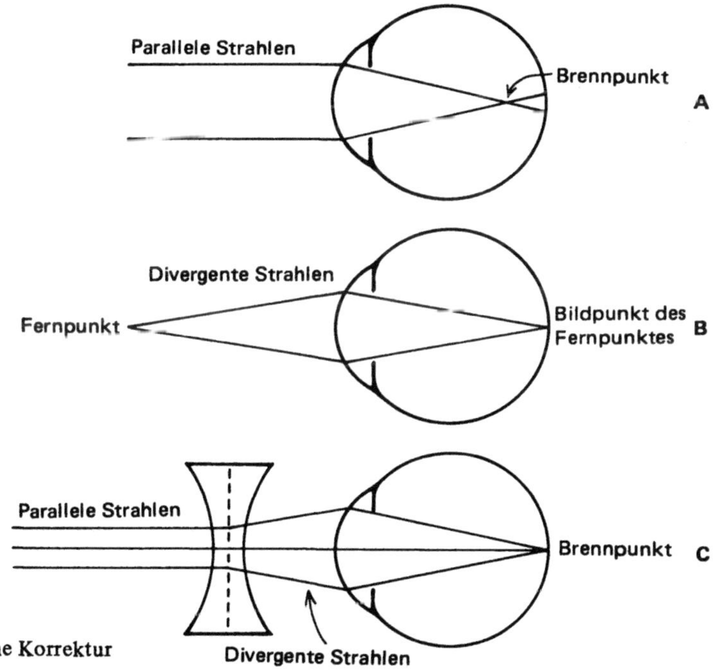

Abb. 97 Optische Korrektur einer Myopie.

A: Das myope Auge ist für das optische System zu lang. Der Brennpunkt ist vor der Netzhaut.
B: Divergente Strahlen, die vom Fernpunkt des Auges ausgehen, werden auf der Netzhaut zu einem Brennpunkt vereinigt.
C: Durch eine Minuslinse korrigierte Myopie. Aus dem Unendlichen kommende parallele Lichtstrahlen werden durch die Linse so divergent gemacht, daß sie aus dem Fernpunkt des Auges zu kommen scheinen.

Myopie Bei der Myopie ist der Augapfel für das optische System des Auges zu lang. Daher wird parallel einfallendes Licht vor der Netzhaut gesammelt (Abb. 97A). Wenn der Gegenstand näher vor dem Auge liegt, werden die Strahlen divergenter. Je näher der Gegenstand vor dem Auge liegt, um so divergenter werden die das Auge erreichenden Strahlen und um so weiter nach hinten liegt die Fläche, in der das Bild entsteht. Schließlich verschmilzt diese Bildfläche bei starker Divergenz der Strahlen mit der Netzhaut (Abb. 97B). Der Punkt, bei dem das auftritt, wird Fernpunkt des Auges genannt. Es ist die größte Entfernung vor dem Auge, in der ein Gegenstand scharf gesehen wird.
Wenn sich der Gegenstand dem Auge noch weiter nähert, beginnt das Netzhautbild zu verschwimmen. Um das Bild scharf zu behalten, muß das optische System seine Brechkraft verändern. Sie muß stärker werden. Das wird durch die Akkommodation bewirkt, die der Linse eine mehr kugelförmige Gestalt anzunehmen erlaubt mit stärker gekrümmten Oberflächen. Wenn die Objektentfernung sich mehr und mehr verringert, kann die Akkommodationsfähigkeit des Auges überschritten werden und das Bild beginnt wiederum zu verschwimmen. Die kleinste Entfernung eines Gegenstandes vom Auge, in der mit Akkommodationsanstrengung noch ein scharfes Bild erzeugt werden kann, wird Nahpunkt des Auges genannt.

Der Refraktionsfehler eines myopischen Auges kann so korrigiert werden, daß parallele Strahlen auf der Netzhaut vereinigt werden. Das geschieht durch Vorsetzen einer Linse, die der Brechkraft des Auges entgegenwirkt. Es wurde bereits festgestellt, daß divergente Lichtstrahlen, die vom Fernpunkt des Auges ausgehen, ein scharfes Netzhautbild des Auges entstehen lassen, wenn dieses nicht akkommodiert. Daher muß man als Korrektur ein Glas auswählen, das parallele Lichtstrahlen soweit divergent macht, daß sie vom Fernpunkt des Auges auszugehen scheinen (Abb. 97C).

Beispiel In einem Auge von 1 D Myopie können nur dann Lichtstrahlen auf der Netzhaut fokussiert werden, wenn sie eine Divergenz von 1 D besitzen. Strahlen mit größerer oder kleinerer Divergenz werden vor oder hinter der Netzhaut gesammelt. Lichtstrahlen haben dann eine Divergenz von einer D, wenn ihre Quellenentfernung 1 m beträgt. Der Fernpunkt dieses Auges ist daher in einer Entfernung von 1 m. Es mag in die Erinnerung zurückgerufen werden, daß eine Konkavlinse paralleles Licht so divergent macht, daß es den Eindruck erweckt, als käme es von einem Brennpunkt in 1 m Abstand vor der Linse. Wenn also eine Linse von − 1 D vor das Auge gesetzt wird, wird paralleles Licht so gebrochen, als käme es aus dem Fernpunkt dieses im Beispiel erwähnten Auges. Somit entsteht ein scharfes Bild eines entfernten Gegenstandes auf der Netzhaut.

Im allgemeinen kann man sagen, daß jene Linse einen Refraktionsfehler korrigiert, deren Brennpunkt mit dem Fernpunkt des Auges übereinstimmt.

Hyperopie Bei der Hyperopie ist der Augapfel im Verhältnis zur Brechkraft seines optischen Systems zu kurz. Daher befindet sich die Netzhaut vor der zweiten Hauptbrennebene und ein verwaschenes Bild entsteht auf der Netzhaut ohne Akkommodation (Abb. 98, A). Ein klares Bild kann auf der Netzhaut nur dann

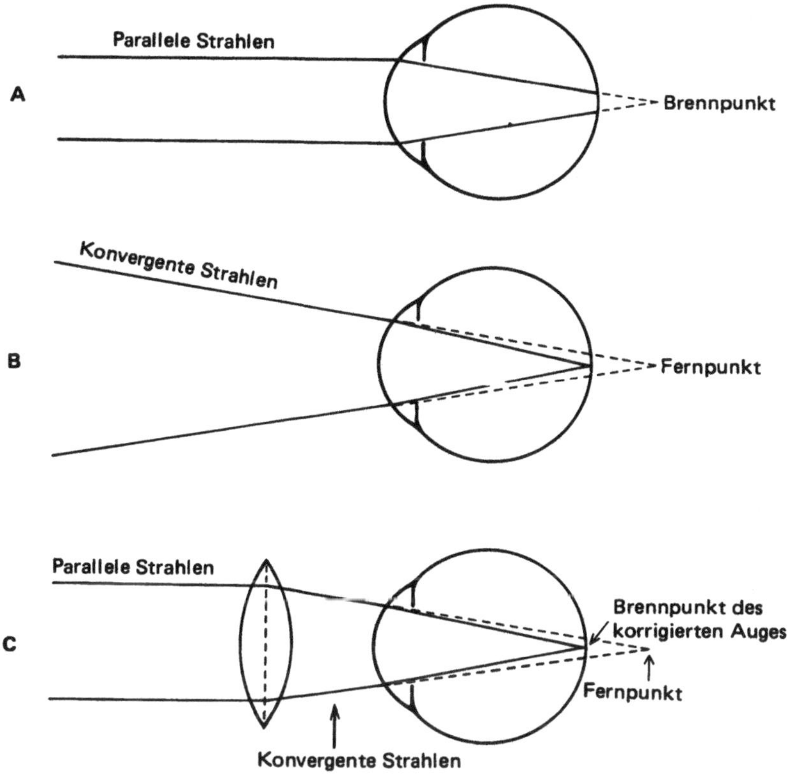

Abb. 98 Optische Korrektur einer Hyperopie.
A: Das hyperope Auge ist für das optische System zu kurz. Der Brennpunkt liegt hinter dem Auge.
B: Durch das optische System des Auges werden konvergente Strahlen, die sich im virtuellen Fernpunkt des Auges schneiden würden, auf der Netzhaut zu einem Sammelpunkt vereinigt.
C: Korrektur der Hyperopie durch eine Pluslinse. Parallele Strahlen aus dem Unendlichen werden durch die Linse konvergent gemacht. Sie werden durch das optische System des Auges weiter gebrochen, so daß sie auf der Netzhaut einen Brennpunkt bilden.

entstehen, wenn das in das hyperope Auge eintretende Licht bereits konvergent ist. Dann ist das optische System des Auges stark genug, um die Strahlen auf der Netzhaut zu fokussieren (Abb. 98, B).

Da konvergente Strahlen niemals von einem Punkt kommen können, sondern nur auf einen Punkt zulaufen, gibt es vor dem hyperopen Auge keinen Fernpunkt, wie es vor dem myopen der Fall ist. Der Fernpunkt des hyperopen Auges existiert nur theoretisch als ein Punkt hinter dem Auge. Auf ihn gerichtete konvergente Strahlen können auf der Netzhaut durch das optische System des Auges scharf abgebildet werden. Deshalb muß man zur Korrektur einer Hyperopie eine Linse wählen, die die Richtung parallelen Lichtes so ändert, daß es zu dem Fernpunkt hinter dem Auge konvergiert (Abb. 98, C). Mit dieser Linse wird der Fernpunkt zum Hauptbrennpunkt der betreffenden Linse, denn es ist paralleles Licht, das die Linse auf diesen Punkt hin beugt. Damit kann man bei der Hyperopie so wie bei der Myopie sagen, daß jene Konvexlinse den Refraktionsfehler des Auges korrigiert, deren Brennpunkt mit dem Fernpunkt des hyperopen Auges zusammenfällt.

Im Gegensatz zu einem kurzsichtigen Menschen kann ein Hyperoper seinen Refraktionsfehler ohne die Hilfe von Linsen überwinden, zumindest teilweise. Da bei der Hyperopie die Refraktionskraft des optischen Systems ungenügend im Verhältnis zur Länge des Augapfels ist und Akkommodation die Refraktionskraft des optischen Systems erhöht, braucht der Hyperope nur zu akkommodieren, um seinen Refraktionsfehler auszugleichen.

Wenn das hyperope Auge mehr als nötig akkommodiert, um den Refraktionsfehler auszugleichen, können Gegenstände, die näher als unendlich sind, auch auf der Netzhaut gut abgebildet werden, bis schließlich mit maximaler Akkommodation der Nahpunkt des Auges erreicht ist. Gegenstände, die näher als der Nahpunkt gelegen sind, können nicht scharf gesehen werden.

Astigmatismus Astigmatismus ist ein Refraktionsfehler des Auges, der durch eine nichtsphärische Oberfläche entsteht, meistens ist es die Hornhaut. Während eine sphärische brechende Oberfläche in jedem Meridian die gleiche Brechkraft besitzt, hat eine nichtsphärische in den verschiedenen Meridianen unterschiedliche Brechkraft. So kann z. B. eine Hornhaut im horizontalen Meridian eine normale Brechkraft von 43 D und im vertikalen Meridian eine Brechkraft von 45 D haben. In diesem Falle wäre sie in diesem Meridian 2 D myop. Um diese Normabweichung zu korrigieren, braucht man ein Zylinderglas von – 2 D in der horizontalen Achse. Ein Astigmatismus kann in jedem Meridian auftreten.

Anisometropie Anisometropie bedeutet, daß beide Augen eine unterschiedliche Brechkraft haben.

Aniseikonie Aniseikonie besagt, daß die Bilder, die von einem Gegenstand auf der Netzhaut entstehen, in jedem Auge unterschiedlich groß sind.

Aphakie Mit Aphakie bezeichnen wir den Zustand der Linsenlosigkeit des Auges. Gewöhnlich ist sie durch die chirurgische Entfernung einer Kataraktlinse bedingt.

8. Geräte

8.1. Maddox-Zylinder

Der Maddox-Zylinder (Maddox-Stab) wird in Verbindung mit Prismen zur Messung einer Heterophorie oder Heterotropie benutzt. Der Zylinder besteht aus einer Reihe paralleler Glasprismen von hoher Brechkraft, die aus einem punktförmigen Licht eine Lichtlinie machen. Wenn man durch den Maddox-Zylinder sieht, erscheint die Lichtlinie senkrecht zur Achse des Zylinders. Die optischen Fähigkeiten des Maddox-Zylinders sind bereits im vorausgegangenen Abschnitt erläutert worden.

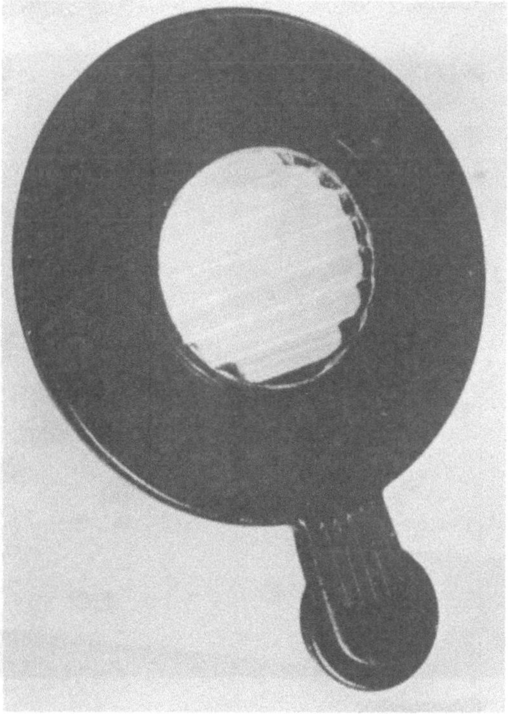

Abb. 99 Maddox-Zylinder

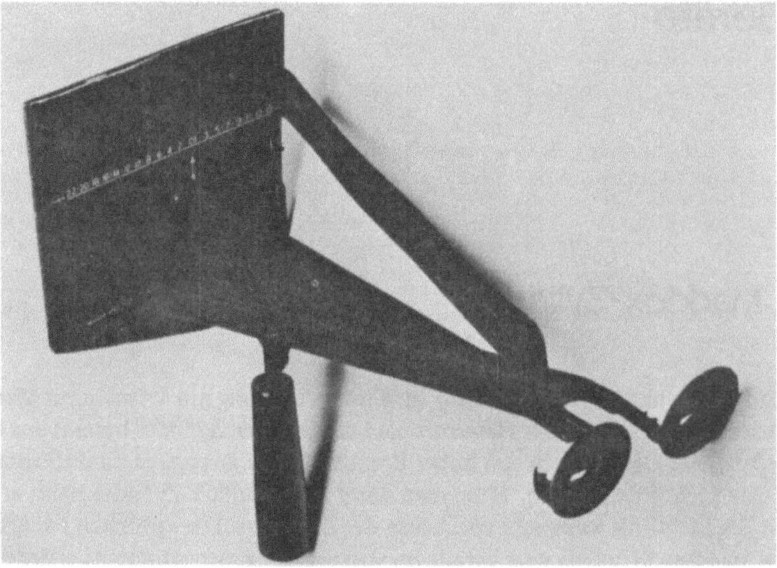

Abb. 100 Maddox-Wing

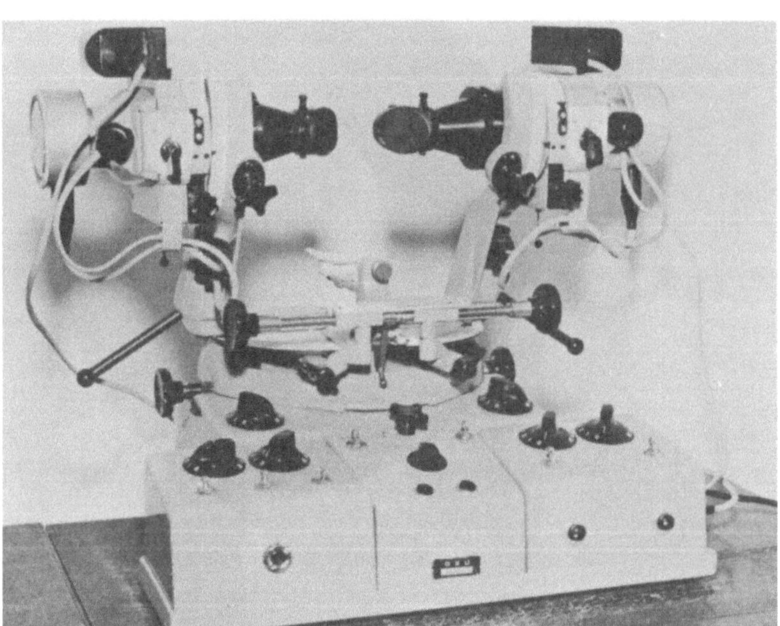

Abb. 101 Synoptophor

8.2. Maddox-Wing (Maddox-Flügel)

Der Maddox-Wing (Abb. 100) wird zur Messung einer Heterophorie in der Nähe benutzt. Das Instrument besteht aus einer Trennwand, an der sich ein Handgriff befindet. An dem einen Ende sind die Augenstücke mit einem Linsenhalter, und am anderen Ende befindet sich eine Metallplatte, auf der eine horizontale Skala mit weißen Zahlen und eine vertikale Skala mit roten Zahlen angebracht ist, sowie ein roter und ein weißer Pfeil. Im Mittelpunkt der Platte befindet sich an dem Schnittpunkt der Zwischenwand die Zahl 0. Diese Zwischenwand ist so angebracht, daß das rechte Auge nur die Pfeile und das linke Auge nur die Zahlen sieht.

8.3. Synoptophor

Das Synoptophor (Abb. 101) ist ein Gerät zur Haploskopie. Es besteht aus 2 beweglichen Röhren, die auf einem Stativ befestigt sind. Am augenfernen Ende einer jeden Röhre befindet sich eine Halterung, in die Bilddiapositive eingeschoben werden können. Augenseitig befinden sich die Okulare. Diese Okulare bestehen aus einem Linsensystem, das das von den Bildern kommende Licht so bricht, daß das Auge des Betrachters nicht akkommodieren muß, um die Bilder scharf zu sehen. Damit werden optisch die gleichen Bedingungen erzeugt, die bestehen würden, wenn sich die Bilder in einer unendlichen Entfernung befänden. Wenn man jedoch in das Gerät sieht, erscheinen die Bilder ziemlich nahe.

Die Bilder können auf die Interpupillardistanz des Patienten eingestellt werden. Sie können konvergiert, divergiert und vertikal bewegt werden. Jeder Bildhalter kann gedreht werden und Bilder so an Torsionen angepaßt werden. Die horizontale, vertikale oder Torsionslage eines jeden Röhrensystems kann unter Bezugnahme auf die normale Nullage auf Skalen entweder in Graden oder in Prismendioptrien abgelesen werden. Die Diapositive werden von Lichtquellen beleuchtet, die getrennt ein- und ausgeschaltet werden können. Auf diese Weise kann z. B. ein Cover-Test durchgeführt werden.

Den Synoptophor kann man sowohl für die Untersuchung als auch für die Behandlung verwenden. Die Untersuchungen können nicht nur unter den Bedingungen des Sehens in die Ferne, sondern auch unter den Bedingungen des Nahsehens unter Hinzufügung von Minusgläsern ausgeführt werden. Die verschiedenen Möglichkeiten der Anwendung des Synoptophor sind folgende:

1. Messung des Winkels der Deviation objektiv und subjektiv in jeder Blickrichtung
2. Untersuchung der Netzhautkorrespondenz, der Fusion und der Stereopsis
3. Messung der Vergenzamplitude
4. Versuch der Überwindung von Hemmung
5. Versuch der Verbesserung der Vergenzamplitude

An jedem Okular sind Linsenhalter angebracht, in die man zusätzlich Konkav- und Konvexlinsen stecken kann. Bei besonderen Dias und erhöhter Beleuchtungsstärke kann man Nachbilder nach Bielschowsky und mit einer zusätzlichen Ausrüstung das Haidinger Büschel erzeugen.

8.3.1. Synoptophorbilder

Bilder zur Simultanperzeption Ein Bildpaar zur Prüfung der Simultanperzeption besteht aus 2 ungleichen Bildern, die zueinander eine sinnvolle Beziehung haben. So stellt das eine Bild z. B. einen Löwen, das andere einen Käfig dar. Sie können jedem Auge getrennt dargeboten werden. Nach ihrer Größe kann man sie in 3 Gruppen einteilen:

1. Bilder zur Prüfung der simultanen fovealen Wahrnehmung. Es handelt sich um kleine Bilder, deren retinales Abbild nicht die Größe der Fovea überschreitet.
2. Bilder zur Prüfung der simultanen makularen Perzeption. Diese Bilder sind etwas größer als die vorigen.
3. Bilder zur Prüfung der simultanen paramakularen Wahrnehmung. Diese Bilder erzeugen das größte retinale Abbild, das sich in die paramakulären Bereiche erstreckt.

Man soll nach Möglichkeit möglichst das kleinste Bild benutzen. Wenn jedoch Suppression oder Amblyopie vorhanden ist, muß man auf die größeren Bilder zurückgreifen. Im Idealfalle sollten die Bilder keine überschneidenden Strukturen haben, da sonst Hemmung erzeugt wird.

Fusionsbilder Fusionsbilder sind bis auf ein kleines Detail identisch. Dieses kleine Detail fehlt in dem anderen Bild. Es dient zur Kontrolle. Wenn das gesamte Bild mit dem Detail wahrgenommen wird, also z. B. ein Junge mit einem Blumenstrauß in der Hand, spricht das für ein binokulares Sehen. Wird der Junge ohne Blumenstrauß wahrgenommen, so besteht auf der Seite des Blumenstraußes eine Hemmung. Fusionsbilder werden entsprechend ihrer Größe genauso eingeteilt, wie die Bilder der Simultanwahrnehmung.

Stereoskopische Bilder Stereoskopische Bilder bestehen aus einem Bildpaar, das gegeneinander etwas verschoben ist. Durch diese Verschiebung, die man als

Querdisparation bezeichnet, entsteht auf den beiden Netzhäuten ebenfalls ein zueinander verschobenes Abbild, aus dem sich eine stereoskopische Wahrnehmung aufbaut.

8.4. Synoptometer

Eine Weiterentwicklung des Synoptophors stellt das Synoptometer dar. Bei ihm sind die großen Okularöffnungen durch kleine Spiegel ersetzt, auf denen der Untersuchte das projizierte Bild sieht. Es ist von der natürlichen Umwelt der Spiegelchen umgeben und wird so in sie hineinprojiziert gesehen. Damit nähern sich die Umstände der Untersuchung Alltagsbedingungen. Durch größere Schwenk- und Kippbarkeit der Projektoren sind Lähmungserscheinungen besser erfaßbar.

8.5. Vierpunkte-Test nach Worth

Der Vierpunkte-Test nach Worth wird für folgende Untersuchungen verwendet:

1. Für die Feststellung jeglichen simultanen binokularen Sehens, normalen oder abnormalem.
2. Um Hemmung festzustellen.

Der Test besteht aus 4 Lichtpunkten, einem roten, zwei grünen und einem weißen. Sie sind in der Form eines auf die Spitze gestellten Quadrates angeordnet. Der Patient trägt Farbfilter, vor dem einen Auge ein rotes, vor dem anderen ein grünes. Die Farben der Filter und der Lichter sind komplementär gestaltet, so daß durch das rote Filter nur 2 Lichter gesehen werden, nämlich das rote und das weiße. Letzteres erscheint rot. Durch das Grünfilter werden 3 Lichter gesehen, die beiden grünen und ebenfalls das weiße, welches grün erscheint. Wenn die beiden Augen gemeinsam funktionstüchtig sind, entweder in Form des normalen binokularen Sehens oder auch des harmonischen anomalen binokularen Sehens, fusioniert der Patient das weiße Licht, welches das einzige für beide Augen wahrgenommene ist, und er sieht 4 Lichtpunkte. Diese erscheinen ihm als ein roter, zwei grüne und ein weißer oder eine Mischung von rot und grün.

8.6. Diploskop

Das Diploskop verwendet die physiologische Diplopie, um die relative Konvergenz (S. 189) zu üben. Das Gerät besteht aus einem Metallstab und einem Handgriff. Das nahe Ende des Stabes wird gegen den Nasenrücken gehalten. Dann wird eine Karte auf das entfernte Ende in 33,3 cm Abstand von den Augen befestigt. Zwischen den Augen und der Karte befindet sich in einer Entfernung von 25 cm eine zusammenlegbare Scheidewand, die parallel zu der Karte verläuft und zwei nebeneinander gelegene Löcher hat, durch die Buchstaben auf der Karte erkannt werden können. In Abb. 102 ist dargestellt, wie beide Augen den Buchstaben O fixieren. Das rechte Auge sieht gleichzeitig den Buchstaben D auf der linken Seite von dem O, das linke Auge sieht den Buchstaben G auf der rechten Seite von dem O. Damit sieht der Patient 3 Löcher mit dem Wort DOG, falls normale retinale Korrespondenz vorhanden ist und auch eine bifoveale Fixation besteht.

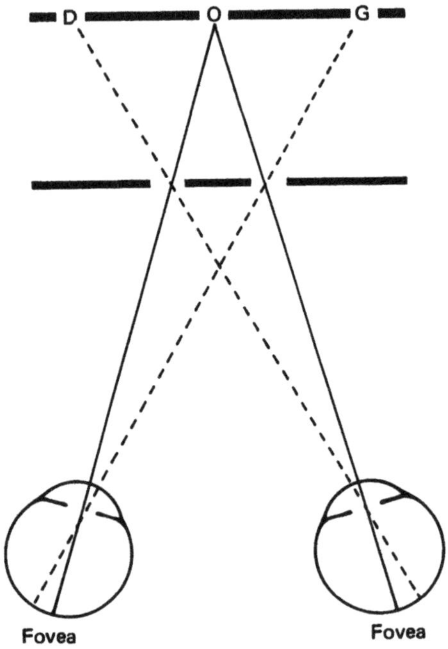

Abb. 102 Das Prinzip des Diploskops (s. Text)

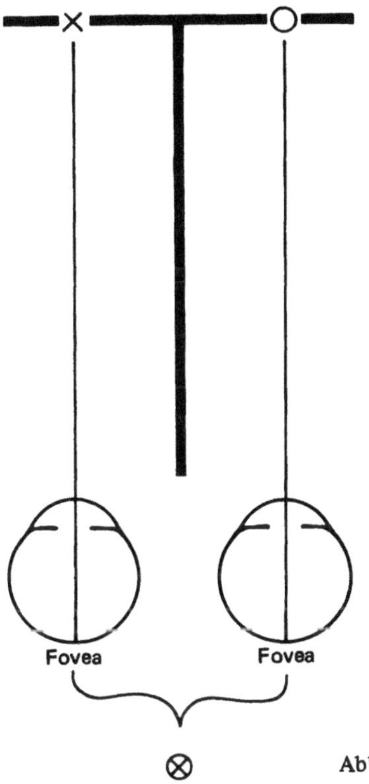

Abb. 103 Das Prinzip des Remy-Separators (s. Text)

8.7. Remy-Separator

Zu Entspannungsübungen zur Lockerung des Konvergenz-Akkommodationsmechanismus kann man den Remy-Separator benutzen, insbesondere wenn bei Nahfixation ein Konvergenzexzeß oder bei Fernfixation ein Divergenzexzeß vorhanden ist. Man benutzt das Gerät (Abb. 103) also, wenn eine negative relative Konvergenz oder eine relative Divergenz geübt werden soll. Das Gerät besteht aus einer Trennwand, die von einem Handgriff gehalten wird und das Feld der beiden Augen trennt. An dem einen Ende ist ein Nasenausschnitt und an dem anderen der Bilderhalter. Wenn das Gerät vor die Augen gehalten wird, sind die Bilder in 33,3 cm Abstand vom Auge des Patienten. Die Bilder, die auf transparentem Material angebracht sind, sind paarig, eines für jede Seite neben dem Septum. Die beiden Bilder können gleich oder ungleich sein. Wenn der Patient durch die transparenten Bilder auf einen entfernten Fixationspunkt blickt, werden die Bilder jeweils auf einer Fovea abgebildet und verschmolzen oder überlagert gesehen.

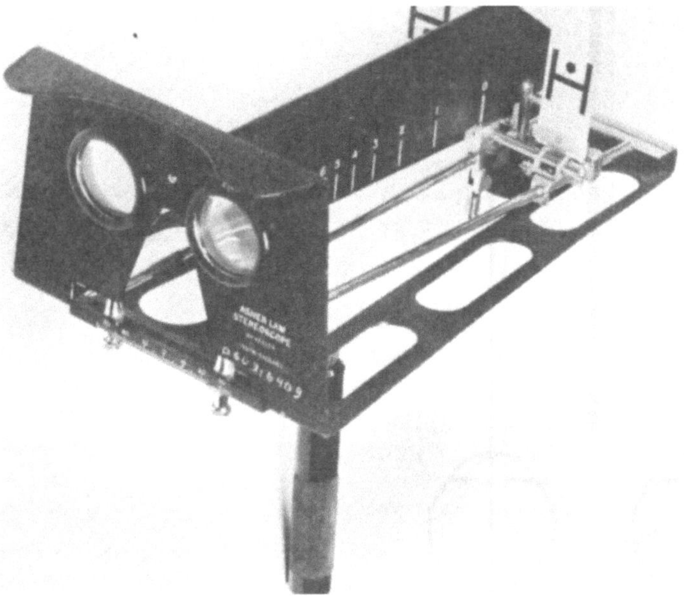

Abb. 104 Stereoskop

8.8. Stereoskop

Ein Stereoskop (Abb. 104) wird zur Übung positiver und negativer relativer Konvergenz verwendet. Es gibt verschiedene Arten von Stereoskopen, aber grundsätzlich besteht das Instrument aus zwei Augenstücken und einer Trennwand, die die Felder der beiden Augen voneinander abtrennt, sowie einem getrennten Bild für jedes Auge.

Die Okulare enthalten gewöhnlich Konvexlinsen einer solchen Stärke, daß der Patient nicht akkommodieren muß, um die Bilder scharf zu sehen. Diese Linsen sind dezentriert eingesetzt, um einen prismatischen Effekt zu erzielen, so als befänden sich Prismen in dem Okular, die mit der Basis nach außen gerichtet sind. Relative Konvergenz kann entweder durch Veränderung der Lage der Bilder zueinander oder durch eine Änderung des Prismeneffektes geübt werden.

8.9. Hindernislesen (Lesepult)

Das Hindernis wird in Verbindung mit Nahleseproben benutzt. Es wird zwischen das Auge des Patienten und die Druckschrift gehalten und erzeugt dadurch ein kleines Hindernis für das binokulare Sehen. Gleichzeitig bietet es eine ausgezeichnete Möglichkeit für die subjektive Kontrolle der Aufrechterhaltung des Binokularsehens.

Es gibt verschiedene Arten von Lesehindernissen, das gebräuchlichste ist der Daumen, der in einer Entfernung von 8 cm vor die Seite gehalten wird. Wenn der Patient den Text binokular wahrnimmt, erscheint der Daumen in gekreuzter Diplopie, d. h. jedes der beiden Bilder des Daumens verdeckt einen Abschnitt des Textes für ein Auge aber nicht für das andere, so daß der Text normal gelesen werden kann. Wenn der Patient die normale richtige Stellung seiner Augen beibehält und sich durch das Hindernis nicht darin ablenken läßt, resultiert eine Kräftigung des binokularen Sehens. Wenn er jedoch die Binokularität verliert, weil ein Auge in die Tropiestellung abweicht, wird er keine Diplopie mehr haben, vielmehr wird er ein einfaches Hindernis sehen, das einen Teil des Textes verdeckt, und damit wird ein fließendes Lesen unmöglich sein.

Der Text kann auch auf ein Pult gelegt werden, an dem die unterschiedlichen Hindernisse fest angebracht sind (Lesepult).

8.10. Hess-Schirm

Der Hess-Schirm ist ein Tangentenschirm mit einer Anzahl horizontaler und vertikaler gekrümmter Linien. Der Abstand zwischen zwei Linien überspannt einen Sehwinkel von 5°. Fixationspunkte sind durch das Zentrum des Schirmes und durch die Schnittpunkte der 15°- und 30°-Linien markiert.

Bei dem ursprünglichen Hess-Schirm werden Komplementärfarben für die Trennung der beiden Augen verwendet. Der Patient trägt eine Brille mit unterschiedlichen Filtergläsern für jedes Auge. Durch diese Brille sieht nur ein Auge die Fixationspunkte, während das andere Auge einen Zeiger sieht. Der Patient hält die Zeigerspitze hintereinander auf die Fixationspunkte und die relative Lage der Augen wird für jede dieser Blickrichtungen aufgezeichnet.

Es gibt verschiedene Modifikationen des Hess-Schirmes. Bei einer werden zwei Schirme verwendet, die rechtwinklig aufeinander stehen, und der Winkel wird durch einen Planspiegel getrennt, der gleichzeitig die Bilder beider Augen trennt.

Da mit diesen Geräten die koordinierte Zusammenarbeit der beiden Augen geprüft wird, werden sie auch Koordimeter genannt. Die Registrierung des Untersuchungsergebnisses erfolgt auf einem Nachdruck des Tangentenschirmes, der also ebenfalls gekrümmte Linien besitzt. Es werden die Schnittpunkte des Zeigers mit dem Liniensystem, wie sie vom Patienten angegeben werden, registriert.

8.11. Visuskop

Das Visuskop dient zur Feststellung des Netzhautpunktes, mit welchem der Patient während einäugigen Sehens fixiert. Es ist ein Ophthalmoskop, in dessen Lichtstrahl ein schwarzer Stern eingeschaltet werden kann, um dem Patienten als Fixationspunkt zu dienen. Der Untersucher kann bei der ophthalmoskopischen Betrachtung der Netzhaut den Fixationspunkt auf die Netzhaut projiziert sehen. Bei zentraler Fixation liegt der Stern auf der Mitte der Fovea, die in den meisten Fällen leicht an dem fovealen Lichtreflex erkannt werden kann. Bei exzentrischer Fixation liegt er auf irgend einem anderen Punkt der Netzhaut. In solchen Fällen kann eine zusätzliche diagnostische Hilfe verwendet werden, nämlich eine Scheibe mit konzentrischen Ringen, die zusätzlich in den Lichtstrahl gedreht werden und auf den Fundus des Patienten projiziert werden kann. Der Abstand der einzelnen Ringe voneinander beträgt $1/2^\circ$. Damit kann der Untersucher die Exzentrizität der Fixation einschätzen.

Die Feststellung des Fixationstypes ist immer dann notwendig, wenn ein Patient irgendeine Form einer Amblyopie hat. Das normal fixierende Auge sollte dabei immer zuerst untersucht werden, dann erst das amblyope, damit der Patient weiß, wie der Stern aussieht und die Untersuchungstechnik versteht. Während der Untersuchung soll das Auge, das nicht geprüft wird, verdeckt werden.

8.12. Pleoptophor

Das Pleoptophor (Abb. 105), wird für die Behandlung der exzentrischen Fixation verwendet. Es enthält ein fernrohrartiges optisches System, das dem Beobachter erlaubt, den Fundus des Patienten durch die erweiterte Pupille zu beobachten. Eine Fixationsmarke wird vor dem gesunden Auge bewegt, so daß das amblyope Auge so geführt werden kann, daß die Fovea in der optischen Achse des Instrumentes liegt. Es wird Licht hoher Intensität verwendet, um die Netzhaut zu blen-

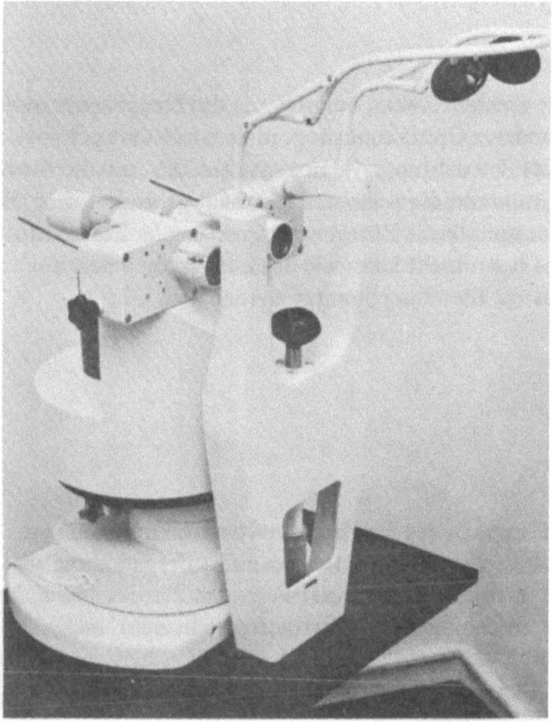

Abb. 105 Pleoptophor

den. Nur die Fovea centralis wird nicht geblendet, sondern durch eine im Zentrum des Strahlengangs befindliche getrübte Scheibe ausgespart. Die Scheibe kann entfernt werden, um eine Lichtstimulation der Fovea nach der Netzhautblendung zu ermöglichen.

8.13. Euthyskop

Das in der Pleoptik verwendete Euthyskop ist ein besonderes Ophthalmoskop mit einer wenig lichtdurchlässigen Scheibe, die in den Lichtstrahl gedreht werden kann. Diese schützt wie beim Pleoptophor die Fovea während der Lichtexposition der umgebenden Netzhaut. Da die benutzte Lichtintensität geringer ist, wird die periphere Netzhaut nicht geblendet, sondern nur genügend angeregt, um Nachbilder zu erzeugen.

8.14. Projektoskop

Das Projektoskop wird für den gleichen Zweck benutzt wie das Pleoptophor und das Euthyskop. Es ist ein besonderes Ophthalmoskop, in dem sich eine getrübte Scheibe in den Strahlengang des Beleuchtungssystems schalten läßt, um die Fovea vor der Erregung zu schützen, während die periphere Netzhaut geblendet wird. Es hat wie das Pleoptophor eine automatische Blitzgebereinrichtung für die nachfolgende Erregung der Fovea. Das Instrument kann wie das Euthyskop besser zur Erzeugung von Nachbildern als zur Blendung benutzt werden.

8.15. Koordinator

Der Koordinator wird zur Bestimmung des Fixationstyps benutzt und kann zur Übung verwendet werden, zentrale Fixation zu erlernen und aufrechtzuerhalten. Das Gerät besteht aus einer rotierenden blauen polarisierenden Plastikscheibe, die von hinten beleuchtet wird. Wenn man auf das polarisierte Licht sieht, entsteht das entoptische Phänomen des Haidingerschen Büschels. Dieses besteht aus einem Paar dunkler bürstenförmiger Figuren, die sich um den Fixationspunkt in entgegengesetzte Richtung drehen. Während der Drehung des Polarisationsfilters scheinen die beiden bürstenförmigen Büschel sich in die gleiche Richtung und mit der gleichen Geschwindigkeit um den Fixationspunkt zu drehen. Es gibt ein Tischmodell des Koordinators zur Verwendung für das Nahsehen und ein Raummodell für das Sehen in die Ferne.

8.16. Phasendifferenz-Haploskop

Dieses Gerät gestattet in vorzüglicher Weise die Messung und Übung binokularer Funktionen unter den Bedingungen des Sehens im freien Raum. Es besteht aus 2 Projektoren, deren Bilder durch eine rotierende Sektorenscheibe wie durch ein Malteserkreuz eines Filmapparates phasenartig verdeckt werden. Die gleichen Sektorenscheiben rotieren vor den Augen des Patienten, der die Bilder auf einem Projektionsschirm betrachtet. Dadurch kann im raschen Wechsel, der oberhalb der Verschmelzungsfrequenz liegt, abwechselnd dem linken Auge das Bild des linken Projektors und danach dem rechten das des rechten Projektors dargeboten werden (Abb. 106). Der Antrieb der Scheiben erfolgt durch Synchronmotoren. Der Untersuchungsgang ist vielfältig variierbar.

Folgende Untersuchungen sind mit dem Phasendifferenz-Haploskop möglich:

1. Objektive und subjektive Messung des Schielwinkels,
2. Messung organischer und funktioneller Skotome,
3. Messung unterschiedlicher Abbildungsgrößen (Aniseikonie) durch Vorsetzen eines Vario-Objektivs vor einen Projektor,
4. Messung des Fusionsvermögens,
5. Untersuchung des stereoskopischen Sehens.

Mit dem Gerät sind Fusionsübungen möglich. Es eignet sich außerdem zur Aufdeckung der Simulation einer einseitigen Herabsetzung der Sehschärfe.

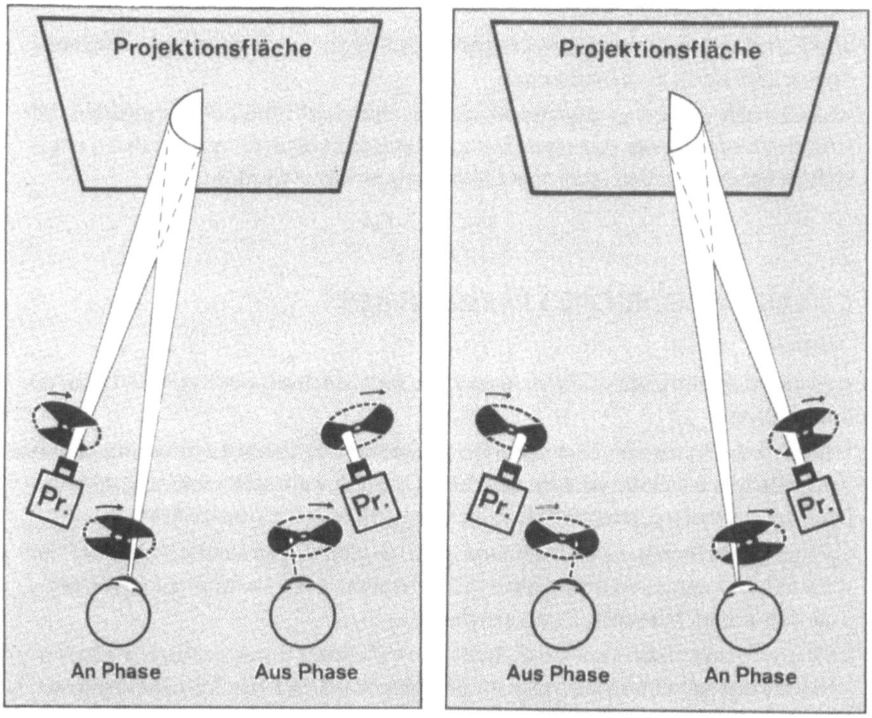

Abb. 106 Schema Phasendifferenz-Haploskop nach Prof. Aulhorn, Tübingen.

9. Untersuchungsmethoden

Um eine genaue Diagnose, eine Prognose und einen Behandlungsplan zu machen, muß eine ausführliche Untersuchung des Augenbefundes des Patienten durchgeführt werden. Eine solche Untersuchung hat verschiedene Hauptpunkte:

1. festzustellen, ob eine Deviation vorliegt und ob die Deviation konkomitant oder paralytisch ist, ob es sich um eine latente Deviation, also um eine Phorie handelt, ob die Deviation intermittierend ist oder ob sie manifest ist, also eine Tropie vorliegt
2. die Sehschärfe eines jeden Auges zu bestimmen
3. den Schielwinkel zu messen
4. den Zustand des binokularen Sehens zu prüfen, d. h. die retinale Korrespondenz und Fusion zu bestimmen
5. wenn es sich um ein paralytisches Schielen handelt, muß der ursprünglich betroffene Muskel oder es müssen die ursprünglich betroffenen Muskeln festgestellt werden und die Dauer der Lähmung geschätzt werden

9.1. Vorgeschichte (Anamnese)

Es gibt drei Hauptgründe, die Vorgeschichte zu ermitteln, ehe man die Untersuchung beginnt:

1. Genaue Informationen über die Symptome des Patienten zu erhalten, über den vermutlichen Beginn und vermutliche Ursache, besonders auch Angaben darüber, ob bereits irgendeine Behandlung vorgenommen worden ist.
2. Es dem Untersucher zu ermöglichen, gute Beziehung zwischen sich und dem Patienten herzustellen und damit das Vertrauen des Patienten zu gewinnen und sich seiner Mitarbeit zu versichern.
3. Es dem Untersucher zu ermöglichen, den Patienten unter normalen oder annähernd normalen Bedingungen zu beobachten. Das kann für die Diagnose, für die Prognose und für die Festlegung des Behandlungsplanes sehr nützlich sein.

Eine vollständige Fallgeschichte muß durch den Untersucher mittels Befragung des Patienten aufgenommen werden. Dabei ist es nötig, die Fragen sehr sorgfältig auszuwählen, da manche Information vom Patienten als unwichtig betrachtet werden kann, aber für die Behandlung von großer Wichtigkeit sein kann.

Warum kam der Patient? Wenn der Patient ein Kind ist, sollten die folgenden Informationen von den Eltern eingeholt werden:

1. Alter des Kindes
2. Zeichen oder Symptome, die zuerst auffielen
   a) Deviation eines Auges
      1) Konstant oder intermittierend
      2) Wann vorhanden
      3) Einseitig oder alternierend
   b) Unnatürliche Kopfhaltung (vorführen lassen)
   c) Wird ein Auge geschlossen oder bedeckt
   d) Symptome
      1) Doppelbilder
      2) Kopfschmerzen
3. Beginn
   a) Wann wurde der Beginn bemerkt
   b) War er plötzlich oder allmählich
   c) Angeschuldigte Ursache
      1) Trauma
      2) Krankheit
      3) Seelische Erschütterung
4. Geburtsanamnese
   a) Besonderheiten der Schwangerschaft
   b) Besonderheiten der Geburt
5. Allgemeinbefinden
   a) Jetzige und frühere Allgemeinerkrankungen
   b) Frühere Augenstörungen
6. Familiengeschichte – kommen in der Blutsverwandtschaft vor
   a) Strabismus
   b) Refraktionsfehler
   c) Sonstige Augendefekte
7. Vorausgegangene Behandlung
   a) Durch Brille
      1) Wann
      2) Wurde die Brille ständig getragen
      3) Welchen Erfolg hatte die Brille
      4) Datum der letzten Refraktionsbestimmung

- b) Chirurgisch
  - 1) Wann durchgeführt
  - 2) An welchem Auge durchgeführt
  - 3) Meinung der Eltern über den Erfolg
- c) Orthoptisch
  - 1) Okklusion
    - a) Wie
    - b) Wann durchgeführt
  - 2) Übungen
    - a) Welche

Wenn es sich bei dem Patienten um einen Erwachsenen handelt, der über sich selbst Auskunft zu geben hat, müssen die folgenden einzelnen Punkte beachtet werden:

1. Das Alter
2. Die Symptome
   - a) Kopfschmerzen, verschwommenes Sehen, doppelt Sehen usw.
   - b) Wann treten sie auf?
   - c) Was verursacht sie?
3. Anzeichen
   - a) Welche Störung wurde je von irgendjemandem beobachtet?
     - 1) Abweichen eines Auges
     - 2) Unnatürliche Kopfhaltung
4. Beginn
   - a) Zeitpunkt, zu dem die Störung erstmals beobachtet wurde
   - b) Plötzlicher oder allmählicher Beginn
   - c) Wurde es schlimmer
   - d) Angeschuldigte Ursache
     - 1) Krankheit
     - 2) Berufswechsel oder Arbeitswechsel
     - 3) Zunahme bei Arbeit in geschlossenen Räumen
     - 4) Ängstlichkeit
5. Allgemeiner Gesundheitszustand
   - a) Gegenwärtige und frühere Allgemeinerkrankungen
   - b) Frühere Augenstörungen
6. Familiengeschichte – kommen nachfolgende Krankheiten in der Blutsverwandtschaft vor
   - a) Strabismus
   - b) Refraktionsfehler
   - c) Sonstige Augenstörungen

7. Vorausgegangene Behandlung
   a) Optischer Art
      1) Wann?
      2) Wurden Brillen ständig getragen?
      3) Hatten die Brillen einen Einfluß?
      4) Wann wurde zum letzten Mal die Refraktion bestimmt?
   b) Chirurgischer Art
      1) Wann durchgeführt?
      2) An welchem Auge vorgenommen?
      3) Was ist die Meinung des Patienten über den Erfolg?
   c) Orthoptischer Art
      1) Okklusion
         a) Welche?
         b) Wann vorgenommen?
      2) Übungen
         a) Welche?

9.2. Bestimmung der Sehschärfe

Die Sehschärfe wird für jedes Auge getrennt bestimmt. Während ein Auge untersucht wird, muß das andere vollständig abgedeckt werden. Der Kopf des Patienten muß geradegehalten werden. Weder die Hand des Untersuchers noch die Hand des Patienten sind eine geeignete Form der Abdeckung, da der Patient leicht zwischen den Fingern hindurchschauen kann.

Folgende Methoden können für die Untersuchung der einäugigen und beidäugigen Sehschärfe für die Nähe und für die Ferne verwendet werden:

1. Optotypen nach Snellen
2. Pflügersche Haken
3. Landoltsche Ringe
4. Test nach Sheridan-Gardiner
5. Bilder und geometrische Figuren
6. Test mit rotierenden Trommeln
7. Krümel und kleine Gegenstände
8. Nahsehproben

Bei den unter 1. bis 5. aufgeführten Testen sitzt der Patient in 6 m (oder 20 Fuß) Abstand von der Untersuchungstafel. Er liest mit jedem Auge einzeln die Optotypen (Zahlen oder Buchstaben oder Zeichen), die er gerade noch richtig erkennen kann. Die Registrierung der Sehschärfe wird in Brüchen oder Dezimalzahlen vorgenommen. Im Zähler steht die tatsächliche Entfernung, im Nenner die Soll-Entfernung, also z. B. 6/6 (oder bei Fußangaben 20/20) oder als Dezimalbruch 1,0. Wenn kein Sehzeichenprojektor verwendet wird, ist die Registrierung in Dezimalbrüchen nicht zu empfehlen, damit man bei der Reproduktion der Untersuchungsbedingungen die tatsächliche Entfernung leicht ablesen kann.

Optotypen nach Snellen Die Snellenschen Optotypen bestehen aus Buchstaben oder Zahlen. Für ihre Verwendung gelten die gleichen Bedingungen wie für die anderen Optotypen. Es empfiehlt sich, transparente Tafeln mit dahintergelegener konstanter Lichtquelle zu benutzen, oder die Tafeln durch eine Lichtquelle einheitlich beleuchten zu lassen. Die Snellenschen Tafeln können natürlich nicht für Kinder, die noch nicht lesen können und für Analphabeten verwendet werden. Dafür gibt es die anderen Optotypen.

Pflügersche Haken Die Untersuchungsbedingungen sind die gleichen wie bei den anderen Optotypen. Die einzelnen E-förmigen Haken sind ebenfalls der Größe nach angeordnet. Der Untersucher fragt den Patienten, in welche Richtung die 3 Arme des E zeigen. Man kann diesen Test bei Kindern etwa vom 3. – 4. Lebensjahr aufwärts verwenden. Es gibt noch folgende Anwendungsmöglichkeiten: Personen, mit denen man einen schweren Kontakt hat, kann man eine E-förmige Schablone in die Hand geben und sie bitten, diese Schablone jeweils genauso zu halten, wie die Testfigur gelagert ist.

Landoltsche Ringe Für die Landoltschen Ringe gilt das gleiche wie für die Pflügerschen Haken. Die Landoltschen Ringe besitzen eine kleine Öffnung. Der Patient hat anzugeben oder zu zeigen, in welche Richtung die Öffnung weist.

Test nach Sheridan-Gardiner Auch bei dem Test nach Sheridan-Gardiner sitzt der Patient in 6 m Abstand, und jedes Auge wird getrennt untersucht. Er zeigt auf einen Buchstaben auf einer Karte in seiner Hand, der dem vom Untersucher hochgehaltenen Buchstaben entspricht. Alle Buchstaben sind umkehrbar, so daß keine Verwechselung in den Richtungen geschehen kann. Die Buchstaben sind genauso der Größe nach geordnet wie die Snellenschen Testtypen, und die Sehschärfe kann entsprechend aufgezeichnet werden. Dieser Test läßt sich für Kinder vom 3. Lebensjahr an verwenden.

Die Möglichkeit, daß das Kind den richtigen Buchstaben errät, ist geringer, als bei den Pflügerschen Haken, da es eine größere Auswahlmöglichkeit gibt, nämlich 7 anstelle von 4 Möglichkeiten.

Bilder und geometrische Formen Bei diesem Test werden schwarz ausgefüllte Silhouetten leicht erkennbarer Gegenstände des täglichen Lebens in abnehmender Größe dargeboten. Es gelten die gleichen Untersuchungsbedingungen wie bei den übrigen Optotypen, und die Graduierung ist auch etwa die gleiche wie bei den Snellenschen Testtypen.

Diese Methode kann bei Kindern angewendet werden, die auf keine andere Untersuchungsmethode ansprechen. Sie hat jedoch die folgenden Nachteile:

1. Bilder und geometrische Formen können in ihrer Größe nicht so leicht abgestuft werden wie Buchstaben, daher kann damit nur eine näherungsartige Abschätzung der Sehschärfe vorgenommen werden.
2. Der Test erfordert von den Patienten einige Intelligenz und die Kenntnis seiner Umgebung, so daß also nicht allein die Sehschärfe damit gemessen wird.

Untersuchung mit rotierenden Trommeln oder sich bewegenden geometrischen Figuren Bei diesem Test wird das Phänomen des optokinetischen Nystagmus für die Bestimmung der Sehschärfe verwendet, wenn alle anderen Testmethoden kein Resultat wegen der mangelnden Kooperation des Patienten erreichen lassen.

Eine Trommel mit abwechselnd schwarz und weißen senkrechten Streifen oder ein sich bewegendes Projektionsbild bzw. eine Trommel oder ein Projektionsbild mit einem Schachbrettmuster werden vor dem Auge des Patienten gedreht oder bewegt. Wenn optokinetischer Nystagmus dadurch ausgelöst werden kann, muß der Patient in der Lage sein, die Streifen bzw. Quadrate wahrzunehmen. Von der Größe der Streifen oder der Quadrate und der Entfernung des Patienten von der Trommel oder dem Bild ist es möglich, auf die ungefähre Sehschärfe rückzuschließen.

Krümel und kleine Gegenstände Bei sehr kleinen Kindern kann man eine näherungsweise Schätzung der Sehschärfe dadurch erreichen, daß man sie veranlaßt, kleine Gegenstände wie Körnchen oder Glasperlchen von einer ebenen Fläche, z. B. vom Fußboden, aufzuheben.

Nahsehproben Die Nahsehschärfe kann man prüfen, indem man feststellt, welche kleinste Druckschrift der Patient gerade noch lesen kann. Auch hierbei wird jedes Auge einzeln getestet, und die Karte wird in die Entfernung vor das Auge gehalten, für die die Buchstaben gedruckt sind. Wenn der Patient nicht in der Lage ist, Buchstaben zu lesen, können Zahlen, E-Haken oder Bilder benutzt werden.

Es ist schwierig, die Nahsehschärfe mit der erhaltenen Sehschärfe in der Ferne zu vergleichen, da die Methoden der Größenabmessung der Testobjekte gewöhnlich nicht direkt miteinander vergleichbar sind.

9.3. Feststellung der Abweichung von der Orthoposition (Feststellung eines Schielens)

Cover-Test Mit dem Cover- oder Abdecktest will man das Vorhandensein irgendeiner Abweichung der Augen von der Orthoposition feststellen und die Art der Abweichung diagnostizieren. Der Test ist vollständig objektiv und verlangt nur eine gute Fixation durch den Patienten. Während der Patient ein seine Aufmerksamkeit genügend in Anspruch nehmendes Objekt fixiert, das z. B. ein Fixationslicht sein kann, ein kleines Bild oder ein Spielzeug, wird ein Auge verdeckt und gleichzeitig das andere beobachtet. Das beobachtete Auge kann:

1. in der gleichen Stellung bleiben, da es fixiert;
2. sich in horizontaler, vertikaler, rotierender oder schräger Richtung bewegen, um die Fixation zu übernehmen;
3. unbestimmt hin und her wandern und damit anzeigen, daß es eine geringe Sehschärfe besitzt und eine stetige Fixation verloren hat;
4. rhythmische Ruckbewegungen zeigen, also einen Nystagmus.

Die Abdeckung wird dann entfernt und der Test wiederholt, dieses Mal aber mit Abdeckung des anderen Auges. In der Zwischenzeit müssen beide Augen des Patienten ständig beobachtet werden. Wenn sie zwischen den beiden Tests nicht kontinuierlich beobachtet werden, kann ein Patient, der eine Heterotropie besitzt, die Fixation von einem Auge auf das andere wechseln, und es würde dadurch eine Tropie unentdeckt bleiben. Wenn keine Einstellbewegung des jeweiligen Auges erfolgt, das die Fixation übernimmt, dann besteht keine Heterotropie.

Danach wird der Cover-Test etwas anders ausgeführt als für die Erkennung der Heterotropie. Jedes Auge wird wiederum abwechselnd abgedeckt, aber dieses Mal wird das Auge hinter der Abdeckung beobachtet, besonders in dem Augenblick, da die Abdeckung entfernt wird. Jede Bewegung des Auges wird beachtet. Wiederum kann die Bewegung horizontal, vertikal, drehend oder in einer schrägen Achse erfolgen und eine solche Bewegung oder die Kombination solcher Bewegungen zeigt eine Heterophorie an.

Es ist wichtig, die Geschwindigkeit zu beobachten, mit der binokulare Fixation wieder eintritt, denn sie zeigt die Stärke an, mit der der Patient die Abweichung beherrscht. Sie kann schnell verlaufen, mäßig schnell, langsam, zaudernd und erheblich verzögert.

Der Cover-Test sollte immer für Nah- und auch für Fernfixation ausgeführt werden und, wenn nötig, auch in allen Hauptblickrichtungen.

Der Nachteil des Testes besteht in der Tatsache, daß sehr kleine Kinder manchmal nicht stetig fixieren wollen, besonders auf entfernte Gegenstände.

9.4. Messung des Schielwinkels

Die Heterotropie kann objektiv gemessen werden (1) durch den Prismen-Cover-Test, (2) durch den Prismen Reflextest (Methode nach Krimsky), (3) durch die Methode nach Hirschberg und (4) durch Verwendung des Synoptophor. Subjektiv kann sie (1) durch die Verwendung des Synoptophor und (2) durch den Maddox-Stab-Test gemessen werden.

Heterophorie kann objektiv durch den Prismen-Cover-Test und subjektiv (1) durch den Maddox-Stäbchen-Test, (2) durch den Maddox-Wing-Test und (3) durch den Doppelprismentest gemessen werden.

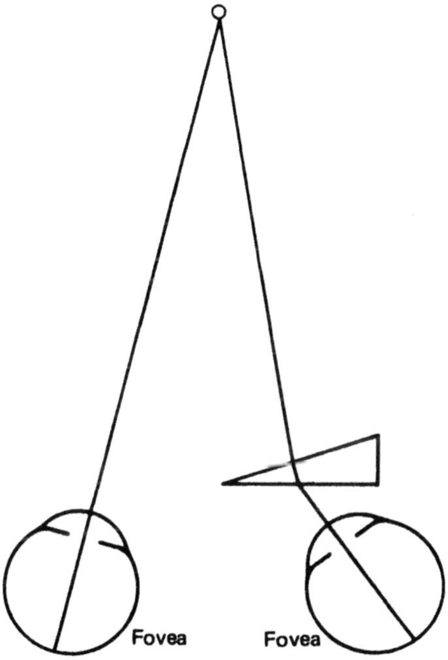

Abb. 107 Neutralisation einer Esodeviation durch ein Prisma (Prismen-Covertest). Zur abwechselnden Fixation ist keine Fixationsbewegung erforderlich.

9.4.1. Heterotropie

9.4.1.1. Objektive Methoden

Prismen-Cover-Test Beim Prismen-Cover-Test (Abb. 107) wird ein Prisma vor das abweichende Auge gehalten, so daß das von einem fixierten Gegenstand ausgestrahlte Licht gebeugt wird, und das Bild damit näher an die Fovea gebracht wird.

Das abgewichene Auge wird abgedeckt, und der Untersucher überzeugt sich, ob der Patient mit dem anderen Auge stetig fixiert. Er entfernt dann die Abdeckung von dem abweichenden Auge und bewegt sie so, daß das fixierende Auge nun abgedeckt wird. Dabei wird beobachtet, ob sich das abgewichene Auge zur Übernahme der Fixation bewegt. Wenn es sich nicht bewegt, hat das Prisma die Abweichung vollständig korrigiert. Das vom Fixationspunkt kommende Licht fällt direkt auf die Mitte der Fovea. Wenn das Prisma die Abweichung nicht vollständig korrigiert, entsteht das Bild des Fixationspunktes nicht in der Mitte der Fovea, und das Auge macht eine kleine Einstellbewegung. In diesem Fall muß das Prisma solange verstärkt werden, bis keine Einstellbewegung mehr eintritt.

Das Prisma und der Okkludor werden dann vor das andere Auge gehalten, und der Test wird, um irgendwelche Unterschiede zwischen Rechts- und Linksfixation zu finden, wiederholt. Dadurch können Inkomitanzen erkannt werden. Für die Nahfixation wird zur Prüfung des Einflusses der Akkommodation ein nahegelegenes Fixationsobjekt verwendet.

Das Prisma wird bei der Esotropie mit der Basis nach außen, bei der Exotropie mit der Basis nach innen und bei einem Höhenschielen mit der Basis nach unten vor das abweichende Auge gesetzt. Bei einer Kombination von Horizontal- und Vertikalschielen wird eine Kombination von Horizontal- und Vertikalprismen verwendet. Der Untersucher muß darauf bedacht sein, die Prismen nicht zu kippen, denn durch eine Kippung wird bei Prismen mit horizontaler Wirkung eine Vertikalabweichung und bei Prismen mit einer vertikalen Wirkung eine Horizontalabweichung bewirkt.

Der Nullpunkt der Messung, bei dem der Untersucher keine Augenbewegungen mehr feststellen kann, läßt sich meist nicht nur mit einem bestimmten Prisma erzielen, sondern häufig mit einer Reihe von Prismen eng beieinanderliegender Stärke. Das kommt daher, daß sehr kleine Augenbewegungen mit bloßem Auge nicht oder schlecht beobachtet werden können.

Prismenreflextest (Methode nach Krimsky) Beim Prismenreflextest (Abb. 108) wird ein Prisma vor das abgewichene Auge gebracht, und der Patient schaut auf ein nahegelegenes Fixationslicht, während der Untersucher die Lage des kornealen Lichtreflexes in bezug auf die Pupille beobachtet. Für Esotropie wird ein Prisma mit der Basis nach außen und für die Exotropie ein Prisma mit der Basis nach innen vor das fixierende Auge gehalten und die Prismenstärke solange erhöht, bis die Lichtreflexe auf beiden Augen symmetrisch sind. In gleicher Weise werden Vertikalabweichungen mit der Prismenbasis nach oben oder nach unten neutralisiert. Um Fehler der Parallaxe zu vermeiden, muß der Beobachter den Lichtreflex auf den Hornhäuten mit einem Auge betrachten und unmittelbar hinter der Lichtquelle stehen. Das andere Auge muß geschlossen sein.

Dieser Test ist sehr vorteilhaft und eignet sich besonders für die Untersuchung

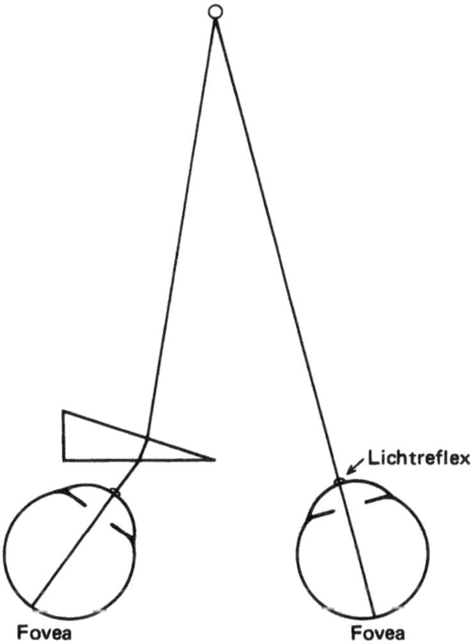

Abb. 108 Neutralisation einer Esotropie durch ein Prisma, so daß der Reflex des Fixationslichtes auf beiden Hornhäuten symmetrisch ist (Prismenreflex-Test, Methode nach Krimsky).

kleiner Kinder, da er vollständig objektiv ist und lediglich die gute Lichtfixation des Patienten zur Voraussetzung hat. Er ist außerdem rascher durchführbar als der Prismen-Cover-Test. Ein anderer Vorteil besteht darin, daß er auch bei Patienten angewendet werden kann, bei denen das abgewichene Auge eine geringe Sehschärfe oder die zentrale Fixation verloren hat. Seine Nachteile sind folgende:

1. Er ist nicht ganz genau, da der Winkel Lambda (λ) nicht mit in Betracht gezogen werden kann.
2. Er läßt sich nicht für Fernfixation anwenden, da der Kopf des Beobachters bei einer exakten Durchführung des Testes das Fixationslicht verdecken würde.

Methode nach Hirschberg Bei der Methode nach Hirschberg (Abb. 109) schaut der Patient auf ein nahegelegenes Fixationslicht, während der Untersucher die Lage des Hornhautreflexbildes auf dem abgewichenen Auge betrachtet. Durch Vergleich mit der Lage des Hornhautlichtreflexes auf dem fixierenden Auge schätzt der Untersucher die Höhe der Abweichung. Eine Abweichung von 1 mm ist gleichbedeutend mit 11–13 Δ Deviation. Erscheint das Reflexbildchen am Pupillenrand, so entspricht das etwa 15°, in der Mitte zwischen Pupille und Limbus etwa 22°, am Limbus etwa 45°.

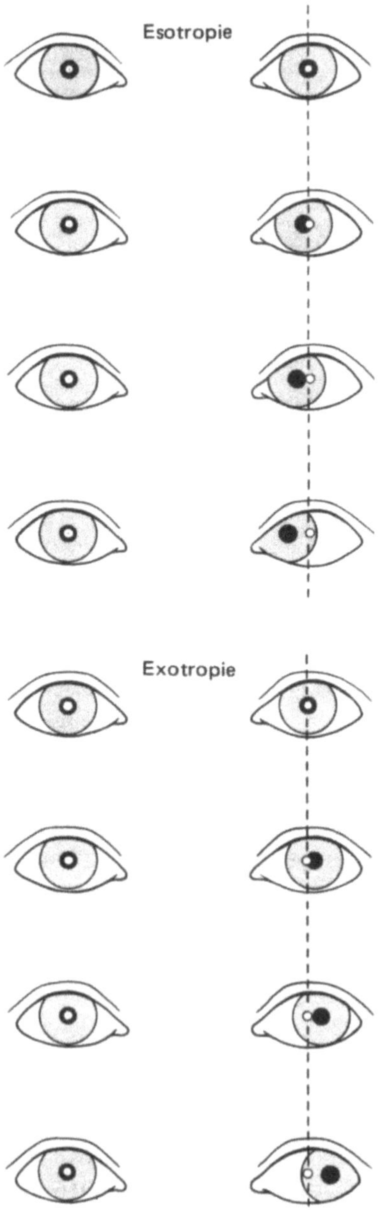

Abb. 109 Methode nach Hirschberg zur Schätzung des Schielwinkels. Die Verschiebung des Reflexlichtes von der Hornhautmitte ist vom Ausmaß des Schielens abhängig.

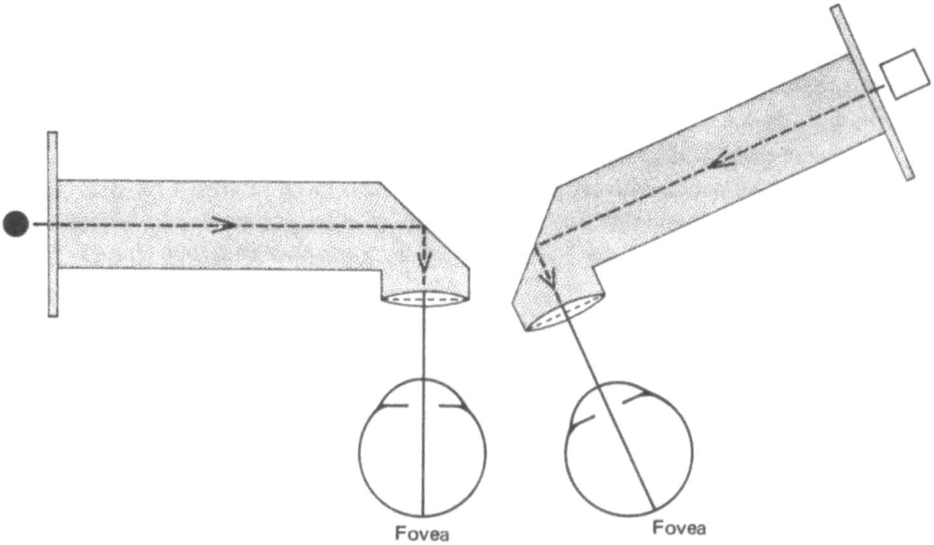

Abb. 110 Objektive Messung einer rechtsseitigen Esotropie mit dem Synoptophor. Der betreffende Gerätearm ist so eingestellt, daß bei alternierender Fixation keine Fixationsbewegung nötig ist.

Die Vor- und Nachteile des Testes sind die gleichen wie bei dem Prismenreflextest.

Synoptophormethode Bei der objektiven Synoptophormethode wird das Gerät genau auf die Interpupillardistanz und die Augenhöhe des Patienten eingestellt. Es werden Bilder zur Simultanperzeption verwendet und der vor dem schielenden Auge gelegene Arm des Gerätes wird solange bewegt, bis beim Cover-Test keine Einstellbewegungen mehr erfolgen (Abb. 110).

Der Cover-Test wird dabei so ausgeführt, daß die Lichtquellen der einzelnen Arme abwechselnd ein- und ausgeschaltet werden. Dabei wird der gleiche Effekt wie beim Cover-Test erzielt, denn einmal sieht das eine Auge, einmal das andere das dargebotene Bild.

Die Methode hat folgende Vorteile:

1. Sie gestattet, Horizontal-, Vertikal- und Torsionsabweichungen ziemlich genau zu messen.
2. Die Abweichung des schielenden Auges kann in allen Blickrichtungen gemessen werden und in wechselseitiger Fixation.
3. Obwohl das Gerät optisch für eine Fernfixation ausgerichtet ist, läßt sich auch eine Messung für die Nahfixation durchführen. Man braucht nur Linsen von – 3,0 D in den Linsenhalter des Gerätes einzusetzen.

4. Fast jede Deviationsgröße kann bestimmt werden, da Prismen zusätzlich in die Linsenhalter, wenn nötig, eingesetzt werden können.

Die Nachteile der objektiven Synoptophormethode zur Messung einer Heterophorie sind folgende:

1. Es besteht eine Tendenz, daß der Patient konvergiert, da er denkt, die Bilder liegen in einem nahen Abstand, obwohl das Gerät optisch so gebaut ist, daß sie in praktisch unendlicher Entfernung liegen. Man bezeichnet das als Gerätekonvergenz. Folglich nehmen Esotropien am Synoptophor an Größe zu und Exotropien an Größe ab.
2. Kleine Kinder können durch das Gerät verängstigt werden.

Wenn das schielende Auge nicht zur zentralen Fixation fähig ist, kann ein Synoptophor auch zur Messung des Schielwinkels durch die Reflexionsmethode benutzt werden. Zu diesem Zweck werden die beiden Arme des Synoptophor solange bewegt, bis die Reflexe auf jedem Auge symmetrisch sind, also wie beim Prismenreflextest.

9.4.1.2. Subjektive Methoden

Synoptophormethode Für die subjektive Synoptophormethode wird das Gerät auf die Augenhöhe und die Interpupillardistanz des Patienten genau eingestellt. Es werden Bilder zur Simultanperzeption in Foveagröße verwendet, und der Patient bewegt den Synoptophorarm vor dem nicht fixierenden Auge solange, bis er die beiden Bilder überlagert sieht (Abb. 111). Wenn nötig, können zusätzliche Einrichtungen für die vertikale oder torsionale Trennung angebracht werden. Wenn Hemmung eines Auges besteht, müssen größere Bilder zur makularen oder paramacularen Simultanperzeption verwendet werden. Je größer das Netzhautbild ist, um so weniger kann es unterdrückt werden.

Die Vor- und Nachteile der subjektiven Synoptophormethode sind die gleichen wie für die objektive Synoptophormethode beschrieben. Zusätzlich muß man sich klarmachen, daß mit der subjektiven Meßmethode nur der echte Schielwinkel gemessen werden kann, wenn normale Netzhautkorrespondenz besteht. Man kann die Messung objektiv durch den Cover-Test am Synoptophor kontrollieren.

Maddox-Stäbchentest (Maddox-Zylindertest) Der Maddox-Zylinder (Abb. 99) wird vor ein Auge gehalten, während der Patient eine punktförmige Lichtquelle ansieht. Wenn ein Horizontalschielen besteht, wird der Zylinder so gedreht, daß der Patient eine vertikale Lichtlinie sieht. Abhängig von der Abweichung des schielenden Auges und der Richtung der Abweichung sieht der Patient die Lichtlinie unterschiedlich weit weg vom Lichtpunkt nach links oder rechts verschoben. Dann wird ein Rotationsprisma (Herschel-Prisma) vor das Auge gesetzt (Basis innen oder Basis außen) und seine Brechkraft wird verstärkt, bis der Patient

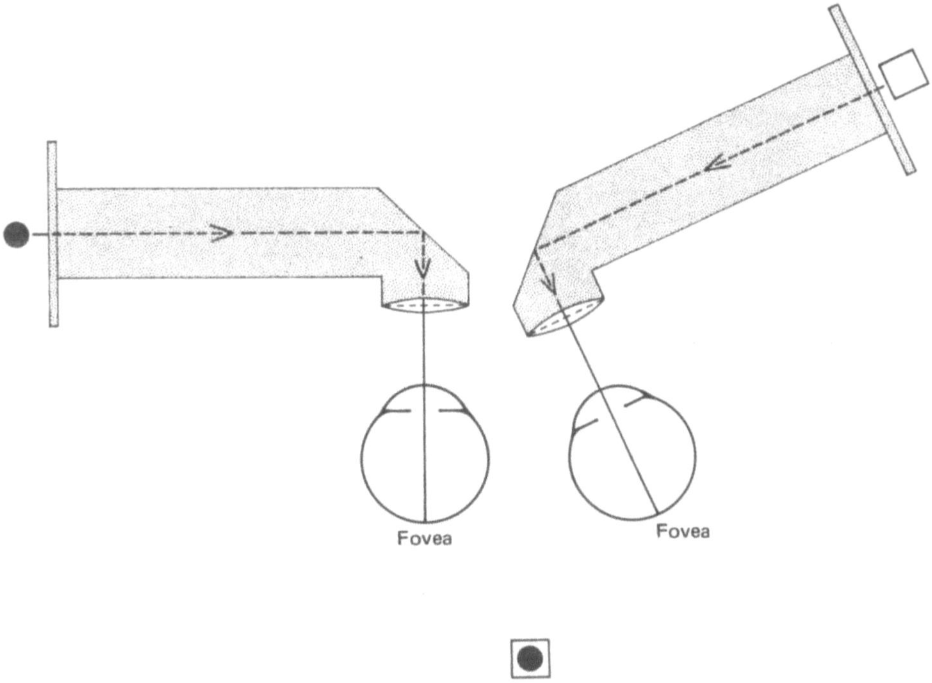

Abb. 111 Subjektive Messung einer rechtsseitigen Esotropie mit dem Synoptophor. Der Patient hat die Instrumentenarme so eingestellt, daß er die beiden Bilder überlagert sieht.

die Linie durch das Fixationslicht verlaufen sieht. In diesem Moment ist die Stärke des Prismas gleich der Größe des Schielwinkels. Die Untersuchungsmethode wird dann mit dem Maddoxstäbchen vor dem anderen Auge wiederholt, so daß der Schielwinkel während Rechts- und Linksfixation verglichen werden kann.

Um eine Vertikaldeviation zu messen, wird der Maddoxzylinder so gedreht, daß die Lichtlinie horizontal gesehen wird. Um den Schielwinkel zu messen, werden Prismen mit der Basis nach oben oder mit der Basis nach unten benutzt.

Um eine zyklorotatorische Abweichung zu bestimmen, läßt man den Patienten den Maddoxzylinder um seine sagittale Achse drehen, bis der Patient den Eindruck hat, daß die Lichtlinie horizontal verläuft. Der Betrag der Drehung des Zylinders kann vom Tabo-Schema des Brillenglashalters abgelesen werden.

Die Untersuchungsmethode hat folgende Nachteile:

1. Sie kann nur zur Messung kleiner Schielwinkel benutzt werden, da es für den Patienten bei starken Prismen schwierig ist, gleichzeitig die Linie und den Lichtpunkt zu sehen.

2. Das erhaltene Resultat ist nur dann der wahre Schielwinkel, wenn der Patient eine normale Netzhautkorrespondenz besitzt.
3. Die Untersuchungsmethode kann nur dann durchgeführt werden, wenn bei den Untersuchungsbedingungen keine Hemmung besteht.

9.4.2. Heterophorie

9.4.2.1. Objektive Methoden

Prismenabdecktest Die Untersuchungsmethode, die Vor- und die Nachteile des Prismenabdecktestes zur Messung einer Heterophorie sind genau die gleichen, wie für dessen Verwendung bei der Messung einer Heterotropie bereits beschrieben.

9.4.2.2. Subjektive Methoden

Maddoxzylinder-Test Um eine Heterophorie zu bestimmen, wird der Maddoxzylinder ebenso verwendet, wie für die Messung einer Heterotropie mit einer Ausnahme. Während der Patient mit dem freien Auge die Lichtquelle fixiert, wird der Maddoxzylinder abgedeckt und nur für 1 Sekunde die Abdeckung entfernt. Der Patient stellt fest, ob er die Lichtlinie rechts oder links vom Fixationslicht wahrgenommen hat, und der Untersucher bringt entsprechend dieser Feststellung ein Prisma mit der Basis nach innen oder nach außen an. Dann wird der Maddoxzylinder wieder für einen kurzen Augenblick freigegeben, und abermals wird das Prisma eingestellt. Das wird solange fortgesetzt, bis nach Verstärkung oder Abschwächung der Prismenkraft der Punkt erreicht ist, in dem der Patient die Linie durch das Fixationslicht verlaufen sieht. Es ist deshalb notwendig, den Cover-Test zu verwenden, da bei einer Phorie im Falle beiderseitiger ständiger Fixation die Lichtlinie um den Lichtpunkt schwanken würde und die Abweichung niemals eine ruhige Lage in bezug auf die Lichtquelle einnehmen würde.

Die Vor- und Nachteile der Untersuchungsmethode sind die gleichen wie bereits für die Verwendung des Maddox-Zylinders bei der Heterotropie beschrieben.

Maddox-wing-Methode Bei der Maddox-wing-Methode schaut der Patient durch die Augenstücke des Gerätes (Abb. 100) und sieht mit dem rechten Auge die beiden Pfeile und mit dem linken die horizontale und vertikale Linie und die Zahlen. Um den Augen zu erlauben, eine fusionsfreie Lage einzunehmen, läßt man einige Sekunden vergehen. Dann läßt man den Patienten die weiße Zahl nennen, auf die der weiße Pfeil zeigt. Das ist die Messung der Horizontalabweichung. Die Lage des roten Pfeiles bezogen auf die roten Zahlen zeigt die Vertikalabweichung an.

Eine Torsion kann durch Drehung des roten Pfeiles auf der rechten Seite festgestellt werden, bis der Pfeil horizontal liegt. Falls nötig, können im Linsenhalter zusätzlich Prismen angebracht werden.

Die Methode hat folgende Vorteile:

1. Die Zahlen können nur dann deutlich gesehen werden, wenn der Patient akkommodiert. Dadurch wird die Methode genauer, als wenn der Patient nur ein Licht fixieren würde.
2. Horizontal-, Vertikal- und torsionale Abweichungen können gemessen werden.

Die Nachteile des Maddox-wing-Testes für die Messung einer Heterophorie sind folgende:

1. Die Interpupillardistanz läßt sich nicht einstellen.
2. Die Methode ist ausschließlich subjektiv. Der Prüfer hat keine Möglichkeit einer objektiven Kontrolle.

Doppelprismentest Das Doppelprisma wird zum Nachweis von Zyklophorien verwendet. Es besteht aus 2 Prismen, die Basis an Basis aneinanderliegen und so vor ein Auge gehalten werden, daß die beiden Basen die Pupille in der Horizontalen trennen. Wenn der Patient dann auf eine horizontale Linie sieht, sieht das Auge hinter dem Doppelprisma zwei parallele Linien. Beide sind im Vergleich zu der einfachen Linie, die das andere Auge sieht, verschoben. Wenn keine Zyklophorie vorliegt, sind alle drei Linien parallel. Wenn eine Zyklophorie vorhanden ist, verläuft die einfache Linie in einem Winkel zu den beiden anderen Linien. Wenn die Linie oder die Linien, die vom rechten Auge wahrgenommen werden, nach rechts oder die Linie bzw. die Linien, die vom linken Auge wahrgenommen werden, nach links gekippt sind, besteht Inzyklophorie. Natürlich müssen die Linien vor einem gleichförmigen leeren Hintergrund betrachtet werden, der keine Fusionsreize setzt.

9.5. Messung des Winkel Lambda

Der Winkel λ, also der Winkel, der von der Gesichtslinie und der Pupillarachse gebildet wird, wird auf Seite 300 unter dem scheinbaren Strabismus beschrieben. Er kann mit der Perimetermethode oder der Synoptophormethode gemessen werden.

Perimetermethode Bei der Perimetermethode sitzt der Patient so vor dem Gerät, daß das zu messende Auge sich im Zentrum des Perimeterbogens befindet. Während das zentrale Licht des Bogens fixiert wird, wird eine kleine Lichtquelle entlang des Bogens bewegt, bis deren Hornhautreflex zentral auf der Pupille des fixierenden Auges erscheint. Der Untersucher beobachtet den Reflex, indem er mit einem Auge genau über die Lichtquelle hinwegblickt. Nur wenn das Auge des Untersuchers und die Lichtquelle in der gleichen Position sind, kann der Reflex korrekt zentriert werden. Der Winkel zwischen der zentralen Fixationsmarke des Perimeters und der Lichtquelle kann auf dem Perimeterbogen abgelesen werden und ist der Winkel λ.

Synoptophormethode Bei der Synoptophormethode wird der vor dem zu untersuchenden Auge befindliche Gerätearm auf Null eingestellt. Das Licht des anderen Gerätearmes wird ausgelöscht. Zur Messung wird ein spezielles Bild verwendet mit einer horizontalen Reihe von Buchstaben oder Nummern, die voneinander einen Abstand von 1 Grad haben. Der Patient wird aufgefordert, jeden Buchstaben oder jede Zahl nacheinander zu fixieren, so daß sich sein Auge Schritt für Schritt um 1 Grad jeweils bewegt. Der Untersucher beobachtet den Hornhautlichtreflex. Wenn er zentral ist, ist der Winkel λ gefunden. Er entspricht der Gradzahl, die sich das Auge vom zentralen Punkt des Bildes wegbewegt hat.

9.6. Untersuchung der Netzhautkorrespondenz

Da es sich bei der Untersuchung der Netzhautkorrespondenz um die Untersuchung einer zerebralen Assoziation zwischen der Wahrnehmung der beiden Augen handelt, sind alle Methoden für die Untersuchung subjektiver Art. Die Untersuchung ist natürlich nur dann notwendig, wenn eine konstante und manifeste Deviation vorhanden ist. Als absolut notwendige Voraussetzung ist es wichtig, den Zustand der monokularen Fixation zu kennen, ob sie exzentrisch ist oder zentral. Das muß mit in Erwägung gezogen werden, wenn man die Ergebnisse der Untersuchungsmethoden betrachtet.

Folgende Methoden werden für die Untersuchung der Netzhautkorrespondenz verwendet:

1. Streifenglastest nach Bagolini (Schweiftest).
2. Doppelbildtest.
3. Synoptophortest.
4. 4-Punkte-Test nach Worth.
5. Nachbildmethode nach Bielschowsky.
6. Beidäugige Visuskopmethode
7. Nachbildübertragungstest.

Wenn keine normale Netzhautkorrespondenz nachweisbar ist, ist es wichtig zu wissen, ob der Patient bestrebt ist, eine abnormale Form der Korrespondenz anzuwenden. Anomale Netzhautkorrespondenz ist eine instabile sekundäre Anpassung des sensorischen Zusammenspiels der beiden Augen, die sich unter den Bedingungen der täglichen Anregung entwickelt hat und nur unter diesen Bedingungen besteht.

Im Gegensatz dazu sind die Untersuchungsbedingungen anderer Art als die Sehbedingungen, bei denen anomale Netzhautkorrespondenz gewöhnlich besteht. Solche abweichenden Untersuchungsbedingungen sind z. B. dann vorhanden, wenn der Patient Filter verschiedener Farbe vor jedem Auge hat, wenn Nachbilder verwendet werden oder wenn jedem Auge ein unterschiedliches Bild im Synoptophor dargeboten wird. Die entsprechenden Methoden sind deshalb ungenau und können zu Mißdeutungen Anlaß geben. Die einzig gültige Schlußfolgerung, die man ziehen kann, ist folgende: Wenn unter diesen Untersuchungsbedingungen anomale Netzhautkorrespondenz besteht, ist es wahrscheinlich, daß sie auch unter den Bedingungen des täglichen Sehens, die weniger verwirrend sind als die der Untersuchung, bestehen kann.

In der Reihenfolge der Verringerung der Vergleichbarkeit mit den Bedingungen des täglichen Lebens seien nun die Untersuchungsmethoden näher erläutert.

Streifenglastest nach Bagolini Obwohl sie manchmal als Linsen bezeichnet werden, sind die Streifengläser nach Bagolini ohne Brechkraft. Auf einer Glasoberfläche befindet sich eine Reihe feinster paralleler Striche eingeritzt. Falls man eine punktförmige Lichtquelle durch ein solches Glas betrachtet, sieht man eine feine Lichtlinie durch die Lichtquelle verlaufen, die auf den Streifen des Glases senkrecht steht.

Bei der Untersuchung einer Heterotropie werden die beiden Gläser so vor jedes Auge gehalten, daß die eine Achse bei 135°, die des anderen Glases bei 45° verläuft, so daß die Lichtlinien aufeinander senkrecht stehen und schräg verlaufen, wenn der Patient eine punktförmige Lichtquelle betrachtet. Obwohl das Untersuchungszimmer nicht abgedunkelt sein sollte, sind die Lichtlinien in gedämpftem Umfeld besser zu erkennen.

Das Fixationslicht sollte von anderen hellen Gegenständen weit entfernt sein, damit keine zusätzlichen störenden Lichtlinien entstehen. Wenn der Patient gefragt wird, was er sieht, kann er eine der folgenden Antworten geben:

1. Doppelbilder des Lichtes. Das zeigt normale Netzhautkorrespondenz ohne nachweisbare Hemmung an (Abb. 112A).

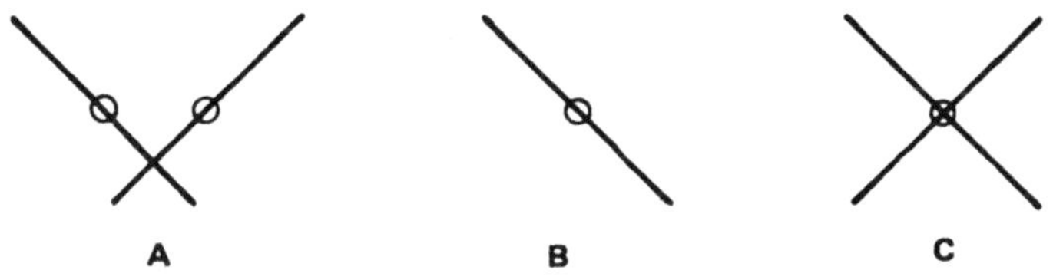

Abb. 112 Schematische Darstellung des Streifenglastestes (Bagolini-Test, s. Text)

2. Eine Linie, die durch das Licht verläuft. Das zeigt Hemmung des anderen Auges an (Abb. 112B)
3. Ein regelrechtes Kreuz, wodurch harmonische anomale Netzhautkorrespondenz charakterisiert wird (Abb. 112C)

Diese Untersuchungsmethode, die anderen eindeutig überlegen ist, hat folgende Vorteile:

1. Es gibt nur eine geringe Abweichung von normalen Sehbedingungen.
2. Die Methode ist leicht auszuführen, und es ist einfach zu beschreiben, was vom Patienten gesehen wird, selbst für Kinder.
3. Die Untersuchung kann für jede Fixationsentfernung ausgeführt werden.
4. Das Auge des Patienten kann während der Untersuchung beobachtet werden.

Doppelbildtest Beim Doppelbildtest fixiert das Auge eine punktförmige Lichtquelle in der Mitte der Tangentenskala durch ein rotes Filterglas. Das abweichende Auge wird ohne Filterglas gelassen. Der Patient sieht entweder ein Licht oder zwei.

1. Ein Licht: Ein rotes Licht zeigt Hemmung des abweichenden Auges an. Eine Mischung von rotem und weißem Licht zeigt die Möglichkeit harmonischer anomaler Netzhautkorrespondenz an.
2. Zwei Lichter: Ein rotes und ein weißes Licht beweisen normale Netzhautkorrespondenz. Wenn jedoch der Abstand der beiden Bilder mit dem Schielwinkel nicht übereinstimmt, besteht eine disharmonische anomale Netzhautkorrespondenz.

Der Nachteil der Untersuchungsmethode besteht in der Schwierigkeit der Differenzierung zwischen Fusion der Bilder und Hemmung des abweichenden Auges, da selbst bei beidäugigem Sehen das fixierende Auge dominant ist und das Bild die Tendenz hat, rot zu erscheinen.

Synoptophormethode Bei der Synoptophormethode wird der Schielwinkel zunächst objektiv und dann subjektiv gemessen. Wenn die beiden Winkel übereinstimmen, besteht normale Netzhautkorrespondenz. Wenn der subjektive Winkel kleiner als der objektive ist, besteht anomale Netzhautkorrespondenz. Dabei ist es sehr wichtig, ganz sicher zu sein, daß die beiden unterschiedlichen Winkel nicht durch einen schwankenden Schielwinkel bedingt sind. Man kann dies ausschließen, indem man den Patienten nach der Lage der beiden Bilder zueinander im objektiven Winkel fragt, und zusätzlich kann man im subjektiven Winkel den Covertest ausführen.

Bei einer Esotropie zeigen sowohl gekreuzte Projektion der Bilder im objektiven Winkel als auch Einstellbewegungen beim Covertest im subjektiven Winkel eine anomale Netzhautkorrespondenz an. Überlagerung der Bilder im objektiven Winkel und keine Einstellbewegungen der Augen beim Covertest im subjektiven Winkel zeigen jedoch eine normale Netzhautkorrespondenz an. Bei einer Exotropie würden die Bilder nicht gekreuzt erscheinen, aber im subjektiven Winkel treten Einstellbewegungen beim Covertest auf, falls eine anomale Netzhautkorrespondenz besteht. Falls sich eine anomale Netzhautkorrespondenz ergibt ist sie harmonisch, wenn der subjektive Winkel 0 beträgt; sie ist disharmonisch, wenn der subjektive Winkel zwischen 0 und dem objektiven Winkel liegt.

Der Nachteil der Methodik besteht darin, daß beim Einblick in das Gerät Nahkonvergenz auftritt und diese häufig die anomale Korrespondenz vom disharmonischen Typ erscheinen läßt, was auch schon beim Doppelbildtest auftreten kann.

Vierpunktetest nach Worth Beim Vierpunktetest nach Worth trägt der Patient vor einem Auge ein rotes Filter und vor dem anderen ein grünes. Er schaut auf 4 Lichtpunkte, die rautenförmig angeordnet sind – einer rot, zwei grün und einer weiß. Da die Lichter sich zu den Filtern komplementär verhalten, kann der Proband das rote Licht nur durch das rote Filter und die beiden grünen Lichter nur durch das grüne Filter sehen. Das weiße Licht kann mit beiden Augen gesehen werden. Durch das rote Filter erscheint es rot und durch das grüne grün.

Der Test kann sowohl für die Nähe als auch für die Ferne ausgeführt werden. Der Patient hat anzugeben, wieviele Lichter er sieht und in welchen Farben.

1. Zwei Lichter, diese seien rot. Das zeigt Hemmung des Auges hinter dem grünen Filter an.
2. Drei Lichter: Diese seien grün. Das zeigt Hemmung des Auges hinter dem roten Filter an.
3. Vier Lichter: Diese erscheinen so, wie sie auch ohne Filter gesehen werden, nämlich eins rot, zwei grün und eines weiß, oder das weiße kann rot, grün oder ein Mittel von beiden Farben zeigen. Das beweist, daß beide Augen gemeinsam benutzt werden. Es besteht anomale Netzhautkorrespondenz.
4. Fünf Lichter: Zwei von ihnen seien rot, eins grün. Es müssen nun Angaben über die Lage der Lichter zueinander gemacht werden. Sie können (a) ungekreuzt sein (bei Esotropie), (b) gekreuzt (bei Exotropie) oder (c) vertikal verschoben (bei einer Vertikalabweichung). Wenn 5 Lichter in Übereinstimmung mit dem Schielwinkel wahrgenommen werden, besteht normale Netzhautkorrespondenz. Wenn ihre Lage mit dem Schielwinkel nicht übereinstimmt, kann dies auf eine disharmonische anomale Netzhautkorrespondenz oder auf eine sogenannte paradoxe Diplopie zurückzuführen sein.

Nachbildmethode nach Hering-Bielschowsky Bei dieser Untersuchungsmethode sitzt der Patient in gleicher Höhe vor einer linearen Lichtquelle. Die Lichtlinie verläuft horizontal. Ein Auge wird verschlossen, während das andere Patientenauge auf die zentrale Fixationsmarke der Lichtlinie sieht. Der Patient muß auf diese

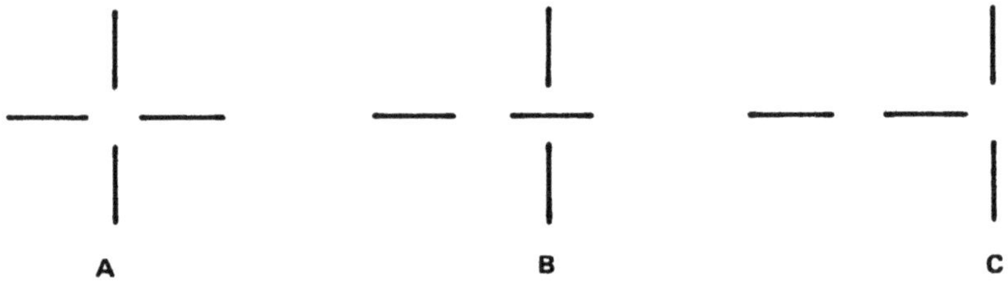

Abb. 113 Zeichnungen der beim Bielschowsky-Test erhaltenen Heringschen Nachbilder (s. Text)

Marke 15 bis 20 Sekunden lang ununterbrochen sehen. Dann wird die Okklusion gewechselt und vor das andere Auge gebracht und die Lichtlinie senkrecht gestellt. Wiederum schaut der Patient ununterbrochen auf das Zentrum der Lichtlinie. Dann wird die Abdeckung entfernt und der Patient wird gebeten, das Nachbild zu beobachten und es aufzuzeichnen. Am leichtesten gelingt ihm die Wahrnehmung des Nachbildes wenn er seine Augen schließt oder wenn er auf einen mäßig hellen weißen Schirm sieht. Er kann folgendes zeichnen:

1. Ein regelrechtes Kreuz, wodurch normale Netzhautkorrespondenz bewiesen wird, denn in diesem Falle haben beide Foveae gleichen Raumwert (Abb. 133 a)
2. Getrennte Bilder, die anzeigen, daß anomale Netzhautkorrespondenz besteht und daß die beiden Foveae unterschiedliche Raumwerte besitzen (Abb. 113 b und c).

Dieses ist eine der unphysiologischsten Methoden. Ein Nachbild und eine normale visuelle Stimulation sind so unterschiedlich, daß sie nicht verglichen werden können. Da die Wahrnehmung von Nachbildern ein von der Wahrnehmung normaler Sehstimuli unterschiedlicher Prozeß zu sein scheint, ergibt diese Untersuchungsmethode häufig eine normale Netzhautkorrespondenz, während andere Methoden eine anomale Netzhautkorrespondenz nachweisen. Ein weiterer Nachteil der Methode besteht darin, daß sie für das Verständnis kleiner Kinder schwierig ist. Außerdem können zu große Nachbilder (über 15°) kleine Anomaliewinkel überdecken.

Binokularer Visuskoptest Beim binokularen Visuskoptest schaut der Patient auf einen kleinen Fixationsgegenstand, während er vor das andere Auge das Visuskop hält. Er bewegt das Instrument, bis der Stern des Visuskopes und das Fixationsobjekt zusammenfallen, Der Untersucher beobachtet die Lage des Visuskopsternes auf der Netzhaut des Patienten. Wenn der Stern genau auf der Fovea liegt, besteht normale Netzhautkorrespondenz. Wenn er jedoch auf einem weiter peripher gelegenen Punkte liegt, dann hat dieser Punkt den gleichen Raumwert wie die Fovea des fixierenden Auges, und es besteht somit anomale Netzhautkorrespondenz.

Es kann für den Untersucher schwierig sein, durch das Visuskop zu sehen, ohne den Blick des Patienten auf den Fixationsgegenstand zu behindern. Um diese Schwierigkeit zu vermeiden, wird ein Prisma oder ein Spiegel vor das fixierende Auge gebracht um so die Lichtstrahlen am Kopf des Untersuchers vorbei zu lenken.

Als Fixationsgegenstand wird am besten ein kleiner Kreis oder ein kleines Quadrat benutzt. Es ist sehr wichtig, keinen sternförmigen oder punktförmigen Gegenstand zu verwenden, da es sonst zu einer retinalen Rivalität zwischen dem Fixationsobjekt und dem Visuskopstern kommen könnte.

Der Nachteil der Methode besteht in der Schwierigkeit sie bei kleinen Kindern anzuwenden.

Nachbildübertragungstest Beim Nachbildübertragungstest wird das nicht fixierende Auge verschlossen, und eine lineare Lichtquelle mit einer zentralen Fixationsmarke wird zur Erzeugung eines vertikalen Nachbildes für das normalerweise fixierende Auge benutzt.

Der Okkludor ist vor dem nichtfixierenden Auge, und der Patient versucht, im Koordinator oder im Synoptophor das Phänomen des Haidinger Büschels zu erkennen. Er muß das Büschel in der zentralen Lücke des Nachbildes sehen. Wenn er das richtig wahrnimmt, wird die Abdeckung auf das andere Auge übertragen, und er muß wiederum das Haidinger Büschel sehen. Damit erhält das führende Auge das Nachbild, das schielende Auge das Haidinger Büschel. Die Lage des Nachbildes der strichförmigen Lichtquelle zeigt im Vergleich mit dem Büschel die Netzhautkorrespondenz an. Wenn beide übereinstimmen, haben beide Foveae den gleichen Raumwert, und es besteht normale Netzhautkorrespondenz. Wenn sie getrennt sind, haben die beiden Foveae unterschiedliche Raumwerte, und es ist eine anomale Netzhautkorrespondenz vorhanden. Manchmal ist es notwendig, das Nachbild zwischen der Betrachtung des Haidingerschen Büschels mit dem normalerweise fixierenden Auge und mit dem normalerweise schielenden Auge erneut zu kräftigen.

Auch hier besteht wiederum die Schwierigkeit der Anwendung bei kleinen Kindern.

9.7. Prüfung des Fusionsvermögens

Wie früher bereits festgestellt, umfaßt der Begriff der Fusion sowohl sensorische als auch motorische Gesichtspunkte. Die sensorische Fusion ist die geistige Fähigkeit, gleiche Signale von beiden Augen als gleich zu erkennen und sie zu einer einfachen Wahrnehmung zusammenzufügen. Motorische Fusion ist die reflektorische Justierung beider Augen, zwei gleiche Bilder auf korrespondierende Netzhautelemente abzubilden und sie in dieser Stellung zu halten, um so die sensorische Fusion zu ermöglichen.

Klinisch ist es unmöglich, zwischen sensorischer Fusion und einfacher Überlagerung (Superimposition) zu unterscheiden. Daher muß zur Feststellung, ob eine verwertbare Fusion vorhanden ist, auch die motorische Fusion untersucht werden. Nur wenn beide nachweisbar sind, kann man sicher sein, daß der Patient in der Lage ist, seine beiden Augen physiologisch gemeinsam zu verwenden.

Es gibt in der Praxis 3 Methoden, um die Fusionsfähigkeit zu prüfen: Die Vorgeschichte, den Doppelbildtest mit Prismen und die Synoptophormethode.

Die Vorgeschichte Die Vorgeschichte kann von außerordentlicher Bedeutung für die Feststellung des Vorhandenseins oder des Fehlens einer Fusion sein, da das Alter des Schielbeginns der bestimmende Faktor ist.

Falls ein Schielen vor dem 18. Monat beobachtet wurde, bedeutet das, daß niemals eine motorische Kooperation als stabile Funktion vorhanden war und daß folglich die sensorische Zusammenarbeit der beiden Augen keinen normalen fortlaufenden Stimulus erhalten hat, wie er für die normale Funktion des beidäugigen Zusammenspiels notwendig ist. Wenn jedoch normales bifoveales Sehen während der ersten Lebensjahre bestanden hat, dann wurde für die Fusion bereits eine gute Grundlage gelegt, und die Fähigkeit zur Fusion kann wieder erlangt werden, selbst wenn ein Schielen in der Folgezeit aufgetreten ist. Daher kann man annehmen, daß bei den Kindern, die erst im Alter von ungefähr 2 1/2 Jahren zu schielen begonnen haben, für die Wiedererlangung der normalen bifovealen Sehweise eine gute Prognose besteht.

Doppelbildtest mit Prismen Wenn der Patient spontan Doppelsehen empfindet oder wenn Doppelsehen durch farbige Gläser während der Fixation einer Lichtquelle oder mit farbigen Filtern während des Worth-Testes verursacht werden kann, lassen sich Prismen zur Überlagerung der Bilder auf korrespondierende Netzhautpunkte verwenden. Bei einer Esotropie werden die Prismen mit der Basis nach außen, bei einer Exotropie mit der Basis nach innen angebracht, bei einer Hypertropie muß die Basis nach unten, bei einer Hypotropie nach oben zeigen.

Das Vorhandensein einer sensorischen und motorischen Fusion läßt sich durch die Fähigkeit des Patienten nachweisen, die beiden Bilder zu vereinigen und sie einfach zu sehen, und sie auch vereinigt zu halten trotz einer geringen Verstärkung der Brechkraft der Prismen. Fehlen von Fusion zeigt sich in der Unfähigkeit des Patienten, entweder die Bilder zu vereinigen oder sie als einfaches Bild in der Wahrnehmung aufrecht zu erhalten.

Der Test hat folgende Nachteile:

1. Es tritt häufig Hemmung auf.
2. Bei kleinen Kindern ist die Methode schwer durchführbar.

Synoptophortest Wenn man mit dem Synoptophor auf Fusion untersucht, muß erst die Anwesenheit normaler Netzhautkorrespondenz nachgewiesen sein. Es werden Fusionsbilder verwendet. Sie bestehen aus übereinstimmenden Bildern, aber jedes Bild hat ein zusätzliches und unterschiedliches Objekt, welches auf dem anderen Bild fehlt und als Kontrolle benutzt wird. So kann z. B. das Bild eines Kindes verwendet werden, das einmal einen Eimer in der einen Hand hält und auf dem anderen Bild einen Blumenstrauß in der anderen Hand. Die Anwesenheit beider Kontrollobjekte beweist dem Untersucher, daß der Patient beide Augen gleichzeitig benutzt. Das Fehlen eines solchen Kontrollgegenstandes auf dem Bild zeigt eine Hemmung an. Die Unfähigkeit, die Bilder zu vereinen, bedeutet Fehlen einer sensorischen Fusion. Falls sensorische Fusion vorhanden ist, ist der Patient in der Lage, die Bilder zu vereinigen und sie auch vereinigt zu halten, wenn einige Konvergenzanstrengung aufgewendet werden muß. Dadurch wird das Vorhandensein einer motorischen Fusion bewiesen.

Die Vorteile des Tests sind folgende:

1. Die Untersuchungsmethodik erweckt das Interesse auch kleiner Kinder.
2. Der Untersucher kann die Augen des Patienten beobachten.

Damit hat er eine Hilfe bei der Beurteilung der Antwort des Patienten.

9.8. Untersuchung des stereoskopischen Sehens

Die Stereopsis wird entweder 1. während des normalen bifovealen Einfachsehens oder 2. bei Vorhandensein eines manifesten Schielens mit Unterstützung der Fusionsfähigkeit geprüft. Als Untersuchungsmethoden werden gedruckte stereoskopische Teste verwendet, (Titmus oder Wirt oder Zeiß) oder es wird das Synoptophor angewandt.

Gedruckte stereoskopische Testbilder Um jedem Auge ein getrenntes Bild darzubieten, kann polarisiertes Licht bei der Anwendung gedruckter Testbilder verwendet werden. Während das Bild oder die geometrische Figur insgesamt fusioniert wird, erregen Ungleichheiten bestimmter Teile disparate Netzhautpunkte und bilden so die Ursache der dreidimensionalen Wahrnehmung.

Beim Titmus-Fliegen-Test ist das erste Testbild das einer vergrößerten Hausfliege. Wenn Stereopsis vorhanden ist, kann selbst ein kleines Kind, wenn es aufgefordert wird, die Flügel so fassen, als lägen sie weit über der Testkarte, zumindest einige cm.

Andere Testbilder enthalten Serien oder Gruppen geometrischer Figuren oder von Tieren, von denen jede Gruppe weiter vorn gelegen erscheint, wenn stereoskopisches Sehen vorhanden ist. Die Testfiguren sind mit zunehmender Feinheit angelegt, so daß die Erkennung der Stereopsis schwieriger wird und das Stereosehvermögen graduell eingeteilt werden kann. Es ist offenkundig, daß dieser Test nur bei Menschen mit binokularem Einfachsehen verwendet werden kann. Es handelt sich dabei entweder um normales bifoveales Einfachsehen oder um eine harmonische anomale Netzhautkorrespondenz.

Synoptophortest Beim Synoptophortest werden stereoskopische Bilder mit geringen Querverschiebungen dem Patienten dargeboten. Die Verschmelzung jener Teile der Bilder, die eine Querdisparation aufweisen, erzeugt die Wahrnehmung einer Tiefe. Für die Wahrnehmung der Stereopsis ist die Fusion eine unabdingbare Voraussetzung. Daher läßt sich mit dem Nachweis des stereoskopischen Sehens bei einem schielenden Patienten das Vorhandensein der Fusion nachweisen.

9.9. Messung der Akkommodationsbreite

Für die Messung der Akkommodationsbreite können sowohl die Bestimmung des Nahpunktes der Akkommodation als auch Minuslinsen verwendet werden.

Nahpunkt der Akkommodation Um den Nahpunkt der Akkommodation zu bestimmen, wird eine Testkarte mit Buchstaben, Zahlen oder feinen Linien so nahe vor das Auge gehalten, bis die Zeichen gerade noch deutlich gesehen werden können. Zu dieser Untersuchung wird meist ein Gerät aus einer Stange oder einem Lineal aus Kunststoff, Metall oder Holz verwendet, auf dem ein Reiter mit der Testkarte verschoben werden kann. An dem einen Ende der Stange ist eine flügelartige Stütze, die über die Nase hinweg auf den unteren Orbitalrand aufgesetzt werden kann. Die Stange ist sowohl in Dioptrien als auch in Zentimeter eingeteilt, so daß im Nahpunkt entweder die Akkommodationsbreite in Dioptrien oder die Entfernung des Nahpunktes in Zentimetern abgelesen werden kann.

Während der Untersuchung muß der Patient seine volle optische Korrektion tragen. Zunächst wird die Akkommodation für jedes Auge einzeln bestimmt und dann für beide Augen zusammen. Wenn die Akkommodationskraft des Patienten so gering ist, daß der Nahpunkt außerhalb der Länge des Gerätes liegt, werden zu seiner Korrektion solange Pluslinsen hinzugefügt, bis der Nahpunkt innerhalb der Reichweite des Gerätes liegt. Die Dioptrienzahl dieser zusätzlichen Linse muß von der gemessenen Akkommodationsbreite abgezogen werden.

Bei der Messung der Akkommodationsbreite junger Patienten mit großer Akkommodationskraft können Minuslinsen hinzugefügt werden, um den Abstand des Nahpunktes vom Auge zu vergrößern. Das ist für die Durchführung einer genauen Messung wichtig, da der Abstand einer Dioptrie von der anderen in der Nähe der Augen sehr gering ist. Eine kleine Meßungenauigkeit kann in diesem Bereich schon einen großen Fehler verursachen. So ist zum Beispiel bei einer Akkommodation von 10 Dioptrien der Nahpunkt in einer Entfernung von 10 cm, bei 11 Dioptrien in einer Entfernung von 9,1 cm. Die Entfernung zwischen 1 Dioptrie ist also nur 9 mm. Die Dioptrienstärke der für diese Zwecke verwendeten Minuslinsen muß zu der Akkommodationsbreite hinzugezählt werden.

Minuslinsen Die Akkommodationskraft kann auch mit Minuslinsen bestimmt werden. Abermals trägt der Patient während der Untersuchung seine Fernkorrektur. Das nicht zu prüfende Auge wird verschlossen. Während der Patient die Testkarte in einer Entfernung von 6 m liest, werden Minuslinsen zunehmender Stärke vor sein Auge gebracht. Um die Testzeichen scharf zu sehen, muß der Patient die Brechkraft der Linse durch Akkommodation neutralisieren. Die Stärke der höchsten Minuslinse, durch die der Patient noch scharf sehen kann, entspricht der Akkommodationskraft des untersuchten Auges. Da Gegenstände kleiner erscheinen, wenn sie durch Minusgläser betrachtet werden, müssen die Sehzeichen groß genug sein, daß sie noch aufgelöst werden können.

9.10. Messung von Duktionen

Zur Messung von Duktionen können der Hornhautlichtreflex und die Perimetermethode angewendet werden.

Perimetermethode Bei der Perimetermethode wird in üblicher Weise das Kinn auf die Kinnstütze aufgelegt und diese so eingestellt, daß sich das zu untersuchende Auge in der Mitte des Perimeterbogens befindet. Das andere Auge sollte während der Untersuchung verschlossen werden. Der Patient wird gebeten, eine Perimetermarke zu fixieren, die aus dem Zentrum des Gesichtsfeldes in die Peripherie bewegt wird. Seine Aufgabe besteht darin, dem fixierten Objekt zu folgen und den Zeitpunkt anzugeben, wenn das Auge bei stillgehaltenem Kopf dem Fixationsobjekt nicht mehr zu folgen vermag. Bei diesem Punkt ist die Grenze der Beweglichkeit in der entsprechenden Richtung erreicht. Normale Werte für die Duktionen sind ungefähr 50° nach nasal, nach unten und nach temporal und ungefähr 40° nach oben.

Hornhautlichtreflex Wenn sich der Untersucher nicht auf die vom Patient bei der Perimeteruntersuchung gemachten Angaben verlassen will, kann er die Messung der Duktion etwas objektiver durch die Beobachtung des Hornhautlichtreflexes gestalten. Er ist jedoch immer noch auf die Mitarbeit des Patienten angewiesen, der sein Auge maximal in eine bestimmte Richtung zu drehen hat. Der objektive Weg der Messung der Duktionsamplitude besteht in der Verwendung eines kleinen Lichtes, das so lange auf dem Perimeterbogen in eine Richtung bewegt wird, bis sein Reflex auf der Hornhaut nicht mehr zentral liegt. Dabei ist es wichtig, daß der Untersucher immer genau über das Fixationslicht hinwegblickt, wenn er das untersuchte Auge betrachtet.

Für die Untersuchung des Schielens ist die Messung der Duktionen nicht von grosser Bedeutung. Es muß nur ein kleiner Anteil von Muskelfasern funktionieren, um das Auge innerhalb der Grenzen von Duktionen zu bewegen, da die äußeren Augenmuskeln um das Vielfache stärker sind, als dem zur Bewegung notwendigen Kraftaufwand entspricht. Daher muß eine fast vollständige Parese vorhanden sein, ehe ein Defekt in der Amplitude der Duktion erkannt werden kann. Durch die Messung der Duktionen kann ein Teilverlust der Funktion eines Muskels nicht erkannt werden.

9.11. Messung von Versionen

Die Amplitude von Versionen kann mit dem Perimeter auf die gleiche Weise gemessen werden, wie Duktionen. Jedoch verfolgt und fixiert dabei der Patient das Testobjekt mit beiden Augen, bis er es doppelt sieht oder bis es sich zu weit entfernt hat, als daß er ihm folgen könnte. Die Messung solcher Absolutamplituden der Versionen ist von geringem praktischen Nutzen.

Jedoch ist die Untersuchung von Versionen von größter Wichtigkeit bei Patienten mit inkomitierendem Strabismus, denn der Vergleich der Bewegungsfähigkeit beider Augen im Verhältnis zueinander ist während einer Version der empfindlichste Test, um Unterfunktionen eines Muskels zu erkennen. Es sind weitere Methoden angegeben worden, um die Stellung der beiden Augen bei Versionen zu untersuchen (vgl. S. 321–323).

9.12. Messung von Vergenzen

9.12.1. Messung der Konvergenz

Da es verschiedene Arten von Konvergenz gibt und jede durch einen unterschiedlichen Reiz bedingt wird, sind die Bedingungen, unter denen Vergenzamplituden gemessen werden, sehr wichtig. Um zu einer richtigen Aussage zu gelangen, muß ganz eindeutiges Verständnis für die unterschiedlichen Arten der Konvergenz vorhanden sein und besonders dafür, bis zu welchem Ausmaß jede der unterschiedlichen Konvergenzarten durch die unterschiedlichen Prüfungsmethoden beurteilt wird.

Es ist unmöglich, tonische Konvergenz zu messen, die immer zu einem gewissen Grad vorhanden ist und nie völlig entspannt werden kann. Wenn ein Auge einen entfernten Gegenstand ohne Akkommodation fixiert und das andere Auge abgedeckt wird, so ist nur tonische Konvergenz und ein geringer Grad reflektorische Fixationsinnervation vorhanden. Die Augen sind in ihrer Phorielage. Ausgehend von dieser Lage können die anderen Formen der Konvergenz (fusionelle, akkommodative und proximale Konvergenz) gemessen werden. Folgende Konvergenzmessungen können klinisch vorgenommen werden:

1. Messung der fusionellen + akkommodativen + proximalen Konvergenz (Messung des Nahpunktes der Konvergenz)
2. Messung der relativen + akkommodativen Konvergenz
3. Messung der akkommodativen + proximalen Konvergenz
4. Messung der akkommodativen Konvergenz
5. Messung der proximalen Konvergenz.

9.12.1.1. Messung der fusionellen + akkommodativen + proximalen Konvergenz (Messung des Nahpunktes der Konvergenz)

Der Konvergenznahpunkt ist bereits als dem Auge am nächsten gelegener Punkt definiert worden, in dem ein Gegenstand während bifovealen Sehens noch scharf gesehen werden kann. Es ist der Schnittpunkt der beiden fovealen Gesichtslinien, wenn maximale Konvergenz aufgewendet wird. Gewöhnlich wird er mit einem Nahpunktlineal bestimmt. Dieses Gerät wurde bereits bei der Besprechung der Messung des Akkommodationsnahpunktes auf S. 184 beschrieben.

Für Konvergenzmessungen kann ein Punkt oder eine Linie als Fixationsmarke benutzt werden. Die Marke wird langsam in der Augenebene oder etwas darunter auf den Patienten zubewegt, bis maximale Konvergenz eingetreten ist und bifoveales Einfachsehen nicht mehr aufrechterhalten werden kann. In diesem Moment beginnt die Fixationsmarke doppelt zu erscheinen, und gewöhnlich rutscht das nichtdominierende Auge in Divergenzstellung ab.

Der Abstand des Nahpunktes der Konvergenz sollte von der Basislinie aus gemessen werden. Das Nahpunktlineal hat gewöhnlich den Nullpunkt im sogenannten Brillenpunkt (das sind 27 mm vor der Basislinie). Daher müssen 27 mm zu der auf der Skala abgelesenen Zahl hinzugefügt werden. Der Konvergenzpunkt schwankt von Mensch zu Mensch beträchtlich, und man findet sogar von Untersuchung zu

Untersuchung bei dem gleichen Menschen erhebliche Schwankungen. Bei Erwachsenen liegt er kaum jemals näher als 6 cm. Bei Kindern kann er so nahe wie die Nasenspitze sein. Anders ausgedrückt beträgt das absolute Maximum der Konvergenz bei einem Durchschnittsmenschen mit einer Nahpunktkonvergenz von 8 cm und einer Interpupillardistanz von 6 cm 75 Δ.

Da sich bei der Untersuchung ein Gegenstand dem Auge nähert, wird gleichzeitig die fusionelle, die akkommodative und die proximale Konvergenz angeregt und besonders in der letzten Phase erfolgt eine starke unwillkürliche Konvergenzanstrengung. Damit werden also alle Arten der Konvergenz erfaßt.

9.12.1.2. Messung der relativen + akkommodativen Konvergenz

Die Messung der relativen und akkommodativen Konvergenz kann durch verschiedene Methoden erfolgen. Einmal unter Anwendung des Synoptophors, und dann ist sie auch noch mit Prismen möglich (Rotationsprismen, Prismenleisten und einfache Prismen).

Synoptophormethode Bei der Synoptophormethode werden dem Patienten für beide Augen identische Bilder dargeboten. Nachdem er sie fusioniert hat, werden die Gerätearme langsam und gleichmäßig konvergiert, bei der Nullstellung des Gerätes beginnend. Diese Bewegung der Bilder verursacht eine Disparität der Netzhautbilder, welche wiederum eine motorische Fusion auslöst. Um die Bilder fusioniert zu halten und Doppelsehen zu vermeiden, antwortet der Patient mit einer fusionellen Konvergenz.

Wenn ein Mensch unter normalen Sehbedingungen einen nahe gelegenen Gegenstand fixiert, akkommodiert er, und dies veranlaßt einen bestimmten Betrag akkommodativer Konvergenz. Darüber hinaus verursacht die Wahrnehmung des als nahe empfundenen Gegenstandes einen gewissen Betrag an proximaler Konvergenz. In den meisten Fällen genügt der kombinierte Effekt der akkommodativen und der proximalen Konvergenz nicht, um die Augen in die richtige Stellung zu bringen, sondern es sind noch zusätzliche fusionelle Reflexeinstellungen der Augen nötig. Daher tritt unter normalen Bedingungen zu dem akkommodativen und dem proximalen Teil der Konvergenz auch noch ein fusioneller reflektorischer hinzu.

Unter den künstlichen Untersuchungsbedingungen des Synoptophor wird jedoch durch die Konvergenz der Gerätearme der Reiz der Akkommodation nicht geändert, da die Bilder immer in der gleichen Entfernung vor dem Auge bleiben. Aus dem gleichen Grunde ist keine Änderung des Reizes für die proximale Konvergenz vorhanden. Obwohl ein Nahfaktor beim Blick in das Gerät wirksam wird, ändert er sich nicht während der Untersuchung. Daher bewirkt die Konvergenz der Gerätearme lediglich einen Reiz für die fusionelle Konvergenz.

Anfangs hat der Untersuchte keine Schwierigkeit, die beiden Bilder fusioniert zu halten. Schließlich wird jedoch der Endpunkt der fusionellen Konvergenz erreicht. Das ist die Grenze des deutlichen bifovealen Einfachsehens. Wenn das bifoveale Einfachsehen weiterhin aufrechterhalten werden soll, führt weitere Konvergenz des Gerätes zu einem zunehmend verschwommenen Bild, da die einzige Möglichkeit einer zusätzlichen Konvergenz in einer akkommodativen Konvergenz besteht. Die Grenze der akkommodativen Konvergenz ist dann erreicht, wenn das bifoveale Einfachsehen über die Unschärfe hinaus zusammenbricht und nicht wieder hergestellt werden kann. Während der Untersuchte das Bild in zwei Bilder zerfallen sieht, die sich rasch voneinander wegbewegen, sieht der Untersucher, wie die Augen des Patienten plötzlich in Divergenzstellung übergehen.

Es wurde bereits beschrieben, daß die fusionelle Konvergenz die Konvergenzamplitude von der Phorielage bis zum Erreichen des Endes eines deutlichen Einfachsehens ist, das heißt, bis zum Verwischungspunkt reicht. Wenn die gleiche Funktion vom Punkt der Orthoposition aus gemessen wird, anstelle von der Phorielage ausgehend, wird die Konvergenz als relative bezeichnet. Während also der Anfangspunkt, an dem die Messung beginnt, bei der fusionellen und bei der relativen Konvergenz unterschiedlich ist, ist der Endpunkt bei beiden der gleiche, nämlich der Verwischungspunkt. Dieser zeigt die Erschöpfung der motorischen Fusion an und steht am Anfang der akkommodativen Konvergenz. Wenn man für die Messung das Synoptophor verwendet, beginnt man die Bewegung der Gerätearme am Punkt 0 und mißt also die relative Konvergenz und nicht die fusionelle. Um die Fähigkeit der Augen zur fusionellen Konvergenz zu messen, muß man das Ergebnis der Synoptophormessung, d. h. die relative Konvergenzamplitude, um den Betrag der Phorie des Patienten vermindern, also die Phorielage des Patienten von dem Betrag abziehen.

Die vorausgegangene Beschreibung läßt den Vorgang der Messung der Konvergenz einfach erscheinen. Leider ist es nicht so leicht, den Verwischungspunkt festzustellen. Auch der Punkt des Auseinanderfallens der Bilder ist nicht so leicht festzustellen. Obwohl die fusionelle Konvergenz unter experimentellen Bedingungen gemessen werden kann, sind die gegenwärtigen klinischen Methoden, die Synoptophormethode eingeschlossen, von zweifelhafter Genauigkeit. Der Grund besteht einfach darin, daß es sogar für einen geübten Beobachter unmöglich ist, mit einiger Sicherheit zu entscheiden, wann ein geringer Grad von Verschwommensehen beginnt. Vielmehr setzt sich diese Phase in den Bereich der akkommodativen Konvergenz fort, bis deren Zusammenbruch erreicht ist. Damit ist die Grenze zwischen der Amplitude der relativen Konvergenz und der Amplitude der akkommodativen Konvergenz bei der Synoptophormethode durch einen fließenden Übergang gekennzeichnet.

Am Synoptophor kann auch die Konvergenz während des Nahsehens bestimmt werden. Wenn man vor jedes Auge eine Linse von − 3 Dioptrien setzt, muß der

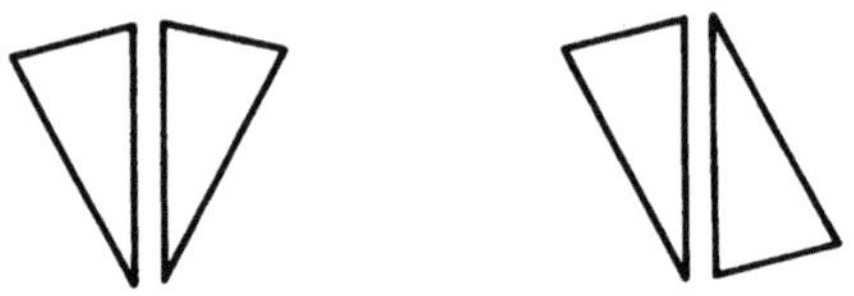

Abb. 114 Schema eines Rotationsprismas.
A: Basis liegt neben Basis
B: Basis und Kante liegen nebeneinander

Untersuchte das Hindernis durch eine Akkommodation auf eine Entfernung von 33 cm überwinden. Um die Orthoposition für die Nahfixation nachzuahmen, müssen die Instrumentenarme so eingestellt werden, wie es für die Konvergenz auf einen Punkt von 33 cm Entfernung notwendig ist. In Prismendioptrien ausgedrückt ist das 3mal die Interpupillardistanz des Patienten in Zentimetern.

Prismenmethode Eine andere Methode für die Untersuchung der Konvergenzamplitude ist die Prismenmethode. Es können verschiedene Typen benutzt werden. Rotationsprismen (*Herschel-* oder Risley-Prismen), Prismenleisten und einfache Prismen.

Rotationsprisma (Herschel- oder Risley Prisma) Ein Rotationsprisma besteht aus einem Prismenpaar, das zusammen in einen Halter montiert ist. Sie können zueinander gedreht werden, so daß sich ihre Wirkung, wenn die Basen aneinanderliegen, entweder addiert, oder wenn Spitze und Basis aneinanderliegen subtrahiert (Abb. 114). Die Stärke eines jeden Prismas ist 15 Δ. Wenn das eine Prisma mit der Basis nach oben liegt und das andere mit der Basis nach unten, ist ihre Gesamtstärke 0. Durch Drehen einer Schraube kann man die Lage der Basis eines Prismas verändern. Man kann so die Prismenstärke allmählich von 0 bis 30 Δ verstärken.

Um die Konvergenz zu messen, wird ein Rotationsprisma vor ein Auge gehalten. Es wird auf 0 eingestellt, also die Basis eines Prismas zeigt nach oben und die andere nach unten, so daß keine prismatische Wirkung besteht. Der Patient hat einen entfernten Gegenstand zu fixieren. Damit sind seine Augen in der Orthoposition.

Wenn man die Untersuchung so beginnt, mißt man die relative Konvergenz und nicht die fusionelle. Natürlich können die Prismen auch so eingestellt werden, daß man die Messung in der Phoriestellung der Augen beginnt und somit die fusionelle Konvergenz bestimmt. Der Anfangspunkt der Messung ist mehr eine Frage der Gewohnheit und der Übereinkunft. Von jedem Punkt des Beginns werden die Prismen so gedreht, daß vom Nullpunkt ausgehend ihre Basis mehr nach außen zu liegen kommt, und die Brechkraft zunimmt.

Wie bei der Messung mit dem Synoptophor hat der Proband am Anfang keine Schwierigkeiten, seine Augen zu konvergieren und somit die induzierte Bilddisparität zu überwinden und die Fusion aufrechtzuerhalten. Wenn jedoch sowohl die relative Konvergenz als auch die akkommodative erschöpft sind, tritt am Zerfallspunkt Doppeltsehen ein. Da die Konvergenzamplitude größer als 30 Δ Prismenkraft sein kann, also mehr als die Rotationsprismen maximal erzeugen können, kann es notwendig werden, ein zweites Prisma vor das andere Auge zu halten. Manchmal ist sogar das nicht ausreichend. Theoretisch entsteht ein Verwischungspunkt, wenn die Grenze der relativen Konvergenz erreicht ist, und wenn der Patient zusätzlich akkommodative Konvergenz aufbringt, um einen weiteren Zuwachs der Konvergenz zu erreichen. In der Praxis ist das jedoch nicht der Fall. Wenn man durch eine Reihe von Prismen sieht, wird man feststellen, daß neben allen anderen Veränderungen, die die Prismen erzeugen, auch die Sehschärfe mit zunehmender Prismenstärke deutlich abnimmt. Daher ist die Sehschärfe des Patienten bereits durch die starken Prismen vermindert, ehe er seine akkommodative Konvergenz zu benutzen anfängt. Abermals ist es also nicht möglich, die Amplitude der relativen Konvergenz von der der akkommodativen zu trennen.

Die Rotationsprismen können ebenfalls zur Bestimmung der Konvergenzamplitude während des Sehens in die Nähe benutzt werden. Eine punktförmige Lichtquelle wird in die gewünschte Entfernung gehalten, also etwa 33 oder 40 cm von der Basislinie entfernt. Die Messung geschieht auf die gleiche Weise wie bei dem Sehen in die Ferne.

Prismenleisten Prismenleisten bestehen aus einer Reihe von Prismen zunehmender Stärke. Die Leiste wird vom Untersucher vor das Auge des Patienten gehalten und braucht nur auf- und abbewegt zu werden, um höhere oder niedrigere Prismen vor das Auge zu halten.

Zur Messung der Konvergenz wird die Leiste so gehalten, daß die Prismen mit der Basis nach außen liegen. Man beginnt mit dem schwächsten Prisma und fängt die Prismenleiste zu den stärkeren Prismen hin zu verschieben an. Schließlich wird der Punkt des Zusammenbruchs erreicht. Falls die Prismenleiste nicht ausreicht, und der Punkt des Zusammenbruchs beim stärksten Prisma noch nicht erreicht ist, kann man ein Prisma vor das andere Auge halten und wiederum mit den schwachen Prismen der Leiste beginnen. Alle Erläuterungen, die bei den Rotationsprismen gemacht worden sind und die Korrektion der Refraktion, den Verwischungspunkt und das Nahesehen betreffen, gelten auch für die Prismenleiste.

Einfache Prismen Um die Konvergenz zu messen, muß das stärkste Prisma gefunden werden, das mit der Basis nach außen noch ein bifoveales Einfachsehen erlaubt. Es ist offensichtlich, daß einfache Prismen schwieriger zu handhaben sind, als Rotationsprismen oder Prismenleisten.

Die Methoden der Prismenleisten und der einfachen Prismen unterscheiden sich in einer wesentlichen Hinsicht sowohl vom Synoptophor als auch von den Rotationsprismen. Der Wechsel von einem Prisma zu dem nächsten ist bei den beiden ersteren Methoden kein kontinuierlicher Vorgang, bei dem die Fusion durch eine zeitweilige retinale Disparität durchbrochen wird und damit ein Doppelsehen entsteht, das durch Konvergenz überwunden werden muß. Im Gegensatz dazu wird durch das Synoptophor und das Rotationsprisma eine allmähliche und glatte Konvergenz erreicht, bei der die Fusion niemals unterbrochen wird und Doppelsehen niemals auftritt, es sei denn am Ende des Vorganges, wenn die Grenze der Konvergenz erreicht ist. Die Methoden, die den Konvergenzbedarf unterbrochen und in Stufen steigern, sind den Erfordernissen der Konvergenz beim alltäglichen Sehen enger verwandt.

Es gibt noch andere Methoden und Geräte zur Messung der Konvergenz, jedoch werden diese weniger häufig verwendet und daher nicht erwähnt.

Bei all den beschriebenen Untersuchungsmethoden der Konvergenzamplitude wird die Konvergenz des Untersuchten bis zu ihrer absoluten Grenze gebracht, jenseits der keine weitere retinale Disparität kompensiert werden kann und Doppelsehen auftritt. Nachdem dies eingetreten ist und die Augen eine Divergenzstellung eingenommen haben, kann die Methodik umgekehrt werden, um den sogenannten Erholungspunkt festzustellen, wo Fusion wieder einsetzen kann.

Wenn man das Synoptophor verwendet, geschieht dies durch eine Verringerung der Konvergenz der Gerätearme, bis schließlich die retinale Disparität der beiden Synoptophorbilder so gering geworden ist, daß sie durch den Fusionsreflex überwunden werden kann. Dementsprechend werden nach dem Zusammenbruchspunkt beim Prismentest die Prismen wieder soweit reduziert, bis der Erholungspunkt erreicht ist und bifoveales Einfachsehen und Fusion wiedererlangt werden können.

Im allgemeinen wird man feststellen können, daß bei einer geringen Konvergenzamplitude der Erholungspunkt spät erreicht wird. Daher ist durch die Bestimmung des Erholungspunktes keine wesentliche zusätzliche Information zu gewinnen.

9.12.1.3. Messung der akkommodativen + proximalen Konvergenz

Um den Zuwachs an Konvergenz zu messen, der bei der akkommodativen und proximalen Konvergenz auftritt, muß der Einfluß des Fusionsreflexes ausgeschaltet werden. Daher muß die fusionsfreie Stellung, d. h. die Phoriestellung, während des Sehens in die Ferne und in die Nähe bestimmt werden. Dazu muß der Patient seine volle optische Fernkorrektion tragen. Für die Bestimmung des Nahpunktes muß ein Sehzeichen benutzt werden, das ausreichend Anreiz zur Akkommodation bietet.

Beispiel Ein Patient ist orthophorisch, wenn er in die Ferne fixiert und auch, wenn er auf einen 1 m entfernten Gegenstand schaut. Somit braucht er für keine Entfernung eine fusionelle Vergenz, um die Position seiner Augen zu korrigieren. Die akkommodative Konvergenz und die proximale Konvergenz reichen allein aus, um die Augen aus der Fernposition der Fixation in die Nahposition der Fixation zu bringen. Sie genügen für die ganze Konvergenz, die notwendig ist, um den nahegelegenen Gegenstand bifoveal abzubilden. Die Konvergenz beträgt in diesem Falle 6 Δ, falls die Interpupillardistanz des Patienten 6 cm beträgt.

Früher wurde bereits erläutert, daß eine Veränderung der Fixationsentfernung auch als eine Veränderung der dioptrischen Kraft ausgedrückt werden kann. Die Änderung von unendlich bis auf 1 m entspricht einer Dioptrie, die Änderung von 1 m bis auf 50 cm wiederum einer Dioptrie usw. Entsprechend diesem letzteren Parameter werden die Konvergenzmessungen durchgeführt. Somit verändert sich bei dem Patienten in dem erwähnten Beispiel das Verhältnis von akkommodativer und proximaler Konvergenz zu der Veränderung der Fixationsdistanz wie 6 : 1. Dabei wird die Fixationsdistanz in Dioptrien ausgedrückt.

Dieser ideale Fall, in dem die Augen vollständig durch akkommodative und proximale Konvergenz ausreichend konvergiert werden und keine Phorie in irgendeiner Fixationsentfernung besteht, ist sehr selten. In der großen Mehrheit der Patienten sind die Augen entweder über- oder unterkonvergiert, d. h. es besteht eine Heterophorie und diese muß durch eine fusionale Vergenz kompensiert werden. Durch die Messung der Phorien kann der durch Akkommodation und Nähe des Gegenstandes induzierte Konvergenzbetrag bestimmt werden.

Die Berechnungsformel für die zusammengesetzte Wirkung der akkommodativen Nahkonvergenz pro Dioptrie Veränderung der Fixationsentfernung ist folgende:

$$AC + NC \,/\, D = IPD + \frac{N-F}{V}$$

In dieser Formel bedeuten:

AC = akkommodative Konvergenz
NC = Nahkonvergenz (= proximale Konvergenz)
D = Änderung der Fixationsentfernung in Dioptrien
IPD = Interpupillardistanz in cm
N = Nahphorie in Prismendioptrien
F = Fernphorie in Prismendioptrien

Bei Exophorie werden negative Werte (–) und bei Esophorie positive Werte (+) eingesetzt:

V = Vergenz des Lichtes, das vom Nahfixationsgegenstand ausgeht, ausgedrückt in Dioptrien.

Beispiel Ein Patient hat eine Exophorie von 6 Δ während des Sehens in die Ferne und von 3 Δ, wenn er einen Gegenstand fixiert, der 33 cm entfernt ist. Seine Interpupillardistanz ist 6 cm. Da die Vergenz des Lichtes auf 33 cm Entfernung 3 Dioptrien beträgt und da Exophorien mit negativen Werten ausgedrückt werden, ist die obige Formel wie folgt zu lesen:

$$AC + NC / D = 6 + \frac{-3-(-6)}{3}$$

$$= 6 + \frac{-3+6}{3}$$

$$= 6 + \frac{3}{3}$$

$$= \frac{7}{1}$$

9.12.1.4. Messung der akkommodativen Konvergenz

Die Fernphorie des Patienten wird bestimmt während er seine volle optische Korrektion trägt. Es werden dann Konkavlinsen gleicher Stärke vor seine Augen gesetzt und die Fernphorie wird erneut bestimmt. Der Zweck des Dazwischenschaltens von Minuslinsen besteht darin, den Patienten zur Akkommodation zu zwingen. Die Differenz zwischen dem erhaltenen Phoriewerten mit und ohne Minuslinsen entspricht der akkommodativen Konvergenz, die durch die Akkommodation zur Überwindung der Minuslinsen hervorgerufen wird. Teilt man diesen Betrag durch die aufgewendete Akkommodation, so erhält man das Verhältnis AC/A.

Beispiel Ein Patient ist orthophorisch, wenn er seine optische Fernkorrektion trägt. Mit hinzugefügten – 2,0 D sphärisch vor jedes Auge, hat er eine Esophorie von 8 Δ. Da er 2 Dioptrien akkommodieren muß, um die Linsen zu neutralisieren, ruft jede Dioptrie Akkommodation 4 Δ Konvergenz hervor. Somit hat er eine AC/A-Ratio von 4 : 1.

Um die Akkommodation anzuregen und eine bestimmte Kontrolle über die Akkommodation des Patienten zu haben, sollten kleine Optotypen verwendet werden, die der Patient nur erkennen und lesen kann, wenn er gewissenhaft akkommodiert. Wenn die Minuslinsen vor die Augen gebracht worden sind, sollte ein Auge immer bedeckt werden, um beidäugiges Sehen zu verhindern, denn die fusionelle Divergenz, die durch die Kompensation der durch die Linsen induzierten Konvergenz ausgelöst wird, kann die Phoriemessung beeinflussen.

Die geschilderte Methodik hat eine Ungenauigkeit. Der Untersucher weiß nicht, wieviel Akkommodation ein Patient tatsächlich aufwendet, um die Brechkraft bestimmter Minuslinsen zu überwinden. Die Tiefe des Fokus des Auges macht es möglich, ein retinales Bild zu erhalten, das deutlich genug ist, die Testtypen zu lesen, sogar wenn die Akkommodation etwas kleiner ausfällt, um die Brechkraft der Linsen vollständig zu neutralisieren. Damit kann es möglich sein, daß die AC/A-Ratio tatsächlich etwas höher ist, als durch die geschilderte Methodik ermittelt.

Pluslinsen können ebenso verwendet werden. Die Nahphorie des Patienten wird bestimmt, indem er seine volle optische Fernkorrektion trägt. Sphärische Pluslinsen von gleicher Stärke werden dann vor beide Augen gesetzt und die Nahphorie erneut bestimmt. Während der ersten Messung benötigt die Fixation des nahegelegenen Sehzeichens einen bestimmten Akkommodationsbetrag, und dieser erzeugt natürlich eine gewisse akkommodative Konvergenz. Abhängig von der Brechkraft der Pluslinsen wird während der zweiten Messung die Notwendigkeit einer Akkommodation vollständig oder teilweise ausgeschaltet, es ist somit keine akkommodative Konvergenz vorhanden, und die Augen nehmen eine weniger konvergente Stellung ein. Somit ist die Differenz zwischen den beiden Phoriemessungen das Äquivalent der akkommodativen Konvergenz, die durch das Vorschalten der beiden Pluslinsen verhindert wird. Um die AC/A-Ratio zu finden, muß die Differenz durch die Dioptrien der Pluslinsen dividiert werden.

Beispiel Ein Patient, der seine optische Fernkorrektion trägt, ist bei der Nahfixation orthophorisch. Mit zusätzlichen + 2,0 D sphärisch hat er eine Exophorie von 8 Δ. Da die Linsen 2 D Akkommodation aufheben, ist jede Dioptrie mit einer Konvergenz von 4 Δ verknüpft. Daher ist seine AC/A-Ratio wie 4 : 1.

Hier ist der gleiche Kommentar angebracht, wie bei den Minuslinsen. Der Untersucher weiß nicht, wieviel Akkommodation der Patient aufbringt, wenn er den nahegelegenen Gegenstand fixiert oder wieviel Akkommodation entspannt wird, wenn er Pluslinsen verwendet. Die Tatsache, daß Nahkonvergenz während der Nahfixation besteht, beeinflußt nicht das Untersuchungsergebnis, da die Nahfixation während beider Messungen gleich ist.

9.12.1.5. Messung der proximalen Konvergenz

Die Verwendung von Minusgläsern während des Sehens in die Ferne erlaubt eine Messung der akkommodativen Konvergenz, die jedoch keine proximale Konvergenz enthält. Die Verwendung der Fern- und Nahphorie, um den Betrag der Konvergenz, der gleichzeitig mit dem Nahesehen auftritt, zu berechnen, umfaßt nicht nur die akkommodative Konvergenz, sondern gleichzeitig auch die proximale Konvergenz. Daraus folgt, daß die proximale Konvergenz durch Subtraktion der AC/A-Ratio, wie sie durch die Methode der Minuslinsen gefunden wurde, von der Ratio, wie sie durch die zweite Methode gefunden wurde, möglich ist. Die zweite Methode beinhaltet die akkommodative Konvergenz und die Nahkonvergenz.

Die durchschnittliche Nahkonvergenz beträgt etwa 1,5 Δ für jede Veränderung der Fixationsdistanz, die einer Dioptrieveränderung der Lichtvergenz entspricht.

9.12.2. Messung der Divergenz

Die gleichen Geräte und Methoden, wie sie für die Messung der Konvergenz verwendet worden sind, können auch der Messung der Divergenz dienen. Um unerwünschte mögliche akkommodative Einflüsse auszuschließen, muß der Patient seine Fernkorrektion tragen. Wie schon früher in diesem Abschnitt erwähnt wurde, wird die fusionelle Divergenz aus der Stellung der Phorie gemessen. Die relative Divergenz wird jedoch aus der Stellung des fusionellen Aufwandes, d. h., aus der Orthoposition gemessen.

Wenn die Divergenzamplitude mit dem Synoptophor gemessen wird, werden die gleichen Bilder wie für die Konvergenzmessung verwendet. Diese Bilder haben identische Zeichen für beide Augen und können leicht fusioniert werden. Nachdem die Gerätearme auf die Phoriestellung justiert worden sind und die Bilder fusioniert wurden, werden die Arme so weit auseinander bewegt, bis der Punkt des Zusammenbruchs erreicht ist.

Wenn Prismen für die Untersuchung der Divergenzamplitude benutzt werden, beginnt die Messung aus der Orthoposition. Dementsprechend erhält man die mit der Prismen-Methode gemessene relative Amplitude und nicht die fusionelle Divergenz. Durch zunehmende Stärke der mit der Basis nach innen gelagerten Prismen werden die Augen zum Zusammenbruch des bifovealen Einfachsehens in Divergenzstellung gebracht. Wenn die Divergenz während des Sehens in die Nähe geprüft wird, dient der Punkt des beginnenden Verschwommensehens als Endpunkt der Amplitude der fusionellen Divergenz.

Der Mechanismus, der Verschwommensehen während der Divergenz erzeugt, ist dem des Verschwommensehens bei der Konvergenz entgegengesetzt. Die durch das Auseinanderweichen der Synoptophorarme oder durch die mit der Basis nach innen gelagerten Prismen erzeugte retinale Disparität ruft fusionelle Divergenz hervor, die bifoveales Einfachsehen solange aufrechterhält, bis deren Amplitude erschöpft ist. An diesem Punkt kann der Patient, der während des Nahesehens akkommodiert, eine weitere Divergenz und damit ein weiteres Einfachsehen erreichen, wenn er seine Akkommodation entspannt. Gleichzeitig wird damit nämlich die akkommodative Konvergenz herabgesetzt. Der nahegelegene Gegenstand wird natürlich verschwommen gesehen, wenn die Akkommodation nachläßt. Daher ist während des Sehens in die Nähe der Punkt des Verschwimmens der Endpunkt der fusionellen oder relativen Divergenz. Genauso wie bei der Untersuchung der Konvergenz ist es jedoch praktisch unmöglich, die Lage dieses Punktes des Verschwimmens genau zu bestimmen. Daher wird die Divergenz bei der Nahtestung solange erhöht, bis der Punkt des Zusammenbruchs erreicht ist. Es liegt auf der Hand, daß der Untersucher bei der Beurteilung der Messung die Tatsache in Betracht ziehen muß, daß er in seinem Ergebnis nicht nur die fusionelle Divergenz enthalten hat, sondern auch einen bestimmten Betrag, der durch die Entspannung der akkommodativen Konvergenz bedingt ist.

9.12.3. Messung der vertikalen Vergenzen

Zur Messung vertikaler Vergenzen kann jede der für die Messung von horizontalen Vergenzen beschriebenen Methoden benutzt werden. Die Amplitude einer vertikalen Vergenz ist die gesamte Spanne, durch die ein Auge erhoben oder gesenkt werden kann, um die Fusion aufrechtzuerhalten. Mit anderen Worten ist es die Summe der stärksten Prismenbasis nach oben oder Basis nach unten, die überwunden werden kann, wenn sie in aufsteigender Weise vor das gleiche Auge gebracht wird. Die normale Amplitude beträgt ungefähr 3 Δ bis 6 Δ. Gewöhnlich besteht kein Unterschied in der Messung des rechten oder linken Auges, und der Betrag ist der gleiche für die Ferne und die Nähe.

9.12.4. Messung der Zyklovergenzen

Zyklovergenzen werden mit dem Synoptophor gemessen. Der Patient trägt seine volle Refraktionskorrektion. Eine horizontale Linie wird jedem Auge dargeboten, und das Gerät wird auf die Phoriestellung des Patienten justiert, so daß er die beiden Linien leicht fusionieren kann. Dann werden sie in entgegengesetzte Richtungen gekippt. So werden z. B. ihre temporalen Enden gesenkt, um die Exzyklovergenz zu prüfen. Der Endpunkt der Amplitude ist erreicht, wenn die Linien nicht mehr länger fusioniert werden können.

Zyklovergenzen werden in Winkelgraden der Drehung ausgedrückt. Die normale Exzyklovergenz beträgt etwa 3,5°. Wenn die nasalen Enden der Linien herabgedreht werden, wird Inzyklovergenz geprüft. Normalerweise beträgt sie etwa 7°. Die Summe von Exzyklo- und Inzyklovergenz ist die Amplitude der Zyklovergenz. Mit vertikalen Linien kann die Methode nicht durchgeführt werden. Auch hier gibt es keinen Unterschied zwischen Sehen in die Ferne und Sehen in die Nähe.

Es ist nicht notwendig, alle Vergenzen bei jedem einzelnen Patienten zu messen. Nur die Amplituden jener Vergenzen, die einen Einfluß auf die im bestimmten Fall vorhandenen Veränderungen haben, sollten untersucht werden. Wenn z. B. der Patient eine Heterophorie hat, die eine Kompensation durch fusionelle Konvergenz während des Sehens in die Ferne und durch fusionelle Divergenz während des Sehens in die Nähe benötigt, ist es ausreichend, diese beiden Vergenzen in diesen beiden bestimmten Entfernungen zu messen.

10. Einfluß von Medikamenten

Für die Zwecke der Orthoptik ist es nicht unwichtig, einige Kenntnisse über den Einfluß von Medikamenten zu haben, die auf jene Augenstrukturen einwirken, die vom autonomen Nervensystem versorgt werden. Das sind der Ziliarmuskel und der Musculus dilatator und sphincter pupillae.

Es ist bereits im 1. Abschnitt ausführlich erklärt worden, daß jede Nervenbahn aus verschiedenen Neuronen besteht, und daß aufeinanderfolgende Neuronen durch Synapsen miteinander verbunden sind. Das letzte Neuron einer Bahn ist mit dem Erfolgsorgan, also z. B. einer Muskelfaser oder einer Drüsenzelle, durch ein Endorgan verbunden, beim Muskel ist es die motorische Endplatte. Die Signalübertragung an den Synapsen oder am terminalen Neuron auf die Effektorzelle erfolgt immer durch Freisetzung chemischer Stoffe. Mit einer Ausnahme handelt es sich dabei um Azetylcholin. Lediglich an der motorischen Endplatte der sympathischen Bahnen ist diese Substanz Sympathin, eine Mischung von Epinephrin und Norepinephrin (Abb. 115).

Damit kurze Impulse und die Wiederholung von Impulsen in rascher Folge möglich werden, dürfen Azetylcholin und Sympathin an den Synapsen oder Nervenendigungen, wo sie gebildet werden, nicht angehäuft werden, sondern müssen sofort durch bestimmte Enzyme wieder zerstört werden. Das Enzym, das Azetylcholin zerstört, ist Cholinesterase. Sympathin wird durch eine Oxidase zerstört.

10.1. Parasympathikomimetische Medikamente

Parasympathikomimetische Medikamente ahmen in ihrer Wirkung parasympathische Innervation nach. Am Auge bewirken sie erhöhte Aktivität und Spasmus des Ziliarmuskels (medikamentöse Myopie) sowie erhöhte Aktivität und Spasmus des Musculus sphincter pupillae (Miosis). Eine Verengerung der Pupille wird als Miosis bezeichnet. Daher werden Medikamente, die eine Pupillenverengerung bewirken, Miotika genannt.

Es lassen sich zwei Gruppen parasympathikomimetischer Medikamente unterscheiden: Solche, die direkt an der motorischen Endplatte angreifen und solche, die das Ferment Cholinesterase inaktivieren. Wenn die Cholinesterase inaktiviert wird, kann sie das an der Synapse oder an den Nervenendigungen gebildete Azetylcholin nicht unwirksam machen. Daher häuft sich Azetylcholin an und führt zu einer verlängerten parasympathischen Erregung des Erfolgsorgans.

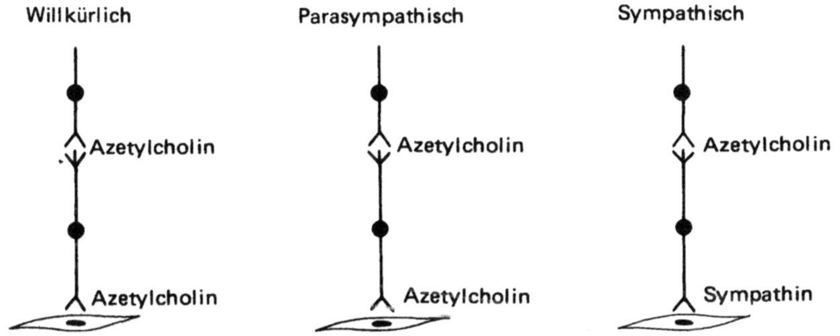

Abb. 115 Die an den verschiedenen Synapsen und myoneuralen Verbindungen freigesetzten Stoffe der unterschiedlichen motorischen Bahnen

A. Medikamente, die direkt an der motorischen Endplatte angreifen

1. Azetylcholin – natürlich vorkommende Substanz; da sofortige Zerstörung durch Cholinesterase, die überall im Organismus vorkommt, keine Möglichkeit der medikamentösen Zuführung
2. Carbachol – in der Glaukombehandlung verwendet
3. Pilokarpin, 1–4 %ige Lösungen – das in der Glaukombehandlung am häufigsten verwendete Medikament; 1 %iges Pilokarpin kann zur Verengerung der Pupille nach Erweiterung mit Zykloplegika oder Mydriatika aus diagnostischen Zwecken verwendet werden.

B. Medikamente, die Cholinesterase inaktivieren

1. Physostigmin (Eserin), 0,25 %ige und 0,5 %ige Lösungen und 0,25 %ige Salbe – in der Glaukombehandlung verwendet
2. Diisopropylfluorophosphat (DFP), 0,1 %ige Lösung und 0,025 %ige Salbe – in 0,025 %iger Konzentration wird es gelegentlich zur Behandlung der Esotropie, die durch eine hohe AC/A-Ratio bedingt ist, verwendet; zu Beginn dieser Behandlung wird das Medikament 1 mal tgl. verabfolgt; später wird die Anwendung verringert in Abhängigkeit vom Erfolg;

nach langer Anwendung können Iriszysten auftreten, die aber nach Absetzen des Medikaments meist wieder zurückgehen; DFP wird auch als ganz starkes Mittel gelegentlich zur Glaukombehandlung verwendet; bei Überdosierung besteht die Gefahr der Netzhautablösung.

3. Echothiophate (Phospholinjodid), 0,06 %, 0,125 % und 0,25 %ige Lösungen – Wirkung und Indikation sowie Gefahren sind mit denen des DFP identisch
4. Demecarium (Humorsol), 0,125 % und 0,25 % Lösungen – Wirkungen, Indikationen und Gefahren identisch mit denen des DFP und Phospholinjodid.

10.2. Parasympathikolytische Medikamente

Die parasympathikolytischen Medikamente blockieren die parasympathische Innervation. Ihre Wirkungen am Auge umfassen Lähmung des Ziliarmuskels (Akkommodationslähmung) und Lähmung des Musculus sphincter pupillae (Mydriasis). Der medizinische Fachausdruck für eine Lähmung der Akkommodation ist Zykloplegie. Der Ausdruck für eine Erweiterung der Pupille ist Mydriasis. Medikamente, die diese Wirkungen hervorrufen, werden also als Zykloplegika bzw. Mydriatika bezeichnet.

1. Tropikamid (Mydriacyl, Mydrum), 0,5 % und 1 % Lösungen – wirkt am kürzesten, etwa 4 Stunden; gewöhnlich für die Mydriasis zur Funduskontrolle benutzt.
2. Cyclopentolate (Cyclogyl), 0,5 % und 1 % Lösungen – längere Wirkung, bis zu 20 Stunden; für die Zykloplegie zur Refraktionsbestimmung benutzt.
3. Homatropin, 2 % und 5 % Lösungen – Wirkungsdauer 1 bis 3 Tage; in Kombination mit anderen Medikamenten zur Zykloplegie während der Refraktionsbestimmung benutzt, besonders bei Menschen mit starker Pigmentation der Augengewebe; auch therapeutisch bei der Behandlung intraokularer Entzündungen angewendet.
4. Skopolamin, 0,2 % bis 1 % Lösungen – Wirkung hält bis zu 7 Tage an; bei der Behandlung intraokularer Entzündungen verwendet.
5. Atropin, 0,25 % bis 1 % Lösungen und Salbe; Wirkung hält bis zu 14 Tagen an; zur starken Zykloplegie verwendet; die Akkommodation wird durch Atropin stärker gelähmt als durch andere Zykloplegika, daher wird Atropin besonders zur Vorbereitung der Refraktionsbestimmung (Skiaskopie) bei Kindern verwendet; wichtig zur Entdeckung einer akkommodativen Komponente bei Begleitschielen; Verwendung in

verschiedenen Konzentrationen, abhängig vom Alter des Patienten: 0,25 % während des 1. Lebensjahres, 0,5 % während des 2. und 3. Lebensjahres, 1 % nach dem 3. Lebensjahr; Anwendung 3 mal täglich 3 Tage lang vor der Refraktionsbestimmung und 1 mal noch am Morgen der Refraktionsbestimmung.

Der langanhaltende zykloplegische Effekt des Atropins kann bei Kindern in Fällen, wo aus unterschiedlichen Gründen kein Verband möglich ist, zur Amblyopiebehandlung benutzt werden. Tägliches Verabfolgen von Atropin in das nichtamblyope Auge hat in der Nähe ein verschwommenes Sehen zur Folge. Die Methode ist nur dann erfolgreich, wenn die Sehschärfe des atropinisierten Auges so weit herabgesetzt werden kann, daß das amblyope Auge zur Fixation gezwungen wird. Atropin wird ebenfalls zur Behandlung intraokularer Entzündungen verwendet. Als Unverträglichkeitsreaktionen können Hautrötung, Fieber und Erbrechen auftreten und bei älteren Menschen Verwirrtheitszustände.

10.3. Sympathikomimetische Medikamente

Die Wirkungen sympathikomimetischer Medikamente ahmen eine sympathische Innervation nach. Im Auge führt das zu einer erhöhten Aktivität des Musculus dilatator pupillae (Mydriasis). Aus diesem Grund können diese Medikamente, ebenso wie die parasympathikolytischen, Mydriatika genannt werden.

Es lassen sich zwei Gruppen sympathikomimetischer Medikamente unterscheiden: Solche, die direkt an der motorischen Endplatte angreifen und solche, die indirekt wirken, vermutlich durch eine Neutralisation der Oxidase, die das Sympathin zerstört.

A. Medikamente, die direkt an der motorischen Endplatte angreifen

1. Adrenalin (Epinephrin), 0,5 % bis 2 % Lösungen – u. a. bei der Behandlung von Sekundärglaukomen verwendet.
2. Phenylephrin (Neo-Synephrin), 2,5 % und 10 % Lösungen – zur Mydriasis bei Fundusuntersuchungen verwendet
3. Hydroxyamphetamin (Paredrin), 1 % Lösung – zur Mydriasis für Fundusuntersuchungen verwendet

B. Medikamente, die indirekt wirken

1. Cocain, 1 bis 4 % Lösungen – gehört zu den Narkotika, zur Oberflächenanästhesie verwendet, in Kombination mit Adrenalin sehr gutes kurzwirkendes Mydriatikum. Kann als subkonjunktivale Injektion zur Sprengung von frischen Verwachsungen der Iris mit der Linse (hintere Synechien) verwendet werden.

III. Sensorische und neuromuskuläre Anomalien

11. Sensomotorische Anomalien

Beim Strabismus ist nur ein Auge so gerichtet, daß der Fixationspunkt im Zentrum der Fovea abgebildet wird. Im schielenden Auge wird der gleiche Punkt auf einer peripheren Netzhautstelle zur Abbildung gelangen. Vorausgesetzt, daß normale Netzhautkorrespondenz besteht, sind die beiden Foveae korrespondierende Punkte, und deshalb wird der Fixationspunkt auf nichtkorrespondierenden Netzhautstellen abgebildet. Wenn unter solchen Bedingungen simultanes binokulares Sehen vorhanden ist, resultiert Doppelsehen (Abb. 116). Natürlich trifft das nicht nur für die Fovea zu. Fast alle anderen Punkte im Gesichtsfeld werden ebenfalls auf nichtkorrespondierenden Netzhautstellen in den beiden Augen abgebildet und deshalb doppelt gesehen. Während der gleichen Zeit, da die Fovea des fixierenden Auges das Bild des Fixationspunktes empfängt, fällt im abweichenden Auge ein anderer Bildpunkt auf die Fovea. Somit erhalten die beiden Fovea Bilder von verschiedenen Punkten des Raumes. Da sie jedoch eine gemeinsame Sehrichtung haben, empfängt der Patient die beiden unterschiedlichen Gegenstände übereinandergelagert und empfindet sie mit der gleichen Lokalisation im subjektiven Raum, eine Bedingung, die sehr zutreffend als Konfusion bezeichnet wurde (Abb. 117).

Abermals ist dies nicht auf die Fovea beschränkt. Jedes andere Paar korrespondierender Netzhautstellen, auf das unterschiedliche Punkte des Raumes abgebildet werden, wird unter dem gleichen Zustand der Konfussion leiden.

Um der behindernden Situation, die durch Doppelbilder und Konfusion erzeugt wird, zu entrinnen, flüchtet der schielende Patient in pathologische sensorische Veränderungen, die es ihm erlauben, ein Einfachsehen zu haben. Diese pathologischen Veränderungen sind Suppression, Amblyopie und anomale Netzhautkorrespondenz. Sie können bei einem Patienten allein oder in Kombination auftreten.

11.1. Suppression

Suppression wurde bereits als physiologische Funktion des visuellen Systems beschrieben. Beim schielenden Patienten dient sie zur Vermeidung von Konfusion und Diplopie. Die Ausdehnung des Gebietes oder der Gebiete der Netzhaut, die unterdrückt werden und die Länge der Zeitabschnitte, während denen Suppression auftritt, hängen vom Zustand des Gesichtsfeldes und auch vom Vorhandensein einer Amblyopie oder einer anomalen Netzhautkorrespondenz ab und von dem Grad ihrer Ausprägung.

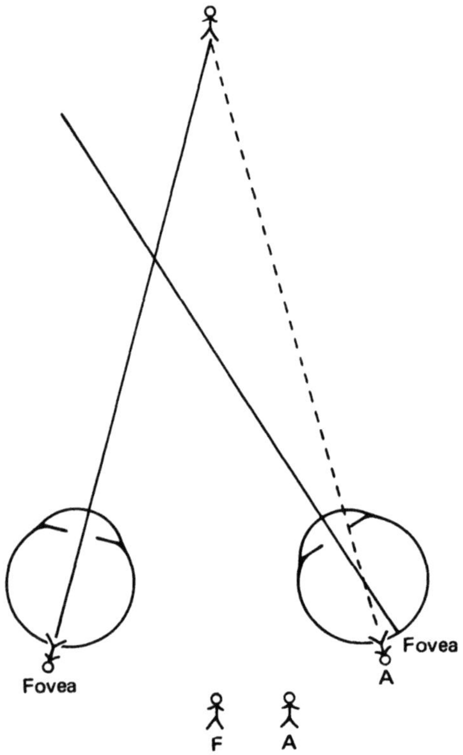

Abb. 116 Skizze zur Darstellung der Diplopie. Der Gegenstand wird auf der Fovea des linken Auges abgebildet und wird in der Hauptsehrichtung gesehen, F. Der gleiche Gegenstand wird im rechten Auge auf der nasalen Netzhauthälfte abgebildet und damit rechts von der Hauptsehrichtung gesehen, A.

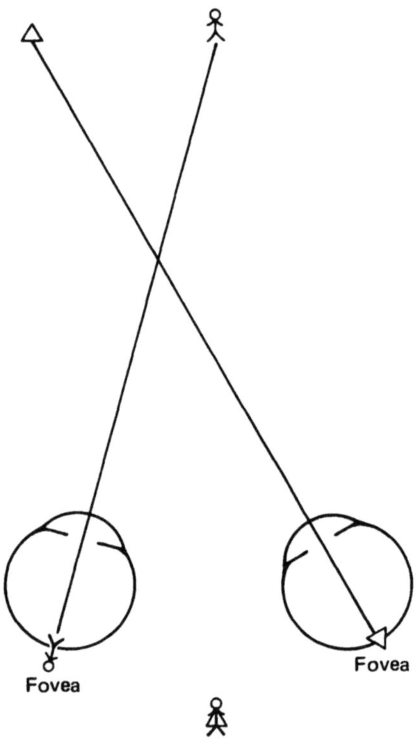

Abb. 117 Skizze zur Darstellung der Konfusion. In jeder Fovea werden an verschiedenen Orten des Objektraumes gelegene Gegenstände abgebildet. Im subjektiven Raum werden beide Gegenstände wegen der gemeinsamen Sehrichtung beider Foveae, der Hauptsehrichtung, übereinandergelagert gesehen.

Wenn unter experimentellen Bedingungen beide Augen eines schielenden Patienten in ein gleichmäßiges Feld photopischer Beleuchtung, d. h. auf einen gleichmäßig beleuchteten Hintergrund ohne Form- und Farbdetails sehen, läßt sich keine Hemmung feststellen, und die Empfindlichkeit aller vergleichbarer Netzhautpunkte ist dieselbe. Sogar wenn ein Auge ständig schielt, bestehen keine immerwährenden Hemmungsskotome. Wenn nun irgendwo in dem photopischen Feld ein Gegenstand auftaucht, der nur von einem Auge wahrgenommen wird, tritt abermals keine Hemmung in dem schielenden Auge auf. Das ist verständlich, denn das Sehzentrum erhält nur von einem Auge die Signale und unterliegt somit keiner Konfliktsituation der Information. Wenn jedoch beiden Augen gleichzeitig Gegenstände dargeboten werden, und zwar unter solchen Bedingungen des physikalischen Raumes, daß sie der Patient subjektiv auf der gleichen Stelle sieht oder unmittelbar nebeneinander, so tritt Hemmung in dem schielenden Auge auf, und nur das fixierende Auge leitet die Information vom wahrgenommenen Objekt weiter. Somit wird unter diesen Bedingungen Hemmung des schielenden Auges nicht dadurch hervorgerufen, daß Signale vom fixierenden Auge allein in der Sehrinde wahrgenommen werden, sondern nur dann, wenn das Sehzentrum Signale von beiden Augen erhält.

Suppression kann auch im fixierenden Auge auftreten. In diesen Fällen besteht eine kleine Hemmungszone in der Peripherie der Netzhaut des fixierenden Auges. Diese Netzhautzone korrespondiert mit dem Raumpunkt, auf den die Fovea des schielenden Auges gerichtet ist. Das gemeinsame Auftreten von Hemmung, Amblyopie und anomaler Netzhautkorrespondenz wird später ausführlich besprochen.

Hemmung ist eine außerordentlich schwankende und trügerische Funktion, die sich mit jeder Abweichung der Untersuchungsbedingungen verändert. Unsere gegenwärtigen Kenntnisse sind darüber noch unvollkommen. Die klinischen Untersuchungsmethoden können große Schwankungen in ihren Ergebnissen zeigen, abhängig von der Reizsituation und von der verwendeten Methodik. Trotzdem kann in jedem Fall von Strabismus eine Schlußfolgerung sogar ohne Untersuchung gezogen werden: Wenn ein Patient kein Doppelsehen hat, besteht entweder Hemmung oder eine anomale Netzhautkorrespondenz. Hemmung muß nicht die ganze Netzhaut erfassen, aber sie umfaßt zumindest solche Gebiete, aus denen Reize hervorgehen können, die zu einer Konfusion am Fixationspunkt und zu einem Doppelsehen des fixierten Objekts führen können.

11.1.1. Behandlung

Hemmung sollte nur behandelt werden, wenn eine potentielle Fähigkeit zur Fusion nachgewiesen werden kann und damit auch die Herstellung eines bifovealen Einfachsehens zu erwarten ist. Das ist bei Patienten mit intermittierender Heterotropie der Fall, bei denen Fusion vorhanden ist, wenn gerade kein Schielen besteht, und bei Patienten mit konstanter Heterotropie, bei denen sich eine Fusionsfähigkeit während der Untersuchung nachweisen läßt. Diese letztere Gruppe, bei der trotz der konstanten Heterotropie sich eine noch vorhandene Fusionsfähigkeit nachweisen läßt, besteht meistens aus Patienten, bei denen das Schielen erst nach einem Alter von 2 1/2 Jahren auftrat. Hemmung läßt sich niemals beseitigen, wenn man nicht erwarten kann, ein bifoveales Einfachsehen herzustellen.

Orthoptische Behandlung: Doppelbildübungen und Übungen mit dem Synoptophor Hemmung kann durch Doppelbildübungen und durch Übungen am Synoptophor behandelt werden. Doppelbildübungen können mit farbigen Filtern oder Prismen vorgenommen, das Synoptophor kann für objektive und subjektive Übungen verwendet werden.

Doppelbildübungen mit farbigen Filtergläsern Während der Patient ein Licht fixiert, wird vor ein Auge ein rotes Filter und vor das andere ein grünes Filter gehalten. Im Gegensatz zu einem Menschen mit normalem Sehen ist die Unterdrückung beim Schielpatienten nicht am stärksten, wenn die Bilder ungleich sind, sondern wenn sie gleich sind. Die Verwendung von Filtern unterschiedlicher Farben macht die Bilder hinreichend ungleich, um Hemmung in den meisten Fällen zu überwinden und Doppelbilder zu erzeugen. Wenn bei dem Patienten auf diese Weise Doppelbilder entstanden sind, wird er aufgefordert, abwechselnd von einem Bild auf das andere zu schauen. Während dieser Zeit wird zunächst ein Filter und dann das andere mit dem Versuch entfernt, dem Patienten die Doppelbilder ohne die Hilfe von Filtern bemerkbar zu machen. Wenn er sie ohne Filter sieht, wird das Fixationslicht gegen ein anderes Fixationsobjekt mit einem weniger intensiven Reizcharakter ausgetauscht. Doppelsehen muß sowohl für das Sehen in die Ferne als auch für das Nahesehen gelehrt werden.

Doppelbildübungen mit Prismen Ein Prisma geringer Stärke wird mit seiner Basis nach oben oder nach unten vor ein Auge gehalten, somit also das Bild des Fixationslichtes in der Vertikalen verschoben. Wenn das Bild genügend verschoben ist, fällt es auf eine Netzhautstelle außerhalb des Hemmungsskotoms und wird wahrgenommen. Folglich wird der Patient Doppelbilder bekommen. Allmählich wird die Prismenstärke herabgesetzt, bis schließlich der Patient Doppelbilder ohne jegliche Vertikalverschiebung des Bildes hat. Wie bei den Doppelbildübungen mit Filtern wird dann schließlich das Fixationslicht durch einen geringeren Reiz ersetzt. Auch diese Behandlung sollte während des Sehens in die Ferne und in die Nähe durchgeführt werden.

Übungen mit dem Synoptophor Das Synoptophor kann für objektive und subjektive Übungen verwendet werden.

Objektive Übungen Bei beiden der folgenden Übungen werden Diapositive zur Prüfung der paramakulären Simultanperzeption verwendet.

1. Die Synoptophorarme werden im objektiven Winkel des Patienten blockiert. Während er genau geradeaus sieht, werden die Arme rasch von einer Seite zur anderen über einen großen Bogen geführt. Da die Bilder zueinander im objektiven Winkel stehen, reizen sie während ihrer Bewegung über die Netzhaut immer normal korrespondierende Areale. In der Peripherie werden sie überlagert gesehen. Wenn sie das Hemmungsareal erreichen, wird jedoch ein Bild verschwinden oder die beiden trennen sich. Schrittweise wird die Bewegung vermindert, bis der Patient eventuell Überlagerung beibehalten kann, während er bei ruhig gehaltenen Synoptophorarmen auf die Bilder schaut. Bei manchen Patienten kann Hemmung leichter beseitigt werden, wenn man anstelle der Diapositive zur Prüfung paramakulärer Simultanperzeption solche zur Prüfung der fovealen benutzt.
2. Der Patient fixiert eines von zwei Bildern paramakulärer Simultanperzeption, das während der ganzen Übung an gleicher Stelle bleibt. Unterdessen wird das Bild vor seinem gehemmten Auge aus der Peripherie des Gesichtsfeldes auf das Hemmungsskotom zubewegt. Es verschwindet, wenn es das gehemmte Areal erreicht und taucht wieder auf der anderen Seite auf, wenn es das ganze Skotom überschritten hat. Die Übung wird daraufhin wiederholt und das Bild über das Skotom zurückgeführt. Der Patient muß versuchen, das sich bewegende Bild so lange wie möglich zu sehen und es nicht verschwinden zu lassen, wenn es sich dem Skotom nähert. Durch konstante Wiederholung kann das Skotom „komprimiert" werden, bis der Patient eventuell die Bilder in seinem objektiven Schielwinkel übereinander gelagert sehen kann.

Subjektive Übung Die Orthoptistin bewegt den vor dem fixierenden Auge befindlichen Tubus des Synoptophors in eine beliebige Stellung und verwendet dabei die kleinsten Bilder zur Simultanperzeption, die der Patient gerade noch übereinandergelagert wahrnehmen kann. Der Patient bewegt den anderen Synoptophorarm und versucht, die beiden Bilder zu überlagern. Der Vorgang wird wiederholt geübt. Je bessere Ergebnisse der Patient erzielt, umso kleinere Bilder werden benutzt, bis er schließlich solche foveolärer Größe, ohne Suppression zu erfahren, übereinanderlagern kann.

Die objektive Anti-Suppressionsmethode sollte dann benutzt werden, wenn das Gebiet der Hemmung groß ist und damit eine Überlagerung der Bilder von paramakulärer Größe verhindert wird. Wenn das Gebiet der Hemmung jedoch kleiner ist, kann die subjektive Methode angewendet werden.

11.2. Amblyopie

Amblyopie ist eine Herabsetzung der Sehschärfe eines Auges, das keine klinisch erkennbaren strukturellen Veränderungen aufweist, die diesen Funktionsverlust erklären würden. Ursprünglich umfaßte die Bezeichnung Amblyopie eine Vielzahl unterschiedlicher Krankheiten. Mit zunehmender Kenntnis und besseren Untersuchungsmethoden wurden jedoch diese Krankheiten als bestimmten Ursachen und pathologischen Veränderungen zuordnungsfähig erkannt und daher nicht mehr länger als Amblyopie bezeichnet. Lediglich die toxischen Amblyopien tragen immer noch diesen Namen, obwohl toxische Substanzen oder Mängel in der Ernährung als dafür verantwortlich zu machen bekannt sind. Die nachfolgende Diskussion bezieht sich nicht auf die toxischen Amblyopien.

Im Gegensatz zur Hemmung, einem Phänomen, das ausschließlich während binokularen Sehens existiert, ist die Amblyopie eine immer vorhandene Störung. Sie ist sowohl bei monokularer als auch bei binokularer Sehweise vorhanden. Amblyopie tritt nicht nur in Verbindung mit Strabismus auf, sondern wird fast ebenso häufig bei Patienten gefunden, die niemals einen Strabismus hatten. Die Natur, der Mechanismus des Entstehens und die strukturellen Veränderungen der Amblyopie sind unbekannt.

Zur Zeit der Jahrhundertwende beherrschte die Diskussion über die Amblyopie das Problem, ob Amblyopie durch Strabismus verursacht wird oder ob Amblyopie als angeborener Defekt den Strabismus verursacht. Heute steht man mehr auf dem Standpunkt, daß Amblyopie eher die Folge als die Ursache des Strabismus sei. Ein Streitobjekt fast gleicher Bedeutung, das ebenfalls noch nicht vollständig geklärt ist, ist die Frage, ob das Eintreten der Amblyopie die weitere Entwicklung einer ziemlich unentwickelten Funktion verhindert oder ob eine bereits entwickelte Funktion durch die Amblyopie aktiv gehemmt und wieder abgebaut wird.

Die unterschiedlichen Theorien und Meinungen sind in dieser Hinsicht in der alten und der gegenwärtigen Terminologie der Amblyopie zum Ausdruck gekommen. Der am häufigsten zur Beschreibung der mit dem Schielen verbundenen Amblyopie benutzte Ausdruck war Amblyopia ex anopsia. Damit war ein Verlust von Sehschärfe durch eine mangelnde Benutzung gemeint. In den letzten Jahrzehnten wurde jedoch vorgeschlagen, diese Bezeichnung nur auf jene Zustände zu beschränken, in denen ein Nichtgebrauch des betroffenen Auges offensichtlich ist. Solche Zustände umfassen die kongenitale Ptosis, bei der ein herabhängendes Augenlid die Pupille bedeckt und sich eine Amblyopie entwickeln kann, wenn lange Zeit dieser Zustand bestehen bleibt. Ein weiterer damit zu bezeichnender Zustand ist die Okklusionsamblyopie. Bei ihr wird der Nichtgebrauch eines Auges im Verlauf einer Okklusionsbehandlung verursacht. Wenn eine Okklusion sehr lange bestehen bleibt, entwickelt sich eine Amblyopie.

Die Bezeichnung Stillstandsamblyopie (Nativamblyopie nach Bangerter) bezieht sich auf die Ansicht, daß Amblyopie durch eine Unterbrechung der weiteren Entwicklung der Sehfunktion entstanden ist. Im Gegensatz dazu drückt der Begriff einer Auslöschungsamblyopie (Verdrängungsamblyopie nach Bangerter) aus, daß die Amblyopie durch die Hemmung einer bereits bestehenden Funktion entstanden ist. Es wurde angenommen, daß beide Formen, die Stillstandsamblyopie und die Verdrängungsamblyopie, gleichzeitig bei ein und demselben Patienten vorkommen können. Ein verwandter und jüngerer Ausdruck ist die Bezeichnung Hemmungs- oder Suppressionsamblyopie, der auf der Vorstellung beruht, daß sich die Amblyopie aus einer Diplopie und einer Konfusion entwickelt und daß sich im schielenden Auge zur Vermeidung dieser Störungen eine Suppression herausbildet, die einen permanenten und obligatorischen Charakter annimmt, wie es dem Wesen der Amblyopie entspricht.

Der Ausdruck Schielamblyopie wird für alle jene Fälle von Amblyopie verwendet, bei denen ein Strabismus besteht und die Amblyopie als eine Vermeidung von Komplikationen angesehen wird. In der Mehrzahl der Fälle, bei denen Amblyopie ohne gegenwärtig oder früher vorhandenen Strabismus auftritt, ist die Amblyopie-Ursache ein Refraktionsfehler. Die Diagnose beruht auf dem Befund einer verminderten Sehschärfe eines oder beider Augen trotz optimaler optischer Korrektion. Sie wird meist bei der ersten Brillenverordnung des Patienten festgestellt. Da über solche Amblyopien und ihre Entstehungsweise ebensowenig bekannt ist, wie über die Schielamblyopie, gibt es auch die gleichen Schwierigkeiten in der Einteilung. Wir finden ebenfalls eine Vielzahl von Bezeichnungen wie:

Refraktionsamblyopie, Anisometropieamblyopie, Isometropieamblyopie und passive Hemmungsamblyopie. Es können zwei Gruppen von Störungen unterschieden werden:

1. jene, bei denen ein Unterschied in der Brechkraft der beiden Augen besteht, ein Zustand, der Anisometropie genannt wird und
2. jene, bei denen die Brechkraft beider Augen annähernd gleich ist, ein Zustand, der Isometropie genannt wird.

Es erscheint logisch anzunehmen, daß der zur Amblyopie führende Prozeß bei der Anisometropie identisch mit dem beim Strabismus ist, da in beiden Fällen die Probleme ähnlich sind. Beim Schielen erhalten korrespondierende Punkte unterschiedliche Bilder, die nicht fusioniert werden können. Bei der Anisometropie entsteht die Fusionsbehinderung dadurch, daß ein Auge ein klares Bild erhält, während das andere ein verschwommenes bekommt. Unter diesen Bedingungen können auch Hemmungen der vom stärker ametropen Auge ausgehenden Impulse einsetzen und möglicherweise zu einer Amblyopie führen.

Bei der Isometropie sind die Bedingungen anders. Da die Bilder in beiden Augen fast im gleichen Ausmaß verwischt sind, führt die Unterdrückung eines Auges zu keiner Verbesserung der Wahrnehmungsqualität. Daher muß angenommen werden, daß der Entstehungsmechanismus einer Amblyopie unter den Bedingungen einer Isometropie ein anderer ist als bei einer Anisometropie.

Zusätzlich zu dem Unterschied zwischen Anisometropie und Isometropie besteht noch ein anderer differenzierender Faktor bei der refraktiven Amblyopie. Wenn sowohl anisometropische als auch isometropische Patienten beginnen, Brillen zu tragen, gibt es eine Anzahl, bei denen sich die Sehschärfe teilweise oder vollständig spontan verbessert. Ein Teil jener, die mit Gläsern allein keine volle Sehschärfe erreichen, zeigt mit zusätzlicher Behandlung weitere Besserung. Andere jedoch erreichen niemals volle Sehschärfe. Daher scheint die Natur der Amblyopie bei den Patienten, die eine Besserung der Sehschärfe allein durch die neue Brille zeigen, eine andere zu sein, als bei jenen, die eine subnormale Sehschärfe sogar mit zusätzlicher Behandlung behalten.

Es ist sehr wahrscheinlich, daß Amblyopie auch durch Aniseikonie verursacht wird. Bei der Aniseikonie besteht eine unterschiedliche Größe der Netzhautbilder in beiden Augen. Wenn dieser Unterschied einen bestimmten Betrag überschreitet, gewöhnlich sind es 4 %, wird die Fusion unmöglich und es muß eine Hemmung entstehen.

Es gibt eine Anzahl von Patienten mit herabgesetzter Sehschärfe, bei denen keine der erwähnten Ursachen wie Strabismus oder Ametropie vorhanden sind. Die Amblyopie wurde als kongenital oder als organisch klassifiziert. Keine dieser beiden Arten ist behandlungsfähig und wird heute einem Mikrostrabismus zugerechnet. Vielleicht sind Netzhautblutungen, die bei sehr vielen Neugeborenen als eine Folge geburtstraumatischer Schädigung nachweisbar sind, in seltenen Fällen doch die Ursache einer solchen Amblyopie. Es ist denkbar, daß feinste Strukturzerstörungen, die so fein sind, daß sie ophthalmoskopisch nicht wahrnehmbar sind, nach solchen absorbierten Blutungen bestehen bleiben können. Man kann in dieser Gruppe nur eine Wahrscheinlichkeitsdiagnose stellen, die auf dem Mißlingen von Therapieversuchen und dem Fehlen anderer, für die Amblyopieentstehung angeschuldigter Veränderungen beruht. Viele von ihnen sind Mikrostrabismen. Vererbung spielt eine Rolle.

Aus dem bisher Gesagtem geht hervor, daß unsere jetzigen Kenntnisse über die Amblyopie noch lückenhaft sind und daß deshalb Einteilung und Terminologie, die auf ursächlichen und pathogenetischen Betrachtungen aufbauen, bestenfalls hypothetisch sind. Das zuverlässigste Tatsachenwissen, das es heute über die Veränderungen bei der Amblyopie gibt, wurde durch elektrophysiologische Experimente und histologische Studien an Kätzchen gewonnen (Hubel u. Wiesel).

Bei elektrophysiologischen Versuchen können von den Nervenzellen der Sehrinde des Gehirns bestimmte Antworten erhalten werden, wenn die Augen verschiedenen visuellen Reizen ausgesetzt werden. Die Ergebnisse dieser Untersuchungen zeigten, daß bereits bei der Geburt und damit ohne vorausgegangene visuelle Erfahrung oder Übung das Sehsystem der Kätzchen Antworten gibt, die sich in keiner Weise von denen erwachsener Katzen unterscheiden. Daraus wurde der Schluß gezogen, daß das grundlegende visuelle Erkennungsvermögen und die beidäugige Zusammenarbeit bereits bei der Geburt voll entwickelt sind. Die Unreife visuell abhängigen Verhaltens, wie z. B. das Fehlen von Folgebewegungen, kann daher bei jungen Tieren nicht durch die unvollständige Entwicklung des Sehsystems erklärt werden, sondern muß von anderen Faktoren beeinflußt sein, möglicherweise einem Fehlen der richtigen Wahrnehmungsinterpretation oder der visumotorischen Zusammenarbeit.

In anderen Untersuchungen bei jungen Katzen, die bei der Geburt begannen, war ein Auge entweder vollkommen von Lichteinflüssen ausgeschlossen oder von Reizungen durch Muster, während es gleichzeitig diffusem Licht ausgesetzt war. Nach 3 Monaten fand sich eine deutliche Verminderung von Hirnrindenzellen, die auf Seheindrücke des gehemmten Auges reagieren. Damit ließ sich ein Verlust an Mustersehfähigkeit nachweisen. Es gab keine Zellen, die auf Erregung beider Augen reagierten, obwohl auf der Grundlage einer beidäugigen Zusammenarbeit normalerweise die Mehrzahl der Zellen solche Reaktionen erkennen läßt. Damit war bewiesen, daß eine beidäugige kortikale Zusammenarbeit zu bestehen aufgehört hatte. Nach wechselseitiger Abdeckung, die eine beidäugige Zusammenarbeit verhinderte, war das Sehen von Mustern nicht gestört, aber es bestand eine deutliche Behinderung in der beidäugigen kortikalen Zusammenarbeit. Ebenso fanden sich anatomische Veränderungen, wie Atrophie der Nervenzellen im Corpus geniculatum laterale. Alle diese Veränderungen waren nicht mehr umkehrbar. Erwachsene Katzen, die den gleichen Versuchsbedingungen unterworfen wurden, zeigten keinerlei vergleichbare Veränderungen.

Aus diesen Versuchen scheint die Schlußfolgerung ableitbar zu sein, daß das Sehsystem von Katzen bei der Geburt eine voll ausgeprägte kortikale beidäugige Zusammenarbeit aufweist und einen hohen Grad funktioneller Beantwortungsfähigkeit auf Reizmuster. Sowohl das Sehvermögen von Reizmustern als auch die beidäugige Zusammenarbeit gehen verloren, wenn sie nicht durch normalen Gebrauch immer wieder neu gefestigt werden. Der Verlust ist am schwersten, wenn er bei der Geburt eintritt. Wenn sich der Verlust über die ganze Ausbildungsetappe erstreckt, sind die resultierenden Defekte nicht mehr gutzumachen. Wenn jedoch die normale Tätigkeit des Sehsystems während dieser Periode aufrechterhalten wird, tritt durch Abweichungen im nachfolgenden Gebrauch keine wesentliche Unterbrechung der einmal gefestigten Funktionen ein.

Da die Amblyopiehypothese beim Menschen nur auf klinischen Beobachtungen beruht, erscheint es lohnend, sie unter den Resultaten der so gewonnenen experimentellen Beobachtungen zu betrachten. Die Versuche scheinen zu bestätigen, daß Amblyopie eine Beeinträchtigung, Auslöschung oder Verdrängung bereits bestehender Funktionen ist (Auslöschungs- oder Verdrängungsamblyopie). Diese Auslöschung kann durch den Nichtgebrauch nervaler Verbindungen ausgelöst werden, die ihre funktionelle Integrität nur durch normalen Gebrauch aufrechterhalten (Amblyopia ex anopsia). Dieser Nichtgebrauch wiederum ist eine Folge der Hemmung, die den normalen Fluß von Reizen unterbricht (Hemmungsamblyopie). In vieler Hinsicht stimmen die experimentellen Ergebnisse gut mit den klinischen Beobachtungen beim Menschen überein. Ständige Unterdrückung des gleichen Auges beim Menschen mag etwa vergleichbar sein mit experimenteller einäugiger Ausschaltung von Lichtreizen bei Katzen, da in beiden Fällen ein deutlicher Verlust an Sehschärfe eintritt. Da jedoch eine Hemmung beim Menschen nicht notwendigerweise die gesamte Netzhaut betrifft und auch nicht ständig vorhanden ist, ist es denkbar, daß der Nichtgebrauch der betreffenden Hirnrindenzellen und ihrer Verbindungen nicht vollständig ist, und die Amblyopie daher geringeren Grades ist.

Wenn man die angeborene Cataract mit den Versuchen vergleicht, in denen zwar eine Ausbildung von Netzhautbildern verhindert wurde, aber die Netzhaut dennoch diffusem Licht ausgesetzt war, entwickelt sich offenbar der Verlust einer Mustersehschärfe in beiden Fällen durch einen Verlust an Reizung durch definierte Muster. Wechselseitige experimentelle Abdeckung führte zu normaler Mustersehschärfe, aber zu grundlegender Störung der binokularen Zusammenarbeit, vergleichbar mit den klinischen Zeichen, die bei einem alternierenden Strabismus zu finden sind. Die experimentellen Ergebnisse bestätigen weiterhin die klinische Erfahrung, daß das Ausmaß von Funktionsverlusten von der Zeit des Eintritts und der Dauer pathologischer Veränderungen abhängt. Die Störungen sind am schwersten, wenn sie bis zur Geburt zurückreichen, und sie sind weniger ausgeprägt, je mehr sich normale Seherfahrung entwickelt hat.

Es gibt jedoch einen bedeutenden Unterschied. Amblyopie kann beim Menschen gewöhnlich geheilt werden, während die beim Tier erzeugten Defekte im allgemeinen nicht mehr rückgängig zu machen sind. Um bei jungen Katzen eine Amblyopie zu erzeugen, benötigt man im allgemeinen 3 Monate vollkommenen Lichtabschlusses. Diese Periode gleicht der Länge des Zeitraums der Ausbildung des Nervensystems. Beim Menschen ist diese Zeitspanne sicherlich im Bereich von mehreren Jahren gelegen, während sich jedoch Amblyopie in einem Bruchteil dieser Zeit entwickelt.

Daher fällt eine während der ersten Lebensjahre durchgeführte Behandlung noch in den Zeitraum der Anpassungsfähigkeit, und es ist anzunehmen, daß Rindenzellen, die ihre Reaktionsfähigkeit verloren haben, sie wieder gewinnen, solange die Verbindungen nicht für alle Zeit unterbrochen worden sind. Jedoch kann bei der Amblyopie auch noch eine Verbesserung der Sehschärfe nach der frühen Kindheit möglich sein, allerdings in einem wesentlich geringerem Ausmaß und mit größerer Schwierigkeit. Es gibt vereinzelte Berichte über Erwachsene, bei denen nach Verlust des gesunden Auges im amblyopischen noch eine Verbesserung der Sehschärfe eingetreten ist.

Der hervorstechende funktionelle Defekt eines amblyopen Auges ist die Verminderung der Sehschärfe des betreffenden Auges, selbst wenn eine eventuelle Brechkraftveränderung voll auskorrigiert worden ist. Theoretisch kann man selbst eine geringe Herabsetzung der Sehschärfe, für die es keine offenkundige Ursache gibt, als Amblyopie diagnostizieren. In der klinischen Praxis ist es allerdings nicht von besonderer Bedeutung, wenn man die Diagnose bei einem Patienten stellt, der einige Sehzeichen der 6/6-Linie nicht deutlich erkennt. Daher hat der Untersucher gewissermaßen eine willkürliche Entscheidung zu treffen, wann eine Sehverminderung auf eine Amblyopie zurückzuführen ist. Allgemein wird die Amblyopie in 3 Schweregrade eingeteilt, eine geringgradige von 0,8 oder 0,9 bis 0,5, eine mittelgradige zwischen 0,5 und 0,2 und eine hochgradige unter 0,2. Auch diese Festlegung ist willkürlich. In ausgeprägten Fällen kann die Visusverminderung bis 0,05 gehen. Wenn es sich um kleine Kinder handelt, die für alle angegebenen Untersuchungsmethoden der Sehschärfe noch zu jung sind, kann man sich eine grobe Abschätzung des Ausmaßes der Amblyopie durch die Beobachtung des Fixationsverhaltens verschaffen. Wenn das Kind zur Fixation in allen Entfernungen ständig das gleiche Auge benutzt, ist es begründet anzunehmen, daß das abweichende Auge amblyop ist. Der Verlust an Sehschärfe bei der Amblyopie ist unter photopischen Bedingungen verhältnismäßig größer als unter skotopischen. Bei Tageslicht ist der Unterschied zwischen der herabgesetzten Sehschärfe des amblyopen Auges und der hohen Sehschärfe des normalen Auges groß. Im Vergleich dazu ist unter skotopischen Bedingungen die Sehschärfe des normalen Auges wesentlich niedriger und unterscheidet sich deshalb geringer von der des amblyopen Auges. Das gleiche Phänomen kann man bei Patienten beobachten, die unter einer Erkrankung leiden, die ein Zentralskotom verursacht hat.

Die Herabsetzung der Sehschärfe des amblyopen Auges wird besonders deutlich, wenn das Auge einer komplizierten Sehanforderung unterworfen wird. Die Störung erweist sich von unterschiedlicher Art, wenn das Auge einfache Buchstaben oder zusammengesetzte Buchstaben wahrnehmen soll. Wenn einzelne Buchstaben dargeboten werden, ist die Sehschärfe höher, als wenn gleichzeitig eine ganze Reihe von Buchstaben dargeboten wird. Dieses Phänomen, das als Trennschwierigkeit bezeichnet wird, ist nicht nur auf Patienten mit Amblyopie beschränkt. Es läßt sich auch bei Patienten nachweisen, bei denen die Sehschärfe durch andere Ursachen herabgesetzt ist und sogar bei normalen Menschen, wenn ihre Sehschärfe künstlich durch vorgesetzte brechende Linsen reduziert wird. Diese Erscheinung findet sich bei zwei Dritteln aller Patienten mit Amblyopie. Im Verlauf der Behandlung verbessert sich im allgemeinen die Sehschärfe für einzelne Buchstaben oder einzelne Sehzeichen rascher als für eine Gruppe von Symbolen, und sie kann für einzelne Sehzeichen normale Werte erreichen, während sie für ganze Schriftzeilen niemals dieses Ausmaß erlangt. Deshalb sollte die Amblyopiebehandlung durch die Wiedererlangung der Zeilensehschärfe beurteilt werden und nicht durch die Erkennungsfähigkeit einzelner Sehzeichen. Es gibt viele Hypothesen, die diese Unterschiede erklären sollen. Dazu gehören Schwierigkeiten einer exakten Fixation, Kontrastverminderung, Erregungsausbreitung innerhalb der Netzhaut. Wenn man jedoch kritisch ist, muß man eingestehen, daß dieses Problem bis heute ungelöst ist.

Die Auflösung und Wahrnehmung komplizierter Sehzeichen ist eine komplexe Funktion der Hirnrinde. Es wurde bereits viel wissenschaftliche Arbeit aufgewendet, um die Frage zu erklären, ob auch einfache Sehfunktionen an der Entstehung der Amblyopie beteiligt sind. Es wurde festgestellt, daß in vielen Fällen die Unterschiedsschwelle der Makula für Lichtempfindungen erhöht ist. Um diese Schwelle zu messen, wird ein Testlicht auf einen Hintergrund mit genau definierter Helligkeit projiziert. Um dieses Testlicht zu erkennen, muß es heller als der Hintergrund sein. Der Unterschied in der Leuchtdichte des Hintergrundes und des Testlichtes im Augenblick der ersten makularen Erkennung ist der Schwellenunterschied. Bei amblyopen Augen ist dieser Schwellenunterschied größer als bei normalen Augen. Wenn die Hintergrundsbeleuchtung vermindert wird, nähert sich die Schwelle amblyoper Augen mehr und mehr der normalen. Wenn schließlich der Hintergrund vollkommen dunkel geworden ist, wird die Unterschiedsschwelle normaler Augen gleich der amblyoper. Diese Beleuchtungsstärke wird absolutes Schwellenmaß genannt. Die Zunahme der Unterschiedschwellen ist keine Erscheinung der Hemmung, sondern läßt sich auch monokular finden, wenn das nichtamblyope Auge mit einer Milchglasscheibe abgedeckt wurde. In der peripheren Netzhaut lassen sich keine vergleichbaren Veränderungen finden.

Ein weiterer funktioneller Defekt ist die zeitliche Verzögerung der elektroenzephalographisch feststellbaren Hirnrindenantwort nach Lichtblitzreizen der Netzhaut des amblyopen Auges. Diese Beobachtung stimmt mit den Befunden der verlängerten Wahrnehmungs- und Reaktionszeit nach Lichtreizung überein. Sonst ist das Elektroenzephalogramm normal. Obwohl es keine absolute Übereinstimmung unter allen Untersuchern gibt, scheint es gegenwärtig so, daß alle anderen Funktionen wie Dunkeladaptation, Flimmerverschmelzungsfrequenz und Farbunterscheidungsvermögen nicht gestört sind.

Die Sehschärfe des amblyopen Auges kann sich zusätzlich noch weiter vermindern, wenn sich während des binokularen Sehens auf die Amblyopie eine Hemmung aufpflanzt. Diese weitere funktionelle Schwächung zeigt sich auf verschiedene Weise. Die Unterschiedschwellen sind in den gehemmten Bezirken noch mehr herabgesetzt. Die Sehschärfe des amblyopen Auges ist während beidäugigen Sehens geringer als während einäugigen, und das einer beidäugigen Darbietung folgende Nachbild fehlt auf dem amblyopen Auge. Bei Versuchen, eine Marke über ein mit dem anderen Auge fixiertes Objekt zu bringen, z. B. den Visuskopstern, das Haidingersche Büschel oder ein Synoptophorbild, verschwindet die überlagernde Marke plötzlich, wenn Hemmung auftritt.

Amblyopie entwickelt sich während der ersten Lebensjahre. Das visuelle System ist noch formbar, und zur Aufrechterhaltung seiner Funktion braucht es eine ständige neue Festigung durch normale Erregung. Es ist sehr unwahrscheinlich, daß sich bei einem Patienten, der 6 oder 8 Jahre lang normale Seherfahrung besaß, eine Amblyopie entwickelt. Bei Erwachsenen entwickelt sie sich mit absoluter Sicherheit nicht mehr, wie alle Patienten mit einer Cataract beweisen. Die Linsentrübung hat sie jahrelang von einem normalen beidäugigen scharfen Sehen abgehalten, aber nach einer erfolgreich durchgeführten Operation können sie sofort wieder eine volle Sehschärfe haben, falls keine organischen Störungen vorliegen.

Die Häufigkeit der Amblyopie in der Bevölkerung wird durchschnittlich mit 2 % oder etwas mehr angegeben. Genaue Zahlen sind sehr schwer zu erhalten, da viele Berichte an einem ausgewählten Untersuchungsgut ohne repräsentative Auswahlmethoden gewonnen worden sind.

11.2.1. Behandlung

Die Behandlung der Amblyopie wird gemeinsam mit der Behandlung der exzentrischen Fixation besprochen.

11.2.2. Prognose

Die Prognose der Verbesserung einer Sehschärfe bei einer Amblyopie hängt von drei Faktoren ab:

1. vom Beginn
2. von der Dauer und
3. von der Art der Fixation.

Lebensalter beim Beginn Wenn die Amblyopieursache, wie z. B. eine Heterotropie oder eine Anisometropie, schon sofort nach der Geburt vorhanden war, ist eine Prognose schlechter als bei Patienten, die anfangs eine Zeitlang eine altersgemäß normale Sehschärfe hatten.

Dauer Ein normal funktionierendes Nervensystem hat eine normale Erregung zur Voraussetzung. Wenn diese über eine lange Zeit fehlte, ist ein Funktionsgewinn schwerer zu erreichen als wenn die Unterbrechung der normalen Stimulierung nicht solange dauerte.

Fixationsart Wenn zentrale Fixation wiedergewonnen wurde, ist die Prognose für die Besserung der Sehschärfe viel günstiger, als wenn sich eine exzentrische Fixation entwickelt hat.

11.3. Exzentrische Fixation

Eine Störung des monokularen Fixationsverhalten wird in ungefähr der Hälfte aller amblyopen Augen gefunden. Das Auge wird nicht so gedreht, daß das Bild des fixierten Gegenstandes in der Fovea centralis entsteht. Vielmehr dreht es sich so, daß das Fixationsobjekt auf einen exzentrischen Netzhautpunkt abgebildet wird. Die Lage dieses exzentrischen Fixationspunktes hängt im wesentlichen von der Art des Schielens ab. Bei der Esotropie besteht eine Bevorzugung der oberen und nasalen Netzhaut, während bei der Exotropie die Tendenz vorhanden ist, mit der temporalen Netzhaut zu fixieren.

Exzentrische Fixation tritt nur bei Patienten mit einem konstanten Schielwinkel auf. Schwankender Schielwinkel scheint die Ausbildung einer exzentrischen Fixation zu behindern. Bei normalen Augen wird fast immer der gleiche Punkt der Fovea centralis zur Fixation benutzt. Bei der exzentrischen Fixation gibt es eine solche Genauigkeit der Fixationskonstanz nicht. Wenn man die Punkte, die ein exzentrisch fixierendes Auge zur Fixation benutzt, aufzeichnet, findet man eine Ausdehnung über eine kleinere oder größere Netzhautfläche. Die Größe dieser Fläche hängt zu einem gewissen Grad von der Entfernung von der Fovea centralis ab. Je mehr exzentrisch die zur Fixation benutzte Fläche gelegen ist, um so weiter streuen die einzelnen Fixationspunkte. Es gibt jedoch immer die Bevorzugung eines bestimmten Areals. Dieses kann sich mit der Blickrichtung und gelegentlich auch spontan nach Operationen ändern. Die Streubreite in der Lage der exzentrischen Fixation sollte während klinischer Untersuchungen in Betracht gezogen werden. Ein einmaliger Visuskoptest ist nicht ausreichend, um das Fixationsverhalten zu analysieren.

Bei einem normalen Auge treten während einer anhaltenden Fixation des gleichen Punktes nur leichte oszillatorische Bewegungen auf. Im Gegensatz dazu sind bei der exzentrischen Fixation die Bewegungen sehr unstetig, sprunghaft und schwankend. Die Sehschärfe der peripheren Netzhaut normaler Augen nimmt mit zunehmender Entfernung von der Fovea centralis deutlich ab. Die zu erwartende höchste Sehschärfe ist daher vom Grad der Exzentrizität des Fixationspunktes abhängig. Jedoch scheint das nicht der einzige bestimmende Faktor zu sein, da in vielen Fällen die Sehschärfe bei einer exzentrischen Fixation geringer ist, als von der Lokalisation her zu erwarten wäre. Im allgemeinen läßt sich jedoch feststellen, daß die Sehschärfe um so besser ist, je näher sich der exzentrische Fixationspunkt an der Fovea centralis befindet.

Exzentrische Fixation ist immer mit einer deutlich feststellbaren Störung der monokularen sensomotorischen Antworten verbunden. Beim normalen Auge ist die Fovea centralis der Sitz der Hauptsehrichtung. Ein in der Fovea centralis abgebildeter Gegenstand erscheint dem Beobachter als in der Richtung gelegen, in die er das Gefühl hat zu schauen und wird auch mit dem höchsten möglichen visuellem Auflösungsvermögen gesehen. Die Fixationsbewegungen eines normalen Auges erscheinen auf der Grundlage der „motorischen Wertigkeiten" der peripheren Netzhautelemente. Bevor eine willkürliche Bewegung zur Fixation eines bestimmten Punktes eintritt, wurde dieser Punkt bereits irgendwo auf der Netzhautperipherie abgebildet. Die Lage dieses peripheren Punktes bestimmt, wie weit und in welche Richtung das Auge gewendet werden muß, um diesen Punkt in die Fovea centralis zu bringen. Die Fähigkeit der peripheren Rezeptoren, das Ausmaß und die Richtung von Fixationsbewegungen zu bestimmen, wird als ihre „retinomotorische Wertigkeit" bezeichnet.

Der Nullpunkt, auf den die motorischen Antworten normalerweise gerichtet sind, ist die Fovea centralis. Bei der exzentrischen Fixation wird der motorische Nullwert ebenso wie der Nullwert für die Raumlokalisation von der Fovea centralis auf eine mehr oder weniger umschriebene periphere Netzhautzone verlagert. Damit in Übereinstimmung erlangt die gesamte Netzhaut eine neue Ausrichtung ihrer räumlichen und motorischen Wertigkeiten. Solche sekundär erworbenen motorischen Antworten, die sich auf die Zone der exzentrischen Fixation als den Nullpunkt beziehen, lassen die Genauigkeit jener eines normalen Auges mit dem Bezugspunkt Fovea centralis vermissen. Sie sind um so ungenauer, je weiter peripher das Fixationsgebiet gelegen ist. Eine Folge dieser minderwertigen motorischen Ausführung ist die bereits erwähnte unstete Fixation. Noch mehr gestört sind die Bewegungen der Aufmerksamkeit, d. h. Bewegungen auf ein neues Fixationsobjekt hin und ganz besonders die Folgebewegungen. Es sei nochmals wiederholt, daß die exzentrische Fixation ausschließlich eine Erscheinung des einäugigen Sehens mit dem amblyopen Auge ist. Während beidäugigen Sehens bestimmt das nichtamblyope Auge die sensomotorischen Antworten.

Die beschriebenen Störungen der motorischen Funktionen sind nicht auf Patienten mit exzentrischer Fixation beschränkt. Sie treten auch in der Mehrzahl von Patienten mit einer Amblyopie und einer zentralen Fixation auf. Die Annahme erscheint gerechtfertigt, daß sie eine Folge der sensorischen Veränderungen sind.

Tatsächlich kann man beobachten, daß sich die motorischen Funktionen bei Patienten verbessern, wenn sich die Sehschärfe bei vorhandener zentraler Fixation verbessert. Es erscheint ganz interessant, daß es einige Hinweise dafür gibt, daß das Fixationsverhalten und die Folgebewegungen des gesunden Auges bei Menschen mit einer Amblyopie ebenfalls gering unterwertig im Vergleich mit Menschen mit normaler Funktion sind. Exzentrische Fixation ist nicht nur eine Amblyopiefolge, sondern sie tritt auch bei anderen Veränderungen auf, wo ein relatives oder absolutes Skotom die Sehschärfe der Fovea centralis herabgesetzt hat.

Ein Zustand, der sich von der exzentrischen Fixation zumindest in einer Hinsicht unterscheidet, ist das „exzentrische Sehen". Hier ist trotz der verminderten Sehfunktion der Fovea keine Verschiebung des räumlichen und motorischen Nullpunktes auf die Netzhautperipherie eingetreten, und die ursprünglichen Sehrichtungen bleiben ungestört. Obwohl der Patient eine periphere Netzhautstelle benutzt, um auf einen Gegenstand zu schauen, ist er sich bewußt, daß er ihn nicht fixiert, sondern daß seine Blickrichtung etwas seitlich daran vorbeigeht. Er benutzt diese Fixationsweise absichtlich, denn er weiß, daß der Gegenstand in seinem Zentralskotom verschwinden würde, wenn er versuchen würde, ihn zu fixieren. Exzentrisches Sehen tritt typischerweise kurz nach organischen Läsionen der Fovea auf. Bei Amblyopie ist es sehr selten. Die meisten amblyopen Menschen werden echte exzentrische Fixierer.

Bis heute weiß man noch nicht, wie oder warum sich exzentrische Fixation entwickelt und warum bei einem bestimmten Patienten eine bestimmte Netzhautzone bevorzugt wird. Man vermutete, daß nach dem Verlust der zentralen Sehschärfe die Netzhautstelle mit der höchsten verbliebenen Funktion der Sitz der exzentrischen Fixation wird. Eine andere Hypothese bringt die Lage des exzentrischen Fixationsgebietes mit dem Schielwinkel in Zusammenhang. Es wird angenommen, daß jene periphere Netzhautzone, die bei anomaler Netzhautkorrespondenz mit der Fovea des fixierenden Auges während beidäugigen Sehens korrespondiert, für die exzentrische Fixation beim monokularen Sehen verwendet wird. Für die Mehrzahl solcher Fälle trifft das jedoch nicht zu. Eine kleine Anzahl von Fällen wurde mitgeteilt, bei denen sich Amblyopie und exzentrische Fixation in absolut gesunden Augen während einer zu langen Okklusion zur Behandlung des anderen Auges entwickelten. Keine der erwähnten Theorien kann ein solches Vorkommnis erklären.

11.3.1. Behandlung von Amblyopie und exzentrischer Fixation

Die Amblyopiebehandlung ist der erste Schritt in der Therapie des Strabismus, wenn nicht das Alter des Patienten die Prognose einer Besserung der Sehschärfe als sehr gering erscheinen läßt. Tatsächlich ist es oft nötig, zu warten, bis sich eine bessere Sehschärfe ausgebildet hat, um eine vollständige Untersuchung vorzunehmen. Vor der Behandlung einer Amblyopie muß jeglicher Refraktionsfehler korrigiert werden, da ein deutliches Netzhautbild ein Erfordernis einer guten Wahrnehmung ist. Bei kleinen Kindern kann die Sehschärfe meist rasch verbessert werden. Je jünger das Kind ist, um so besser ist die Prognose.

Die Behandlung sollte daher sofort beginnen, nachdem ein unilaterales Schielen festgestellt wurde, am besten schon im dritten oder vierten Lebensmonat. Mit zeitlichem Verzug wird eine Verbesserung zunehmend schwieriger und zeitaufwendiger, und es ist schließlich der Punkt erreicht, wo es unmöglich ist, die Sehschärfe auf normale Werte zu verbessern. Nach dem Alter von ungefähr 10 Jahren ist die Prognose schlecht, und eine Behandlung sollte nur aufgenommen werden, wenn es dem Patienten und den Eltern verständlich ist, daß vielleicht die ganze Mühe, der ganze Zeitaufwand, die ganzen Anstrengungen umsonst sein können.

Nicht selten verschlechtert sich die verbesserte Sehschärfe eines amblyopen Auges nach Beendigung der Behandlung. Das tritt meist bei Kindern unter 6 Jahren auf. Deshalb sind periodische Nachuntersuchungen im Abstand von ungefähr 6 Monaten erforderlich, bis das Kind ein Alter erreicht hat, in dem es solche Rückfälle nicht mehr gibt. Gewöhnlich ist das mit 7 bis 8 Jahren der Fall. Wenn bei einer Nachuntersuchung ein Sehschärfeverlust bemerkt wird, sollte die Behandlung erneut begonnen werden. Eine Verbesserung wird in einer wesentlich kürzeren Zeit wieder auftreten.

Wenn einmal normale oder fast normale Sehschärfe erreicht wurde, kann sie in jedem Falle zurückgewonnen werden, falls ein erneuter Verfall eingetreten ist. Deshalb sollte eine Behandlung immer versucht werden, wenn eine gute Prognose anzunehmen ist, selbst wenn schließlich bifoveales Einfachsehen nicht zu erwarten ist und vorausgesagt werden kann, daß der Patient immer sein nicht-amblyopes Auge bevorzugen wird. Unter diesen Umständen wird die Verbesserung der Sehschärfe des amblyopen Auges nicht von langer Dauer sein. Wenn jedoch der Patient jemals unglücklich genug sein sollte, die Sehschärfe seines gesunden Auges zu verlieren, wird er immer noch das amblyope Auge benutzen können, dessen Sehschärfe sich dann in kurzer Zeit wieder dem einmal erreichten Niveau angleichen wird. Wenn jedoch die Amblyopie niemals während der Kindheit behandelt wurde, ist eine solche ausgeprägte Verbesserung äußerst selten.

Es gibt drei Methoden der Amblyopiebehandlung:

1. Okklusion,
2. Medikamente und
3. pleoptische Maßnahmen.

Bevor irgendeine Behandlung begonnen wird, muß eine Visuskopuntersuchung vorgenommen werden, denn es ist grundlegend wichtig, das Fixationsverhalten des amblyopen Auges zu kennen.

11.3.1.1. Okklusion

Vollständige oder teilweise Okklusion des Auges mit der besseren Sehschärfe zwingt den Patienten zur ausschließlichen oder vorwiegenden Benutzung des amblyopen Auges. Bei zentraler Fixation ist das eine sehr einfache und erfolgreiche Behandlungsart. Wenn jedoch die Fixation exzentrisch ist, kann die Okklusion bei einigen Patienten die zentrale Fixation wieder herstellen, während bei anderen Patienten keine Änderung des Fixationsverhaltens auftritt. Bei letzteren kann sich die Sehschärfe etwas verbessern, aber sie erreicht bestenfalls nur den Wert, zu dem die fixierende Netzhautstelle physiologischerweise in der Lage ist. Zusätzlich zu einer solchen geringen Verbesserung des Sehens hilft solchen Patienten eine Okklusion nichts. Im Gegenteil, die bestehende exzentrische Fixationsweise wird dadurch wieder gekräftigt.

Bei Patienten, die jünger als ungefähr 7 Jahre sind, wird bei exzentrischer Fixation in der Mehrzahl nach vollständiger einäugiger Okklusion eine zentrale Fixation wieder erreicht werden können. Je jünger die Patienten sind und je geringer die exzentrische Fixation gefestigt ist, um so schneller wird ein Erfolg zu erzielen sein. Je älter die Kinder sind und je stetiger die exzentrische Fixation ist, um so schwerer wird eine zentrale Fixation zu erreichen sein.

Wenn die Okklusion des besseren Auges nach 3 bis 4 Monaten zu keiner zentralen Fixation geführt hat, sollte die Okklusion auf das exzentrisch fixierende Auge übergewechselt werden. Man hat dabei die Vorstellung, daß die Ausschaltung von Sehreizen eine Lockerung der exzentrischen Fixation bedingen solle. Die Okklusion des amblyopen Auges wird als inverse oder indirekte Okklusion bezeichnet. Sie kann bis zu 6 Monaten fortgesetzt werden. Wenn keine Verbesserung eintritt, sollte man bei dem Patienten eine pleoptische Behandlung erwägen.

Die Okklusion kann total oder partiell sein. Wenn sie total ist, wird jeglicher Lichtzutritt zum Auge unterbunden. Man kann dies durch Elastoplast- oder Poroplastverbände, durch Augenkompressen mit Leukoplaststreifen oder durch irgendeine Methode erreichen, die den Lichteinfall auf das Auge vollkommen unterbindet. Partielle Okklusion kann in zwei verschiedenen Methoden ausgeführt werden:

1. Eine Okklusion, die Lichteinfall gestattet, aber nicht die Entstehung eines Netzhautbildes. Man kann dies durch Verkleben des Brillenglases mit Papier und Leukoplast oder durch Aufstecken eines Okkludors erreichen.
2. Eine Okklusion, die zwar die Entstehung eines Netzhautbildes erlaubt, aber die Sehschärfe herabsetzt. Das wird als abgestufte oder Sichtokklusion be-

zeichnet und kann durch Abdecken des Brillenglases mit polarisierendem Material, mit Nagellack oder mit Zellophanfolien erreicht werden.

Die Okklusionsart hängt vom Grad der Amblyopie und vom Typ des Schielens ab. Die totale Okklusion ist die erfolgreichste Form und sollte immer bei Patienten mit einer mittel- und hochgradigen Amblyopie angewendet werden, d. h. bei Patienten mit einer Sehschärfe unter 0,2.

Es kann eine allmählich ansteigende Okklusion über einen gewissen Zeitraum versucht werden. Dabei wird zunächst die schwächste Art der partiellan Okklusion angewendet und als letztes die stärkste Art der totalen Okklusion. Man bezeichnet das als Einschleichokklusion. Obwohl sie den Vorteil hat, den Schock der plötzlichen totalen Okklusion zu vermeiden, verlängert sie die Behandlungsdauer.

Eine partielle Okklusion kann bei einer geringgradig ausgeprägten Amblyopie verwendet werden. Die Anwendung transparenter Okkludoren, welche die Entstehung eines Bildes erlauben, ist besonders bei Patienten mit bifovealem erhaltenen Einfachsehen nützlich. Jedoch muß eine solche Okklusion so dicht sein, daß die Sehschärfe des gesunden Auges geringer als die des amblyopen wird. Das zwingt das amblyope Auge zur erhöhten Benutzung, verhindert aber nicht das weitere binokulare Sehen.

Die Okklusion kann konstant sein. Dann wird der Okkludor sofort morgens nach dem Aufstehen vor das Auge gesetzt und erst abends beim Zubettgehen wieder entfernt. Die Okklusion kann aber auch intermittierend angewendet werden. Das empfiehlt sich z. B. bei Patienten, bei denen sich die Sehschärfe mit Absetzen der Okklusion wieder verschlechtert. Es kann dann zur Wiedererlangung einer guten Sehschärfe genügen, wenn der Okkludor jeden Tag nur während der Naharbeit (Lesen und Schreiben) oder während des Fernsehens getragen wird. Normalerweise wird das Sehen um das siebente bis achte Lebensjahr stabil, manchmal aber muß man eine intermittierende Okklusion bis zur Erreichung des zehnten Lebensjahres oder ausnahmsweise sogar noch länger fortsetzen.

Die Eltern eines Kindes, bei dem das bessere Auge verschlossen wird, sollten darüber informiert werden, daß das Gesichtsfeld des Kindes verkleinert wurde und die Sehschärfe des anderen Auges schlecht ist, und daß deshalb eine gewisse Vorsicht erforderlich ist, besonders auf der Straße und beim Treppensteigen. Sie sollten auch darüber informiert werden, welch wichtige Rolle sie selbst bei der Behandlung spielen und wie erforderlich es ist, das Kind trotz Okklusion zur Naharbeit und zur Lösung feinster Sehaufgaben zu ermutigen.

Komplikationen der Okklusion Zwei Komplikationen können im Verlauf einer Okklusion eintreten: Okklusionsamblyopie und Okklusionsesotropie.

Okklusionsamblyopie Bei kleinen Kindern kann sich die Sehschärfe des gesunden Auges unter der Okklusion beträchtlich verringern. Ein solcher Verlust kann in so kurzer Zeit wie zwei bis drei Wochen auftreten. Nicht nur eine Amblyopie, sondern auch eine exzentrische Fixation können sich unter konstanter Okklusion im vorher normalen Auge entwickeln. Es ist deshalb unerläßlich, daß Kinder unter 5 Jahren nach der 1. Woche Okklusionsbehandlung nachuntersucht werden. Wenn Okklusionsamblyopie auftritt, kann sie gewöhnlich in ungefähr der gleichen Zeit beseitigt werden, wenn man die Okklusion auf das andere Auge überwechselt.

Okklusionsesotropie Manchmal kann bei einer Amblyopie, die durch eine Anisometropie bedingt ist und bei der keine Schielabweichung besteht und bifoveales Einfachsehen vorhanden ist, das binokulare Sehen durch die ständige Okklusion unterbrochen werden und eine Esotropie resultieren.Man sollte die Eltern vorher über diese Möglichkeit informieren, aber man sollte ihnen sagen, daß es sich im Interesse einer guten Sehschärfe lohnt, dieses Risiko auf sich zu nehmen. Als Vorbeugung gegen die Ausbildung einer solchen Komplikation ist die Anwendung einer intermittierenden oder einer partiell transparenten Okklusion vorzuziehen. Wenn sich ein Schielen entwickelt, bildet es sich nicht spontan nach Beendigung der Okklusion zurück.

11.3.1.2. Medikamente

Atropin kann in das gesunde Auge zur Verminderung der Sehschärfe eingetropft werden. Damit wird der Patient zur Benutzung seines amblyopen Auges gezwungen. Diese Form der Behandlung ist bei Kindern, die eine Okklusion nicht ertragen, angezeigt. Um erfolgreich zu sein, muß die Sehschärfe des gesunden Auges unter die des amblyopen herabgesetzt werden. Das wird nur dann erreicht, wenn die Amblyopie geringen Grades ist. Bei einer Myopie kann das atropinisierte Auge immer noch während des Nahesehens verwendet werden und der Erfolg ist deshalb unvollständig. Im Gegensatz dazu ist diese Methode bei Patienten mit einer Hyperopie über 3 D sehr erfolgreich, wenn das Brillenglas weggelassen wird. Manchmal erhöht das gleichzeitige Eintropfen von Miotizis in das amblyope Auge den Erfolg.

11.3.1.3. Pleoptische Behandlung

Das Wort Pleoptik stammt aus dem Griechischen und bedeutet volles Sehen. Es ist eine Behandlungsmethode, die folgende Ziele hat:

1. Wiederherstellung der zentralen Fixation
2. Wiedererlangung der Fovea centralis als Sitz der Hauptsehrichtung
3. Erlangung normaler Sehschärfe
4. Beseitigung von Trennschwierigkeiten

Während der letzten Jahrzehnte haben zwei Arten pleoptischer Behandlung weitgehende Anerkennung gefunden, die auf zwei verschiedenen Prinzipien beruhen. Die eine Form beruht auf der Ansicht, daß die Dominanz der amblyopen Fovea über die periphere Netzhaut durch zeitweise Unterdrückung der Empfindlichkeit der extrafovealen Netzhaut wiederhergestellt werden kann. Das soll zumindest über einen gewissen Zeitraum erzielbar sein. Es wird dabei ein großer Netzhautbezirk, der den exzentrischen Fixationspunkt einschließt, geblendet, während die Fovea davon verschont wird. Während des kurzen Intervalls von 1 bis 2 Minuten, das der Blendung folgt, werden kurze intensive Lichtblitze in rascher Folge auf die amblyope Fovea gesandt. Dieser Vorgang von Blendung der peripheren Netzhaut und Erregung der Fovea ist während einer Sitzung mehrmals zu wiederholen. Das dazu benutzte Gerät ist das Pleoptophor. Die Behandlung folgt einer totalen Okklusion des amblyopen Augens von mindestens drei Wochen.

Der Patient wird zweimal täglich eine halbe Stunde lang behandelt. Gleichgültig ob ein Erfolg erzielt wird oder nicht, wird die Behandlung bis maximal 6 Wochen durchgeführt. Sie sollte abgebrochen werden, wenn innerhalb dieser Zeit keine Verbesserung erzielt wurde. Wenn die Behandlung erfolgreich war und eine zentrale Fixation wiedererlangt wurde, wird die Okklusion auf das nichtamblyope Auge übertragen, um die neuerworbene zentrale Fixation durch ständigen Gebrauch zu festigen.

Eine Reihe sehr gut ausgearbeiteter Verfahren und Geräte ist für die Übung der Hand-Auge-Koordination des Patienten, die Verbesserung der Sehschärfe und die Überwindung von Trennschwierigkeiten erhältlich.

Bei der zweiten Art pleoptischer Behandlung werden Nachbilder zur Markierung des Raumpunktes benutzt, mit dem die Fovea korrespondiert. Das dazu benutzte Gerät ist das Euthyskop. Ein ringförmiges Gebiet um die Fovea wird einem im Vergleich zum Pleoptophor weniger starken Licht ausgesetzt, das die Netzhaut nicht blendet, aber ein verlängertes Nachbild erzeugt. Wenn nach der Belichtung die Augenlider geschlossen werden, nimmt der Patient ein positives Nachbild wahr, einen hellen Ring um ein dunkles Zentrum. Wenn die Augen geöffnet werden und der Blick auf einen gering beleuchteten Schirm gerichtet wird, tritt das Gegenteil ein, d. h., es wird ein dunkler Ring mit einem hellen Zentrum gesehen. Das ist das negative Nachbild. Es ist die Folge einer herabgesetzten Lichtempfindlichkeit der ringförmigen Zone der Netzhaut, die sich noch nicht von der vorausgegangenen Belichtung vollständig erholt hat und deshalb nicht die volle Lichtstärke weitervermittelt, die von dem Schirm reflektiert wird. Daher ist für die Dauer des Nachbildes die Lage der Fovea durch eine helle zentrale Scheibe gekennzeichnet, die von einem dunklen Ring umgeben wird.

Entsprechend der abnormen monokularen Sehrichtung der Fovea bei exzentrischer Fixation wird diese Scheibe nicht in der Hauptsehrichtung, d. h. in der Richtung gesehen, in die der Patient zu blicken glaubt, sondern etwas von ihrem

Zentrum entfernt. Diese Tatsache liefert die Grundlage für die Wiedererziehung des Patienten. Dadurch, daß er seine Aufmerksamkeit aktiv auf diese Scheibe richtet, muß er die neue Fixationsrichtung als seine Hauptsehrichtung akzeptieren lernen. Es ist verständlich, daß diese Behandlungsmethode nur bei Patienten angewendet wird, die alt und intelligent genug sind, ein negatives Nachbild wahrzunehmen. Zunächst sollte das nichtamblyope Auge stimuliert werden, so daß der Patient vor der Behandlung des anderen Auges die Wahrnehmung eines normalen Nachbildes erlebt. Der Charakter des Nachbildes kann nämlich in einem amblyopen Auge unterschiedlich sein. Es gibt folgende Möglichkeiten:

1. Keine Wahrnehmung eines Nachbildes,
2. ein anhaltend positives Nachbild,
3. ein negatives Nachbild, das sich in ein positives verwandelt
   oder
4. ein negatives Nachbild, das rasch verschwindet.

Die Behandlung sollte abgebrochen werden, wenn es nach 10 bis 15 Sitzungen nicht gelingt, ein negatives Nachbild zu erzeugen. Häufiges Schließen und Öffnen der Augen oder eine zarte Flackerbeleuchtung des Fixationsschirmes in wechselnder Frequenz und in wechselnden Abständen kann die Wahrnehmung der Nachbilder unterstützen und die Wahrnehmungsdauer verlängern.

Eine ähnliche Methode zur Darstellung des Korrespondenzpunktes im Sehraum ist die Verwendung des entoptischen Phänomens des Haidinger Büschels. Abermals muß der Patient veranlaßt werden, die Richtung der Büschel als seine Hauptsehrichtung anzunehmen. Die physiologische Sehrichtung der Fovea wird für verschiedene Objekte nicht gleichzeitig erworben. Zunächst erholt sie sich für Nachbilder, dann für das Haidingersche Büschel und erst zuletzt für wirkliche Gegenstände. Deshalb muß der Patient bei der kombinierten Anwendung von Nachbildern und Haidingerschem Büschel die beiden nicht notwendigerweise in dieselbe Sehrichtung lokalisieren. Erst wenn die Lokalisation der fovealen Nachbilder und des Haidingerschen Büschels unfehlbar in die physiologische Hauptsehrichtung verlagert sind, können reale Objekte als Fixationsziele herangezogen werden.

Die Behandlung mit Nachbildern folgt ähnlich wie die Behandlung mit dem Pleoptophor einer Totalokklusion des amblyopen Auges von mindestens drei Wochen. Es werden ebenfalls zwei Behandlungssitzungen von einer halben Stunde täglich bis maximal 6 Wochen lang durchgeführt. Wenn zentrale Fixation ständig aufrechterhalten werden kann, kann die Okklusion auf das nichtamblyope Auge gewechselt werden.

Es können beide Arten pleoptischer Behandlung einzeln oder in Kombination angewendet werden. Um eine solche Kombinationsbehandlung zu erleichtern, wurde das Projektoskop entwickelt. Es erlaubt die Anwendung kräftiger Beleuchtung für die Blendung der peripheren Netzhaut mit nachfolgender Stimulation der Fovea centralis und auch die Erzeugung von Nachbildern mit weniger hellem Licht.

Insgesamt sind die durch die pleoptische Behandlung erzielten Ergebnisse enttäuschend. Viel Zeit und Anstrengung werden sowohl vom Patienten als auch von der Orthoptistin gefordert. Die häufigen Besuche stellen eine erhebliche Belastung der Eltern und der Kinder dar. Deshalb sollten die für eine pleoptische Behandlung geeigneten Kinder sorgfältig ausgewählt werden. Da die Okklusion des führenden Auges eine sehr erfolgreiche und doch einfache, billige und wenig belastende Methode der Behandlung der exzentrischen Fixation ist, sollten pleoptische Methoden nur angewendet werden, wenn die konsequent und nach allen Regeln der Kunst durchgeführte Okklusion versagt hat. In den letzten Jahren war das dank frühzeitig einsetzender, konsequent durchgeführter Okklusion immer seltener der Fall.

Neuerdings sind zur Amblyopiebehandlung noch zwei optische Methoden hinzugekommen: die Penalisation und die Prismenbehandlung. Auch sie sind der frühzeitigen Okklusion nicht überlegen. Die Penalisation kann man bei leichten und mittleren Amblyopien vom zweiten Lebensjahr beginnend anwenden. Das amblyope Auge wird auf die Nähe scharf eingestellt. Zu dem objektiv ermittelten Refraktionswert kommen +1,0 bis +3,0 Dioptrien in die Brille hinzu. Das führende Auge wird atropinisiert (lat. poena = Strafe) und kann somit nur in der Ferne glegene Dinge scharf sehen. Die Augen sind zum Alternieren gezwungen, was sich auch noch mit anderen Penalisationsmethoden erreichen läßt. Zur Prismenbehandlung (Fixationsprismen) bedarf es großer Erfahrung.

11.4. Anomale Netzhautkorrespondenz

Die Bezeichnung anomale Netzhautkorrespondenz beschreibt einen Zustand, bei dem ursprünglich nichtkorrespondierende Netzhautstellen der beiden Augen zusammenarbeiten und eine Art binokulares Einfachsehen erzeugen. Es ist eine sensorische Veränderung, die nur als eine Folge des Schielens auftritt, im Gegensatz zur Hemmung, zur Amblyopie und zur exzentrischen Fixation, die es auch aus anderen Ursachen geben kann. Wie die Hemmung ist die anomale Netzhautkorrespondenz eine Erscheinung des binokularen Sehens.

Bei der anomalen Netzhautkorrespondenz wird der Patient allmählich für die ursprünglich mit den Netzhautelementen des schielenden Auges verknüpfte Raumlokalisation unempfänglich. Er lernt die von ursprünglich nichtkorrespondierenden Punkten ausgehende Information zu einer binokularen Einzelwahrnehmung zu verschmelzen, zu fusionieren. Angenommen z. B. daß ein Patient auf dem rechten Auge eine Esotropie von 20 Δ hat, wird der Fixationsgegenstand in der linken Fovea und rechts auf einen Punkt 20 Δ nasal von der Fovea abgebildet. Bei einer anomalen Netzhautkorrespondenz würden die Signale von diesen beiden Netzhautpunkten ausgehend verschmolzen, und es würde eine binokulare Wahrnehmung des Fixationsgegenstandes erfolgen, der in die Hauptsehrichtung des linken Auges lokalisiert würde. Somit würden die Netzhautelemente 20 Δ nasal von der Fovea des rechten Auges mit der Fovea des linken Auges beim simultanen binokularen Sehen zusammenwirken und die gemeinsame Sehrichtung mit der linken Fovea während dieses Prozesses übernehmen. Gleichzeitig damit würde sich eine Verlagerung der Raumwerte aller anderen Netzhautelemente des rechten Auges um 20 Δ vollziehen, so daß ihre relative Raumbeziehung untereinander ungestört bleibt.

Wie sich das vollzieht, kann bis heute noch nicht erklärt werden. Es verlangt offensichtlich, daß die Wahrnehmung der normalen Korrespondenz unterdrückt wird, obwohl sie nicht ausgeschaltet wird, denn sogar für Patienten mit gut entwickelter anomaler Netzhautkorrespondenz ist es möglich, bei manchen Untersuchungsmethoden die zugrunde liegende und zugrunde gegangene ursprünglich normale Netzhautkorrespondenz zu zeigen. Zusätzlich ist es keine Seltenheit, daß sowohl normale als auch anomale Netzhautkorrespondenz abhängig von der Reizsituation wechseln.

Die Theorien zur Erklärung der anomalen Netzhautkorrespondenz sind so verwickelt, daß kein Versuch unternommen wird, sie hier in diesem Zusammenhang zu diskutieren. Tatsächlich war selbst die vorausgegangene Beschreibung des Wechsels der Sehrichtungen hochgradig vereinfacht, um das Prinzip der Anpassung zu erklären. Obgleich der Eindruck entstand, daß die anomale Netzhautkorrespondenz eine neue Punkt-zu Punkt-Korrespondenz zwischen den beiden Augen ist und zu einer Art normaler Fusion und Stereopsis usw. führt, wird später gezeigt werden, daß dies nicht der Fall ist. Vielmehr ist die anomale Netzhautkorrespondenz eine instabile und variable Form der binokularen Zusammenarbeit, die sehr von den jeweiligen Bedingungen des beidäugigen Sehens abhängt.

Die Terminologie der anomalen Netzhautkorrespondenz läßt sich am besten unter Hinweis auf die Abbildungen 118 bis 120 erklären. Die Abbildung 118 zeigt die Bedingungen einer rechtsseitigen Esotropie von 20 Δ. Das Bild des fixierten Gegenstandes fällt auf einen Punkt, der sich 20 Δ nasal von der Fovea befindet. Leider gibt es keinen guten beschreibenden allgemeinen Ausdruck für diesen Punkt (Punkt I in der Abbildung 118). In der folgenden Diskussion wird ein solcher Punkt, der das gleiche Bild wie die Fovea des fixierenden Auges empfängt, als kontralateraler Abbildungspunkt bezeichnet.

Diese in Abbildung 118 dargestellte rechtsseitige Esotropie ist in Abbildung 119 während einer Untersuchung am Synoptophor gezeichnet. Das Gerät ist durch

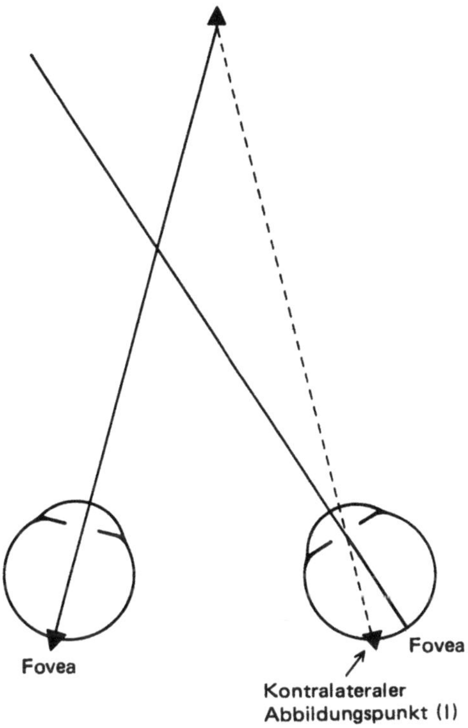

Abb. 118 Skizze mit Darstellung einer rechtsseitigen Esotropie von 20 Δ. Der Fixationsgegenstand wird in der Fovea des linken Auges und auf einem Punkt 20 Δ nasal von der Fovea des rechten Auges abgebildet.

die den Augen dargebotenen Bilder skizziert. Der Patient wird aufgefordert, den Mittelpunkt des Aquariums mit seinem linken Auge anzusehen und den Fisch vor seinem rechten Auge so zu plazieren, daß durch Einstellung des Synoptophorwinkels der Fisch innerhalb des Aquariums erscheint. Der eingestellte Synoptophorwinkel ist der subjektive Winkel. In der Abbildung 119 nimmt der Patient Aquarium und Fisch übereinander gelagert wahr, wenn sich der Fisch im Nullpunkt befindet. Der subjektive Winkel des Patienten beträgt daher 0. Der Punkt, in dem der Fisch im rechten Auge abgebildet wird, ist offensichtlich jener Punkt, der mit der Sehrichtung der linken Fovea korrespondiert. Er wird der Punkt der Anomalie genannt.

In der Abbildung 120 ist die Reaktion eines anderen Patienten mit einer rechtsseitigen Esotropie dargestellt. Sein objektiver Winkel, d. h. seine tatsächliche Abweichung des rechten Auges, ist gleich dem des Patienten, der in Abbildung 119 dargestellt ist, also 20 Δ. Jedoch setzt er den Gerätearm in einen Winkel von 8 Δ.

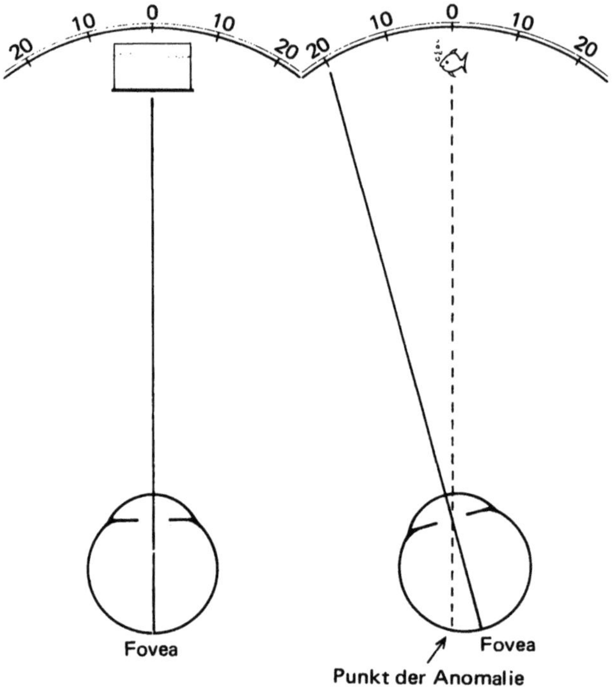

Abb. 119 Ein Patient mit einer rechtsseitigen Esotropie nimmt Fisch und Aquarium übereinandergelagert wahr, wenn sich der Fisch im Nullpunkt des Gerätes befindet. Der Punkt der Abbildung im rechten Auge ist bei Superimposition der Anomaliepunkt.

Somit beträgt der subjektive Winkel, in dem der Fisch mit dem Aquarium übereinstimmt, in diesem Falle 8 Δ. Wenn man den subjektiven Winkel eines Patienten vom objektiven abzieht, erhält man den sogenannten Anomaliewinkel – in diesem Falle 12 Δ. Daher wird der Punkt der Anomalie in diesem Beispiel 12 Δ von der Fovea entfernt sein.

Diese beiden Beispiele wurden gewählt, um eine andere problematische Seite des Schielens zu illustrieren, nämlich die Unterscheidung von anomaler Netzhautkorrespondenz in harmonische und disharmonische Formen. Harmonische anomale Netzhautkorrespondenz ist als eine Korrespondenz definiert, bei der der objektive Schielwinkel und der Anomaliewinkel gleich sind. Bei der disharmonischen anomalen Netzhautkorrespondenz ist der Anomaliewinkel kleiner als der objektive Schielwinkel. Das erste Beispiel, das in Abbildung 119 dargestellt wurde, ist das Beispiel einer harmonischen anomalen Korrespondenz. Der objektive Winkel des Patienten war 20 Δ und der Punkt der Anomalie war ebenfalls 20 Δ von der Fovea entfernt. Es waren mit anderen Worten der objektive Schiel-

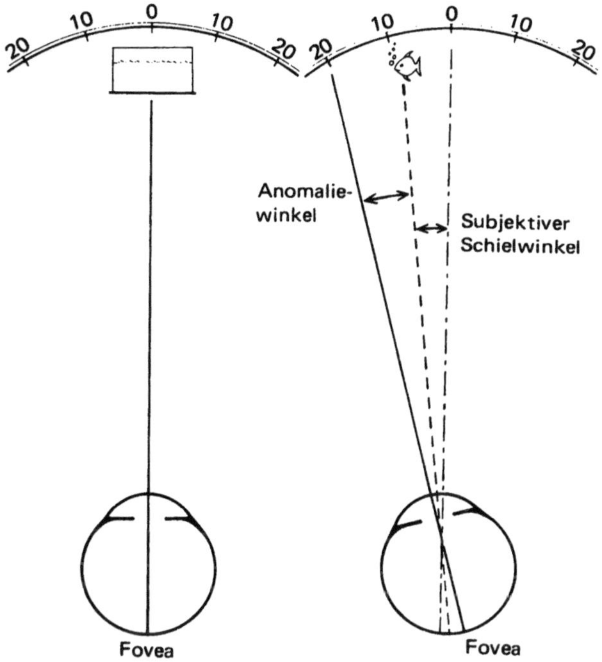

Abb. 120 Ein Patient mit einer rechtsseitigen Esotropie von 20 Δ nimmt Fisch und Aquarium überlagert wahr, wenn sich der Fisch in einer Stellung von 8 Δ Konvergenz befindet. Der Winkel zwischen der Gesichtslinie und dem Fisch ist der Anomaliewinkel. Der Winkel zwischen der Nullstellung des Gerätes und der Stellung des Fisches ist der subjektive Schielwinkel.

winkel und der Anomaliewinkel gleich. In einem solchen Fall entsprechen sich der kontralaterale Abbildungspunkt, d. h. der Punkt im schielenden Auge, der das gleiche Bild empfängt wie die Fovea des fixierenden Auges und der Anomaliepunkt, d. h., der Punkt des schielenden Auges, der mit der Fovea des fixierenden Auges korrespondiert. Sie fallen aufeinander. Das erscheint als eine gute Lösung der unter den bestehenden Bedingungen auftretenden Probleme, denn sie erlaubt binokulares Einfachsehen. Im zweiten, in Abbildung 120 dargestellten Beispiel einer disharmonischen anomalen Netzhautkorrespondenz ist das nicht der Fall. Bei einem objektiven Schielwinkel von 20 Δ wäre der kontralaterale Abbildungspunkt ebenfalls 20 Δ von der Fovea entfernt. Der Anomaliepunkt ist jedoch nur 12 Δ von der Fovea entfernt. Daher ist binokulares Einfachsehen nicht möglich, und falls in diesem Beispiel keine Hemmung auftreten würde, hätte der Patient unter Konfusion und Diplopie zu leiden. Soweit die binokulare Funktion in Betracht gezogen wird, ist also diese Art der Korrespondenz eine unvollständige Anpassung.

Der Nachweis und vielleicht sogar das tatsächliche Bestehen einer disharmonischen anomalen Netzhautkorrespondenz scheint völlig von der Untersuchungsmethode abhängig zu sein. Je mehr die Reizbedingungen, unter denen disharmonische Korrespondenz nachgewiesen wird, von den alltäglichen Sehbedingungen abweichen, um so häufiger ist eine disharmonische anomale Korrespondenz zu finden. So werden z. B. unnatürliche Reizbedingungen geschaffen, wenn der Patient vor einem Auge ein rotes und vor dem anderen ein grünes Filter zu tragen hat. Im Gegensatz dazu wird bei einer natürlicheren Gestaltung der Untersuchungsbedingungen die disharmonische anomale Netzhautkorrespondenz ein seltener Befund. Deshalb wurde die Ansicht geäußert, daß beim Sehen im freien Raum die disharmonische anomale Netzhautkorrespondenz gar nicht vorhanden ist, sondern erst durch die besondere Reizung bei bestimmten Untersuchungsmethoden erzeugt wird.

Die harmonische anomale Netzhautkorrespondenz ist keine feststehende, stabile, fixierte binokulare Funktion, vergleichbar mit der normalen Netzhautkorrespondenz. Sie entwickelt sich sekundär und lagert sich der ursprünglichen normalen Netzhautkorrespondenz unter Reizbedingungen, die keineswegs konstant sind, auf. Falls die harmonische anomale Netzhautkorrespondenz ein unwandelbarer fixierter Punkt-zu-Punkt verknüpfender Vorgang zwischen den beiden Netzhäuten wäre, müßte es eine sehr genaue motorische Zusammenarbeit zur Aufrechterhaltung des binokularen Einfachsehens auf dieser Basis geben. Der Schielwinkel müßte dann absolut konstant für alle Blickrichtungen und auch für alle Fixationsentfernungen gehalten werden, um die auf abnormal korrespondierenden Punkten der beiden Augen abgebildeten Gegenstände festzuhalten. Wenn dieses Erfordernis nicht eingehalten würde, müßte mit jeder Veränderung des Schielwinkels zur Vermeidung von Doppelsehen Hemmung auftreten. Eine andere Möglichkeit zur Aufrechterhaltung des binokularen Einfachsehens auf der Grundlage einer anomalen Korrespondenz wäre eine Veränderung der anomal korrespondierenden Punkte mit Veränderungen des Schielwinkels. In diesem Falle würde nicht nur ein einfacher Punkt sondern ein kleinerer oder größerer Bezirk im schielenden Auge mit einem bestimmten Punkt im fixierenden Auge korrespondieren.

Mit den gegenwärtigen Untersuchungsmethoden können beide Antworten tatsächlich nachgewiesen werden. Bei manchen Patienten besteht eine harmonische anomale Korrespondenz nur unter bestimmten Reizbedingungen z. B. für eine bestimmte Fixationsentfernung oder eine bestimmte Blickrichtung. In den anderen Situationen tritt eine Hemmung auf. Bei anderen Patienten ist die anomale Netzhautkorrespondenz immer vorhanden, jedoch verändert sich der Anomaliewinkel mit unterschiedlichen Reizbedingungen. Genauso, wie sich disharmonische anomale Korrespondenz unter verschiedenen Untersuchungsbedingungen verändert, ist es mit der harmonischen anomalen Korrespondenz der Fall. Sie ist eine sekundäre Anpassung an Reizbedingungen des täglichen Sehens, und sie kann daher gelegentlich auch nur unter solchen Bedingungen vorhanden sein. Jede störende Einmischung, so z. B. Filter, Farben, Nachbilder oder unterschiedliche Reizung der beiden Augen durch unterschiedliche Bilder, kann die feine anomale binokulare Zusammenarbeit zerstören und den Patienten entweder zur Hemmung oder zur Rückkehr zu der ursprünglichen normalen Netzhautkorrespondenz mit daraus resultierendem Doppelsehen zwingen. Das erklärt, warum die Ergebnisse unterschiedlicher Untersuchungen beim gleichen Patienten so weit differieren.

Natürlich ist das durch harmonische anomale Netzhautkorrespondenz erhaltene binokulare Einfachsehen dem normalen binokularen Einfachsehen unterlegen. So z. B. wird der Gegenstand im fixierenden Auge auf der Fovea centralis abgebildet und daher mit hohem Auflösungsvermögen wahrgenommen. Im schielenden Auge jedoch wird das Fixationsobjekt auf der peripheren Netzhaut abgebildet. Die Qualität der Information, die von diesem Punkt vermittelt wird, hängt davon ab, wie weit peripher dieser Punkt in der Netzhaut gelegen ist. Auf jeden Fall aber wird er eine weniger detaillierte Information als die Fovea centralis des fixierenden Auges liefern. Somit wird eine Fusion dieses ungleichen Bildpaares niemals die Schärfe eines normalen binokularen Sehens erreichen. Auch die Stereopsis wird teilweise minderwertiger sein, einmal wegen des geringen Auflösungsgrades des Bildes in einem Auge und zum anderen durch die weniger feste Definition der Raumrichtungswerte im peripheren Netzhautareal des schielenden Auges im Vergleich mit der Fovea des fixierenden Auges. Da die Stereopsis auf der Beurteilung der retinalen Disparität beruht, d. h. auf kleinen Unterschieden der Raumwerte, kann von den Informationen eines solchen minderwertigen Raumwertareals nicht viel und nichts Genaues erwartet werden.

Die Entwicklung einer anomalen Netzhautkorrespondenz scheint vom Schielwinkel abhängig zu sein. Wenn der Schielwinkel größer als 40 bis 50 Δ ist, entwickelt sich eine anomale Netzhautkorrespondenz nur selten. Es besteht meist eine normale Korrespondenz mit Hemmung. Bei kleinem Schielwinkel ist das Gegenteil der Fall. Anomale Netzhautkorrespondenz kann mit Amblyopie zusammen auftreten, aber es gibt offenbar keine engen Zusammenhänge zwischen diesen beiden Bedingungen.

Es erscheint angebracht, noch einmal hervorzuheben, daß die anomale Netzhautkorrespondenz ein Phänomen der beidäugigen Zusammenarbeit während des beidäugigen Sehens ist im Gegensatz zur exzentrischen Fixation, die eine einäugige Verhaltensweise während einäugigen Sehens ist. Wenn das fixierende Auge eines Patienten mit anomaler Netzhautkorrespondenz zugedeckt wird, wird er das schielende Auge so drehen, daß es entweder mit der Fovea sieht, wenn er darauf eine zentrale Fixation hat oder daß es mit der peripheren Netzhaut sieht, wenn eine exzentrische Fixation besteht. Nur in der Minderzahl von Patienten sind anomale Netzhautkorrespondenz und exzentrische Fixation so miteinander verbunden, daß der Punkt der Anomalie während des beidäugigen Sehens auch der Punkt der exzentrischen Fixation während des monokularen Sehens ist.

Eine bestimmte Patientengruppe mit anomaler Netzhautkorrespondenz erfordert eine besondere Besprechung. Das sind Menschen, die nach dem Eintreten einer anomalen Netzhautkorrespondenz operiert worden sind, damit der Schielwinkel verringert wird, die jedoch ihre Korrespondenz nicht an die neue Lage des Auges anpassen können. Solche Patienten können paradoxe Doppelbilder bekommen. Jedoch tritt das nicht in der Mehrzahl der operierten Patienten auf. Nach der Operation entwickeln die meisten Patienten entweder eine neue anomale Korrespondenz, die der neuen Stellung ihrer Augen entspricht, oder sie entwickeln eine Hemmung. In seltenen Fällen kehren einige zu ihrer ursprünglichen

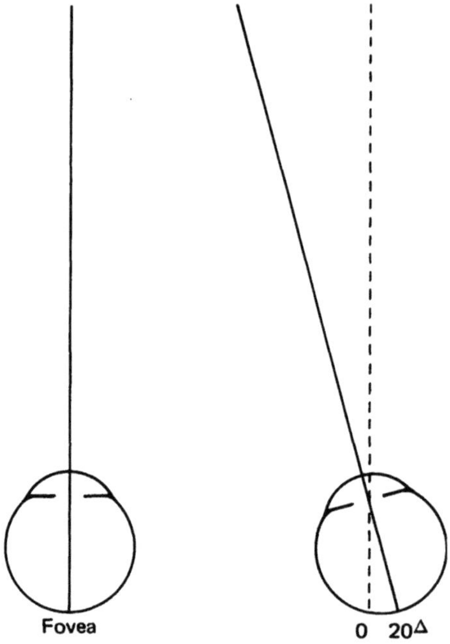

Abb. 121 Harmonische anomale Netzhautkorrespondenz bei einem Patienten mit einer rechtsseitigen Esotropie von 20 Δ. Im rechten Auge fällt das Bild eines entfernt gelegenen Gegenstandes auf einen Punkt 20 Δ nasal von der Fovea. Dieser Punkt hat die gleiche Sehrichtung wie die linke Fovea – nämlich 0.

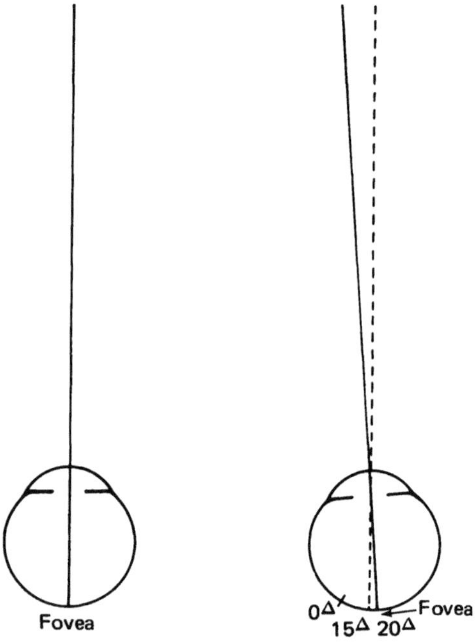

Abb. 122 Paradoxe Diplopie bei dem Patienten der Abb. 120 nach Schieloperation mit einem Restwinkel von 5Δ Esotropie. Die anomale Korrespondenz hat sich nicht geändert. Entsprechend wird ein entfernt gelegener Gegenstand auf einem Netzhautpunkt abgebildet, der einen Raumwert (Sehrichtung) 15 Δ links von der Hauptsehrichtung besitzt. Der Patient hat gekreuzte Doppelbilder.

normalen Korrespondenz zurück. Das hängt natürlich zu einem großen Teil von dem chirurgischen Ergebnis ab, nämlich davon, ob der Winkel über – oder unterkorrigiert ist und ob irgendein Restwinkel zurückgeblieben ist.

Beispiel Ein Patient mit einer rechtsseitigen Esotropie von 20 Δ hat eine harmonische anomale Netzhautkorrespondenz entwickelt. Mit anderen Worten ist der Punkt seiner Anomalie 20 Δ auf der nasalen Seite der Netzhaut des rechten Auges. Während des beidäugigen Sehens hat dieser Punkt eine Sehrichtungsgemeinschaft mit der Fovea des fixierenden linken Auges, nämlich O, also die Hauptsehrichtung. Dementsprechend sind die Sehrichtungen der gesamten rechten Netzhaut um 20 Δ verschoben. Die rechte Fovea wirkt als eine peripher temporale Netzhautstelle, die die Sehrichtung 20 Δ links von der Hauptsehrichtung darstellt (Abb. 121). Angenommen, daß der Schielwinkel durch eine Operation auf 5 Δ Esotropie vermindert wird (Abb. 122), aber daß in der anomalen Netzhautkorrespondenz keine Veränderung auftritt, so tritt Doppelsehen ein. Der fixierte Punkt wird dann nämlich 5 Δ von der Fovea des rechten Auges entfernt auf einem Punkt, der den Raumwert 15 Δ links von der Hauptsehrichtung hat, abgebildet. Somit wird der fixierte Punkt doppelt gesehen. Das linke Bild gehört zu dem rechten Auge, d. h. es wird in gekreuzter Diplopie wahrgenommen. Beim Vorhandensein normaler retinaler Korrespondenz ist eine Esotropie mit ungekreuzter Diplopie verbunden. Da jedoch bei diesen Patienten nach der Operation eine gekreuzte Diplopie auftritt, wird sie als paradoxe Diplopie bezeichnet.

Im engsten Sinn des Wortes paradox sollte die als paradoxe Diplopie bezeichnete Gruppe nur die Patienten umfassen, die bei einer Esotropie eine gekreuzte Diplopie haben und auch jene, die bei einer Exotropie eine ungekreuzte Diplopie haben. Dies schließt jedoch die Patienten aus, bei denen der Schielwinkel chirurgisch überkorrigiert wurde. Während sie genau das gleiche Phänomen der Beibehaltung ihrer präoperativen anomalen Korrespondenz zeigen, bringt die chirurgische Überkorrektur das Doppelbild auf die Seite des Fixationspunktes, auf der es mit normaler Netzhautkorrespondenz zu erwarten wäre. Obwohl qualitativ nicht paradox, ist die Diplopie quantitativ anomal.

Beispiel Angenommen, daß der Schielwinkel des Patienten im vorherigem Beispiel um 5 Δ überkorrigiert wurde (Abb. 123), wäre das rechte Auge in einer exotropen Lage. Der Fixationspunkt würde 5 Δ temporal der Fovea auf einen Netzhautpunkt abgebildet werden, der eine Sehrichtung von 25 Δ links von der Hauptsehrichtung hat. Damit wird der Fixationspunkt unter einem Winkel von 25 Δ gesehen anstelle von 5 Δ von der Hauptsehrichtung des rechten Auges. Dabei ist die Diplopie gekreuzt, wie es bei einer Exotropie mit normaler Korrespondenz zu erwarten wäre.

11.4.1. Behandlung

Es wurde bereits dargelegt, daß die anomale Netzhautkorrespondenz ein fließender Zustand ist, der sich an Änderungen der visuellen Reizung anpassen kann. Wenn der Schielwinkel chirurgisch verändert wird, kann sich ein Patient mit anomaler Netzhautkorrespondenz in kurzer Zeit an den neuen Winkel anpassen. Daher ist die Annahme berechtigt, daß es möglich ist, die anomale Korrespondenz wieder in eine normale zu verwandeln. Das Ziel einer orthoptischen Be-

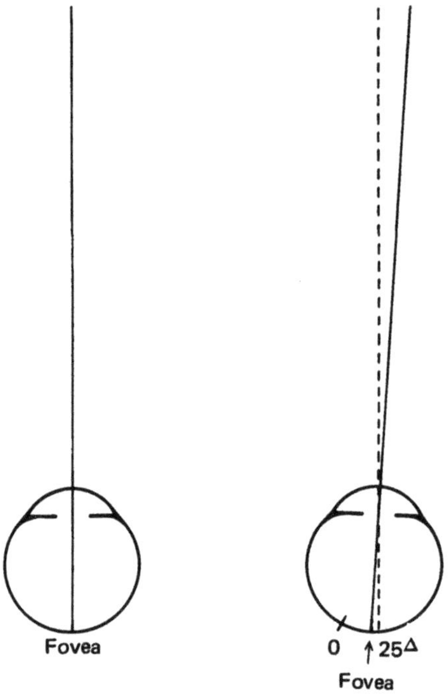

Abb. 123 Bei dem Patienten der Abb. 120 kam es durch eine Schieloperation zu einer Überkorrektion auf 5 Δ Exotropie. Die anomale Korrespondenz blieb. Ein entfernt gelegenes Fixationsobjekt wird auf einem Punkt abgebildet, der die Sehrichtung 25 Δ links von der Hauptsehrichtung hat.

handlung der anomalen Netzhautkorrespondenz ist die adäquate Reizung normal korrespondierender Netzhautelemente. Eine solche Reizung normal korrespondierender Netzhautzonen kann außer durch die Operation auch durch die Korrektion des Schielwinkels mit Prismen erreicht werden. Zusätzlich kann bei der Behandlung der anomalen Korrespondenz die Okklusion verwendet werden.

Prismen Wenn man den Schielwinkel objektiv mit Prismen korrigiert, kann das vom Fixationsgegenstand ausgehende Licht so gelenkt werden, daß es auf der Fovea des schielenden Auges ein Bild erzeugt. Damit werden die normalerweise miteinander korrespondierenden Netzhautareale der Fovea gereizt. Diese Methode ist besonders dann angezeigt, wenn nach der Operation ein Restschielwinkel besteht. Durch die Operation wurde der bestehende Zustand der anomalen Netzhautkorrespondenz und der sensomotorischen Kooperation unterbrochen. Die Chance der Wiedererlangung einer normalen Netzhautkorrespondenz ist dann am größten, wenn sich sofort nach der operativen Korrektion der Augenstellung noch keine neue Form der beidäugigen Zusammenarbeit entwickelt hat. Wenn in dieser Situation Prismen verwendet werden, sind sehr häufige Untersuchungen zur Anpassung der Prismenstärke an die Veränderungen des postoperativen Schielwinkels notwendig. Diese sogenannte Prismenüberkorrektur ist ein schwieriges Unterfangen.

Operation Wenn der Schielwinkel durch die Operation so genau korrigiert werden konnte, daß die Augen in ihre Orthostellung gebracht wurden, kann die gleichzeitige Reizung normal korrespondierender Netzhautelemente während ungestörten Sehens zu einer spontanen Rückkehr zur normalen Netzhautkorrespondenz führen. Tatsächlich jedoch zeigen selbst nach ausgezeichneten chirurgischen Ergebnissen die Augen gewöhnlich noch einen kleinen Restwinkel von einer oder mehreren Prismendioptrien oder die Orthostellung wird nur für eine bestimmte Fixationsstellung erreicht. Man muß gestehen, daß das vollkommene chirurgische Resultat der in allen Fixationsentfernungen bestehenden Orthoposition ein nie erreichtes Ideal ist. Selbst dann, wenn nach der Operation gelegentlich eine spontane Rückkehr zur normalen Netzhautkorrespondenz eintritt, gewöhnen sich die meisten Patienten an eine anomale Korrespondenz, die dem kleinen postoperativen Restschielwinkel entspricht.

Orthoptik

Übungen am Synoptophor Es werden entweder Bilder zur Simultanperzeption von paramakularer Größe oder große Fusionsbilder verwendet, die eine genügende periphere Wahrnehmungskontrolle ermöglichen. Die Synoptophorarme werden im objektiven Winkel blockiert, und der Patient wird aufgefordert, geradeaus zu sehen. Dann werden die Synoptophorarme schnell von einer Seite auf die andere bewegt. Auf diese Weise werden normal korrespondierende Netzhautzonen gleichzeitig gereizt, und der Patient kann eventuell die beiden Bilder überlagert oder verschmolzen zu sehen anfangen. Wenn das eintritt, muß die Bewegung der Arme reduziert werden, bis Überlagerung oder Fusion ohne jegliche Bewegung aufrechterhalten werden können.

Okklusion Die Okklusion wird oft bei der Behandlung der anomalen Netzhautkorrespondenz angewendet. Das Auge mit der besseren Sehschärfe wird vollständig verschlossen. Falls gleiche Sehschärfe vorhanden ist, wird alternierend okkludiert. Die Okklusion ist bei Kindern indiziert, die für eine orthoptische Behandlung noch zu klein sind oder sie wird vor der chirurgischen Behandlung zur Vermeidung der Anwendung der anomalen Korrespondenz und damit zur Reduzierung ihres Einflußes angewendet.

Leider ist die Behandlung der anomalen Netzhautkorrespondenz nicht sehr erfolgreich. Es ist möglich, daß man durch ausgedehnte orthoptische Übungen eine normale Korrespondenz und eine Überlagerung der Bilder erzielt. Aber der Patient hat selten die Fähigkeit zu fusionieren und eine Stereopsis zu erwerben, und man muß gewöhnlich mit einem kosmetischen Erfolg zufrieden sein. Daher versuchen viele Orthoptistinnen nicht, die anomale Netzhautkorrespondenz zu behandeln. Es ist besser, den Patienten seiner anomalen Form des beidäugigen Sehens zu überlassen, die ihm einen gewissen Grad an Fusionsbreite und räumlichen Sehens gestattet. Wenn eine Operation aus kosmetischen Gründen erforderlich ist, paßt sich die Korrespondenz gewöhnlich dem verringerten Schielwinkel an. Eine solche anomale Korrespondenz verhindert auch die Notwendigkeit für eine Hemmung oder die Entwicklung einer Amblyopie. Sie schützt vor spontanen konsekutiven Änderungen des Schielwinkels.

12. Ursachen der Heterophorien und Heterotropien

Wenn man die Voraussetzungen für ein normales bifoveales Einfachsehen betrachtet, wird es verständlich, daß Funktionsstörungen aus einer großen Zahl möglicher Ursachen entstehen können. Es gibt folgende Notwendigkeiten als Voraussetzungen einer normalen bifovealen Zusammenarbeit:

1. Die optischen Medien müssen auf der Netzhaut jedes Auges ein Bild erzeugen.
2. Die Bilder müssen in Größe und Schärfe ausreichend gleich sein, so daß Fusion erfolgen kann.
3. Die Sehbahn von den Netzhautrezeptoren bis zu den Sehzentren und den Wahrnehmungszentren muß normal funktionieren.
4. Die Hirnzentren müssen die von beiden Augen eintreffenden Informationen zu einer vereinigten einfachen Wahrnehmung verarbeiten.
5. Die Nervenbahnen von den verschiedenen okulomotorischen Zentren zu den extraokularen Muskeln müssen normal funktionieren.
6. Die Funktion der extraokularen Muskeln muß ungestört sein.
7. Die binokulare Koordination der Augenbewegungen muß so erfolgen, daß das Fixationsobjekt im Zentrum jeder Fovea abgebildet wird.
8. Es muß eine normale Netzhautkorrespondenz vorhanden sein.

Es ist sehr schwer, in einem gegebenen Fall eine ursächliche Analyse vorzunehmen. Der ursprüngliche Defekt kann eine Kettenreaktion auslösen, so daß verschiedene Faktoren mitbetroffen sind. Es beginnt z. B. eine Störung mit einer Lähmung eines einzelnen Muskels. Zunächst besteht eine Inkomitanz. Sie kann jedoch in ein Begleitschielen übergehen und, obwohl die sensorischen Funktionen ursprünglich normal waren, können sekundäre Adaptationen eintreten und zu einer anomalen Netzhautkorrespondenz führen. Wenn ein Patient mit einer solchen Störung nach Jahren untersucht wird, kann es unmöglich sein, die ursprüngliche Aufeinanderfolge der Ereignisse aufzudecken und bis zu dem ersten Defekt zurückzuverfolgen.

Grundlegend besteht kein Unterschied zwischen den Ursachen, die zu einer Heterophorie oder zu einer Heterotropie führen. Vielmehr ist es eine Folge der Schwere der Störung einer bestehenden Funktion. Wenn die Störung gering ist,

ist es möglich, daß der resultierende Defekt während des beidäugigen Sehens kompensiert wird. Dann resultiert nur ein latentes Schielen, eine Heterophorie. Wenn die Störung schwerwiegender ist, kann ein manifestes Schielen entstehen, eine Heterotropie.
Die Ursachen einer okulomotorischen Gleichgewichtsstörung können grob in anatomische, optische und innervationsbedingte eingeteilt werden. Bei allen kann ein hereditärer Faktor eine Rolle spielen. In diesen Abschnitt sind nicht die vielfältigen Ursachen des erworbenen Lähmungsschielens einbezogen. Sie werden später im Zusammenhang mit den Lähmungen besprochen werden.

12.1. Heredität

Ganz ohne Zweifel ist das Vorkommen des Schielens familiär gehäuft möglich. Die Erblichkeit spielt eine gesicherte Rolle im Auftreten dieser Störung. Diese erbliche Rolle kann nicht als feststehendes genetisches Muster des Strabismus definiert werden, aber die Vererbung bestimmter Defekte, so z. B. der Refraktionsstörungen, die wiederum Strabismus auslösen können, läßt sich vielfach klar verfolgen. Auch sensorische Anomalien können vererbt werden, so beim Mikrostrabismus.

12.2. Anatomische Ursachen

Variationen der mechanisch determinierten Stellung Wie im Kapitel 6 beschrieben wurde, ist die mechanisch bestimmte Stellung des Augapfels durch die mechanischen Wirkungen der Gewebe und Strukturen bedingt, die an dem Augapfel befestigt sind. Die Stellung ist unabhängig von der Innervation der äußeren Augenmuskeln. Wenn man die Variationsbreite der auf den Augapfel einwirkenden mechanischen Einflüsse betrachtet, ist zu erkennen, daß die mechanischen Bedingungen der Augenstellung für die Augen der einzelnen Menschen sehr unterschiedlich sind. Es ist daher eine gewisse Abweichung der Augenstellung selbst ohne gröbere Störungen der betreffenden Strukturen zu erwarten.

Normabweichungen der äußeren Augenmuskeln und/oder ihrer Sehnen
Normabweichungen der äußeren Augenmuskeln oder ihrer Sehnen können eine Abweichung des Auges von der normalen Stellung verursachen. In solchen Normabweichungen sind übermäßige Entwicklung, Unterentwicklungen, Muskelverschiebungen und Anomalien des Ansatzes (Lokalisation, Weite, Länge) eingeschlossen.

Normabweichungen der Faszienstrukturen Ähnlich wie die Normabweichungen der äußeren Augenmuskeln und ihrer Sehnen können auch Normabweichungen der Faszienstrukturen zu Stellungsanomalien führen. Zu diesen Faszienstrukturen gehören die Haltebänder der Sehnen (Sehnenretinacula), die intermuskulären Membranen, sowie die Verbindungen der bindegewebigen Muskelscheiden an Überkreuzungsstellen.

Normabweichungen der knöchernen Orbita Entwicklungsstörungen der knöchernen Orbita können zu Störungen von Form und Größe der Orbita führen, die einen Einfluß auf die Augenstellung ausüben können.

12.3. Optische Ursachen

Anisometropie, Aniseikonie und pathologische organische Veränderungen der optischen Medien Ein Unterschied im optischen Aufbau der beiden Augen kann zu solchen Ungleichheiten zwischen den beiden Bildern führen, daß eine Fusion unmöglich wird und eine Hemmung resultiert. Das kann bei einer Anisometropie der Fall sein, bei der die Bilder in den beiden Augen von unterschiedlicher Klarheit sind. Es kann aber auch bei der Aniseikonie auftreten, bei der die beiden Bilder unterschiedlich groß sind. Schließlich kann es eine Folge pathologischer Veränderungen der optischen Medien, wie z. B. von Hornhautnarben, kongenitalen Cataracten oder persistierender Arteria hyaloidea usw. sein. Wahrscheinlich abhängig von der Größe des betroffenen Netzhautareals wird sich in vielen Fällen Hemmung entwickeln und die fusionelle Reflexaktivität unterbrechen, so daß das gehemmte Auge nicht länger in der Orthoposition gehalten wird.

Ametropie Ametropie ist ein Zustand, bei dem beide Augen einen Refraktionsfehler etwa der gleichen Stärke haben. Eine Gleichgewichtsstörung der Muskeln entwickelt sich bei der Ametropie auf einer anderen Grundlage als bei einer ungleichen optischen Vollkommenheit der beiden Augen. Tatsächlich ist der Mechanismus bei der Ametropie eine Übergangsform zwischen optischen und innervationsbedingten Störungen. Bei einer unkorrigierten Hyperopie muß der Patient zur Erzeugung deutlicher Netzhautbilder bei entfernten Objekten akkommodieren. Als ein Ergebnis der Akkommodationsanstrengung tritt eine akkommodative Konvergenz auf, obwohl der Patient auf einen in der Ferne liegenden Gegenstand sieht. Wenn der Betrag an akkommodativer Konvergenz durch eine fusionelle Divergenz ausgeglichen werden kann, kann Esophorie resultieren. Wenn jedoch die akkommodative Konvergenz unüberwindbar hoch ist, resultiert akkommodative Esotropie. Der gleiche Mechanismus trifft für das Nahsehen zu. Zunächst muß der Patient seine Hyperopie durch Akkommodation überwinden, ehe ihm eine weitere Akkommodation erlaubt, in der Nahfixationsentfernung scharf zu sehen.

Bei einer unkorrigierten Myopie ist die Lage umgekehrt. Der Patient braucht nur zu akkommodieren, wenn er einen Gegenstand fixiert, der näher als der Fernpunkt gelegen ist. Daher tritt keine akkommodative Konvergenz auf, wenn der Patient einen jenseits des Fernpunktes gelegenen Gegenstand betrachtet. Die für das bifoveale Einfachsehen erforderliche Konvergenz muß daher fast ausschließlich durch die fusionelle Konvergenz erbracht werden. Vorausgesetzt, daß kein anderer verändernder Einfluß vorhanden ist, werden daher unkorrigierte kurzsichtige Augen exophorisch oder exotropisch werden.

12.4. Innervationsursachen

Pathologische sensorische Übertragung und Wahrnehmung Störungen der Bildung, Übertragung oder Wahrnehmung adäquater Signale von einem oder beiden Augen können so ausgeprägt sein, daß eine sensorische Funktion unmöglich wird. Das kann durch pathologische organische Veränderungen in der Netzhaut, in der Sehbahn oder in den entsprechenden Hirnrindenfeldern verursacht sein.

Pathologische motorische Innervation Eine pathologische motorische Innervation kann die tonische Innervation betreffen und damit ein Begleitschielen verursachen. Sie kann aber auch zu einer Innervationsstörung eines einzigen oder einiger einzelner Muskeln führen und damit die Ursache eines inkomitierenden oder Lähmungsschielens werden.

1. Ungenügende oder übermäßige tonische Innervation aus supranukleären Quellen kann auf folgende Erscheinungen zurückzuführen sein:
   a) Organische Störungen, entweder kongenital (z. B. Geburtstrauma) oder erworben (z. B. Erkrankung)
   b) Funktionelle Veränderungen (Übererregbarkeit, Vergiftung z. B.)
2. Ungenügende oder übermäßige Innervation eines oder verschiedener Muskeln kann die Folge sein von:
   a) Organischen Störungen des okulomotorischen Kerngebietes oder der okulomotorischen Nerven.

Abnormale AC/A-Ratio Die AC/A-Ratio ist das Verhältnis zwischen akkommodativer Konvergenz (AC), ausgedrückt in Prismendioptrien, und der Akkommodation (A) ausgedrückt in Dioptrien. Die abnormale AC/A-Ratio ist hier unter den innervationsbedingten Ursachen genannt, obwohl bislang noch nicht bekannt ist, was eine höhere oder niedere Ratio bedingt. Es können anatomische Faktoren sein. Zum Beispiel kann ein unterentwickelter Ziliarmuskel eine höhere Innervation erforderlich machen, um eine Dioptrie Akkommodation zu erzeugen, als ein kräftiger Ziliarmuskel benötigt.

13. Heterophorien

Eine Heterophorie ist eine Abweichung von der Orthoposition, die nur dann vorhanden ist, wenn die Fusion unterbrochen wird. Während des beidäugigen Sehens hält der Fusionsreflex die Augen in der Orthoposition. Wenn jedoch die Fusion z. B. durch eine Abdeckung des Auges unterbrochen wird, weicht das abgedeckte Auge aus seiner Lage ab. Wenn die Abdeckung entfernt wird und das abgewichene Auge abermals das Fixationsobjekt wahrnehmen kann, bringt der Fusionsreflex das Auge in seine Orthoposition zurück.

Das Auftreten von Phorien hängt von den verwendeten Untersuchungsmethoden ab. Wenn z. B. die Phorien in unterschiedlichen Blickrichtungen untersucht werden, hat fast jeder Mensch eine Heterophorie. Wenn man sich nur auf die Abweichungen in der Orthoposition bezieht, wird die Häufigkeit der Fernphorien mit 80 % und die der Nahphorien mit nahezu 100 % angegeben. Das legt die Annahme nahe, daß man eine Phorie eher als physiologische denn als pathologische Bedingung betrachten sollte.

Das ursächliche Geschehen von Heterophorien und Heterotropien ist identisch und bereits im Kapitel 12 besprochen worden. Da die Stellung der Augen durch eine Kombination vieler mechanischer und innervationsbedingter Faktoren gesteuert wird, erscheint es sehr unwahrscheinlich, daß die Addierung aller Faktoren Orthophorie bedingt. Ob die resultierende Abweichung eine Phorie oder eine Tropie ist, hängt von der Ausgeglichenheit der entgegenwirkenden Kräfte ab. Wenn die Abweichung so groß ist, daß sie durch den Fusionsreflex nicht überwunden werden kann, oder wenn der Fusionsreflex für die vorhandene Abweichung zu schwach ist, entsteht ein manifestes Schielen, eine Heterotropie. Wenn jedoch die motorische Fusion stark genug ist, die Abweichung zu überwinden, resultiert eine Phorie.

Ein Faktor bedarf einer besonderen Diskussion, da er von besonderer Bedeutung für alle Abweichungen ist, nämlich die AC/A-Ratio. Gleichgültig ob es sich um eine Phorie oder eine Tropie handelt, ist die AC/A-Ratio der primär verantwortliche Faktor für die Differenz des Schielwinkels während Fern- und Nahfixation. Der ursprüngliche Schielwinkel (Basisabweichung) ist der Winkel beim Blick in die Ferne ohne Fusion und ohne Akkommodation. Während des Sehens in die Nähe wird dieser Winkel durch die unwillkürlich einsetzende Konvergenz verändert. Wie früher bereits dargelegt, hat diese Konvergenz zwei

Bestandteile: die akkommodative und die proximale Konvergenz. Damit hängt die Stellung des Auges während des Nahesehens und die Abweichung von der Orthoposition vom Schielwinkel in der Ferne und von der Größe der akkommodativen und proximalen Konvergenz ab. Wenn zufällig die Stellung in der Nähe mit der Orthoposition zusammenfällt, ist keine zusätzliche Fusionsbewegung notwendig. Wenn die kombinierte akkommodative und proximale Konvergenz nicht ausreichend ist, die Augen also unterkonvergiert sind, ist eine zusätzliche fusionelle Konvergenz erforderlich, um die Augen in die Orthoposition zu führen. Umgekehrt ist es, wenn die Kombination von akkommodativer und proximaler Konvergenz zu stark ist. Dann sind die Augen überkonvergiert und eine fusionelle Divergenz wird notwendig, um sie in die Orthoposition zu bringen.

Beispiel Ein Patient hat eine Interpupillardistanz von 6 cm. Seine AC/A-Ratio ist 4 : 1, d. h., 4 Δ akkommodativer Konvergenz treten mit jeder Dioptrie Akkommodation auf. Seine proximale Konvergenz ist 1,5 Δ pro Dioptrie Entfernungsveränderung. Er hat keinen Refraktionsfehler und ist in der Ferne orthophorisch. Wenn er seine Fixation von einem fernen Objekt auf einen Punkt in 1 m Entfernung ändert, zeigt er eine Gesamtkonvergenz von 5,5 Δ (4 Δ akkommodative Konvergenz und 1,5 Δ proximale Konvergenz). Bei einer Interpupillardistanz von 6 cm benötigt ein fixierter Gegenstand in 1 m Entfernung eine Konvergenz von 6 Δ zur bifovealen Fixation. Damit fehlen dem Patienten nur 0,5 Δ für sein Ziel. Er muß also 0,5 Δ Fusionskonvergenz aufbringen, um seine Augen in die Orthoposition zu bringen. Wenn eines seiner beiden Augen abgedeckt wird, wird die Fusion unmöglich und er zeigt eine Exophorie von 0,5 Δ in dieser Fixationsentfernung.

In diesem Beispiel sind alle Werte ungefähre Durchschnittswerte. Es zeigt, daß ein Mensch, der während Fernfixation orthophorisch ist und eine durchschnittliche Interpupillardistanz, eine durchschnittliche AC/A-Ratio und auch eine durchschnittliche Nahkonvergenz (im deutschen Sprachgebrauch: Nahkonvergenz synonym für proximale Konvergenz) hat, während der Nahfixation etwas exophorisch wird. Somit erreicht der Durchschnitt fast das Ideal, d. h., ohne Korrektion und nur durch den Fusionsreflex sind die Augen in allen Fixationsentfernungen sehr nahe an der Orthoposition.

Auf dieses grundlegende Muster der führenden Rolle des Schielens bei Fernfixation können sich andere ursächliche Faktoren auflagern. Sie können sich auch auf eine Abweichung in der Nähe, die durch Veränderungen der AC/A-Ratio und der Nahkonvergenz bedingt sind, aufpflanzen. Der Zustand kann z. B. durch die Auswirkung eines unkorrigierten Refraktionsfehlers abgewandelt werden, der es erforderlich macht, daß der Patient mehr akkommodiert oder weniger akkommodiert als ein Emmetroper in der gleichen Fixationsentfernung. Folglich wird mehr oder andererseits weniger akkommodative Konvergenz mobilisiert, und als Ergebnis werden sowohl die Fernphorie als auch die Nahphorie verändert.

Beispiel Ein Patient mit einer Hyperopie von 3 Dioptrien ist beim Blick in die Ferne orthophorisch, wenn er nicht akkommodiert. Seine AC/A-Ratio ist 2 : 1 und seine Nahkonvergenz beträgt 1,5 Δ. Um in der Ferne deutlich zu sehen, muß er 3 D akkommodieren, um seine Hyperopie von 3 D zu überwinden. Während der Akkommodation werden 6 Δ akkommodative Konvergenz ausgelöst, 2 Δ für jede Dioptrie Akkommodation. Da der Patient ein entferntes Ziel fixiert, tritt keine Nahkonvergenz ein. Wenn die Fusion unterbrochen wird, läßt sich eine Esophorie von 6 Δ während der Fernfixation feststellen, vorausgesetzt, daß die Fusionsdivergenz des Patienten kräftig genug ist, diese Abweichung während des beidäugigen Sehens auszugleichen. Andernfalls würde eine Esotropie auftreten. Um bei der Nahfixation in einer Entfernung von 33 cm scharf zu sehen, muß der Patient zusätzliche 3 D akkommodieren. Das erzeugt abermals zusätzliche 6 Δ akkommodative Konvergenz und somit 4,5 Δ Nahkonvergenz. Die Gesamtkonvergenz die erzeugt wird beträgt damit 16,5 Δ. Unter der Voraussetzung, daß die Interpupillardistanz des Patienten 6 cm beträgt, ist das Konvergenzerfordernis für den Nahpunkt 18 Δ. Damit besteht eine Nahexophorie von 1,5 Δ.

Das gleiche Beispiel läßt sich für die Erklärung eines anderen möglichen ursächlichen Faktors benutzen, nämlich für den Einfluß von Brillengläsern auf die Phorien.

Beispiel Wenn der Patient des vorigen Beispieles mit einer Fernbrille versehen wird, braucht er für ein scharfes Sehen in der Ferne nicht mehr zu akkommodieren und er ist orthophorisch. Während der Nahfixation bringt er 3 D Akkommodation auf, die eine akkommodative Konvergenz von 6 Δ erzeugen. Es werden also 4,5 Δ proximale Konvergenz auftreten. Insgesamt werden die Augen daher 10,5 Δ konvergent, es bestehen also 7,5 Δ Defizit von der Orthoposition. Damit hat der Patient bei einer Unterbrechung der Fusion in diesem Falle eine Nahexphorie von 7,5 Δ, und während beidäugigen Sehens muß er 7,5 Δ fusionelle Konvergenz aufbringen.

Aus diesem Beispiel folgt, daß Gläser bei der Behandlung der Phorien bedeutungsvoll sein können. Sie können die Ursache von Beschwerden beseitigen, wenn sie auf einen unkorrigierten Refraktionsfehler zurückzuführen sind, die den Patienten veranlassen, zuviel oder zuwenig zu akkommodieren. Andererseits können Gläser Probleme erzeugen, wenn ein Patient, dessen AC/A-Ratio an die Akkommodationserfordernisse angepaßt ist, plötzlich nach der Korrektur durch Gläser nicht mehr zu akkommodieren braucht.

In dem vorausgegangenen Beispiel wurde gezeigt, wie ein Refraktionsfehler die Phorie verändern kann. Es wurde demonstriert, daß bei einer unkorrigierten Hyperopie die Phorie des Patienten mehr konvergent wird, wenn er die Hyperopie durch Akkommodation überwindet. Bei hohen Refraktionsfehlern werden hyperopische Menschen kaum zu akkommodieren versuchen, da die Anstrengung viel unbequemer als ein verschwommenes Sehen ist.

Bei der Myopie ist die Situation gerade umgekehrt wie bei der Hyperopie. Während des Sehens in die Ferne akkommodiert der myope Mensch nie. Damit beeinflußt keine akkommodative Konvergenz seinen primären Schielwinkel. Wenn er einen nahegelegenen Gegenstand fixiert, akkommodiert der Myope ohne Brille weniger als der Emmetrope. Der Differenzbetrag im Vergleich zum Emmetropen entspricht dem Betrag der Myopie. Folglich hat der Myope auch weniger akkommodative Konvergenz aufzubringen und daher ist ihm die Tendenz nach einer Exophorie eigentümlich, es sei denn, er ist ursprünglich esophorisch oder er hat eine sehr hohe AC/A-Ratio.

Presbyopie ist ein anderes Beispiel einer Bedingung, die sich auf das grundlegende Muster einer durch die AC/A-Ratio und die Nahkonvergenz bestimmten Nahphorie auflagert. Beim Beginn der Presbyopie, wenn die Linse ihre Form weniger verändern kann, erhält der Patient nicht mehr den gleichen Akkommodationserfolg, den er früher mit der gleichen Akkommodationsanstrengung erzielte. Daher verstärkt er seine Akkommodationsbemühungen durch eine vermehrte Innervation der Akkommodation. Das hat jedoch automatisch mehr Anregung der akkommodativen Konvergenz zur Folge. Daher besteht während einer beginnenden Presbyopie eine Tendenz zur Nahesophorie. Später kann das Gegenteil auftreten. Der Patient lernt, daß nicht einmal eine erhöhte Anstrengung zu einem besseren Erfolg führt, und daher läßt mit der Zeit das Bestreben zur Akkommodation nach. Es wird sich dann eher eine Nahexophorie zeigen.
Um das grundlegende Maß einer Heterophorie zu erhalten, muß der Patient einen entfernten Gegenstand fixieren und darf nicht akkommodieren. Es ist deshalb notwendig, daß er seine volle optische Fernkorrektion trägt, es sei denn, er ist emmetrop. Dabei muß berücksichtigt werden, daß vor dem Auge dezentrierte Linsen eine prismatische Wirkung haben, und daß sie die tatsächliche Situation verschleiern können, da der Patient eine solche prismatische Wirkung während des binokularen Sehens durch fisionelle Vergenz zu überwinden hat. Nur so kann eine Heterophorie abhängig von der Richtung der prismatischen Verschiebung vorgetäuscht werden. Es kann aber auch eine bestehende Heterophorie verstärkt oder vermindert werden.
Unterschiedliche Meßmethoden ergeben unterschiedliche Resultate, so z. B. der Okkludor, der Maddox-Zylinder oder Vertikalprismen. Unterschiedliche Formen der Trennung beeinflussen nämlich die innervatorische Komponente in einem unterschiedlichen Grad.
Wenn ein Okkludor zur Trennung der beiden Augen benutzt wird, hört die reflektorische Fusionsinnervation nicht sofort nach der Abdeckung auf, obwohl alle Fusionsreize dadurch ausgeschaltet werden. Deshalb sollte man die Abdeckung vor dem Auge eine Zeitlang belassen, ehe man mit der Untersuchung fortfährt. Es ist allerdings nicht notwendig, diese Zeit allzulange auszudehnen. Ein Gleichgewicht der Stellung der beiden Augen zueinander kann sogar nach längerer Abdeckung nicht völlig erreicht werden.
Die Nahphorie sollte in einer Fixationsentfernung von 40 oder 33 cm gemessen werden, da Naharbeit auch in diesem Abstand geleistet wird. Da die Akkommodation der grundlegende Faktor für die Nahphorie ist, sollte ein die Akkommodation anregender Gegenstand bevorzugt werden und nicht z. B. ein Blitzlicht. Presbyope Menschen vollführen ihre Naharbeit, während sie durch den Leseteil ihrer Bifokalbrille sehen, da sie ohne diese nicht genügend akkommodieren können. Deshalb sollte ihre Nahphorie geprüft werden, während sie durch ihre eigene Lesebrille sehen, da unter dieser Bedingung sie meist eine Phorie als störend empfinden.

Phorien können inkomitant sein, z. B. jene, die durch eine Lähmung bedingt sind. In solchen Fällen wird das Ausmaß der Phorie während der Fixation mit dem einen oder dem anderen Auge unterschiedlich sein. Wenn so etwas festgestellt wird, ist es wichtig, die Phorie auch beim Blick nach rechts und links und in manchen Fällen sogar in allen Hauptrichtungen zu prüfen. Ein Unterschied in der Größe der Nahphorie zwischen Rechts- und Linksfixation kann auch durch eine Differenz der Akkommodationskraft der beiden Augen verursacht sein. Falls ein Auge in dieser Hinsicht weniger leistungsfähig ist als das andere, wird es eine stärkere Innervation zur Erzeugung einer akkommodativen Antwort für eine bestimmte Nahfixationsentfernung brauchen. Eine solche stärkere Innervation während der Fixation mit einem Auge wird von einer stärkeren akkommodativen Konvergenz begleitet, und damit wird eine Differenz in der Deviation zwischen den beiden Augen verursacht.

Wie weiter unten besprochen wird, ist es wichtig, die fusionelle Vergenzamplitude eines Patienten zu prüfen, um sich eine aussagekräftige Meinung von der Bedeutung seiner Phorie zu machen. Während dieser Untersuchung wird ein hoher Anspruch an den Vergenzmechanismus gestellt. Dadurch kann bei manchen Patienten eine vorübergehende Phorie erzeugt werden. Deshalb sollte bei klinischen Untersuchungen zunächst die Phorie gemessen werden und erst danach eine Bestimmung der Vergenzamplitude erfolgen.

Die durch Heterophorien verursachten Symptome sind unspezifisch und können auch andere Ursachen haben. Sie werden als asthenopische Beschwerden bezeichnet und umfassen Kopfschmerzen, leichte Ermüdbarkeit, Brennen, Tränen und Rötung der Augen, verschwommenes Sehen, Doppelsehen, orbitale Schmerzen und Übelkeit.

Wenn eine Heterophorie mit asthenopischen Beschwerden einhergeht, müssen also immer andere Ursachen ausgeschlossen werden. Es muß überlegt werden, ob die Phorie ausreichend ist, um mit großer Wahrscheinlichkeit die alleinige Ursache der Beschwerden des Patienten zu sein. Eine solche Überlegung kann nicht allein auf der Größe des Heterophoriewinkels beruhen, sondern diese Größe muß mit der Fähigkeit zur fusionellen Vergenz verglichen werden, denn diese ist in der Lage, die Phorie während bifovealen Sehens zu überwinden. Wenn bei einem Patienten die fusionelle Vergenz den Betrag, der zur Kompensation der Phorie nötig ist, bei weitem überschreitet, ist es unwahrscheinlich, daß die Symptome phoriebedingt sind. Wenn jedoch fast die ganze zur Verfügung stehende Vergenzamplitude für die Überwindung der Heterophorie benötigt wird, können die Symptome sehr wahrscheinlich auf die Phorie zurückzuführen sein.

Die überschüssige fusionelle Vergenz, die den für den Ausgleich der Heterophorie notwendigen Betrag überschreitet, wird fusionelle Reserve oder relative Vergenz genannt. Sie wird also nicht zur Erzeugung der Orthophorie benötigt. Um für die Diagnose und die Behandlung eine Leitlinie zu haben, wurde der Versuch unternommen, ein Verhältnis von Phorie zu fusioneller Reserve zu definieren. Dieses Verhältnis soll als Grenzlinienverhältnis dienen und anzeigen, daß jenseits dieses Wertes die Beziehung so ist, daß eine Phorie keine Symptome erzeugt, da sie ja eine genügend große fusionelle Vergenz gegenüberstehen hat. Eine feste Maßzahl für dieses Verhältnis gibt es nicht, aber die Annahme, daß ein komfortables bifoveales Sehen besteht, wenn die fusionelle Reserve doppelt so groß ist wie die Phorie, ist selten falsch.

In vielen Fällen kann man nachweisen, daß die Symptome auf eine Phorie zurückzuführen sind, wenn man ein Auge verschließt. Wenn die Abdeckung eines Auges die Symptome verringert, ist die Wahrscheinlichkeit sehr groß, daß die Phorie der ursächliche Faktor ist, besonders dann, wenn die Augenbeschwerden bei sonst von diesen Beschwerden begleiteten Situationen oder Tätigkeiten verringert sind oder gar nicht mehr auftreten. Man muß jedoch berücksichtigen, daß anderen Schwierigkeiten der binokularen Zusammenarbeit zuzuordnende Symptome, wie z. B. Aniseikonie, auch nach der Abdeckung eines Auges vermindert werden oder verschwinden können.

Obwohl das Verhältnis zwischen Heterophorie auf der einen Seite und der entgegengesetzt wirkenden Kraft der fusionellen Vergenz auf der anderen Seite der bestimmende Faktor für das Auftreten von Symptomen ist, gibt es auch andere beisteuernde Momente, so z. B. die Art der vom Sehorgan zu leistenden Aufgabe. So können manchmal nur unter bestimmten Bedingungen Beschwerden auftreten. Dazu gehören z. B. die Naharbeit und das Lesen. Ein anderes wichtiges Element ist das der Zeit. Wenn die Augen lange Zeit für Naharbeit benutzt werden, wenn z. B. ein Student plötzlich seine tägliche Arbeit um mehrere Stunden für die Vorbereitung der Prüfung verlängern muß, kann eine Heterophorie zum ersten Mal Symptome machen. Im allgemeinen treten die Beschwerden zunächst am Abend auf, wenn der Patient müde ist. Sie können aber auch während einer Krankheit, einer Erschöpfung oder einer Rekonvaleszenz einsetzen, also wenn seine körperlichen Reserven beansprucht werden.

Eine Behandlung braucht nur in Betracht gezogen zu werden, wenn der Patient unter Beschwerden leidet, oder wenn die Phorie in ein manifestes Schielen abzugleiten droht. Wenn ein Punkt erreicht wird, da der Fusionsreflex die Phorie nicht länger ausgleichen kann und die Augen manifest zu schielen beginnen, treten Doppelbilder auf. Um diese auszuschließen, wird der Patient das schielende Auge unterdrücken, und da damit alle störenden Symptome beseitigt sind, wird er keine Notwendigkeit verspüren, die Abweichung weiterhin unter Kontrolle zu halten. Das Einsetzen einer Hemmung ist daher eine dringende Indikation für den Beginn einer Behandlung.

Die Art der Behandlung hängt bei jedem einzelnen Patienten von verschiedenen Faktoren ab. Dazu gehören die Größe und die Art der Deviation, das Alter des Patienten und seine Bereitschaft zur Mitarbeit. Wenn die Basisabweichung während der Fernfixation zu groß ist, um leicht und ohne störende Symptome überwunden werden, macht sich eine Operation erforderlich. Eine Operation ist auch bei Phorien auf anatomischer oder paretischer Ursache angezeigt, für die keine andere Behandlung erfolgversprechend ist. Wenn eine Phorie völlig oder teilweise durch einen Refraktionsfehler verursacht ist, wird eine Brille bessern oder die Beschwerden beseitigen. Wenn das Problem auf einer abnormalen AC/A-Ratio beruht, sind orthoptische Übungen zur Vergrößerung der Fusionsamplitude die Methode der Wahl.

Bei Phorien, die sowohl eine vertikale als auch eine horizontale Komponente haben, sollte ein Versuch gemacht werden, die vertikale Abweichung zunächst zu beseitigen, da in einer Zahl von Fällen dies den Patienten ermöglicht, die horizontale Phorie mit geringerer Anstrengung selbst zu kompensieren.

Obgleich die verschiedenen orthoptischen Übungen später ausführlich in diesem Abschnitt besprochen werden, sollen einige andere Behandlungsmethoden nur im Prinzip beschrieben werden. Es wurde bereits dargestellt, daß eine Brille die Ursache der Phorieabweichung bei manchen Patienten beseitigen kann. Bei anderen kann das Gegenteil der Fall sein. Es ist möglich, daß sie eine Brille tragen, die es schwieriger macht, eine Phorieabweichung zu normalisieren. In einigen Fällen ist es notwendig, eine Veränderung der Brillenkorrektion zu veranlassen. Bifokalgläser vermindern den Akkommodationszwang beim Sehen in der Nähe oder schalten ihn ganz aus, und sie können für diesen Zweck in jedem Lebensalter verwendet werden.

Wenn bei Kindern ein Unterschied in der Sehschärfe beider Augen gefunden wird, sollte die übliche Behandlung zur Verbesserung des amblyopen Auges vorgenommen werden.

Der Entschluß zu operieren, sollte nicht automatisch auf der Größe des Schielwinkels beruhen, sondern dann gefaßt werden, wenn die Symptome durch andere Maßnahmen nicht behandelt werden können. Wie schon früher gezeigt, sind Patienten mit großem Schielwinkel, mit Lähmungsschielen und mit anatomischen Anomalien am besten für die Operation geeignet. Schlecht geeignet sind Patienten mit Schielen, das durch Refraktionsfehler verursacht ist, ebenso wie mit Anomalien im Verhältnis AC/A oder mit einem Schielen, das durch Innervationsfehler hervorgerufen ist.

Verschiedene Miotika fördern die Akkommodation, so daß zu einem bestimmten Akkommodationserfolg ein geringerer Nervenimpuls genügt. Als Folge entsteht ein geringerer Anreiz zur akkommodativen Konvergenz. Diese Medikamente werden als Augentropfen in unterschiedlicher Konzentration und Häufigkeit angewandt.

Prismen können als Übungsmittel für orthoptische Maßnahmen eingesetzt werden. Sie können auch als Dauerkorrektion in die Brille des Patienten eingearbeitet werden oder nur für bestimmte Zwecke (z. B. Naharbeit) vom Patienten aufgesteckt werden. In erster Linie werden sie als ständige Korrektion zur Behandlung konkomitierender Vertikalabweichungen verschrieben. Ihre Nützlichkeit als Dauermaßnahme bei Horizontalabweichungen ist umstritten.

Das Ziel einer orthoptischen Behandlung der Heterophorie ist die Verbesserung der fusionellen Vergenz, so daß binokulares Einfachsehen mühelos aufrechterhalten werden kann. Es gelingt durch viele unterschiedliche Vergenzübungen die gesamte Vergenzamplitude zu vergrößern. Noch wichtiger ist, daß durch sie die Symptome des Patienten beseitigt werden können. Es kann aber nicht behauptet werden, daß das allein auf die Verbesserung der fusionellen Vergenz zurückzuführen ist. Wahrscheinlich ist der Vorgang komplexer und betrifft Veränderungen der Akkommodation, der freien Konvergenz und der Fixationsdisparität. Obwohl wir keine genaue Kenntnis der beteiligten Vorgänge haben, ist die Verbesserung der Vergenzamplitude die erfolgreichste Form orthoptischer Behandlung. Im allgemeinen ist die Behandlung der Esophorie auf eine Verbesserung der Amplitude der negativen Fusionskonvergenz (d. h. der fusionellen Divergenz), die der Exophorie auf eine Verbesserung der Amplitude der positiven Konvergenz gerichtet.

Tab. 5 Einfluß der AC/A Ratio auf eine Basisexphorie

AC/A-Ratio	Exophorie
normal	X' gering größer als X
hoch	X' etwa gleich oder kleiner als X
niedrig	X' größer als X

13.1. Exophorie

Eine Exophorie ist eine Deviation, die bei Unterbrechung der Fusion auftritt und bei der das nicht fixierende Auge eine stärker divergente Stellung einnimmt als der Orthoposition für die betreffende Fixationsentfernung zukommt. Bei bifovealem Einfachsehen wird sie durch die fusionelle Konvergenz unterdrückt.

Exophorie ist die häufigste Heterophorie. Fast 2/3 aller Patienten, die eine Fernheterophorie haben, sind exophorisch. In der Nähe ist der Prozentsatz sogar noch höher, nämlich ungefährt 80 %. Wie bereits früher erwähnt, ist eine geringe Nahexophorie der zu erwartende Befund bei einem Menschen, der für die Ferne orthophorisch ist und eine normale AC/A-Ratio hat.

Wenn die Fernexophorie größer als die Nahexophorie ist, treten Beschwerden häufiger beim Sehen in die Ferne auf. Umgekehrt kommt es häufiger zu Symptomen bei der Naharbeit, wenn die Nahexophorie ausgeprägter ist. Es handelt sich dabei um die bereits erwähnten asthenopischen Beschwerden. Bei der Exophorie sind verschwommenes Sehen und vorübergehendes Doppelsehen von besonderer Bedeutung. Häufig klagt der Patient darüber, daß beim Lesen „die Buchstaben zusammenfallen". Das Verschwommensehen ist eine Folge der Akkommodation und tritt dann auf, wenn die fusionelle Konvergenz nicht mehr ausreicht, die Deviation z. B. während langer Phasen von Naharbeit zu überwinden. Der Patient versucht dann, Einfachsehen durch den Gebrauch der akkommodativen Konvergenz aufrechtzuhalten. Dabei akkommodiert er mehr als für die Fernfixation nötig, und es kommt deshalb zum verschwommenen Sehen.

Die Basisdeviation wird bei der Exophorie während der Fernfixation des Patienten, der seine volle optische Fernkorrektion trägt, gemessen. Es darf kein Akkommodationsaufwand vorhanden sein. Die Höhe der Nahphorie im Verhältnis zu der Fernphorie hängt wesentlich von der AC/A-Ratio des Patienten ab (Tabelle 5), wie schon früher erklärt wurde.

13.1.1. Behandlung

Bei Patienten, die eine Exophorie zusammen mit einer Vertikalabweichung haben, sollte letztere zuerst behandelt werden.

13.1.1.1. Optische Korrektion

Astigmatische Fehler und sphärische Differenzen zwischen beiden Augen sollten vollkommen eliminiert werden. Beide Augen können durch einen gleichen Betrag sphärischer Plusbrechkraft unterkorrigiert werden. Das zwingt den Patienten ständig zur Akkommodation und erzeugt folglich eine akkommodative Konvergenz. Man muß jedoch berücksichtigen, daß ständige Akkommodation selbst zu Augenbeschwerden führen kann.

13.1.1.2. Prismen

In Verbindung mit Brillengläsern können Prismen mit der Basis nach innen eine Entspannung der fusionellen Konvergenz bewirken. Eine solche Entspannung kräftigt allerdings in keiner Weise die bereits unzureichende Funktion. Daher sollten Horizontalprismen nur in Erwägung gezogen werden, wenn alle anderen Maßnahmen zur Verringerung der Symptome versagt haben.

13.1.1.3. Chirurgische Maßnahmen

Falls die Basisdeviation trotz guter fusioneller Konvergenz zu groß ist, um selbst ausgeglichen werden zu können, muß eine Operation in Betracht gezogen werden.

13.1.1.4. Orthoptische Maßnahmen

Das Ziel einer orthoptischen Behandlung der Exophorie ist die Verbesserung der positiven fusionellen Konvergenz. Sie kann durch folgende Übungen erreicht werden:

Übungen zur Verbesserung des Nahpunktes der Konvergenz,
Konvergenzübungen mit Prismen,
Konvergenzübungen mit dem Synoptophor,
Konvergenzsprungübungen,
physiologische Diplopieübungen unter Verwendung von Stereogrammen und
Übungen unter Verwendung des Diploskop.

Übungen zur Verbesserung des Konvergenznahpunktes Der Patient beobachtet einen Gegenstand, den er auf seine Augen zubewegt. Er versucht solange wie möglich bifoveale Fixation aufrechtzuerhalten. Dem Patienten wird demonstriert, daß gekreuzte Diplopie von dem Punkt an auftritt, bei dem er nicht mehr genügend für die bifoveale Fixation des sich nähernden Gegenstandes konvergiert. Er wird darüber unterrichtet, daß diese Diplopie eine Kontrolle seiner Konvergenz ist. Sobald er den Gegenstand doppelt sieht, soll er mit der Bewegung innehalten und versuchen, noch mehr zu konvergieren, um die beiden Bilder wieder zu verschmelzen. Wenn ihm das nicht gelingt, soll er den Gegenstand eine Kleinigkeit wegbewegen, bis er ihn wieder einfach sieht, und ihn erneut näher heranführen. Die Verwendung eines kleinen detaillierten Bildes oder von feiner Druckschrift als Fixationsobjekt ist ein stärkerer Reiz für die Konvergenz als eine einfache Lichtquelle.
Diese Übung sollte in der orthoptischen Sprechstunde gelehrt werden, und die Orthoptistin sollte sicher sein, daß der Patient immer doppelt sieht, wenn seine Konvergenz versagt. Wenn das erreicht wurde, kann der Patient die Übung für einige Minuten zwei- oder dreimal täglich zu Hause wiederholen. Der Erfolg seiner Übung sollte wöchentlich durch die Orthoptistin kontrolliert werden.

Konvergenzübungen mit Prismen Der Patient fixiert einen Gegenstand, und während Prismen ansteigender Stärke mit der Basis nach außen vor seine Augen gebracht werden, muß er versuchen, das Fixationsobjekt durch Konvergenz einfach zu sehen. Es können dazu einfache Prismen, Prismenleisten oder Doppelprismen nach Herschel oder Risley verwendet werden. Die Prismenleiste ist am besten geeignet, da jedes Mal, wenn ein stärkeres Prisma vorgeschaltet wird, eine Diplopie erzeugt wird. Das entspricht besser den plötzlichen Änderungen der Fixationsentfernung, wie sie unter den Bedingungen des alltäglichen Sehens auftreten. Das allmähliche Gleiten der Konvergenz, wie es durch die Rotationsprismen erzeugt wird, entspricht diesen natürlichen Bedingungen nicht so gut. Einfache Prismen sind nicht so befriedigend, weil sie umständlich zu handhaben sind.

Die Übung kann für jede Fixationsentfernung ausgeführt werden. Die Orthoptistin sollte die Augen des Patienten beobachten, um sicher zu sein, daß er konvergiert und nicht etwa divergiert und hemmt. Die Übung wird gewöhnlich in der orthoptischen Sprechstunde gemacht, da es schwer durchführbar ist, den Patienten Prismenleisten nach Hause mitzugeben. Sie wird einige Minuten lang für verschiedene Entfernungen durchgeführt, und besonders wird für die Entfernung geübt, in der der Patient seine höchste Exophorie hat. Die Übung wird bei jedem in wöchentlichen Abständen stattfindenden Besuch wiederholt.

Konvergenzübungen mit dem Synoptophor Für die Verbesserung der Konvergenzamplitude werden stereoskopische Bilder gegenüber Fusionsbildern vorgezogen. Die Stereopsis ist der stärkste Reiz zur Aufrechterhaltung des Einfachsehens. Die Gerätearme werden langsam konvergiert. Man beginnt mit einem Winkel, bei dem der Patient die Bilder noch gut fusionieren kann. Wenn der Patient nach Erreichung der Grenze der fusionellen Konvergenz zur Aufrechterhaltung des Einfachsehens akkommodative Konvergenz benutzen muß, werden die Bilder unscharf. Wenn er Schwierigkeiten hat, überhaupt zu konvergieren, können Konkavlinsen zur Stimulation seiner akkommodativen Konvergenz versucht werden. Die Übung sollte etwa 5 Minuten lang während des wöchentlichen Besuches durchgeführt werden.

Konvergenzsprungübungen Konvergenzsprungübungen lehren den Patienten, bifoveales Einfachsehen während Veränderungen der Konvergenz aufrechtzuerhalten. Gewöhnlich ist das erst möglich, wenn die Konvergenz bis zu einem gewissen Grad durch andere Übungen verbessert wurde. Daher sollten die Sprungübungen nicht vor der 4. Woche des Konvergenztrainings begonnen werden, abhängig von den gemachten Fortschritten. Die Übungen können auf folgende Weise durchgeführt werden:

1. Eine Fixationsmarke wird in ungefähr 20 cm Entfernung vor die Augen des Patienten gehalten, und der Patient wird aufgefordert, seine Fixation wiederholt zwischen einem ferngelegenen Gegenstand und dem nahen Objekt zu wechseln. Allmählich wird die Marke der Nahfixation näher an das Auge herangebracht, bis er möglicherweise ohne große Anstrengung die Fixation zwischen unendlich und 5 cm vor dem Auge wechseln kann.

2. Während der Patient einen Gegenstand fixiert, wird ein Prisma von 10 Δ mit der Basis nach außen vor sein Auge gebracht. Um weiterhin einfach zu sehen, muß der Patient konvergieren. Das Prisma wird dann entfernt, und die Konvergenz entspannt sich. Das wird mit Prismen ansteigender Stärke durchgeführt, bis der Patient Prismen von 40 Δ durch Konvergenz überwinden kann.
3. Während man stereoskopische Bilder im Synoptophor verwendet, wird der Patient aufgefordert, die beiden Bilder zu vereinigen. Er wird dann gebeten, über die Okulare des Gerätes hinweg auf die Orthoptistin zu sehen. Dabei bewegt diese die Arme des Synoptophors in eine mehr konvergente Stellung. Der Patient schaut dann wieder auf die Bilder und muß, um einfach zu sehen, konvergieren. Das wird sehr oft wiederholt, und jedesmal werden die Gerätearme weiter konvergiert, bis der Patient schließlich einen Winkel von ungefähr 60 Δ überwinden kann.

Physiologische Doppelbildübungen unter Verwendung von Stereogrammen Unter Stereogrammen werden zwei Bilder verstanden, die im Grunde genommen identisch sind, aber bei denen einzelne Teile etwas disparat verlagert sind. Zunächst wird der Patient belehrt, wie er mittels eines Bleistiftes und eines Lichtes ungekreuzte physiologische Doppelbilder wahrnehmen kann. Er fixiert den Bleistift und bemerkt Doppelbilder des weiter entfernt gelegenen Lichtes. Als nächstes werden zwei Bleistifte unter Ausschaltung des Lichtes benutzt. Der Patient lernt damit Doppelbilder auch bei einem weniger hellen Gegenstand erkennen. Dann schließlich kommen die Stereogramme an die Reihe. Die Karte mit den Bildern wird in Armlänge vor den Patienten gehalten, und der Bleistift ist zwischen die Augen und die Karte zu halten. Wenn der Patient auf den Bleistift schaut, wird er Diplopie der Karte wahrnehmen und anstelle von zwei Bildern vier Bilder sehen. Wenn die Lage des Bleistiftes verändert wird, vergrößert oder verkleinert sich der Abstand der Doppelbilder, und der Patient muß den Bleistift so halten, daß die beiden benachbarten Bilder in eins verschmelzen. Da dies eine Fusion auch der disparaten Abschnitte der beiden Bilder erzeugt, entsteht ein dreidimensionales stereoskopisches Bild. Man kann auch Karten verwenden, deren Bilder keine disparaten Anteile enthalten, sondern bei denen einzelne Details fehlen, die sich dann erst bei der Fusion der beiden Bilder ergänzen. Man hat somit eine Kontrolle über die eingetretene vollständige Fusion (Abb. 124).

Der Patient sollte versuchen, die resultierenden fusionierten Bilder klar zu erkennen. Auf diese Weise konvergiert er auf das Fixationsobjekt und akkommodiert auf die Entfernung der Karte, und damit konvergiert er relativ mehr als er akkommodiert. Anfangs wird es ihm nur möglich sein, die drei Bilder für einen kurzen Augenblick zu sehen, aber mit mehr Übung wird es ihm immer länger gelingen.

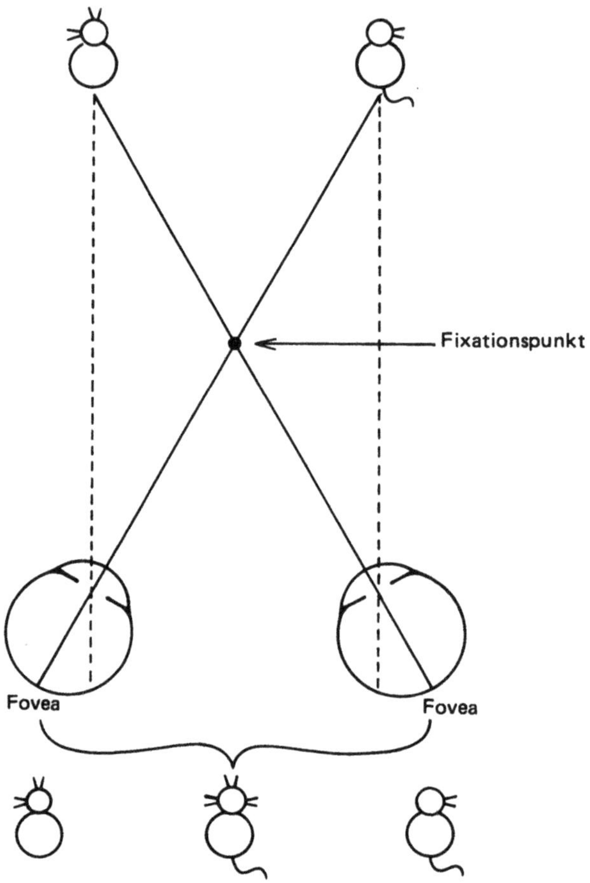

Abb. 124 Ungekreuzte physiologische Diplopie mit Stereogrammkarten

Diese Methode sollte erst dann angewendet werden, wenn durch eine andere die Konvergenz verbessernde Methode bereits einiger Erfolg erzielt wurde. Wenn dem Patienten klar geworden ist, was er zu machen hat, kann er die Karten mit nach Hause nehmen und für einige Minuten mehrmals am Tag allein üben.

Übungen unter Verwendung des Diploskop Wenn der Patient durch die Löcher der Trennwand eines Diploskops sieht, sieht er die Buchstaben D O G. Er sieht die Buchstaben nur dann deutlich, wenn er sowohl richtig akkommodiert als auch auf die Entfernung der Buchstaben konvergiert. Wenn er anstatt durch die Löcher auf die Löcher sieht, muß er seine Konvergenz verstärken und sieht dann D und O durch ein Loch und O und G durch das andere Loch überlagert

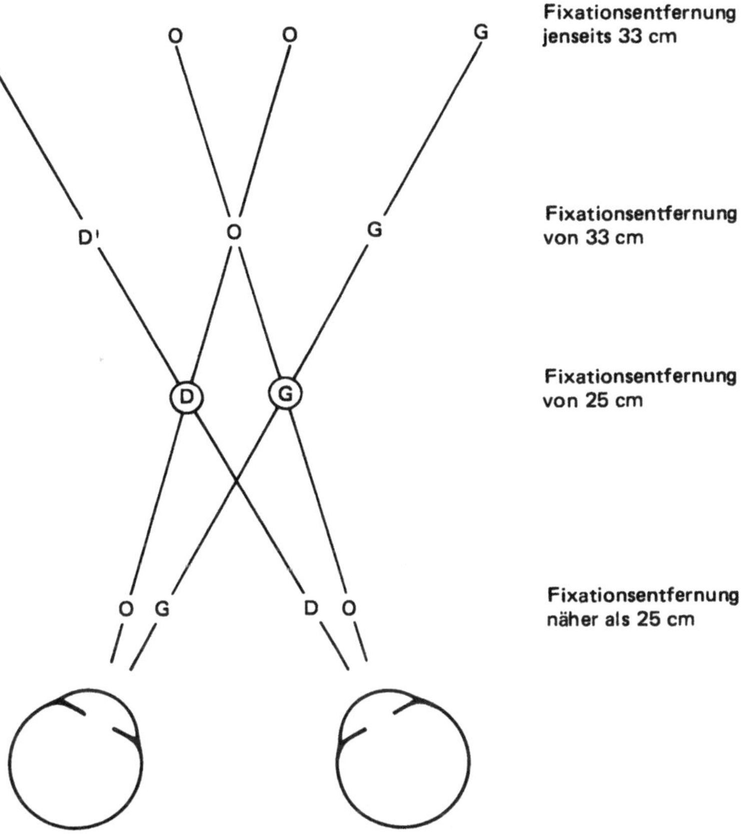

Abb. 125 Skizze zur Veranschaulichung der unterschiedlichen Buchstabenfolgen, wie sie bei verschiedenen Fixationsentfernungen im Diploskop gesehen werden (s. Text).

(Abb. 125). Wenn er die Buchstaben dennoch klar sieht, akkommodiert er auf die Entfernung der Buchstaben und wendet daher mehr Akkommodation als Konvergenz auf. Um die Konvergenz noch mehr im Verhältnis zur Akkommodation zu steigern, wird ein Fixationsgegenstand vor die Trennwand gehalten. Wenn der Patient auf diesen Fixationsgegenstand sieht, wird er vier Löcher wahrnehmen, die die Buchstaben O G D O von links nach rechts enthalten.

Im allgemeinen ist diese Übung erst dann möglich, wenn der Patient die Stereogramme zu benutzen angefangen hat. Sie sollte dann durchgeführt werden, wenn eine Verbesserung der Konvergenz eingetreten ist. Sie kann ebenfalls zu Haus geübt werden, wenn dem Patienten ein Diploskop mitgegeben werden kann.

Orthoptische Übungen zur Verbesserung der positiven fusionellen Konvergenz sollten wöchentlich durchgeführt werden. Sie sollten sich auf etwa 30 Minuten bei jedem Besuch erstrecken. Besser ist es, der Patient übt einige Minuten mehrmals am Tage. Die Zahl der wöchentlichen Behandlungen schwankt sehr, abhängig von dem Zustand des Patienten und von seiner Mitarbeit. Die durchschnittliche nötige Zahl ist 6. Wenn sich die Konvergenz verbessert hat und der Patient frei von Symptomen ist, kann er angehalten werden, gelegentlich zu üben. Er soll sich nach einem Monat wieder vorstellen. Wenn er dann noch frei von Symptomen ist, kann er aus der Behandlung entlassen werden mit der Aufforderung, die Übungen gelegentlich zu wiederholen um sicher zu sein, daß kein Rückfall entsteht.

Während des Behandlungsverlaufes sollte der Patient gewarnt werden, die Übungen allzu eifrig durchzuführen, da dadurch wiederum ein Akkommodationsspasmus ausgelöst werden kann. Einige Minuten genügen für die Übung, und nach deren Beendigung sollte der Patient zur Entspannung seiner Augen in die Ferne sehen.

13.2. Esophorie

Esophorie ist eine Abweichung, die nach Unterbrechung der Fusion auftritt und bei der das nichtfixierende Auge eine von der Orthoposition in Konvergenzstellung abweichende Lage für eine bestimmte Fixationsentfernung einnimmt. Während bifovealen Einfachsehens wird die Abweichung durch die fusionelle Divergenz kompensiert. Esophorie ist weniger häufig als Exophorie. Nur etwa 1/3 aller Patienten mit einer Fernphorie sind esophorisch. Nahesophorie tritt noch seltener auf.

Für die Esophorie spielt wahrscheinlich eine Erhöhung der tonischen Konvergenz die Hauptrolle. Sie wird vermutlich durch eine Überaktivität oder mangelnde Hemmung der beteiligten Zentren des Zentralnervensystems bedingt. Genauso wie bei der Exophorie wird das Verhältnis zwischen Nah- und Fernesophorie durch die AC/A-Ratio des Patienten bestimmt (Tab. 6).

Die durch die Esophorie bedingten Symptome sind unspezifischer asthenopischer Art, wie sie bereits früher in diesem Kapitel aufgeführt worden sind.

Tab. 6 Einfluß der AC/A-Ratio auf eine Basisesophorie

AC/A-Ratio	Esophorie
Normal	E' gering kleiner als E
Hoch	E' etwa wie oder größer als E
Niedrig	E' kleiner als E

13.2.1. Behandlung

Die Indikationen und allgemeinen Prinzipien der Behandlung der Esophorie sind bereits in die allgemeine Diskussion am Anfang dieses Kapitels eingeschlossen (vgl. S. 244–251).

13.2.1.1. Optische Korrektion

Sowohl astigmatische als auch sphärische Fehler sollten voll korrigiert werden. Der Patient sollte soviel sphärische Pluskorrektion erhalten, wie mit seiner besten Sehschärfe vereinbar ist. Um eine Nahesophorie zu bessern, wurden Bifokalgläser sogar dann verschrieben, wenn der Patient noch nicht presbyopisch ist.

13.2.1.2. Prismen

Prismen können mit der Basis nach außen die fusionelle Divergenz unterstützen und damit die Deviation kompensieren. Die für die Prismen bei der Exophorie bereits gemachten Bemerkungen (S. 252) treffen auch für die Esophorie zu. Prismen schwächen eine bereits schwache Funktion.

13.2.1.3. Medikamente

Wenn eine Nahesophorie auf eine hohe AC/A-Ratio zurückzuführen ist, sind Miotika die Therapie der Wahl. Da sie die Akkommodation erleichtern, ist eine geringere Akkommodationsanstrengung erforderlich. Damit tritt weniger akkommodative Konvergenz ein. Die Ferndeviation wird nicht beeinflußt, da während des Sehens in die Ferne keine Akkommodation erforderlich ist, vorausgesetzt, daß eine volle Brillenkorrektion vorhanden ist. Wenn jedoch aus irgendeinem Grund eine volle optische Korrektion nicht verordnet worden ist, kann auch die Fernphorie eine Verminderung erfahren. Der Erfolg miotischer Medikamente wechselt von Patient zu Patient.

13.2.1.4. Chirurgische Maßnahmen

Wenn sich die Symptome durch andere Maßnahmen nicht bessern lassen, kommt eine Operation in Frage. Meist ist sie bei einer großen Basisdeviation erforderlich.

13.2.1.5. Orthoptische Maßnahmen

Das Ziel orthoptischer Behandlung der Esophorie ist die Verbesserung der negativen fusionellen Konvergenz (der fusionellen Divergenz). Das kann durch folgende Übungen erreicht werden:

Divergenzübungen mit Prismen,
Divergenzübungen unter Verwendung des Synoptophor,
physiologische Doppelbildübungen mit Stereogrammen,
Übungen unter Verwendung des Diploskops und
Übungen unter Verwendung des Rémy-Separators.

Divergenzübungen mit Prismen Während der Patient einen Gegenstand fixiert, werden Prismen ansteigender Stärke Basis nach innen vor seine Augen gehalten. Der Patient versucht, durch eine Entspannung seiner Konvergenz Einfachsehen beizubehalten. Es können einzelne Prismen, eine Prismenleiste oder Rotationsprismen verwendet werden. Eine Prismenleiste ist Rotationsprismen vorzuziehen.

Die Übungen können in jeder Entfernung vorgenommen werden. Sie sollten jedoch vorzugsweise in der Entfernung durchgeführt werden, in der der Patient seine stärkste Esophorie hat. Die Übungen werden bei jeder wöchentlichen Visite einige Minuten lang gemacht. Im allgemeinen können diese Übungen nicht zu Hause durchgeführt werden, da es unpraktisch ist, dem Patienten Prismenleisten zu borgen.

Divergenzübungen mit dem Synoptophor Es werden stereoskopische Bilder verwendet, da sie den kräftigsten Stimulus für die Fusion darstellen. Wenn der Patient die beiden Bilder fusioniert hat, muß er versuchen, während der Auseinanderbewegung der Instrumentenarme Einfachsehen aufrechtzuerhalten. Die Orthoptistin kann ihn ermutigen, seine Konvergenz durch Vorbeisehen an den Bildern in die Ferne zu entspannen. Die Übung sollte etwa 5 Minuten bei jedem wöchentlichen Besuch durchgeführt werden.

Physiologische Doppelbildübungen unter Verwendung von Stereogrammen Dem Patienten wird gezeigt, wie er mit einem Blitzlicht gekreuzte physiologische Diplopie wahrnehmen kann. Während der Patient auf einen fernen Gegenstand sieht, wird ein kleines Blitzlicht wenige Zentimeter vor sein

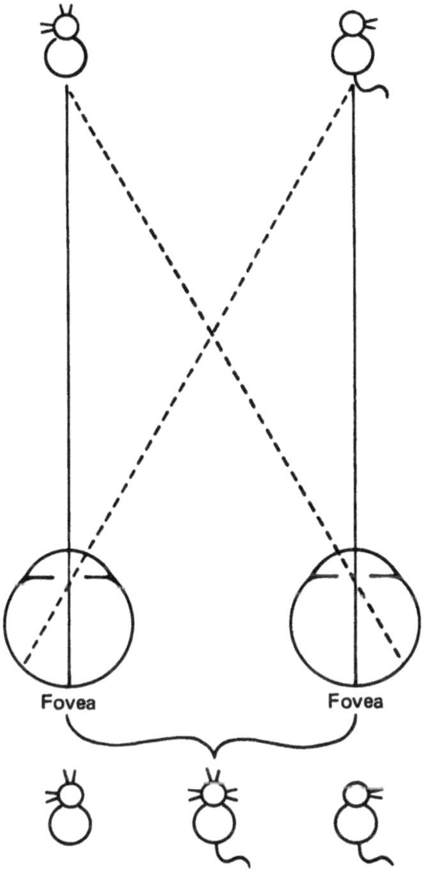

Abb. 126 Gekreuzte physiologische Diplopie bei Verwendung von Stereogrammkarten (s. Text)

Auge gehalten, und er sollte wahrnehmen, daß das Blitzlicht doppelt erscheint. Manchmal kann es nötig sein, ein Farbfilter vor ein Auge zu setzen, wenn der Patient hemmt. Wenn mit dem Blitzlicht Doppelbilder wahrgenommen werden, sollte das Blitzlicht durch einen Bleistift ersetzt werden. Wenn der Patient den Bleistift doppelt sehen kann, werden Stereogrammkarten verwendet. Während der Patient einen entfernten Gegenstand fixiert, wird die Karte in ungefähr 25 cm Abstand vor seine Augen gehalten. Wenn er bemerkt, daß die Bilder doppelt erscheinen, sollte er eine solche Augenstellung einzunehmen versuchen, daß die beiden benachbarten zentralen Bilder verschmolzen werden können (Abb. 126). Der Patient sollte versuchen, die verschmolzenen Bilder für längere Zeit klar zu sehen. Wenn er das kann, akkommodiert er auf die Entferung der Karte und konvergiert auf einen weiter entfernt gelegenen Punkt.

Diese Übung sollte in der Klinik gelehrt werden. Wenn der Patient verstanden hat, was zu tun ist, kann ihm eine Auswahl verschiedener Karten mit nach Hause gegeben werden, und er kann mehrmals am Tag einige Minuten lang üben.

Übungen unter Verwendung des Diploskop Wenn der Patient durch die Löcher der Trennwand des Diploskop auf die Buchstaben sieht, sieht er D O G. Wenn er dann an den Buchstaben vorbei auf einen fernen Gegenstand blickt, sieht er vier Löcher in der Trennwand und die Buchstaben erscheinen ihm jetzt in der Anordnung D O O G (Abb. 125). Wenn diese Buchstaben deutlich erscheinen, akkommodiert der Patient ungefähr 3 D auf die Entfernung der Buchstaben, aber solange er D O O G sieht, konvergiert er auf einen weiter entfernt gelegenen Punkt.

Diese Übung kann sowohl in der Klinik, als auch zu Haus einige Minuten jeden Tag lang gemacht werden, wenn ein Diploskop vorhanden ist, das dem Patienten leihweise nach Hause mitgegeben werden kann.

Übungen unter Verwendung des Rémy-Separators Um die im Rémy-Separator verwendeten Bilder zu überlagern oder zu fusionieren, muß der Patient durch die transparenten Bilder auf einen ferngelegenen Gegenstand sehen. Wenn sie einmal überlagert und fusioniert sind, sollte er versuchen, sie deutlich zu sehen. Wenn das erreicht wird, akkommodiert er auf die Entfernung der Bilder, aber er konvergiert auf einen weiter entfernten Punkt.

Diese Übung sollte einige Minuten lang in der Klinik oder auch zu Haus mehrmals am Tag durchgeführt werden.

Orthoptische Übungen zur Verbesserung der negativen fusionellen Konvergenz sollten wöchentlich etwa 30 Minuten lang bei jedem Besuch gemacht werden, und der Patient sollte mehrmals am Tag zu Haus einige Minuten lang üben. Die Zahl der wöchentlichen Behandlungen hängt von dem Zustand und der Mitarbeit des Patienten ab. Die Durchschnittszahl sollte 6 sein. Es ist sehr wichtig, sicher zu gehen, daß die ständigen Bemühungen zur Entspannung der Konvergenz nicht zu einer Unfähigkeit der Aufrechterhaltung eines normalen Konvergenznahpunktes führt. In regelmäßigen Abständen sollte das während des Behandlungsverlaufes kontrolliert werden.

Wenn sich die Esophorie gebessert hat und der Patient frei von Erscheinungen ist, sollte er noch gelegentlich üben und sich nach ungefähr einem Monat zu einer Kontrolle vorstellen. Wenn er zu diesem Zeitpunkt immer noch frei von Symptomen ist, kann die Behandlung beendet werden. Gelegentliche Übungen können einen Rückfall in den alten Zustand verhindern. Es ist schwieriger, die negative fusionelle Konvergenz zu verbessern als die positive. Daher reagieren Exophorien besser auf eine Behandlung als Esophorien.

13.3. Hyperphorie

Hyperphorie ist ein Vertikalschielen eines Auges, das bei Unterbrechung der Fusion auftritt. Bei einer Rechtshyperphorie weicht das rechte Auge, wenn es nicht fixiert, nach oben ab. Wenn das rechte Auge fixiert, weicht das linke Auge nach unten ab. Bei einer Linkshyperphorie ist es gerade umgekehrt. Das linke Auge weicht nach oben ab, wenn es nicht fixiert. Wenn das linke Auge fixiert, weicht das rechte nach unten ab. Während des bifovealen Einfachsehens ist dieses latente Schielen durch die vertikale Fusionsvergenz kompensiert. Die Häufigkeit der Hyperphorie wurde verschiedentlich mit bis zu 30 % angegeben. Deviationen von klinischer Signifikanz sind jedoch wesentlich seltener im Vergleich zu Horizontalphorien.

Die Hauptursache von vertikalen Heterophorien stellen Lähmung eines äußeren Muskels und anatomische Abweichungen von Muskeln und Sehnen oder ihrer Ansätze dar. Auch dann, wenn zum Zeitpunkt der Untersuchung ein Begleitschielen besteht, kann es auf eine Muskellähmung zurückzuführen sein. Oft geht nämlich ein ursprüngliches Lähmungsschielen im Laufe der Zeit in ein Begleitschielen über. Dezentrierte Brillengläser können durch ihre prismatische Wirkung eine Phorie hervorrufen oder verändern, wie schon mehrfach betont wurde. Wegen der geringeren Fusionsbreite vertikaler Vergenzen sind bereits kleine prismatische Wirkungen eines Brillenglases schwieriger zu überwinden, als wenn sie horizontale Vergenzen beeinflussen.

Wegen der geringeren vertikalen Fusionsbreite entstehen bei Hyperphorien Beschwerden häufiger als bei horizontalen Phorien. Schon eine Abweichung von 1 bis 2 Δ kann Symptome verursachen. Manchmal hält ein Patient mit Hyperphorie seinen Kopf abnormal, um eine Augenstellung zu erzielen, bei der die motorische Fusion leichter ist.

Es lassen sich komitante und inkomitante Formen unterscheiden. Häufig sind Hyperphorien mit Horizontalphorien verbunden. Das bereitet dem Patienten beträchtliche Beschwerden, die Horizontaldeviation zu kompensieren.

Da die Deviation inkomitant sein kann, sollten die Messungen folgendermaßen durchgeführt werden:

1. Jedes Auge sollte einmal fixieren,
2. alle Hauptrichtungen sollten berücksichtigt werden,
3. es sollte auch die Stellung der Augen beim Lesen berücksichtigt werden.

Die letzte Forderung ist besonders wichtig. Wenn die Deviation in der Lesestellung von der in der Primärposition abweicht, muß eine besondere therapeutische Möglichkeit gefunden werden.

13.3.1. Behandlung

13.3.1.1. Optische Korrektion

Jeglicher Refraktionsfehler muß voll korrigiert werden. Wenn es sich ermöglichen läßt, können die Gläser der Brille dezentriert werden, um einen prismatischen Effekt zu erreichen. Damit läßt sich die Anstrengung des Patienten zur Kompensation der Vertikalvergenz verringern.

13.3.1.2. Prismen

Wenn die Abweichung komitierend ist, und Nah- und Fernphorie die gleiche Größe haben, können Prismen in die Brille eingebaut werden. Wenn Nah- und Fernphorie unterschiedlich groß sind, kann ein Teil der Prismenkorrektion ständig mit der Brille verbunden sein und der andere Teil als Aufsteckgläser hinzugefügt werden. Es können aber auch unterschiedliche Brillen für die Ferne und Nähe verschrieben werden. Der ertragbare Höchstbetrag einer Prismenkorrektion in der Vertikalen ist 10 Δ. Es gibt keine Regel für die Prismenverordnung bei einem bestimmten Patienten. In dieser Hinsicht gibt es verschiedene Ansichten. Als Beispiel sei folgendes gesagt:

1. Es wird das schwächste Prisma verordnet, das gerade noch eine ständige Fusion erlaubt. Wenn nötig, kann der halbe Betrag vor jedes Auge gesetzt werden.
2. Es wird jenes Prisma verordnet, das für das nichtdominierende Auge eine Lage im Mittelpunkt seiner vertikalen Divergenzamplitude bedingt.

Beispiel Das linke Auge eines Patienten ist das nichtdominierende. Die vertikale positive Divergenz, d. h., die Amplitude, wenn sich das linke Auge abwärts bewegt, beträgt 3 Δ und seine negative vertikale Divergenz, d. h., die Amplitude, wenn sich das linke Auge aufwärts bewegt, beträgt 7 Δ. Seine gesamte Vertikalamplitude ist somit 10 Δ, und das linke Auge wird sich im Mittelpunkt seiner Amplitude befinden, wenn es in der Stellung 2 Δ nach oben ist. Daher sollte die Korrektion 2 Δ Basis nach unten vor dem linken Auge betragen.

13.3.1.3. Chirurgische Maßnahmen

Bei vielen Hyperphorien ist eine Operation die beste Behandlung, besonders wenn eine Parese die Ursache ist oder wenn der Winkel für eine Prismenkorrektion zu groß ist.

13.3.1.4. Orthoptische Maßnahmen

Orthoptische Behandlung allein ist nicht erfolgversprechend, weil Vertikalvergenzen durch Übungen nicht verkleinert werden können. Jedoch kann bei Patienten nach einer Operation wegen eines muskulären Fehlers durch orthoptische Behandlung eine Verbesserung der Fusionsstabilität erzielt werden. Man übt dabei die Horizontalvergenzen und vergrößert ihre Amplituden. Das führt auch zu einer Hilfe bei der Kompensation einer vertikalen Restdeviation.

13.4. Zyklophorie

Zyklophorie ist ein latentes Schielen, das bei Unterbrechung der Fusion auftritt und bei dem sich das nichtfixierende Auge um seine anteroposteriore Achse dreht. Während bifovealem Einfachsehens wird sie durch fusionelle Zyklovergenz kompensiert. Die Zyklophorie läßt sich folgendermaßen unterteilen:

1. Exzyklophorie. Sie ist die häufigste Form. Bei ihr vollführt das nichtfixierende Auge eine Exzykloduktion, d. h., es dreht sich so um seine anteroposteriore Achse, daß das obere Ende seines vertikalen Meridians nach außen gekippt wird.
2. Inzyklophorie. Bei ihr führt das nichtfixierende Auge eine Inzykloduktion durch, d. h. es rotiert so um seine anteroposteriore Achse, daß das obere Ende des vertikalen Meridians nach innen kippt.

Zyklophorien können durch anatomische Anomalien, Lähmungen oder Gleichgewichtsstörungen von Muskeln mit entgegengesetzter zyklorotatorischer Wirkung bedingt sein. Alle diese Ursachen wurden bereits im Kapitel 12 bei den Heterophorien und Heterotropien besprochen. Zusätzlich zu diesen Ursachen können noch zwei optische hinzugefügt werden: unkorrigierter schräger Astigmatismus und falsch korrigierter Astigmatismus. Jedoch scheinen diese beiden optischen Ursachen keine große Rolle für die Entstehung einer Inzyklophorie zu spielen.

Zyklophorien von klinischer Signifikanz sind selten. Meist sind sie mit Vertikalabweichungen verbunden. Es entstehen die gleichen asthenopischen Beschwerden wie bei den anderen Heterophorien.

13.4.1. Behandlung

13.4.1.1. Optische Korrektion

Falls der Patient einen astigmatischen oder sphärischen Refraktionsfehler hat, sollte dieser voll korrigiert werden.

13.4.1.2. Korrektion zusätzlicher Phorien

Da die Zyklophorien gewöhnlich mit Vertikalphorien verbunden sind, sollte sich die primäre Behandlung auf die Korrektion von Vertikalabweichungen konzentrieren.

13.4.1.3. Chirurgische Maßnahmen

Weder die optische Korrektion noch die Korrektion einer begleitenden Phorie stellen direkte Angriffsmöglichkeiten gegen eine Zyklodeviation dar. Diese sind nur durch eine Operation gegeben.

13.4.1.4. Orthoptische Maßnahmen

Was über orthoptische Maßnahmen bereits bei der Behandlung von Hyperphorien gesagt wurde, trifft uneingeschränkt für die Zyklophorien zu.

14. Heterotropien

Die Klassifizierung der Heterotropien ist im Kapitel 6 dargestellt. Im folgenden werden konkomitierende und inkomitierende Heterotropien behandelt, d. h. es wird nach der Konkomitanz der Deviation unterschieden. Unter den Punkten 14.1. bis 14.6. werden die konkomitierenden Schielformen abgehandelt, das inkomitierende (Lähmungs-)Schielen unter 14.8. Pseudo-Strabismus (14.7.) und A- und V-Formen (14.9.) bilden Sonderfälle.

14.1. Esotropie

Esotropie ist ein Schielen, bei dem die relative Stellung der Augen konvergenter als die Orthoposition ist und das durch Fusion nicht überwunden werden kann.

Etwa 70 bis 75 % aller Heterotropien sind Esotropien. Etwa die Hälfte von ihnen sind bei der Geburt bereits vorhanden oder entwickeln sich kurz danach. Deshalb werden sie als kongenitale oder infantile Esotropien bezeichnet. Das Alter des Schielbeginns hat eine direkte und ursächliche Beziehung zu der Höhe des Prozentsatzes der Esotropien. Eine Tropie setzt dann ein, wenn Fusion nicht aufgebaut werden kann oder verloren geht. Die zu der Fusionsunfähigkeit führende Ursache oder die dazu führenden Ursachen bestimmen nicht notwendigerweise die Richtung des Schielens. Diese hängt von der relativen Stärke der Innervation und von der Beschaffenheit der mechanischen Kräfte zum Zeitpunkt des Fusionsmangels ab. Während der ersten Lebensjahre besteht ein eindeutiges Überwiegen der zugunsten einer Konvergenz wirkenden Faktoren. Daher ist beim Fusionsverlust und bei der Dissoziation der Augen zu diesem Zeitpunkt die Wahrscheinlichkeit einer resultierenden Esotropie weitaus größer als die einer Exotropie.

Im Kapitel 12 über die Ursachen der Heterophorien und Heterotropien wurden bereits die vielen möglichen Ursachen einer Esotropieentwicklung besprochen. In der folgenden Diskussion sollen einige von ihnen, die bei unterschiedlichen Formen der Esotropie von besonderer Bedeutung sind, erneut betrachtet werden. Das Schielen kann durch viele gleichzeitig wirkende Faktoren ausgelöst werden, selbst dann, wenn jeder der einzelnen Faktoren die Fusionsfähigkeit des Patienten nicht überschreitet.

Die im Kapitel 6 gegebene Klassifikation der Tropien zeigt, daß man ihre Einteilung von verschiedenen Standpunkten aus betrachten kann. Deshalb überschneidet sich diese Einteilung. Wenn man einen Fall unter Berücksichtigung einer bestimmten Anzahl von Kriterien klassifiziert, wird nichts über die anderen Charakteristika ausgesagt. So z. B. sagt die Einteilung „monokulare Esotropie" nichts darüber aus, ob das Schielen in diesem Falle kongenital oder erworben ist oder ob es akkommodativ bedingt ist oder nicht. Daher muß jeder Fall unter bestimmten Gesichtspunkten analysiert werden. Erst dann kann sich der Untersucher eine Meinung über Anzahl und Ausmaß krankhafter Veränderungen, Prognose und beste Behandlungsform bilden.

14.1.1. Kongenitale und infantile Esotropie

Bei einem Patienten mit kongenitaler oder infantiler Esotropie wird die Ursache meist verborgen bleiben. Bereits in Kapitel 12 wurden die verschiedenen möglichen Ursachen erwähnt. Dazu gehören überschießende oder mangelhafte Vergenzinnervation, anatomische Anomalien, Paresen horizontaler oder vertikaler äußerer Augenmuskeln oder Gleichgewichtsstörungen in der Entwicklung antagonistisch wirkender Muskeln. Oftmals werden die Augen eines solchen Patienten parallel oder sogar divergent, wenn er sich in Narkose befindet. Damit besteht ein Hinweis dafür, daß Innervationsmomente eine größere Rolle als anatomische Ursachen spielen. Die meisten Patienten mit einer kongenitalen Esotropie haben sowohl für die Fern- als auch für Nahfixation einen großen Schielwinkel. In der Hälfte der Fälle beträgt er 60 Δ oder sogar noch mehr. Sie tendieren zum Alternieren und häufig zur gekreuzten Fixation. Das rechte Auge fixiert dann Gegenstände im linken binokularen Gesichtsfeld und das linke Auge solche im rechten. Dadurch wird die Abduktion der Augen überflüssig, so daß bei der ersten Untersuchung der Eindruck einer beidseitigen Lateralisparese entsteht. Wenn man die Augen für eine kurze Zeit alternierend okkludiert, bildet sich bei diesen Patienten die Abduktion wieder aus, vorausgesetzt, daß keine Lähmungen bestehen und sich während der langen Zeit des Schielens keine Kontrakturen der Musculi recti mediales ausgebildet haben.

Bei Patienten, die frei ihre Fixation alternieren, ist die Sehschärfe in beiden Augen normal und gleich. Wenn jedoch ein Auge bevorzugt wird, entwickelt sich in dem anderen eine Amblyopie. In einem solchen Fall ist die Esotropie unilateral. Es bestehen keine hohen Refraktionsfehler, sondern die Refraktion stimmt meist mit der Altersgruppe überein. Die Fusionskraft ist minimal und es ist deshalb unwahrscheinlich, daß die Augen jemals in einem bifovealen Einfachsehen zusammenarbeiten werden. Alternation ist das Maximum, was bei den meisten Patienten erhofft werden kann.

Die Behandlung der kongenitalen und infantilen Esotropie ist hauptsächlich chirurgisch. Orthoptische Maßnahmen sind auf die Eliminierung einer bestehenden Amblyopie beschränkt.

14.1.2. Erworbene Esotropie

Esotropien, die nicht kongenital sind, sondern bei denen es einen Zeitabschnitt bifovealen Einfachsehens vor der Manifestation des Schielens gab, werden als erworbene Esotropien bezeichnet. Hierbei werden zusätzlich zur Akkommodation und zu motorischen Innervationsstörungen, die zur Esotropie führen können, häufig optische Anomalien als Ursache des Schielens gefunden. Wenn durch ungleiche Bildqualität oder Bildgröße in beiden Augen die Fusion als erfolglos oder sogar störend empfunden wird, tritt Hemmung auf, die später in Amblyopie übergeht. Das gehemmte Auge wird sich der Fusionskontrolle entziehen und zu schielen beginnen. Daher haben die meisten Patienten dieser Gruppe ein einseitiges, unilaterales Schielen. Im Hinblick auf Verbesserung der monokularen und binokularen Sehfunktionen ist die Prognose des erworbenen Schielens besser als die des kongenitalen. Da es eine Zeit gab, in der der Patient seine Augen normal benutzte, hat sich eine mehr oder weniger gute Fusionsfähigkeit erhalten.

Die manifeste ständige Esotropie läßt sich auch auf der Grundlage der Fixationsart als unilateral oder alternierend einteilen.

14.1.3. Unilaterale Esotropie

Bei der unilateralen Esotropie wird ein Auge für die Fixation bevorzugt und das andere schielt. Sie ist häufiger als die alternierende Esotropie und kann angeboren oder erworben sein. Die verschiedenen Ursachen ihrer Entstehung wurden bereits im Kapitel 12 besprochen. Wenn eine Anisometropie vorhanden ist, ist fast immer das Auge mit dem kleineren sphärischen oder astigmatischen Refraktionsfehler das fixierende.

Zusätzlich zu dem esotropischen Schielen können andere Veränderungen die Stellung oder die motorische Funktion des schielenden Auges beeinflussen. Mechanisch und nerval bedingte Störungen, die sonst durch den Fusionsreflex latent gehalten wurden, können nach Einsetzen eines manifesten Schielens zu einer zusätzlichen sekundären Vertikaldeviation führen. Solche Vertikalabweichungen sind gewöhnlich inkomitant und in einer bestimmten Blickrichtung mehr ausgeprägt. Am häufigsten kommt eine Überfunktion des Musculus obliquus inferior des in Adduktionsstellung befindlichen Auges vor. Nicht alle Vertikalabweichungen sind sekundäre Veränderungen. Eine Vertikalabweichung kann auch primär eine Dissoziation der Augen verursachen. Die Konvergenzstellung kann dann sekundär eingetreten sein. Bei esotropen Patienten mit großem Schielwinkel kann eine Abduktionsschwäche und eine sekundäre Kontraktur des Musculus rectus medialis am Schielauge eintreten.

Die sensorischen Veränderungen wurden bereits im Kapitel 11 besprochen. Um sie kurz zu wiederholen: Einfachsehen kann von zwei Möglichkeiten auf eine Weise verwirklicht werden. Die beiden Möglichkeiten sind: anomale Netzhautkorrespondenz oder Hemmung. Die harmonische anomale Netzhautkorrespondenz entsteht nicht nur beim ausschließlichen Horizontalschielen, sondern entwickelt sich auch bei durch eine Vertikalkomponente komplizierten Schielformen. Sie erlaubt eine anormale Form des binokularen Einfachsehens. Damit ist sie der zweiten Anpassungsform, der Hemmung, weit überlegen. Hemmung entsteht bei normaler Netzhautkorrespondenz oder disharmonisch anomaler Netzhautkorrespondenz. Sie bewirkt vorwiegend monokulares Einfachsehen, indem alle unverträglichen Informationen aus dem schielenden Auge unterdrückt werden. Wenn eine solche Hemmung längere Zeit besteht, entwickelt sich eine Amblyopie. Deren Ausprägungsgrad wiederum wird durch verschiedene Faktoren beeinflußt. Die Amblyopie wird dann geringeren Grades sein, wenn sich das schielende Auge bereits vor der Manifestation des Schielens am binokularen Sehen beteiligte, oder wenn es während der Anpassungsphase des sensorischen Systems an das Schielen eine gewisse Zeitlang selbst zum monokularen Sehen verwendet wurde, oder wenn eine harmonisch anomale Netzhautkorrespondenz besteht, so daß das schielende Auge am anomalen binokularen Sehen zeitweise teilnimmt. Wenn das schielende Auge frühzeitig und vollständig vom binokularen Sehen ausgeschlossen wurde, entwickelt sich eine höher- oder hochgradige Amblyopie.

Harmonische anomale Netzhautkorrespondenz und mäßige Grade einer Amblyopie finden sich häufiger bei Patienten mit kleinen Esotropiewinkeln, etwa bis 15 Δ aufwärts, als bei Patienten mit größeren Schielwinkeln, bei denen höhergradige Amblyopie und normale Netzhautkorrespondenz vorherrschen. Unabhängig von dem Vorhandensein oder dem Grad der Amblyopie findet sich Hemmung in allen Fällen, in denen der Patient keine auf der Grundlage einer harmonischen anomalen Netzhautkorrespondenz beruhende binokulare Sehfunktion hat. Eine bestimmte Form sensorischer Anpassung kann manchmal nur unter bestimmten Bedingungen auftreten, so z. B. nur beim Sehen in die Ferne, während bei anderen Fixationsentfernungen mit einem anderen Schielwinkel eine andere Form des sensorischen Verhaltens bestehen kann.

Es gibt eine bestimmte Form der Esotropie, die als „Syndrom des blinden Flecks" bezeichnet wird (Swan-Mechanismus). Bei ihr ist der Schielwinkel so groß, daß der fixierte Gegenstand im schielenden Auge auf der Papille abgebildet wird, also auf den blinden Fleck fällt. Das verhindert das Entstehen von Doppelbildern des fixierten Gegenstandes, aber eine Hemmung der Fovea des Schielauges ist zum Ausschluß einer Konfusion im Bereich des Fixationspunktes dennoch erforderlich.

14.1.4. Alternierende Esotropie

Das Gegenstück zur unilateralen, einseitigen Esotropie ist die alternierende, doppelseitige Esotropie. Bei ihr wird jedes Auge abwechselnd zur Fixation verwendet, während das andere Auge jeweils in die Schielstellung geht. Häufig wenden die Patienten eine gekreuzte Fixation an, besonders wenn der Schielwinkel groß ist. Als Folge kann eine Abduktionsschwäche bestehen. Die Sehschärfe ist in beiden Augen gleich oder fast gleich. Wenn der Patient einen Refraktionsfehler hat, ist er in beiden Augen gewöhnlich gleich groß, d. h. es besteht Isometropie. Es gibt von dieser Regel eine Ausnahme, bei der ein Auge emmetrop oder hyperop und das andere myop ist. Dann verwendet der Patient für das Sehen in die Ferne das hyperope oder normale Auge, während er für das Sehen in die Nähe das myopische Auge zur Vermeidung einer Akkommodationsanstrengung einsetzt. Während sonst eine deutliche Anisometropie zu einer ständigen Hemmung des Auges mit dem höheren Refraktionsfehler und damit zu einer unilateralen Tropie führt, kann eine solche eben beschriebene Anisometropie für ein Alternieren die Ursache sein.

Bei der alternierenden Esotropie entwickelt sich die sensorische Adaptation so, daß während der Fixation des einen Auges das gerade schielende entweder gehemmt wird oder sich durch eine anomale Netzhautkorrespondenz am binokularen Sehen beteiligt. Vielleicht gibt es eine Form der binokularen Zusammenarbeit, bei der jedes Auge einen Teil des Gesichtsfeldes aufnimmt, während die korrespondierende Zone im anderen Auge gehemmt wird. Anomale Netzhautkorrespondenz findet sich bei der alternierenden Esotropie häufiger als bei der unilateralen. Besonders häufig ist sie bei Patienten mit kleinem Schielwinkel feststellbar, während bei Patienten mit größeren Winkeln normale Netzhautkorrespondenz überwiegt. Es bildet sich keine Amblyopie aus, da jedes Auge eine Zeitlang zur Fixation verwendet wird.

Die klinische Diagnose einer alternierenden Esotropie setzt voraus, daß der Patient frei alterniert und mit einem Auge ebenso häufig fixiert wie mit dem anderen. Wenn er eine Bevorzugung eines Auges erkennen läßt, darf er nicht mehr als „Alternierer" bezeichnet werden. Es ist jedoch dann wichtig, die unterschiedlichen Grade des Alternierens von der im wesentlichen gleichen Benutzung beider Augen zu unterscheiden. Das kann z. B. für die Abschätzung der Sehschärfe kleiner Kinder, bei denen man die Sehschärfe noch nicht genau untersuchen kann, sehr wichtig sein. Es lassen sich folgende Grade des Alternierens unterscheiden:

1. Seltenes Alternieren. Das läßt eine gleiche Sehschärfe beider Augen vermuten.

2. Ein Auge wird bevorzugt. Wenn es jedoch abgedeckt wird (Covertest), übernimmt das Partnerauge leicht die Fixation und behält sie selbst dann bei, wenn die Abdeckung wieder entfernt wird.
3. Ein Auge wird bevorzugt. Wenn es abgedeckt wird, übernimmt das andere Auge die Fixation, aber wenn die Abdeckung entfernt wird, wird die Fixation nur solange gehalten, bis der Patient zwinkert oder die Fixation verändert.
4. Ein Auge wird bevorzugt. Wenn es abgedeckt wird, übernimmt das andere die Fixation, verliert sie aber sofort wieder, wenn die Abdeckung entfernt wird.
5. Ein Auge wird bevorzugt. Wenn es abgedeckt wird, übernimmt das andere Auge die Fixation nicht, sondern macht unregelmäßige Suchbewegungen. Daraus läßt sich ein Verlust der zentralen Fixation und ein hoher Amblyopiegrad ablesen.

14.1.5. Basisabweichung

Wie bei der Heterophorie wird bei der Esotropie die Basisabweichung während der Fernfixation unter vollständigem Ausschluß der Akkommodation gemessen. Der Schielwinkel beim Sehen in die Nähe hängt davon ab, wie die Basisabweichung durch akkommodative und Nahkonvergenz verändert wird. Er hängt, mit anderen Worten, weitgehend von der AC/A-Ratio des Patienten ab. Wie die Tabelle 7 zeigt, gibt es drei Möglichkeiten.

Tab. 7 Einfluß der AC/A-Ratio auf eine Basisesotropie

AC/A-Ratio	Deviation
Normal	ET' gleich oder etwas kleiner als ET
Hoch	ET' größer als ET
Niedrig	ET' kleiner als ET

14.1.6. Das akkommodative Element

Die Akkommodation kann das Schielen auf zweierlei Weise beeinflussen:

1. Hohe AC/A-Ratio. Der Einfluß einer hohen AC/A-Ratio auf die Entstehung einer größeren Nahesotropie als der Basisesotropie entspricht, wird als „akkommodatives Element“ bezeichnet.
2. Unkorrigierte Hyperopie. Ein zweiter Mechanismus, der Esotropie auf der Grundlage einer Akkommodation hervorrufen kann, ist eine unkorrigierte

Hyperopie. Auch er wird als „akkommodatives Element" bezeichnet, hat aber nichts mit einer hohen AC/A-Ratio zu tun. Esotropie durch Hyperopie wird in diesem Kapitel später als Esophorie-Tropie besprochen.

Während eine hohe AC/A-Ratio nur eine Nahesotropie hervorrufen kann, kann eine unkorrigierte Hyperopie sowohl beim Sehen in der Ferne als auch beim Sehen in der Nähe eine Esotropie bedingen. Bei ein und demselben Patienten können beide Faktoren, Hyperopie und hohe AC/A-Ratio, gleichzeitig vorhanden sein. Ein oder beide Faktoren des akkommodativen Elements können die einzige Ursache für das Bestehen einer Esotropie sein. Sie können aber auch auf eine Basisesodeviation aufgelagert sein. Man spricht dann von einem partiell akkommodativ bedingten Schielen.

14.1.7 Behandlung

Nur jene Patienten mit einer ständigen Esotropie werden orthoptisch behandelt, bei denen sich eine normale Netzhautkorrespondenz mit sensorischer Fusion herausgebildet hat und eine Operation zur Korrektion des Schielwinkels geplant ist. Die Behandlung wird präoperativ und postoperativ vorgenommen.

14.1.7.1. Präoperative Behandlung

Orthoptik Vor der Operation sollte der Patient mit dem Ziel behandelt werden, eine beidseits gleiche Sehschärfe zu erhalten und jegliche Hemmung zu überwinden. Die dafür in Frage kommenden Methoden wurden im Kapitel 11 besprochen. Es ist sehr wichtig, daß der Patient Doppelsehen empfinden lernt, das als starker Stimulus für die motorische Fusion wirkt, wenn der Schielwinkel korrigiert ist und ein Abrutschen in die alte Form der Anpassung damit verhindert wird. Wenn zwischen präoperativer Behandlung und Operation eine längere Pause eintritt, kann das Wiedereinsetzen einer Hemmung durch alternierende Okklusion verhindert werden.

14.1.7.2. Postoperative Behandlung – allgemein

Nach der Operation hängt die Behandlungsart von der postoperativen Augenstellung ab. Die Augen können in allen Fixationsentfernungen in Orthoposition stehen. Der Schielwinkel kann aber auch unterkorrigiert sein. Dann entsteht eine intermittierende oder konstante Esotropie. Eine Überkorrektion führt zu einer intermittierenden oder konstanten Exotropie.

Wenn die postoperative orthoptische Behandlung wirklich erfolgreich sein soll, sollte der Patient bereits nach zwei oder drei Tagen untersucht werden. Er sollte mindestens zweimal wöchentlich behandelt werden und es sollten verschiedene Methoden miteinander kombiniert werden. Sein Zustand ist als befriedigend zu betrachten, wenn er ohne Beschwerden leicht die Orthoposition einhalten kann und eine gute Fusionsbreite aufweist.

14.1.7.3. Postoperative Behandlung bei Orthostellung

Bei einem idealen postoperativen Ergebnis sind die Augen in allen Fixationsentfernungen in der Orthostellung.

Orthoptische Behandlung Orthoptische Behandlung wird zur Verbesserung der Fusionsbreite durchgeführt. Es wird die binokulare sensomotorische Zusammenarbeit gekräftigt. Es werden sowohl die positive als auch die negative fusionelle Konvergenz so geübt, wie es für die Heterophorien in Kapitel 13 beschrieben wurde.

14.1.7.4. Postoperative Behandlung bei intermittierender oder konstanter Esotropie

Bereits vor der Operation wurde die Hemmung beseitigt und eine normale Netzhautkorrespondenz erzielt. Daher leidet ein operativ unterkorrigierter Patient ständig oder zeitweise unter ungekreuzten Doppelbildern. Sein Restschielwinkel kann durch optische Korrektion, Prismen, Medikamente oder orthoptische Methoden behandelt werden. Erst wenn diese Behandlung erfolglos ist und nicht zur ständigen Aufrechterhaltung der Orthoposition führt, ist eine nochmalige Operation erforderlich.

Optische Korrektion Falls der Patient hyperop ist und noch keine Gläser verordnet bekommen hat, ist ihm sofort die volle Korrektion oder sogar eine leichte Überkorrektion zur Ausschaltung eines akkommodativen Faktors zu ordinieren. Da Ungleichheit der Netzhautbilder ein Fusionshindernis ist, sollte auch bei Astigmatismus voll korrigiert werden.

Zur Verminderung der während des Nahsehens hervorgerufenen akkommodativen Konvergenz können konvexe Aufsteckgläser verwendet werden. Mit den zusätzlichen Linsen sollte der Patient eine Mindestsehschärfe von 0,6 bis 0,7 haben und sein Schielen sollte auf eine Phorie reduziert werden. Wenn er in der Lage ist, die Orthoposition mit den zusätzlichen Gläsern ständig beizubehalten, können sie schrittweise über einen Zeitraum von mehreren Wochen reduziert werden, bis der Patient schließlich ohne sie auskommt.

Prismen Prismen mit der Basis nach außen ermöglichen es dem Patienten einfach zu sehen. Wenn sie verordnet werden, sollte der Patient häufig wiederbestellt werden, damit die Prismenstärke so rasch wie nur möglich reduziert werden kann.

Diese Behandlung ist nicht ideal, da die Augen in keiner Weise näher an die gewünschte Orthoposition gebracht werden. Dafür wird das Bild näher an die Fovea geführt. Jedoch gestatten die Prismen den Ablauf einer sensorischen Fusion und man hofft, daß der Fusionsreflex an Stabilität gewinnt. Wenn man den Betrag der Korrektionsprismen häufig auf die geringste Stärke reduziert, die gerade noch das Auftreten einer Fusion ermöglicht, kräftigt man den motorischen Teil des Fusionsreflexes. Es gibt nur wenige Fälle, die für eine solche Behandlung geeignet sind, da nicht mehr als 10 Δ starke Prismen bequem getragen werden können weil es sonst zu Verzerrungen kommt. Solche kleinen Schielwinkel können wahrscheinlich nach einiger Zeit, zumindest zeitweise, selbst kompensiert werden.

Medikamentöse Behandlung Zur Verminderung der akkommodativen Konvergenz, die beim Sehen in die Nähe hervorgerufen wird, können miotisch wirkende Medikamente verwendet werden. Diese sind bei einer hohen AC/A-Ratio verhältnismäßig stärker wirksam, da der Schielwinkel hierbei während der Nahfixation deutlich größer wird.

Orthoptische Behandlung Wenn der Patient in der Lage ist, seine Augenstellung so weit zu kontrollieren, daß er die Doppelbilder wahrnimmt und sie auch überwinden kann, sollte er zu einer Übung dieser Wahrnehmung ermutigt werden. Wenn das Schielen nur zeitweise auftritt, so daß ein bifoveales Einfachsehen eine Zeitlang für eine bestimmte Fixationsentfernung vorhanden ist, sollte er versuchen, dieses Gebiet des Einfachsehens allmählich auszudehnen und die Fixationsentfernung mit Doppelsehen immer weiter hinauszuschieben. Wenn er z. B. während Fernfixation esotropisch ist, in der Nähe jedoch die Orthostellung einnehmen kann, sollte er sich zunächst nahe an ein Fixationsgebiet stellen, so daß er es einfach sieht und dann allmählich immer weiter weggehen und dabei versuchen, es einfach zu sehen. Das kann er sehr leicht zu Hause üben.

Negative Fusionskonvergenz muß geübt werden. Das kann entweder mit Prismen oder am Synoptophor geschehen.

Zur Erzielung von Einfachsehen werden Prismen mit der Basis nach außen verwendet. Die Prismenstärke wird allmählich herabgesetzt. Dabei versucht der Patient, Einfachsehen aufrechtzuerhalten.

Am Synoptophor kann die negative Fusionskonvergenz sowohl mit stereoskopischen als auch mit Fusionsbildern geübt werden. Wenn das Schielen intermittierend auftritt, können in der Orthoposition die für die Behandlung der Esophorie (S. 259–262) beschriebenen Methoden verwendet werden.

Der Patient sollte mindestens zweimal in der Woche behandelt werden. Hierzu sollten ihm, wenn möglich, häusliche Übungen aufgetragen werden. Einige Wochen lang sollte er keine Naharbeit leisten und nicht fernsehen, um die Entspannung seiner Konvergenz zu ermöglichen.

14.1.7.5. Postoperative Behandlung bei intermittierender oder konstanter Exotropie (konsekutive Exotropie)

Ein Patient mit einer intermittierenden oder konstanten Exotropie leidet unter zeitweiliger oder ständiger gekreuzter Diplopie. Sie kann durch optische Korrektion, Prismen und orthoptische Übungen behandelt werden. Erst wenn mit dieser Behandlung keine Besserung auftritt, ist eine erneute Operation in Erwägung zu ziehen.

Optische Korrektion Zur Erhöhung der akkommodativen Konvergenz und damit zur Verringerung der Exotropie können konkave Aufstecklinsen verwendet werden. Obwohl diese Linsen so stark wie möglich sein sollen, ist es wichtig, daß sie einen bequem zu überwindenden Betrag nicht überschreiten und daß sie durch die Akkommodation des Patienten eine längere Zeit überwunden werden können. Sobald die Orthoposition erreicht ist, können die Aufstecklinsen in ihrer Stärke allmählich über einen Zeitraum von mehreren Wochen verringert werden. Wenn der Patient hyperop ist, kann ein Versuch gemacht werden, die Stärke seiner Brillengläser ebenfalls zu reduzieren.

Prismen Prismen können mit der Basis nach innen den Patienten in die Lage versetzen, Einfachsehen aufrechtzuerhalten. Es gilt hier das gleiche, was bei der postoperativen Esotropie für die Prismen mit der Basis nach außen gesagt wurde. Wenn Prismen verwendet werden, sollte ihre Stärke baldmöglichst verringert werden.

Orthoptische Methoden Wenn das Schielen durch den Patienten überwacht werden kann, sollte er ermutigt werden, die beiden Bilder zu vereinigen und Einfachsehen zu erreichen. Wenn das Schielen intermittierend ist und der Patient in einer bestimmten Fixationsentfernung einfach sehen kann, sollte er die Größe dieser Entfernung auszudehnen versuchen. Wenn er z. B. während des Sehens in die Ferne eine Tropie hat, aber beim Sehen in die Nähe Orthoposition zeigt, sollte er zunächst nahe am Fixationsobjekt stehen und sich dann langsam wegbewegen und das Einfachsehen dabei beibehalten. Diese Übung kann sehr gut zu Hause durchgeführt werden.

Positive fusionelle Konvergenz muß geübt werden. Wie bei der postoperativen Esotropie können Prismen und Synoptophor benutzt werden. Nachdem der Patient durch Prismen mit der Basis nach innen Einfachsehen ermöglichen kann, soll die Prismenstärke Schritt für Schritt reduziert werden, ohne daß der Patient das Einfachsehen verliert. Am Synoptophor kann die Konvergenz unter Verwendung von stereoskopischen oder Fusionsbildern geübt werden.

Beim intermittierenden Schielen können die für die Behandlung der Exophorie beschriebenen Methoden angewendet werden (S. 252–258), falls der Patient die Orthoposition aufrechterhalten kann. Die Behandlung sollte mindestens zweimal wöchentlich erfolgen, und zu Hause sollten nach Möglichkeit Übungen durchgeführt werden. Der Patient sollte zur Stimulierung seiner akkommodativen Konvergenz ermutigt werden, Naharbeit zu leisten und fernzusehen.

14.2. Esophorie-Tropie

Manchmal tritt eine Kombination von Phorie und Tropie auf. Es können vier verschiedene Formen einer solchen Kombination unterschieden werden:

1. Esotropie durch Hyperopie,
2. von der Fixationsentfernung abhängige Esotropie,
3. zeitlich intermittierend auftretende Esotropie und
4. Monofixationsphorie (Mikrostrabismus).

14.2.1. Esotropie durch Hyperopie

Ein Mensch mit einer unkorrigierten Hyperopie muß für jede Fixationsentfernung akkommodieren, um scharf zu sehen. Das gilt für die Ferne und für die Nähe. Der Akkommodationsaufwand, der zur Korrektion der Hyperopie aufgebracht werden muß, ist mit einem bestimmten Betrag akkommodativer Konvergenz verknüpft. Wenn diese Konvergenz für eine Überwindung durch die fusionelle Divergenz des Patienten zu hoch ist, wird die Fusion zusammenbrechen, und es wird ein manifestes Konvergenzschielen resultieren.

Da sich dieses Schielen vollständig auf einen akkommodativen Faktor zurückführen läßt, wird es eine akkommodative Esotropie genannt. Ob bei einem Patienten ein solches Schielen auftritt, ist von der Amplitude seiner fusionellen Divergenz, von der AC/A-Ratio und von der Höhe seiner Hyperopie abhängig. Wenn die Hyperopie gering ist, ist die induzierte akkommodative Konvergenz ebenfalls klein und kann daher höchstwahrscheinlich durch fusionelle Divergenz des Patienten ausgeglichen werden. Wenn im Gegensatz dazu die Hyperopie beträchtlich ist, wird ein so hoher Betrag an Akkommodation für die Erzeugung scharfer Bilder notwendig, daß sich die Patienten allmählich mit unscharfen Bildern begnügen, anstatt zu akkommodieren. Damit führt sowohl in Fällen kleiner oder hoher Hyperopie der Refraktionsfehler im allgemeinen nicht zu einer Esotropie.

Es sind Menschen der Zwischengruppe, Kinder mit einer unkorrigierten Hyperopie zwischen 2 und 6 D, die häufig eine akkommodative Esotropie entwickeln. Sie haben keine Schwierigkeit, für die Erzeugung scharfer Bilder zu akkommodieren, aber die dadurch hervorgerufene Konvergenz ist häufig für einen Ausgleich durch ihren Fusionsreflex zu hoch. Die meisten Kinder werden mit einer geringgradigen Hyperopie geboren, die ohne eine Schädigung des bifovealen Einfachsehens ausgeglichen werden kann. Sogar die meisten Kinder mit einer höhergradigen als der normalen Hyperopie gleiten nicht in eine akkommodative Esotropie ab.

Der Einfluß der AC/A-Ratio auf die Entwicklung einer akkommodativen Esotropie ist offensichtlich. Je höher sie ist, um so mehr akkommodative Konvergenz resultiert aus jeder Dioptrie Akkommodation und um so größer ist die Wahrscheinlichkeit des Auftretens eines akkommodativen Schielens. Umgekehrt, je niedriger das Verhältnis AC/A ist, um so geringer ist der durch die Akkommodation erzeugte Betrag an Konvergenz und um so geringer ist die Wahrscheinlichkeit der Manifestation eines Schielens. Der Einfluß der Fusionsbreite ist ebenfalls offenkundig. Eine große Amplitude gestattet den Ausgleich eines großen Betrages akkommodativer Konvergenz, während eine kleine Amplitude für die Überwindung einer induzierten Konvergenz verhältnismäßig unwirksam sein wird. Schließlich bestimmt die Persönlichkeit des Patienten, wieviel Anstrengung, Aufmerksamkeit und Beharrlichkeit er tatsächlich für die Kompensation aufbringt.

Die akkommodative Esotropie beginnt gewöhnlich im dritten Lebensjahr. Wenn das Kind seine ersten Akkommodationsversuche macht, wird das Schielen intermittierend sein und nur zeitweise auftreten. Später, wenn die Akkommodation während des ganzen Tages in Aktion ist, wird das Schielen ständig vorhanden sein. Wenn die Hyperopie in einem Auge höher ist, wird das Kind mit diesem Auge mehr akkommodieren müssen, wenn es das Auge zur Fixation verwendet. Folglich wird das Schielen höher sein, als wenn es mit dem anderen Auge fixiert. Daher kann ein inkomitierendes Schielen vorgetäuscht werden.

Der späte Eintritt und das anfängliche Intermittieren des Schielens sind von prognostischer Bedeutung. Aus ihr läßt sich ableiten, daß der Patient eine Zeit hatte, während der er seine Augen in normaler Weise zum binokularen Sehen mit normaler Netzhautkorrespondenz und normaler Fusion benutzte. Bei einem monokularen Schielen kann in einem solchen Fall der Schluß gezogen werden, daß die Sehschärfe vor der Hemmung des schielenden Auges normal war und sich erst später eine Amblyopie ausbildete, vorausgesetzt, daß es keine andere Ursache für die verminderte Sehschärfe gibt. Damit sind sowohl die Amblyopie als auch die

Hemmung weniger fest ausgeprägt als bei einem Patienten mit angeborenem Schielen.

Der Schielwinkel ist bei einer akkommodativen Esotropie in charakteristischer Weise instabil. Er variiert. Daher entwickelt sich nur selten eine anomale Netzhautkorrespondenz. Manchmal wird sie jedoch dann gefunden, wenn die Hyperopie für eine lange Zeit unkorrigiert blieb, so daß das Schielen konstant wurde und sogar nach einer Brillenkorrektion so blieb.

Wenn die Esotropie ausschließlich auf ein akkommodatives Element zurückzuführen ist und durch die Hyperopie des Patienten verursacht wurde, beseitigt eine richtige Korrektion den Refraktionsfehler und damit auch das manifeste Schielen. Der Patient kann damit eine bifoveale Fixation erreichen. Anfangs kann eine orthoptische Behandlung zur Beseitigung von Hemmung und Amblyopie indiziert sein. Später kann eine Überwindung des Schielens ohne Brille gelehrt werden, so daß die Verwendung der Brille unterbrochen werden kann.

14.2.2. Esotropie in Abhängigkeit von der Fixationsentfernung

Die von der Fixationsentfernung abhängige Form der Esophorie-Tropie ist durch das Auftreten einer Tropie bei einer Fixationsentfernung und das einer Phorie bei einer anderen Entfernung gekennzeichnet. Sie wird durch das Zusammenwirken dreier Faktoren bewirkt: durch Basisabweichung des Patienten für die Fixation in der Ferne, durch sein Verhältnis AC/A und durch die Amplitude seiner fusionellen Vergenz. Der Patient hat entweder eine Phorie in der Ferne und eine Tropie in der Nähe oder eine Tropie in der Ferne und eine Phorie in der Nähe.

14.2.2.1. Phorie in der Ferne und Tropie in der Nähe

Wenn in der Ferne eine Phorie besteht und in der Nähe eine Tropie, hat der Patient eine hohe AC/A-Ratio und ist nicht zur Kompensation seiner durch das Nahsehen bedingten akkommodativen Konvergenz in der Lage. Daher hat er in der Nähe eine Esotropie, die als eine akkommodative Esotropie bezeichnet werden kann. Da das Schielen nur bei Nahfixation auftritt, ist die Entwicklung einer Amblyopie unwahrscheinlich. Während der Perioden eines manifesten Schielens wird der Patient jedoch hemmen. Die Behandlung der Wahl einer solchen Esotropieart sind miotisch wirkende Medikamente. Orthoptische Behandlung wird zur Beseitigung einer Hemmung und zur Verbesserung der fusionellen Divergenz angewendet.

14.2.2.2. Tropie in der Ferne und Phorie in der Nähe

Eine niedrige AC/A-Ratio kann bei einer Fernesotropie bewirken, daß in der Nähe eine Phorie besteht. Da nur ein geringer Betrag akkommodativer Konvergenz entsteht, kann der Patient sein Schielen in der Nähe kompensieren. Zur Behandlung des Schielens in der Ferne ist eine Operation erforderlich.

14.2.3. Intermittierend auftretende Esotropie

Bei der zeitlich intermittierend auftretenden Esotropie wird das Schielen zeitweilig durch den Fusionsreflex überwunden, so daß nur eine Phorie nachweisbar ist. In dazwischengelegenen Zeiträumen wird die Fusion unzureichend, und das Schielen wird zur Tropie. Meistens tritt dies als Übergangserscheinung während der Entwicklung einer konstanten Esotropie auf. Da es sich meist um junge Patienten handelt, deren Sehfunktionen leicht anpassungsfähig sind, werden während des Zeitraumes des manifesten Schielens rasch sensorische Veränderungen auftreten. Anfangs werden sie auf eine Hemmung beschränkt sein, wenn jedoch die manifesten Phasen vorherrschend sind, kann sich eine Amblyopie entwickeln. Diese Art von intermittierender Esotropie ist selten. Wenn der Patient jung ist, ist die Prognose gut.

14.2.4. Monofixationsphorie (Mikrostrabismus)

Die Monofixationsphorie ist eine gar nicht so seltene Erscheinungsform des Schielens, deren Pathophysiologie durch die Untersuchungen von Lang verständlicher geworden ist. Am besten läßt sie sich als eine Tropie mit kleinem Winkel definieren, die mit einer Phorie verbunden sein kann. Wenn bei einem Patienten mit einer Monofixationsphorie die Fusion durch das Abdecken eines Auges, z. B. des rechten, unterbrochen wird, wird das abgedeckte Auge schielen und nach Freigabe in seine Ausgangslage zurückkehren. Somit reagiert es genauso wie das Auge eines heterophoren Patienten. Wenn jedoch das linke Auge dann abgedeckt wird, vollführt das rechte Auge eine kleine Bewegung, um die Fixation zu übernehmen und zeigt damit an, daß es nach Entfernung der Abdeckung nicht völlig aus der Phoriestellung in die Normallage zurückkehrte und daß der Fixationsgegenstand nicht im Mittelpunkt der Fovea abgebildet wurde. Erst wenn das linke Auge abgedeckt wird, bewegt es sich zur fovealen Fixationsübernahme um den restlichen Schielwinkel in die Null-Lage. Somit besteht während des binokularen Sehens eine kleine manifeste Abweichung, ein Schielen mit kleinen Winkeln. Damit zusammen besteht eine Phorie, die während des binokularen Sehens durch den Fusionsreflex überwunden wird. Da der Patient harmonische anomale

Netzhautkorrespondenz hat, besteht binokulares Einfachsehen. Es kann eine gering exzentrische Fixation vorhanden sein.

Die Monofixationsphorie oder der Mikrostrabismus tritt fast ausschließlich als eine monolaterale Esodeviation auf, obwohl auch Fälle mit einer Exodeviation oder mit einer Vertikaldeviation beschrieben worden sind. Meistens wird sie bei Patienten gefunden, bei denen der ursprüngliche Schielwinkel chirurgisch oder auf andere Weise reduziert wurde. In der Mehrzahl der Fälle beträgt die Tropie zwischen 2 Δ und 6 Δ, gelegentlich kann sie auch größer sein. Sie überschreitet jedoch nie 9 Δ (= 5 °). Häufig ist eine mittlere Amblyopie vorhanden. Der von Richter gefundene Erbgang sensorischer Anomalien entspricht dem Mikrostrabismus.

14.2.5. Behandlung der hyperopiebedingten Esotropie

Wie bereits früher beschrieben wurde, muß ein Mensch mit einer unkorrigierten Hyperopie akkommodieren, um ein scharfes Sehen zu erzeugen. Die Akkommodation ist mit einer Konvergenz gekoppelt, und so kann Esotropie entstehen. Wenn das Schielen sich vollständig auf diesen Vorgang zurückführen läßt, wird eine optische Korrektion, die in voller Höhe vorgenommen wird, das Schielen beseitigen und in eine Phorie überführen. Es kann jedoch einige Wochen dauern, bis die Brille voll wirksam wird. Ein Kind, das zur Kompensation seiner Hyperopie jahrelang akkommodiert hat, nimmt die volle optische Korrektion nur schwer an, da sie sein Sehen verschlechtert, denn es kann seine Akkommodation nicht sofort völlig entspannen. In einem solchen Fall vermindert das Eintropfen von Atropin über mehrere Wochen die Akkommodation und erleichtert dem Kind die Gewöhnung an die Brille.

14.2.5.1. Orthoptische Maßnahmen

Die orthoptische Behandlung hat das Ziel, dem Kind ein Bewußtsein über die Kontrolle seiner Augenstellung zu vermitteln, so daß es ständig bifoveales Einfachsehen ohne größere Anstrengung aufrechterhalten kann und wenn möglich sogar seine Brille ablegen kann. Die Behandlung wird in zwei Stufen durchgeführt:

1. Dem Kind beibringen, sein Schielen unter Kontrolle zu halten und
2. seine negative fusionelle Konvergenz zu verbessern, um die Brille weglassen zu können.

Die eigene Kontrolle des Schielens Es können Kinder von dreieinhalb Jahren aufwärts so behandelt werden, falls sie genügend mitarbeiten. Sie müssen in der Lage sein, den Unterschied zwischen den Mengen 1 und 2 zu verstehen und die Farben Rot und Grün zu erkennen. Vor dem Beginn der orthoptischen Behandlung muß die Refraktion unter Ausschaltung der Akkommodation bestimmt und volle Brillenkorrektur bereits für einige Wochen getragen worden sein. Eine Amblyopie sollte durch eine Okklusionsbehandlung bereits beseitigt sein.

Das Kind muß zunächst lernen, sein Doppelsehen zu erkennen, und zwar ohne Brille. Dann muß es lernen, daß Doppelsehen Schielen bedeutet. Das Kind fixiert ein Licht in 1 m Abstand ohne Brille. Vor ein Auge wird ein Rotfilter, vor das andere ein Grünfilter gesetzt. Beim alternierenden Covertest sieht das Kind so zunächst ein rotes, dann ein grünes Licht. Nach Entfernung der Abdeckung wird das Kind immer wieder aufgefordert, auch „das andere Licht" zu sehen. Mit zunehmender Übung und gelegentlicher kurzfristiger Abdeckung eines Auges wird das Kind in die Lage versetzt, zu alternieren und beide Lichter zu sehen. Wenn ihm das nicht mehr schwerfällt, wird das gleiche in einer Fixationsentfernung von 6 m geübt. Das grüne Glas wird dann entfernt, so daß es nun ein rotes und ein weißes Licht sieht. Allmählich wird dann das rote Glas ebenfalls entfernt und das Kind ermutigt, die beiden weißen Lichter wahrzunehmen. Die Fähigkeit zur Doppelbildwahrnehmung wird dann durch die Verwendung von weniger auffälligen Gegenständen verbessert, so z.B. Fixation von einigen interessanten Gegenständen im Raum. Die Unterrichtung zur Überwindung des Schielens sollte nicht vor Erreichen dieses Stadiums beginnen. Das Kind fixiert einen 1 m entfernten Gegenstand, und die Orthoptistin hält ihm dabei seine Brille vor die Augen. Während das Kind den Gegenstand ununterbrochen fixiert, entfernt die Orthoptistin die Brille für einen kurzen Augenblick und bringt sie dann wieder vor die Augen. Während dieser Zeit muß das Kind sein Schielen überwinden und die Fähigkeit, die Augenstellung zu verbessern, nimmt zu. Die Pause ohne Brille kann immer mehr verlängert werden. Das Kind wird aufgefordert, den Gegenstand „verwischt" zu sehen und somit Akkommodation und Konvergenz zu vermeiden.

Gewöhnlich lernt das Kind ziemlich schnell. Wenn es einmal seine Augen in der Orthoposition ohne Brille für einige Minuten halten kann, kann die Übung der Mutter vorgeführt werden, die mit dem Kind jeden Tag eine kurze Zeit übt. Mit zunehmender Übung kann die Selbstkontrolle des Schielens ohne Brille soweit verbessert werden, bis das Kind schließlich ohne größere Anstrengung Einfachsehen nach Entfernung der Brille beibehält. Manche Kinder erreichen einen so stabilen Punkt, daß sie kein Schielen mehr hervorrufen können, sogar wenn sie es versuchen. Die Selbstkontrolle des Schielens kann gewöhnlich innerhalb von 6 Wochen, mit dazwischengeschalteter häuslicher Übung und wöchentlichen Besuchen, erreicht werden. Natürlich hängt das von der Ausprägung der vorhandenen Hemmung und von der Mitarbeit des Kindes ab. Wenn es einmal sein Schielen gut kontrollieren kann, wird die Behandlung gewöhnlich während der Übungszeit zu Hause unterbrochen.

Die zweite Behandlungsstufe mit dem Ziel des Weglassens der Brille wird nur dann in Angriff genommen, wenn der Refraktionsfehler des Kindes oder des Patienten klein genug ist, um ohne Brille symptomfrei zu bleiben. Meist darf dafür die Hyperopie nicht größer als 3 D sein und kein höherer Astigmatismus als 1 D vorhanden sein. Da im zweiten Behandlungsschritt Lesen erforderlich ist, wird die Behandlung gewöhnlich bis ungefähr zum 6. Lebensjahr hinausgezogen, bis das Kind etwas lesen kann.

Die Verbesserung der negativen fusionellen Konvergenz zur Vermeidung einer Brille Der Inhalt des zweiten Behandlungsschrittes ist die Verbesserung der negativen fusionellen Konvergenz, damit das Kind zum deutlichen Sehen akkommodieren und gleichzeitig zur Beibehaltung seines binokularen Einfachsehens die induzierte akkommodative Konvergenz überwinden kann. Es hat bereits die Entspannung der Konvergenz ohne Brille gelernt, aber nur während gleichzeitiger Entspannung seiner Akkommodation. Jetzt muß es ermutigt werden, scharf zu sehen ohne zu konvergieren. Folgende Methoden können ihm dabei helfen:

1. Übung der negativen fusionellen Konvergenz, wie bereits bei der Behandlung der Esophorie beschrieben wurde (S. 259–262).
2. Lesen ohne Brille. Das kann sowohl für die Ferne als auch für die Nähe durchgeführt werden. Es sollte mit großen Buchstaben begonnen werden und dann zu immer kleinerer Schrift übergegangen werden. Das ist eine ausgezeichnete Hausübung, die das Kind unter der Aufsicht der Eltern zwischen den einzelnen Vorstellungen in der orthoptischen Behandlung durchführen kann.
3. Hindernislesen. Das kann dann einsetzen, wenn das Kind immer kleinere Druckschrift ohne Brille lesen kann. Das Einführen eines Hindernisses zwischen die Augen und die Druckschrift läßt einige Teile des Textes nur einäugig wahrnehmen. Damit wird das binokulare Sehen erschwert und diese Funktion daher geübt. Diese Übung kann ebenfalls zu Hause vorgenommen werden, da das Auftreten einer Diplopie des Textes eine gute subjektive Kontrollmöglichkeit des binokularen Sehens und seiner Stabilität ermöglicht.
4. Weglassen der Brille für kurze Zeit zu Haus unter Aufsicht. Der Patient hat die Kontrolle seines Schielens während der bewußten Aufmerksamkeitszuwendung auf einen zu fixierenden Gegenstand gelernt. Wenn er an andere Dinge denkt, weichen seine Augen gewöhnlich wieder in die Schielstellung ab. Er sollte ermutigt werden, seine Augen „gerade" zu halten, während er mit der Orthoptistin spricht und zu Hause die Brille während der Mahlzeiten wegzulassen, wenn er von seinen Eltern beobachtet werden kann. Wenn sich seine Kontrollmöglichkeit verbessert, sollte er die Brille für längere Zeiträume absetzen. Sein natürliches Bestreben nach einem scharfen Sehen wird ihn allmählich in die Lage versetzen, ohne Konvergenz zu akkommodieren.

Manchmal findet es ein Kind fast unmöglich, ohne seine Brille zu akkommodieren. Früher wurde ihm ja gelehrt, sowohl seine Konvergenz als auch seine Akkommodation zu entspannen. In solchen Fällen kann die Verwendung von miotisch wirkenden Medikamenten von Nutzen sein. Das Medikament erzeugt eine Kontraktion des Ziliarmuskels, die bis zu einer unfreiwilligen, künstlichen Akkommodation ansteigt, die wiederum die Sehschärfe des Patienten verbessert und das Fehlen der Brille überwindet. Das Wichtigste aber ist, daß das Miotikum den Innervationsimpuls für eine weitere Akkommodation reduziert und der Patient seine Anstrengungen daher als leichter und nutzbringender empfindet.

Wenn einmal binokulare Sehschärfe normalen Ausmaßes sowohl für die Ferne als auch für das Sehen in der Nähe ohne Brille erreicht wurde, kann die Brille für zunehmend längere Zeit weggelassen werden. Während des 1. Jahres sollte das Kind alle drei Monate kontrolliert werden, damit man sicher geht, daß keine Verschlechterung mit einem Rückfall in das Schielen eintritt.

14.2.6. Behandlung einer von der Fixationsentfernung abhängigen Esotropie

14.2.6.1. Phorie in der Ferne und Tropie in der Nähe

Die Kombination einer Phorie in der Ferne und einer Tropie in der Nähe ist eine auf eine hohe AC/A-Ratio zurückzuführende akkommodative Esotropie. Während des Sehens in die Ferne wird das Schielen kompensiert, beim Sehen in der Nähe wird es durch die Akkommodation zu einer manifesten Esotropie. Wie bereits erklärt wurde, ist das auf einen hohen Betrag akkommodativer Konvergenz in Verbindung mit einem normalen Ausmaß von Akkommodation zurückzuführen und auch auf eine relative Insuffizienz der fusionellen Divergenzamplitude. Die Behandlung besteht in optischer Korrektion, miotischen Tropfen und orthoptischen Übungen.

Optische Korrektion Wenn man annimmt, daß weder akkommodative Konvergenz noch Nahdeviation auftreten, wenn der Patient nicht akkommodiert, können Bifokalgläser verschrieben werden. Sie haben einen oberen Teil, der entweder ein Planglas oder, falls der Patient ametropisch ist, die Fernkorrektion enthält. In dem unteren Teil ist ein unterschiedlicher Betrag an sphärischer Plusbrechkraft zu der Fernkorrektion hinzugesetzt. Wenn der Patient durch den unteren Teil der Brille auf einen nahegelegenen Gegenstand sieht, wird die Notwendigkeit zur Akkommodation teilweise oder vollständig beseitigt, abhängig von der Stärke des Nahzusatzes. Dieser sollte den geringsten Wert haben, der es dem Patienten ermöglicht, während längerer Abschnitte von Naharbeit seine Augen in der Orthoposition zu halten.

Es ist sehr wichtig, daß die Brille gut sitzt und daß das Kind zur Nahfixation den unteren Teil seiner Gläser verwendet. Wenn auf diese Weise in der Nähe bifoveales Einfachsehen erreicht werden kann, wird der Fusionsreflex an Stabilität gewinnen. Dann kann nach einigen Monaten der Versuch gemacht werden, den Lesezusatz zu reduzieren, bis möglicherweise der Patient sein Schielen so beherrschen kann, daß der Nahzusatz wieder vollständig entfernt werden kann.

Medikamente Zur Erleichterung der Akkommodation und damit zur Verminderung der akkommodativen Konvergenz können miotisch wirkende Medikamente verabreicht werden. Wenn mit der Hilfe dieser in den Bindehautsack gegebenen Tropfen bei der Nahfixation bifoveales Einfachsehen erreicht wird, sollten die Tropfen noch 6 bis 8 Wochen weiter gegeben werden, um eine Stabilisierung des Fusionsreflexes zu unterstützen. Die Dosierung wird dann allmählich so lange reduziert, bis keine Esotropie auftritt. Wenn die Behandlung erfolgreich ist, kann der Patient sein Schielen auch ohne die Hilfe des Medikaments unterdrücken.

Wenn die Anwendung miotischer Tropfen ohne Einfluß auf das Schielen zu sein scheint, sollte sie trotzdem ungefähr einen Monat lang fortgeführt werden, denn manchmal dauert es bis zum vollen Wirkungseintritt so lange.

Selbstverständlich muß ein hyperoper Patient während der Behandlung mit miotisch wirkenden Medikamenten seine volle Fernkorrektion tragen, so daß die Notwendigkeit zur Akkommodation während des Nahesehens auf ein Minimum beschränkt bleibt. Auch jeder auffällige Astigmatismus muß korrigiert werden, da scharfe Bilder eine bessere Fusion unterstützen.

Der Patient sollte alle zwei bis drei Wochen während der Behandlung mit miotischen Medikamenten an der Spaltlampe kontrolliert werden, um die Bildung sogenannter Miosiszysten der Iris im Pupillarbereich zeitig zu erkennen. Sollte eine solche Komplikation eintreten, führt die Unterbrechnung der miotischen Behandlung spontan zu einem Verschwinden dieser Zysten. Für die im Erwachsenenalter gefürchtete Komplikation einer Netzhautablösung nach längerer Anwendung von stark miotisch wirkenden Medikamenten bestehen im Kindesalter keine Hinweise. Einmal sind die für diese Behandlung eingesetzten Miotika wesentlich schwächer, zum anderen fehlen die altersbedingten Degenerationen in der kindlichen Netzhaut als wesentliche Voraussetzung dieser Komplikation. Allerdings fehlen noch Langzeitbeobachtungen.

Orthoptische Behandlung Die orthoptische Behandlung der von der Fixationsentfernung abhängigen Esotropie hat das Ziel, dem Patienten die einsetzende Esotropie bewußt zu machen und das Schielen während der zur Erzeugung eines scharfen Bildes nötigen Akkommodation zu beherrschen. Die Behandlung umfaßt zwei Stufen:

1. Die Kontrolle des Schielens. Hemmung muß bereits überwunden sein, so daß der Patient beim Konvergenzexzeß Doppelbilder empfindet. Damit kann er unter Beachtung des eintretenden Schielens seine Akkommodation entspannen. Das wird zwar ein verwaschenes Bild erzeugen, aber Einfachsehen gestatten.
2. Verbesserung der negativen fusionellen Vergenz. Die negative fusionelle Vergenz wird dann geübt, wenn die bewußte Kontrolle der Diplopie gut vorhanden ist. Damit wird dann der Patient in der Lage sein, durch die Akkommodation scharf zu sehen und gleichzeitig die durch die Akkommodation verursachte Konvergenz zu kompensieren. Vor Beginn der Behandlung muß eine Amblyopie beseitigt oder gebessert werden. Zur Überwindung der Hemmung verwendet man die im Kapitel 11 beschriebenen Methoden.

Zur Unterrichtung in der Kontrolle des Schielens beginnt man mit der Verwendung von Pluslinsen, die genügend stark für die Entspannung der Akkommodation bis zum Auftreten eines bifovealen Einfachsehens sind. Die Linsen werden während der Fixation eines nahegelegenen Gegenstandes benutzt. Dann werden sie für einen Augenblick entfernt, und der Patient hat die Aufgabe, soweit akkommodationslos zu bleiben, daß er den fixierten Gegenstand während dieser Zeit einfach und verschwommen sieht. Diese Zeitspanne ohne Linsen wird immer mehr verlängert, bis der Patient schließlich das Schielen praktisch immer kompensieren kann. Wenn dieser Zustand erreicht ist, wird die fusionelle Divergenz trainiert. Das Ziel dieser Übung ist die Möglichkeit zur Akkommodation unter Kompensierung der akkommodativen Konvergenz. Die verschiedenen Methoden für die Verbesserung der fusionellen Divergenz sind bereits früher in diesem Kapitel bei der Behandlung der hyperopiebedingten Esotropie beschrieben worden (siehe S. 277). Alle diese Übungen sollten beim Sehen in die Nähe vorgenommen werden. Es empfiehlt sich die Verwendung von Texten mit abnehmender Buchstabengröße.

Die befriedigende orthoptische Behandlung ist in der Praxis häufig unmöglich. Eine akkommodative Esotropie mit einer hohen AC/A-Ratio beginnt meistens zwischen zwei und dreieinhalb Jahren, also bei Kindern, die für orthoptische Übungen zu jung sind. Ebenso wird es nicht möglich sein, solchen kleinen Kindern die Wahrnehmung von Doppelbildern bewußt zu machen, die ja die wichtigste Grundlage für die eigene Überwindung des Schielens ist. Oft ist es sogar unmöglich, diese erste Stufe bei älteren Kindern befriedigend zurückzulegen. Man kann dieses Bewußtsein nur erwecken, wenn die Augen in der Tropiestellung sind. Zur Provokation einer Tropie ist ein Blitzlicht oftmals ein ungenügender Anreiz. Es müssen kleine Bilder benutzt werden. Jedoch können Übungen zur Beseitigung einer Hemmung nur mit einem Blitzlicht begonnen werden und nicht mit kleinen Bildern. Wenn die orthoptischen Übungen bis zu dem Punkt fortgeschritten sind, da der Patient doppelt zu sehen anfängt, geschieht es häufig, daß er sofort das Schielen unter Kontrolle bekommt und die Doppelbilder fusioniert, anstatt sie auseinander zu halten. Dadurch ist es ihm nicht möglich, zu unterscheiden, ob das erhaltene Einfachsehen auf einer Hemmung beruht oder auf einer binokularen Fusion. Bifokalgläser befriedigen auch nicht restlos. Es ist sehr schwer, sie dem kleinen Kind anzupassen, und es ist unmöglich, sicher zu sein, daß das Kind für die Nahfixation nur die unteren Glasabschnitte benutzt. Häufig kann festgestellt werden, daß die Brille auf der Nase herunterrutscht und nur das obere Segment zum Sehen in die Nähe verwendet wird.

Unter Berücksichtigung des eben kritisch Festgestellten muß als die praktischste, wirksamste und auch am weitesten verbreitete Methode der Behandlung dieses Zustandes die Verwendung von miotisch wirkenden Medikamenten in Verbindung mit einer orthoptischen Behandlung, falls das Kind kooperationsfreudig ist, angesehen werden. Bei Patienten mit einer konstanten Esotropie mit einem großen Winkel (35 Δ bis 40 Δ) in der Nähe und einer geringen Esophorie (10 Δ bis 15 Δ) für die Fixation in der Ferne macht sich eine operative Behandlung erforderlich.

Wenn sowohl eine Hyperopie als auch eine hohe AC/A-Ratio bestehen, wird der Patient in der Ferne eine Esotropie durch die unkorrigierte Hyperopie haben und in der Nähe eine Esotropie sowohl durch die unkorrigierte Hyperopie als auch durch die hohe AC/A-Ratio. In einem solchen Fall muß jeder Faktor getrennt behandelt werden. Die Fernesotropie, die durch die Hyperopie bedingt ist, wird durch die Korrektion des Refraktionsfehlers beseitigt. Sogar mit dieser Brille wird der Patient immer noch eine Nahesotropie haben, da sie ja durch die hohe AC/A-Ratio bedingt wird. Diese muß dann so behandelt werden, wie bereits beschrieben wurde.

Wie bereits früher bei der Behandlung der hyperopiebedingten Esotropie festgestellt wurde, kann ein Versuch gemacht werden, dem Patienten seine Augenstellung bewußt zu machen, während er ohne Brille ist. Bei einer solchen gemischten, sowohl durch Hyperopie als auch durch eine hohe AC/A-Ratio bedingten Form kann eine solche Behandlung des refraktiven Teils des Schielen nicht erfolgreich verlaufen, wenn der Patient nicht vorher die Kontrolle seiner Nahesophorie mit den Brillen gelernt hat.

14.2.6.2. Tropie in der Nähe und Phorie in der Nähe

Wenn beim Sehen in die Ferne unter Entspannung der Akkommodation ein Schielen besteht, handelt es sich also um eine sogenannte Basisabweichung. Sie kann durch orthoptische Maßnahmen nicht gebessert werden. Daher ist eine Operation erforderlich.

14.2.7. Behandlung einer zeitlich unterschiedlich auftretenden Esotropie

Wenn eine Esotropie zeitlich unterbrochen auftritt, ist sie weder durch eine Hyperopie noch durch eine hohe AC/A-Ratio bedingt. Ihre Ursache ist eine Verschlechterung der fusionsbedingten Kontrolle der Basisabweichung. Man kann den Versuch machen, ein weiteres Fortschreiten aufzuhalten oder sogar rückgängig zu machen; wenn man die negative fusionelle Konvergenz verbessert. Da jedoch die meisten dieser Patienten für eine orthoptische Behandlung zu jung sind, ist ebenfalls eine Operation angezeigt. Es ist empfehlenswert, die Operation noch vor dem Einsetzen sensorischer Veränderungen vorzunehmen. Keinesfalls darf man sie so lange hinausschieben, bis die Tropiephasen sich voll ausgeprägt haben. Vor der Operation sollte eine Hemmung völlig beseitigt werden. Die postoperative Behandlung ist die gleiche wie sie bei der Esotropie bereits beschrieben wurde (S. 274–276).

14.2.8. Behandlung eines Mikrostrabismus

Die Behandlung eines Mikrostrabismus (Monofixationsphorie) ist weder möglich noch notwendig. Falls eine begleitende Phorie Beschwerden macht, unterscheidet sich deren Behandlung nicht von der anderer Phorien. Die Amblyopiebehandlung wird wie üblich durchgeführt (Okklusion, dann lange Ausschleichokklusion mit Sichtokklusiv).

14.3. Exotropie

Die Exotropie ist ein Schielen mit einer im Vergleich zur Orthoposition mehr divergenten Stellung der Augen in einer bestimmten Fixationsentfernung, das durch die Fusion nicht beseitigt werden kann.

Ständige Exotropien sind seltener als Exophorie-Tropien (intermittierende Exotropien). Beide Gruppen kombinieren sich seltener als Esotropien.

Ständige Exotropien können in unilaterale oder alternierende entsprechend ihrem Fixationsverhalten und als primäre oder sekundäre auf der Grundlage ihres Entstehungsmechanismus eingeteilt werden.

Exotropien entwickeln sich in jedem Lebensalter. Der früheste Zeitpunkt eines primären Schielens kann bereits kurz nach der Geburt liegen. Wenn keine Behandlung einsetzt, erreichen diese Kinder nie ein bifoveales Einfachsehen. Viele werden möglicherweise zu Alternierern, während andere ein Auge zur Fixation vorziehen und deshalb ein einseitiges Schielen bekommen. Der Grund für eine solche Bevorzugung ist meistens die bessere Sehschärfe des fixierenden Auges. Wiederum andere Kinder, die mit einer primären Exotropie der Augen geboren wurde, können den Zustand über Jahre hinaus kompensieren und nur gelegentlich eine intermittierende Exotropie aufweisen. Jedoch kann diese intermittierende Exotropie in eine konstante Tropie abgleiten. Auch diese Patienten tendieren zum Alternieren.

Verglichen mit der Zahl sekundärer Formen ist die Anzahl primärer konstanter Exotropien gleich. Bei den sekundären Formen herrschen unter den Ursachen organische, pathologische Veränderungen vor, die zur Blindheit oder hochgradigen Sehschwäche eines Auges führen und damit ein gutes binokulares Sehen unmöglich machen. Bereits früher wurde beschrieben, daß die dynamischen Kräfte der Konvergenz während der Kindheit besonders stark sind und einen Konvergenzhypertonus erzeugen, der sich im Verlauf des Lebens allmählich verringert. Aus diesem Grund führt eine einseitige Erblindung oder hochgradige Herabsetzung der Sehschärfe während dieser Periode bei den meisten Patienten zu einem Konvergenzschielen. Manchmal jedoch rutscht ein solches Auge bereits in der Kindheit in eine Exostellung ab. Das kann vielleicht durch eine bereits bestehende Basisabweichung nach außen mit großem Winkel bedingt sein. Später führt eine starke Herabsetzung der Sehschärfe oder eine Blindheit eines Auges fast immer zu einer Divergenzdeviation, da der Konvergenzhypertonus dann geringer geworden ist.

Angeborene Deformierungen des knöchernen Schädels sind häufig von Veränderungen der knöchernen Orbita begleitet. Sie bedingen sehr oft eine Exotropie. Eine Exotropie kann auch bei einer hochgradigen Hyperopie auftreten, bei der der Patient gar nicht mehr den Versuch einer akkommodativen Überwindung macht. Auch bei einer hohen Myopie kommt es zu einer Exotropie. Wahrscheinlich ist dafür der Mangel der akkommodativen Konvergenz mit einer schwach ausgebildeten Fusion verantwortlich zu machen. Der Fusionsreiz ist durch die unscharfen Netzhautbilder sehr gering. Vielfach bestand in solchen Fällen schon vorher eine Basisdeviation nach außen. Häufiger jedoch werden Patienten mit einer hohen Myopie esotrop.

Schließlich gibt es eine als konsekutive Exotropie bezeichnete Form, die sich entweder im Verlauf der Zeit spontan aus einer Esotropie entwickelt oder die nach einer operativen Überkorrektion einer Esotropie auftritt.

14.3.1. Alternierende Exotropie

Bei einer ständig alternierenden Exotropie benutzt der Patient jedes Auge abwechselnd zur Fixation. Die Sehschärfe beider Augen ist in solchen Fällen absolut oder fast gleich. Der Schielwinkel ist gewöhnlich groß und für die Ferne und Nähe gleich. Das Schielen in der Nähe wird durch den Einfluß der akkommodativen und der Nahkonvergenz bestimmt. Sehr häufig besteht eine sekundäre Vertikaldeviation. Das schielende, abduzierte Auge ist das höherstehende.

In Fällen einer erworbenen alternierenden Exotropie hatte der Patient normale Netzhautkorrespondenz und bifoveale Fusion, ehe das Schielen konstant wurde. Wenn normale Netzhautkorrespondenz vorhanden ist und weiter bestehen bleibt, entwickelt sich eine vollständige Hemmung des schielenden Auges. Wenn sich jedoch eine anomale Korrespondenz entwickelt, arbeiten beide Augen beim binokularen Sehen zusammen. Manchmal wird ein binokulares Sehen auf diese Weise erreicht, daß jede Gesichtsfeldhälfte durch das homolaterale Auge aufgenommen wird, während die Information von der anderen Hälfte unterdrückt wird. Dabei wird also das linke Auge die linke Gesichtsfeldhälfte aufnehmen, während die rechte unterdrückt wird, während das rechte Auge die rechte Gesichtsfeldhälfte aufnimmt und die linke unterdrückt. Der Fixationspunkt und seine Umgebung wird in einem solchen Fall durch das fixierende Auge wahrgenommen und im gehemmten Auge in die Hemmungszone einbezogen.

Die Behandlung einer konstanten alternierenden Exotropie erfolgt durch die Operation. Falls sich eine Fusionsfähigkeit nachweisen läßt, wird vor und nach der Operation orthoptisch behandelt.

14.3.2. Einseitige Exotropie

Bei einer ständigen einseitigen Exotropie ist immer nur ein Auge in Schielstellung. Wie bei allen ständigen Exotropien ist der Schielwinkel gewöhnlich groß. Im schielenden Auge besteht eine deutliche Hemmung, jedoch ist eine Amblyopie weniger schwer als bei der Esotropie. Es kann eine anomale Netzhautkorrespondenz bestehen, aber da Hemmung überwiegt, ist sie von geringer Bedeutung. Da die Mehrzahl der einseitigen Exotropien erworben ist, hatten die meisten Patienten vorher eine normale Netzhautkorrespondenz. Sekundäre Höhenabweichungen des schielenden Augens sind häufig. Bei Patienten mit einem lange vernachlässigten Schielen können in den kontrahierten Muskeln anatomische Veränderungen nachweisbar sein.

Vertikalabweichungen können auch die primäre Ursache einer Exotropie sein. Wenn zum Beispiel die Augen durch die Lähmung eines Vertikalmuskels auseinanderweichen, kann eine vorbestehende Exodeviation ihre Kompensation verlieren und in eine konstante Divergenzstellung übergehen.

Exotropien mit einem extrem großen Schielwinkel wurden als „rechtwinklige Exotropien" bezeichnet. Für eine solche Bezeichnung gibt es folgende Kriterien:

1. Die Hornhaut des schielenden Auges berührt den seitlichen Lidwinkel, wenn das fixierende Auge in Primärstellung ist.
2. Die Vertikalbewegungen des abduzierten Auges sind bei einer Hebung oder Senkung des fixierenden Auges eingeschränkt.
3. Wenn das fixierende Auge maximal abduziert wird, kann das andere Auge nicht weiter als bis zur Mittellinie adduziert werden. Damit wird eine Adduktionsbeschränkung vorgetäuscht, die jedoch nicht besteht. Wenn nämlich dieses Auge selbst fixiert, kann es gut adduziert werden.

14.3.3. Behandlung

Divergenzschielen ist eine sehr auffällige Erscheinung. Schon wegen des gewöhnlich sehr großen Schielwinkels gibt es im Gegensatz zu den Esotropien kaum eine Exotropie, die kosmetisch erträglich ist und keiner Korrektur bedarf. Keine ständige Exotropie kann mit orthoptischer Behandlung allein unter Kontrolle gebracht werden. Eine Operation ist unumgänglich. Sowohl vor der Operation als auch nach der Operation wird orthoptische Behandlung gegeben.

14.3.3.1. Präoperative Behandlung

Orthoptische Behandlung Die Beseitigung von Amblyopie und Hemmung sind die Ziele einer präoperativen orthoptischen Behandlung. Wenn sie erreicht werden, kann der Patient Doppelbilder empfinden. Das bedeutet einen starken Reiz für die motorische Fusion, wenn nach der Operation der Schielwinkel kleiner ist. Die verwendeten Methoden sind die gleichen, wie schon früher im Abschnitt 11 beschrieben wurde. Bei der Exotropie besteht gewöhnlich eine viel ausgeprägtere Hemmung als bei der Esotropie. Sie ist daher schwer zu beseitigen.

Im Idealfall ist der Patient unmittelbar nach der Operation etwas überkorrigiert, denn die Augen sind in den ersten Wochen nach der Operation bestrebt, eine mehr divergente Stellung einzunehmen. Wenn eine solche Überkorrektion des Schielwinkels erreicht wurde, wird der Patient ungekreuzte Doppelbilder empfinden, sogar wenn der Operation keine Behandlung zur Beseitigung der Hemmung vorausging. Das kommt daher, daß bei der Exotropie keine Hemmung der nasalen Netzhauthälfte im Vergleich mit der temporalen Netzhauthälfte besteht.

Trotz des chirurgischen Zieles, eine Überkorrektion zu erreichen, ist eine präoperative Behandlung der Hemmung sehr zu empfehlen.

Es kann möglich sein, daß trotz aller guter Absicht des Chirurgen keine Überkorrektion erzielt wird, und es kann andererseits möglich sein, daß das Auge in eine Divergenzstellung zurückrutscht. In solchen Fällen wird das Fixationsobjekt im alten Hemmungsgebiet abgebildet, und es gibt keinen aus einer Diplopie resultierenden Anreiz zur eigenen Kontrolle der Augenstellung.

14.3.3.2. Postoperative Behandlung – allgemein

Der Patient sollte wie bei der konstanten Esotropie nach wenigen postoperativen Tagen untersucht werden. Die Augen können dann in Orthostellung stehen. Sie können eine manifeste oder intermittierende Esotropie durch eine Überkorrektion oder eine manifeste oder intermittierende Exotropie durch eine Unterkorrektion zeigen.

14.3.3.3. Postoperative Behandlung bei Orthoposition

Selbstverständlich ist die Orthoposition die erstrebenswerte ideale ständige postoperative Stellung. Wenn man jedoch die Tendenz der Augen berücksichtigt, postoperativ eine mehr divergente Stellung einzunehmen und die Konvergenz mehr zu entspannen, ist es sehr wichtig, die positive fusionelle Konvergenz zu kräftigen und damit die Kontrolle über das neuerworbene bifoveale Einfachsehen zu verbessern.

Orthoptische Behandlung Die zur Anwendung gelangenden orthoptischen Methoden sind die gleichen wie bei der Behandlung der Exophorie beschrieben. Wenn die Stellung der Augen stabiler geworden ist, sollten sowohl die positive als auch die negative fusionelle Konvergenz geübt werden.

14.3.3.4. Postoperative Behandlung bei intermittierender oder konstanter Esotropie

Etwa 10 Δ Esotropie können als ideales postoperatives Ergebnis betrachtet werden. Der Patient sollte sich einer ständigen oder zeitweiligen Diplopie in Abhängigkeit von der ständigen oder zeitweiligen Schielstellung bewußt sein, wenn er einige Tage nach der Operation untersucht wird. Wenn er in einiger Entfernung Einfachsehen aufrechterhalten kann, sollte er versuchen, die Spannweite seiner binokularen Kooperation zu verbreitern.

Orthoptische Behandlung Die zur Erlangung und Aufrechterhaltung des bifovealen Einfachsehens anzuwendenden orthoptischen Methoden sind die gleichen wie die für die Behandlung einer unterkorrigierten Esotropie bereits beschriebenen.

Die Behandlung sollte während der ersten zwei Wochen nicht allzu streng durchgeführt werden, denn während dieser Zeit gibt es manchmal noch eine spontane Reduktion der Esotropie. Wenn eine solche spontane Besserung nicht auftritt, sind die orthoptischen Maßnahmen zu intensivieren. Wenn einmal für alle Fixationsentfernungen die Orthostellung beibehalten werden kann, sollten die positive und die negative fusionelle Vergenzamplitude verbessert werden.

14.3.3.5. Postoperative Behandlung bei intermittierender oder konstanter Exotropie

Wenn vor der Operation die Hemmung beseitigt worden ist, muß der Patient nach der Operation bei einer Unterkorrektion ständige oder zeitweilige gekreuzte Diplopie haben, abhängig davon, ob die Exotropie konstant oder intermittierend ist. Wenn der Schielwinkel einige Tage nach der Operation konstant befunden wird, ist im allgemeinen eine zusätzliche Operation indiziert, da zu erwarten ist, daß der Schielwinkel sich vergrößert. Wenn jedoch in einer Fixationsentfernung Einfachsehen erhalten wird, kann eine intensive orthoptische Behandlung dieses Einfachsehen festigen und sogar zu einem ständigen bifovealen Einfachsehen führen.

Orthoptische Behandlung Die bei einer orthoptischen Behandlung anzuwendenden Methoden sind die gleichen, wie sie für die Behandlung einer überkorrigierten Esotropie bereits beschrieben worden sind. Der Patient sollte wenigstens zweimal in der Woche gesehen werden. Wenn eine orthoptische Behandlung erfolglos verläuft und die Exotropie zunimmt oder sich häufiger manifestiert, ist ebenfalls eine erneute Operation angezeigt.

14.4. Exophorie-Tropie

Wie bei der Esotropie gibt es auch bei der Exotropie Verbindungen mit einer Exophorie. Solche gemischten Formen sind entweder durch ein zeitweiliges Auftreten verursacht, wenn das Schielen eine Tropie ist, die nur zeitweise nachweisbar ist, und in der übrigen Zeit unter Kontrolle gehalten werden kann. Andererseits kann sie durch ein unterschiedliches Verhalten in unterschiedlichen Fixationsentfernungen bedingt sein, wenn die Tropie nur in bestimmten Fixationsentfernungen auftritt, während das Schielen in den anderen Fixationsentfernungen eine Phorie ist. Diese beiden Untergruppen können nicht streng als unabhängige Krankheitsbilder getrennt werden, da sie in vielen Fällen gleichzeitig auftreten, so daß eine Exotropie für eine gewisse Zeit dominiert, aber auch für eine bestimmte Fixationsentfernung immer vorhanden ist.

Die Exophorie-Tropie ist häufiger als die sowohl alternierende als auch unilaterale Exotropie. Sie umfaßt 70 bis 90 % aller Exotropien.

Manche Kinder, die mit einer primären Basisexodeviation geboren wurden, lassen schon bald nach der Geburt einzelne Phasen einer Tropie erkennen. In den meisten Fällen bildet sie sich im ersten Lebensjahr aus. Wie bereits erwähnt wurde, besteht während der Kindheit eine erhöhte Konvergenzspanne. Diese kann das Schielen für einige Jahre kompensieren, so daß Tropiephasen nur selten oder gar nicht auftreten. Wenn jedoch der Konvergenztonus möglicherweise schon in dieser Zeit abnimmt, nimmt das Schielen durch Veränderungen in der Form oder Größe der Orbitae zu, und die Kompensationsfähigkeit kann zusammenbrechen.

Es können drei Formen einer Exophorie-Tropie unterschieden werden. In der einen tritt eine Tropie zeitweise während des Sehens in die Ferne auf, während die Deviation beim Nahesehen eine Phorie bleibt. In einer anderen Form tritt das Gegenteil auf: Beim Sehen in die Nähe ist eine Tropie vorhanden, während beim Sehen in die Ferne eine Phorie auftritt. Bei der dritten Form schließlich gibt es eine Tropie für alle Fixationsentfernungen.

Die erste Form ist die bei weitem häufigste. Mit der Zeit gehen die meisten Fälle dieser Veränderung in die dritte Form mit zunehmender Konvergenzinsuffizienz über. Die Nahphorie verschlechtert sich zu einer intermittierenden Tropie.

Es ist bei einem Patienten mit einer intermittierenden Ferntropie und einer Nahphorie überraschenderweise nicht ungewöhnlich, daß er in der Nähe einen größeren Schielwinkel als in der Ferne hat. Es wurde bereits festgestellt, daß einige Exophorie-Tropien im Verlauf der Zeit bei Behandlungsmangel konstant werden. Deshalb können auch Übergangszustände beobachtet werden. In weniger ausgeprägten Fällen kann es nur einen gelegentlichen Sprung in ein manifestes Schielen geben, das an eine bestimmte Fixationsentfernung gebunden ist. In fortgeschrittenen Fällen kann bei einer bestimmten Fixationsentfernung eine ständige Tropie vorhanden sein und ein intermittierendes Schielen für andere Entfernungen.

Die Zeitspanne, während der sich ein Grundschielen kompensieren läßt, ist bei den Fällen, die später eine Exophorie-Tropie bekommen, sehr unterschiedlich. Die meisten Patienten zeigen einen gelegentlichen Verfall in ein manifestes Schielen schon kurz nach der Geburt oder während des ersten Lebensjahres. Häufig ist ein solches Abgleiten mit einer Veränderung des allgemeinen Gesundheitszustandes verbunden, mit einer Erkrankung, oder mit einer Übermüdung des Patienten. Das manifeste Schielen kann auf solche gelegentliche Zusammenbrüche jahrelang beschränkt bleiben, oder es kann sich rasch verschlimmern, so daß die Phasen eines manifesten Schielens zunehmend häufiger werden. Andererseits können bis zum Pubertätsalter oder noch länger jegliche Symptome fehlen.

Im Verlaufe der Zeit verschlechtert sich der Zustand. Das Schielen manifestiert sich häufiger und immer länger. Manchmal kann es in eine freie ständige Exotropie übergehen. Der am Anfang gewöhnlich schon große Schielwinkel vergrößert sich nicht weiter. Das Verhältnis zwischen seiner Größe beim Sehen in die Ferne und beim Nahesehen ist durch die AC/A-Ratio und durch die Nahkonvergenz bestimmt.

Zusammen mit den ersten Perioden manifesten Schielens entwickeln sich sensorische Veränderungen. Am Beginn kann der Patient, wenn die Fusion zusammenfällt und die Augen zeitweise von der Orthoposition abweichen, Augenschmerzen, vorübergehende Diplopie, Verwaschensehen, Kopfschmerzen und andere asthenopische Beschwerden empfinden. Es entwickelt sich jedoch sehr rasch eine Hemmung. Damit wird die Ursache der Beschwerden beseitigt, denn es gibt keine unvereinbare Information mehr, die zu Doppelbildern und Konfusion führt. Daher ist der Patient von der Anstrengung, seine Augen in der Orthostellung zu halten, befreit. Das funktioniert so gut, daß Patienten mit intermittierender Exotropie nach einer anfänglichen Periode asthenopischer Beschwerden selten über Doppelbilder klagen. Häufig bemerken sie gar nicht, daß die Augen auseinanderweichen. Manchmal jedoch werden sie sich der Tropie durch das Gefühl bewußt, daß sich das Gesichtsfeld plötzlich erweitert. Sie finden dieses Panoramasehen sehr nützlich und beklagen manchmal sogar seinen Verlust nach einer Operation.

Das Auftreten einer Hemmung ist streng an die Perioden des manifesten Schielens gebunden. Die Hemmung ist nur so lange vorhanden, wie die Augen abweichen. Während der dazwischen gelegenen Phasen der beherrschten Deviation gibt es keine Hemmung. Da der Patient zeitweise beide Augen zum normalen bifovealen Sehen verwendet, entwickelt sich keine ausgeprägte Amblyopie. Da das Auge während der Schielphase gehemmt wird, spielt eine anomale Netzhautkorrespondenz eine untergeordnete Rolle. Patienten mit einer intermittierenden Exotropie sind häufig lichtscheu und schließen das schielende Auge im hellen Sonnenlicht. Damit im Zusammenhang mag die Feststellung stehen, daß das Auftreten einer intermittierenden Exotropie in sonnigen Ländern häufiger ist.

Es kann sich eine sekundäre Vertikalabweichung entwickeln. In den meisten Fällen ist sie nur während der manifesten Phase des Schielens beim Sehen in die Ferne vorhanden, wenn das nichtfixierende Auge in eine Adduktionsstellung geführt wird. Eine solche Vertikalabweichung ist auf eine Überfunktion des Musculus obliquus inferior zurückzuführen. Sie läßt sich nicht als Komponente des Nahesehens nachweisen. Die fusionelle Konvergenz ist nochmal oder sogar besser als normal, wenn das Schielen beginnt und der Patient die meiste Zeit zur Kompensation in der Lage ist.

Während der frühen Perioden des intermittierenden Schielens, also wenn die Deviation meist kompensiert werden kann, müssen die Untersuchungen mehrfach wiederholt werden, ehe ein manifestes Schielen in der Sprechstunde provoziert werden kann. Wenn die Tropie während der Fernfixation auftritt, ist es nützlich, den Patienten einen ferngelegenen Gegenstand durch das Fenster betrachten zu lassen, anstelle des gewöhnlich nur 6 m entfernten Fixationsobjektes im Untersuchungsraum. Das Schielen kann durch längeres Abdecken eines Auges nicht hervorgerufen werden. Jedoch kann durch eine längere Abdeckung der Schielwinkel vergrößert werden und eine intermittierende Tropie in eine Phorie umgewandelt werden.

14.4.1. Behandlung

Die Behandlung einer Exophorie-Tropie kann chirurgisch oder konservativ sein. Die Wahl hängt von der Art des Schielens, von der Größe des Basisschielwinkels, von der Häufigkeit und Dauer der manifesten Periode, vom Verlauf in der letzten Zeit, von der etwaigen Anwesenheit einer sekundären Konvergenzinsuffizienz und von den subjektiven Symptomen des Patienten ab. Die orthoptische Behandlung wird als alleinige konservative Behandlung oder in Verbindung mit einer Operation durchgeführt.

Jeglicher Refraktionsfehler oder jegliche Differenz in der Refraktion der beiden Augen muß vor Behandlungsbeginn korrigiert werden. Meist besteht keine Amblyopie, da ja das Schielen nur zeitweise auftritt. Wenn jedoch eine Differenz in der Sehschärfe der beiden Augen besteht, sollte sie auf die übliche Weise korrigiert werden.

14.4.1.1. Tropie in der Ferne und Phorie in der Nähe

Bei den Patienten, die eine Ferntropie und eine Nahphorie haben, gibt es gelegentlich Fälle, bei denen die Fernexotropie nur zeitweise vorhanden ist, und bei denen der Schielwinkel nicht größer als 12 Δ ist. In solchen Fällen führt orthoptische Behandlung allein sehr häufig zur Erreichung eines anstrengungsfreien bifovealen Einfachsehens.

Orthoptische Behandlung Die in Frage kommenden orthoptischen Methoden sind die gleichen, die für die Behandlung der Exophorie verwendet werden (Kapitel 13). Es sollte ein Versuch gemacht werden, die Hemmung auszuschalten, so daß der Patient beim Eintritt des manifesten Schielens Doppelbilder empfindet. Bei solchen Patienten sind Hemmungsvorgänge besonders hartnäckig und daher schwer zu beseitigen. Da die Behandlung der Hemmung in der Tropiestellung des Auges durchgeführt werden muß, besteht eine gewisse Gefahr, das Schielen häufiger manifest zu machen. Manchmal hat der Patient das Gefühl, daß sich sein Auge nach außen wendet, sogar wenn kein Doppelsehen besteht, und das kann eine Möglichkeit zur bewußten Kontrolle des Schielens sein. In manchen Fällen kann man durch die Hinzufügung von Minusgläsern oder die Reduktion von Plusgläsern eine zusätzliche Hilfe durch die Erhöhung der akkommodativen Konvergenz schaffen.

Die große Mehrzahl der Patienten mit einer Ferntropie und einer Nahphorie brauchen jedoch zur Korrektur ihrer Basisabweichung eine chirurgische Behandlung. Die vielen Faktoren, die den Entschluß zur Operation beeinflussen, wurden bereits genannt. Der Operationszeitpunkt gerade im Kindesalter wird noch sehr heftig diskutiert. Wenn man sich jedoch zum Aufschub einer Operation entschlossen hat, muß dieser Entschluß sofort revidiert werden, wenn eine weitere Verschlechterung bemerkt wird. Darunter fallen: Verlängerung und häufigeres Auftreten der manifesten Phasen, und wenn diese Phasen zunehmend bei der Fixation weniger weit entfernter Gegenstände einsetzen, oder wenn das Eintreten einer sekundären Konvergenzinsuffizienz bemerkt wird.

Die präoperative orthoptische Behandlung zielt auf eine Beseitigung der Hemmung, um den Patienten sofort nach der Operation die Möglichkeit zur motorischen Fusion zu geben und dafür genügend Anreiz zu bieten. Patienten mit einer intermittierenden Exotropie sollte vor einer geplanten Operation kein Konvergenztraining verordnet werden, da sonst die Gefahr einer postoperativen Überkonvergenz heraufbeschworen wird.

Abhängig vom Ergebnis der Operation und abhängig von einer möglichen Über- oder Unterkorrektion ist die postoperative Behandlung die gleiche wie die postoperative Behandlung der konstanten Exotropien. Auch für diese Patienten trifft das zu, was bereits über die unmittelbare postoperative Tendenz der Augen zur Rückkehr in eine Divergenzstellung gesagt wurde.

14.4.1.2. Phorie in der Ferne und Tropie in der Nähe

Orthoptische Behandlung Das Ziel einer orthoptischen Behandlung bei Patienten mit einer Fernphorie und einer Nahtropie ist

1. die Beseitigung einer Hemmung, so daß beim Eintritt des Schielens Doppelbilder dem Patienten eine Kontrolle der Abweichung der Augen gestattet und
2. eine Verbesserung der Kontrolle des Schielens durch eine Kräftigung der fusionellen Vergenzen.

Die im Kapitel 11 beschriebenen Behandlungsmethoden zur Beseitigung einer Hemmung sollten alle für die Nahfixation, bei der das Schielen manifest ist, angewendet werden. Für den zweiten Teil der Behandlung (Verbesserung der fusionellen Vergenzen), sollten die für die Behandlung der Exophorie im Kapitel 13 beschriebenen Methoden zur Anwendung kommen. Das Ziel dieses Teiles ist die endgültige Festigung eines Konvergenznahpunktes.

Wenn gelegentlich einmal der Patient nicht in der Lage ist, seine Nahexotropie mit orthoptischer Behandlung unter Kontrolle zu bringen, ist eine Operation angezeigt. Es sollte dann eine präoperative Behandlung der Hemmung und eine postoperative Behandlung zur Verbesserung der fusionellen Vergenzen gegeben werden.

14.4.1.3. Intermittierende Exotropie in allen Fixationsentfernungen

Wenn bei Patienten das manifeste Schielen sowohl bei der Fixation in der Ferne als auch bei der Fixation in der Nähe auftritt, kann eine Amblyopie vorhanden sein. Das hängt von der Häufigkeit und der Dauer des manifesten Schielens ab, bei dem ein bifoveales Einfachsehen fehlt. Ehe ein Versuch zur Behandlung des Schielens gemacht wird, muß die Amblyopie beseitigt werden. Orthoptische Übungen allein sind bei solchen Patienten meist nicht erfolgreich. Deshalb ist gewöhnlich eine Operation erforderlich.

Orthoptische Behandlung Bei einer für alle Fixationsentfernungen auftretenden intermittierenden Exotropie ist die prä- und postoperative Behandlung die gleiche, wie sie bereits für die konstante Exotropie beschrieben wurde.

14.5. Hypertropie

Bei einer Hypertropie steht ein Auge höher als das andere, und die Fusion ist nicht in der Lage, diese Schielstellung auszugleichen. Abhängig davon, welches nichtfixierende Auge nach oben abweicht, wird das Schielen als eine Rechts- oder Linkshypertropie bezeichnet. Häufig wird diese Bezeichnung für jede Vertikaldeviation verwendet, die durch eine Fusion nicht ausgeglichen werden kann. Damit sind auch die nach unten gerichteten Abweichungen (Hypotropien) zusätzlich zu den echten Hypertropien mit erfaßt. Wenn ein Vertikalschielen durch die Vertikalfusion zeitweise korrigiert werden kann, wird es als intermittierende Hypertropie bezeichnet.

Begleithypertropien (konkomitierende Hypertropien) sind selten. Ursächlich können primäre und sekundäre Hypertropien unterschieden werden. Primäre Hypertropien sind auf bei der Geburt bereits vorhandene anatomische Abweichungen zurückzuführen. Sekundäre Formen können sich entwickeln, wenn ein ursprüngliches Lähmungsschielen später konkomitierend wird. In anderen Fällen wiederum kann eine Geschwulst oder eine Verletzung der Orbita mit Verlagerung des Orbitainhaltes die Ursache sein.

Hypertropien sind häufiger intermittierend als konstant. Es können sich Hemmung, Amblyopie oder vertikale anomale Netzhautkorrespondenz entwickeln. Wenn der Schielwinkel nicht sehr groß ist, kann der Patient durch Kopfneigung ein bifoveales Einfachsehen erreichen. Hypertropien sind häufig mit Horizontalschielen verbunden, da nach einer Vertikalabweichung der Augen eine vorher bestehende horizontale Basisabweichung außer Kontrolle geraten und manifest werden kann.

14.5.1. Behandlung

Wenn der Schielwinkel nicht nur für unterschiedliche Blickrichtungen, sondern auch für unterschiedliche Fixationsentfernungen konstant ist, können kleine Winkel mit Prismen korrigiert werden. Andernfalls wird operiert. Wenn eine Amblyopie vorhanden ist, muß sie behandelt werden. Wenn bei einem Patienten das Vertikalschielen nach einer Zeit normalen binokularen Sehens auftrat, lassen sich bifoveales Fusionsvermögen und normale Netzhautkorrespondenz nachweisen. Dann ist eine orthoptische Behandlung zur Beseitigung der Hemmung angezeigt, bevor operiert wird. Wie bereits früher erläutert, ist es fast unmöglich, die vertikale Fusionsvergenz durch orthoptische Übungen zu verbessern.

14.6. Zyklotropie

Eine Zyklotropie ist ein torsionelles Schielen um die antero-posteriore Achse des Auges, das durch die fusionelle Vergenz nicht überspielt werden kann. Zyklotropien sind nur beim Lähmungsschielen von Bedeutung.

14.7. Scheinbares Schielen (Pseudostrabismus, Pseudotropie)

Bei manchem Patienten, besonders bei Kindern, wird durch verschiedene Veränderungen ein Schielen kosmetisch nur vorgetäuscht, obwohl ein echtes Schielen gar nicht vorhanden ist. Das läßt sich leicht durch den Covertest nachweisen. Es gibt verschiedene Ursachen für ein solches scheinbares Schielen.

14.7.1. Epicanthus

Der Epicanthus ist eine Hautfalte vom Oberlid zum nasalen Ende des Unterlides, das den medialen Canthus bedeckt (Kapitel 1, Abb. 14). Normalerweise ist er bei den orientalischen Rassen vorhanden. Durch die Hautfalte erscheint der Abstand des nasalen Limbus vom medialen Canthus verringert. Das erweckt den Eindruck, daß das Auge nach innen schielt. Ein solcher Epicanthus ist bei Neugeborenen und kleinen Kindern häufig physiologisch. Meist bildet er sich durch das Wachstum des Nasenskeletts und das Hervortreten der Nasenwurzel im Verlauf der ersten Lebensjahre zurück. Wenn er sehr ausgeprägt ist, bleibt er bis in spätere Lebensjahre hinein bestehen, und es wird dann eine kosmetische Hautoperation erforderlich.

14.7.2. Winkel Lambda (λ)

Häufig ist ein abnorm großer Winkel λ für ein scheinbares Schielen verantwortlich. Der Winkel wird durch die Pupillenachse und die Gesichtslinie gebildet (Abb. 127). Wie bereits beschrieben wurde, erstreckt sich die Gesichtslinie vom Fixationspunkt zum Zentrum der Eintrittspupille und zur Fovea. Die Pupillenachse geht ebenfalls durch das Zentrum der Eintrittspupille und steht auf der Hornhaut senkrecht. Diese Pupillenachse wird durch eine kleine Lichtquelle bestimmt, die so angebracht wird, daß der Hornhautreflex genau über der Mitte der Pupille erscheint, wenn man ihn auf der Richtung der Lichtstrahlen betrachtet.

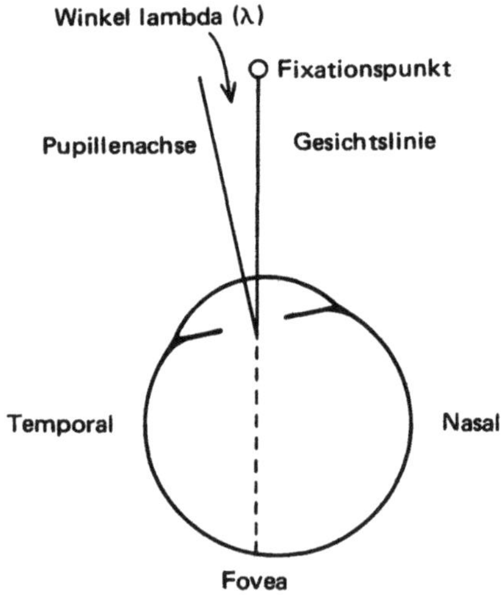

Abb. 127 Veranschaulichung des zwischen Pupillenachse und Gesichtslinie gebildeten Winkel Lambda (λ)

Pupillenachse und Gesichtslinie stimmen selten genau überein. Sie bilden meistens miteinander einen Winkel, den Winkel λ. Normalerweise liegt die Pupillenachse mehr temporal von der Gesichtslinie. In diesem Fall wird der Winkel λ als positiv bezeichnet (nasaler Winkel λ). Wenn im Gegensatz dazu die Pupillenachse mehr nasal von der Gesichtslinie gelegen ist, wird der Winkel λ als negativ bezeichnet (temporaler Winkel λ). Ein großer positiver Winkel λ kann den Eindruck der Exotropie hervorrufen, während ein großer negativer Winkel λ eine Konvergenzstellung simuliert, also den Eindruck einer Esotropie erzeugt.

Der Winkel λ kann nur bei Augen mit einer zentralen Fixation genau bestimmt werden. Wenn das Auge die normale Fixation verloren hat, kann er nur geschätzt werden. Da der Winkel λ gewöhnlich in beiden Augen gleich groß ist, ist es am besten, wenn man in einem solchen Falle den Winkel im gesunden Auge mißt und den Wert auf das andere Auge überträgt.

Sehachse oder Sehlinie sind andere Bezeichnungen für Gesichtslinie. Der Winkel kappa (κ) entspricht dem Winkel λ, der Winkel alpha (α) wird von Gesichtslinie und optischer Achse gebildet, der Winkel gamma (γ) von optischer Achse und Blicklinie (Verbindung zwischen Rotationszentrum und Fixationsobjekt).

14.7.3. Interpupillardistanz

Die Größe der Interpupillardistanz (IPD) kann entweder den Eindruck einer Esotropie oder einer Exotropie erzeugen. Eine abnormal kleine Distanz kann den Eindruck einer Esotropie hervorrufen. Im Gegensatz dazu kann eine abnormal große Distanz den Eindruck einer Exotropie verursachen.

14.7.4. Enophthalmus und Exophthalmus

Ein tiefer in der Orbita liegender Augapfel (Enophthalmus) kann zu dem Eindruck einer Esotropie führen, während ein Hervortreten des Auges, ein Exophthalmus, den Eindruck einer Exotropie vermitteln kann.

14.7.5. Gesichtsasymmetrie

Eine deutlich Gesichtsasymmetrie kann zu dem Eindruck eines einseitigen Schielens führen, besonders zu dem Eindruck eines Vertikalschielens, wenn eine Orbita höher gelegen ist als die andere.

14.8. Inkomitierende Heterotropie (Lähmungsschielen)

Ein inkomitierendes Schielen besteht dann, wenn der Schielwinkel sich mit verschiedenen Blickrichtungen oder mit Fixation des rechten oder linken Auges verändert. Das Schielen kann eine Phorie oder eine Tropie sein. Manchmal kann auch in einigen Blickrichtungen eine Phorie und in anderen eine Tropie bestehen. Absolut harmonische, kongruente binokulare Bewegungen in allen Blickrichtungen würden eine vollkommene Symmetrie der Augen und aller beteiligten Strukturen zur Voraussetzung haben. Da es eine solche Vollkommenheit nur selten gibt, sind geringe Inkomitanzen von keinerlei signifikanter funktioneller Bedeutung. Sie bestehen bei vielen Schielformen, die als konkomitant betrachtet und bezeichnet werden. So ist z. B. eine geringe Inkomitanz beim Blick nach oben und nach unten normal. Wenn man nach oben sieht werden die Augen, verglichen mit ihrer Primärstellung, etwas divergent, während sie beim Blick nach unten etwas mehr konvergent werden.

Man kann das inkomitierende Schielen nach der Zeit des Beginns als kongenital (bei der Geburt vorhanden) oder erworben bezeichnen. Falls das Schielen während der ersten Lebenswochen auftritt, kann es vom klinischen Standpunkt mit unter die kongenitale Form gezählt werden, da das resultierende klinische Bild das gleiche wie bei einem kongenitalen Schielen ist, denn beide Schielformen sind vor Konsolidierung einer normalen binokularen Zusammenarbeit aufgetreten. Die erworbenen Formen treten nach der Festigung eines normalen bifovealen Sehens ein.

Eine Inkomitanz der Augenbewegung kann entweder funktionell durch ein überschießendes oder unterwertiges Wirken eines oder mehrerer äußerer Augenmuskeln oder durch mechanische Behinderung der Augenbewegungen verursacht sein. Die Differentialdiagnose zwischen einer funktionellen und mechanischen Ursache wird äußerst zuverlässig durch den Duktionstest (forced duction test) ermöglicht. Dieser Test ist in Narkose durchzuführen. Das Auge wird mit einer Pinzette gefaßt und passiv in die Richtung des Bewegungsdefizits geführt. Man faßt das Auge dazu an einem Muskelansatz. Noch besser ist es, wenn man durch einen Muskelansatz eine sogenannte Zügelnaht legt und diese anstelle der Pinzette verwendet, so daß durch die Pinzettenarme und deren Greiffläche keine Schwierigkeiten in der freien Bewegung entstehen. Wenn sich das Auge frei in alle Richtungen und besonders in die Richtung des Bewegungsdefizits bewegen läßt, besteht eine Paralyse oder eine Parese, also eine vollständige oder teilweise Lähmung eines Muskels. Wenn sich ein Widerstand gegen die Bewegung feststellen läßt, ist das Bewegungsdefizit auf ein mechanisches Hindernis zurückzuführen.

Die Überfunktion eines äußeren Augenmuskels ist fast immer Folge einer Unterfunktion des gegenüberliegenden Antagonisten. Daher ist eine solche Überfunktion meist sekundär. Die Schwäche des antagonistisch wirkenden Muskels führt zu einer stärkeren Kontraktion des normalen Gegenspielers und damit zu einer größeren Bewegung als normalerweise der Fall ist.

Unterfunktionen können durch Veränderungen folgender Strukturen verursacht sein:

1. der im Hirnstamm gelegenen Kerne der motorischen Augennerven
2. der motorischen Augennerven
3. der Verbindung zwischen Nerven und Muskeln, wo die Nervenimpulse auf die Muskeln übertragen werden (myoneurale Junktionen)
4. der äußeren Augenmuskeln und ihrer zugehörigen Sehnenstrukturen
5. der Orbitastrukturen (Lageveränderungen durch krankhafte intraorbitale Veränderungen).

Pathologische Veränderungen in den Augenmuskelnerven oder in ihren Kernen führen zu einer verminderten Innervation und damit zu einer Funktionsminderung der betroffenen äußeren Augenmuskeln.

Wenn keine Nervenimpulse an einen Muskel gelangen, tritt eine völlige Funktionsstillegung, eine Paralyse ein. Wenn die übertragenen Impulse zu schwach sind, so daß es nur zu einer ungenügenden Kontraktion des Muskels kommt, entsteht eine Parese. Wenn die äußeren Augenmuskeln selbst betroffen sind, ist die Innervation normal, aber der Muskel kann nicht mit genügender Wirksamkeit antworten. Abermals kann das Bild einer kompletten Paralyse oder nur einer Parese entstehen. Wenn die Erkrankung des Orbitainhaltes den Muskel oder seine Nerven nicht betrifft, entsteht durch die Verlagerung des Auges eine Störung des Muskelgleichgewichts.

Zu einem inkomitierenden Schielen können sehr unterschiedliche krankhafte Veränderungen führen. Sie sollen nicht ausführlich besprochen werden, aber die folgende Zusammenstellung möge ihre große Vielfalt zeigen.

Kerne der okulomotorischen Nerven im Hirnstamm und motorische Augennerven

Auch eine einseitige Veränderung der okulomotorischen Kerne kann die äußeren Augenmuskeln beider Seiten betreffen, da es zwischen beiden Seiten vielfältige Verbindungen gibt.

1. Fehlen oder Unterentwicklung der Kerne
2. Entzündung
   a) bakterielle oder virusbedingte
   b) Toxine
      1. Nahrungsmittel
      2. Metalle
      3. Organische Stoffe
      4. Alkohol
      5. Kohlenmonoxid
3. Gefäßveränderungen
   a) Blutung
   b) Arteriosklerose

c) Diabetes
d) Aneurysma
e) ophthalmoplegische Migräne
4. Trauma bei der Geburt oder später
a) Zangengeburt
b) Schädelfraktur
5. Geschwülste

Myoneurale Verbindungen

1. Myasthenia gravis, eine Erkrankung, die einen chemischen Überträgerstoff der Nervenaktivität betrifft (Azetylcholin)
2. Toxine

Äußere Augenmuskeln und ihre zugehörigen Sehnenstrukturen

1. Muskelerkrankungen oder Erkrankungen, die die Muskeln betreffen
   a) Chronische progressive Ophthalmoplegia externa
   b) Chronische orbitale Myositis (muskulärer Pseudotumor, reaktive lymphoidzellige Hyperplasie)
   c) Dermatomyositis
   d) Hyperthyreoidismus
2. Trauma bei der Geburt oder später
3. Kongenitale Anomalien
   1. Ursprung
   2. Ansatz
   3. Länge
   4. Aktionsfläche
   5. Fibrosis
   6. Sehnenanomalien
4. Tumore

Orbitastrukturen – Verlagerung durch krankhafte intraorbitale Veränderungen

1. Primäre Orbitaveränderungen
2. Von angrenzenden Strukturen übergreifende Veränderungen
3. Beteiligung an Systemerkrankungen

Gewisse subjektive und objektive Charakteristika treffen für alle inkomitierenden Tropien zu, obwohl sie unterschiedlich stark ausgeprägt sein können, abhängig von der Schwere der Lähmung. Bei geringgradigen Störungen kann das Schielen nur bei Blickrichtung in die Funktionsrichtung des betroffenen Muskels vorhanden sein. Bei schweren Störungen mit Beteiligung verschiedener Muskeln kann jedoch eine fast vollständige Bewegungseinschränkung des betroffenen Auges bestehen. Es kann bei einem Patienten sowohl zu einer Verbesserung oder vollständigen Rückbildung der Parese oder der Paralyse kommen. Bei einem anderen können sich sekundär Veränderungen der ursprünglich nicht beteiligten Muskeln entwickeln und das klinische Bild weiter verändern und verschlimmern.

14.8.1. Schielen in Primärstellung

Wenn die Funktion eines einzelnen Muskels so stark gestört ist, daß die Fusion unmöglich wird, weicht das betroffene Auge von seiner Primärstellung ab, wenn das gesunde Auge fixiert. Diese Abweichung geht in jedem Falle in die zur Funktion des erkrankten Muskels entgegengesetzte Richtung.

Beispiel: Lähmung des Musculus obliquus superior Da der Muskel den Bulbus aus der Primärstellung nach unten und außen führt sowie nach einwärts rollt, wird eine Lähmung zu einer Hebung, Adduktion und Auswärtsrollung führen.

14.8.2. Diplopie

Wenn ein manifestes Schielen besteht, das durch die Fusion nicht beherrscht werden kann, leidet der Patient unter Doppelbildern. In jedem Falle ist die Lage des „falschen Bildes“ entgegengesetzt zu der Schielabweichung. Unter „falschem Bild“ versteht man die Wahrnehmung des Fixationsobjektes durch das schielende Auge.

Beispiel: Parese des Musculus obliquus superior Da das Auge gehoben ist, fällt das Bild des Fixationsgegenstandes auf die obere Netzhaut und wird deshalb im unteren Gesichtsfeld wahrgenommen. Da das Auge nach außen gedreht ist, fällt eine vertikale Linie im Raum nicht auf einen vertikalen Netzhautmeridian, sondern ihr Bild verläuft von dem oberen nasalen Quadranten nach dem unteren temporalen Quadranten der Netzhaut. Daher empfindet der Patient die Linie als oben nach innen gekippt. Sie verläuft für ihn aus dem oberen nasalen Quadranten des Gesichtsfeldes in den unteren temporalen Quadranten des Gesichtsfeldes des betroffenen Auges. Da das Auge adduziert ist, fällt das Bild auf die nasale Hälfte der Netzhaut und wird daher im temporalen Gesichtsfeld des betroffenen Auges wahrgenommen. Kurz zusammengefaßt wird das falsche Bild in einer Stellung wahrgenommen, in welche der isolierte Muskel das Auge aus der Primärstellung bewegen würde.

Die Trennung der Doppelbilder hängt während der Augenbewegungen von der Blickrichtung ab. Dadurch wird das unangenehme Gefühl einer Pseudobewegung erzeugt.

14.8.3. Vorbeizeigen

Durch die falsche Raumlokalisation eines Gegenstandes bei Patienten mit einer frischen Parese entsteht ein Vorbeizeigen.

Beispiel: Parese des rechten Musculus rectus lateralis Das linke Auge des Patienten wird abgedeckt. Er wird gebeten, mit einem Zeiger auf einen Gegenstand zu zeigen, der sich 30° nach rechts befindet. Die Versuchsanordnung ist so, daß er den Zeiger nicht sieht, (er wird z. B. unter einem Tisch gehalten) und damit die Kontrolle nicht visuell vornehmen kann. Im Falle der Lähmung des Musculus rectus lateralis läßt sich feststellen, daß er viel weiter nach rechts zeigt als 30°. Er zeigt also vorbei.

Dieses Phänomen läßt sich dadurch erklären, daß die beteiligten Hirnzentren keine Information über die tatsächliche Stellung der Augen haben. Zu Beginn der Untersuchung, wenn der Patient genau geradeaus schaut, wird der Gegenstand auf die nasale Hälfte der Netzhaut abgebildet. Übereinstimmend mit dem Richtungswert dieses Netzhautareals übermittelt das Gehirn dem Auge einen Impuls, sich um 30° nach rechts zu bewegen. Da jedoch der Musculus rectus lateralis des Auges paretisch ist, erzeugt dieser Impuls eine nicht ausreichende Bewegung, so daß sich das Auge nur um einen Bruchteil des notwendigen Winkels dreht, also z. B. nur 20° anstatt 30°. Damit fällt das Bild nicht auf die Mitte der Fovea, sondern auf einen Punkt, der 10° nasal von der Fovea liegt. Da es eine Rückkopplung der tatsächlichen Lage des Auges auf das Gehirn gibt, wird dann der Gegenstand folgendermaßen lokalisiert: Da sich der Gegenstand nach einer Bewegung des Auges um 30°, die geplant war, aber nur teilweise erreicht wurde, immer noch 10° rechts von der Gesichtslinie befindet, muß der Gegenstand 40° nach rechts gelegen sein. Damit wird der Fixationsgegenstand weiter in die Richtung des paretischen Muskels lokalisiert, als seiner tatsächlichen Lage entspricht. Mit der Zeit paßt sich der Patient, der bei einer erworbenen Parese sein gelähmtes Auge zur Fixation verwendet, an die falsche Lokalisation an. Patienten mit einer angeborenen und frühkindlichen Paralyse oder Parese passen sich so frühzeitig im Leben an, so daß ein Vorbeizeigen nicht demonstriert werden kann.

Diplopie und falsche Lokalisation sowie die dadurch bedingten Pseudobewegungen können zu Schwindelgefühlen, Brechreiz und Unwohlsein führen. Diese Symptome sind häufiger bei einer Vertikal- und Torsionsdiplopie als bei einer Horizontaldiplopie festzustellen. Sie treten nicht bei Kindern mit angeborenen Lähmungen auf und verschwinden bei Kindern im späteren Lebensalter rasch. Erwachsene passen sich langsamer daran an.

14.8.4. Primäres und sekundäres Schielen

Der primäre Schielwinkel ist jener Winkel, um den das Auge aus der Primärstellung abweicht, wenn das gesunde Auge fixiert. Nach dem Heringschen Gesetz werden in beide Augen die gleichen Innervationsmengen gesendet. Damit bestimmt die für das gesunde Auge notwendige Innervationsmenge auch, wieviel Nervenimpulse dem kranken Muskel übermittelt werden. Durch die Paralyse oder die Parese erzeugt die Innervation auf der kranken Seite eine geringere Augenbewegung als auf der gesunden Seite. Wenn eine vollständige Paralyse des Muskels besteht, kommt es entweder zu einem sehr großen Bewegungsdefizit des kranken Auges oder es erfolgt gar keine Bewegung. Wenn der Muskel nur gering paretisch ist, wird die Bewegung des kranken Auges nur gering eingeschränkt sein. Ein sekundäres Schielen tritt auf, wenn das erkrankte Auge fixiert. Unter diesem Umstand ist die Situation umgekehrt. Die Innervation des gesunden Auges wird durch die zur Bewegung des kranken Auges notwendige Innervationsmenge festgelegt. Um das kranke Auge in eine Fixationsstellung zu führen, muß sich der paretische Muskel kontrahieren. Da er jedoch uneffektiv arbeitet, braucht er einen höheren Innervationsbetrag als der normale Muskel. Demzufolge wird sich der betreffende Jochmuskel des gesunden Auges viel stärker kontrahieren, denn er erhält einen viel größeren Nervenimpuls als notwendig. Damit entsteht eine deutliche Überaktion und eine auffällige Schielstellung des gesunden Auges. Dieser sekundäre Schielwinkel ist, wie aus dem Gesagten hervorgeht, immer größer als der primäre Schielwinkel.

14.8.5. Von der Blickrichtung abhängige Inkomitanz

Der Schielwinkel verändert sich mit der Blickrichtung. Er ist am größten, wenn das Auge in die Richtung der maximalen Aktivität des gelähmten Muskels sieht, d. h., wenn es in die diagnostische Stellung des Muskels sieht.

Beispiel: Lähmung des rechten Musculus rectus lateralis Wenn sich während einer Lävoversion der rechte Musculus rectus lateralis entspannt, wird kein Schielen oder nur eine geringe Esotropie festzustellen sein. In der Primärstellung ist die Gleichgewichtsstörung auffälliger. In dieser Stellung muß sich der Musculus rectus lateralis der Wirkung seines Antagonisten widersetzen, nämlich der Wirkung des Musculus rectus medialis. Da er jedoch paretisch ist, kann er das nur im geschwächten Maße. Daher wird dem Musculus rectus medialis bei seiner Tätigkeit der Gegenpartner zum Teil fehlen und es resultiert eine größere esotropische Abweichung, als sie bei der Lävoversion feststellbar ist. Diese Gleichgewichtsstörung wird während der Dextroversion noch deutlicher, wo der Musuclus rectus lateralis der Hauptakteur ist. Daher wird in dieser Stellung, im Aktionsfeld des Musculus rectus lateralis, die Deviation am größten sein.

14.8.6. Muskuläre Folgen

Im Verlauf einer Parese oder einer Paralyse treten verschiedene Veränderungen ein, die sich als muskuläre Folgen zusammenfassen lassen. Das Ausmaß ihrer Entwicklung ist bei den einzelnen Patienten sehr unterschiedlich. Der Grund dafür ist unbekannt, aber die Geschwindigkeit und der Grad ihrer Entwicklung hängen teilweise davon ab, welches Auge der Patient zur Fixation verwendet. In den meisten Fällen ist es das gesunde Auge. Manchmal jedoch wird das gelähmte Auge bevorzugt. Das kann durch eine bessere Sehschärfe verursacht sein oder durch eine ursprünglich bestehende sehr ausgeprägte Dominanz dieses Auges, oder vielleicht auch durch den größeren Abstand der Doppelbilder, wenn das paretische Auge fixiert.

14.8.6.1. Überaktion des Antagonisten

Der Antagonist des gelähmten Muskels ist, abhängig von dem Ausmaß der Parese, ohne Gegenspieler und daher in seiner Aktion ungehemmter. Wenn der Patient das gesunde Auge zur Fixation verwendet, verursacht diese Überaktion das Schielen des betroffenen Auges. Der Antagonist wird ständig in einer stärkeren Kontraktionsstellung verharren, als es normalerweise der Fall ist. Nach einer Zeit, manchmal nicht mehr als einige Wochen, wird der Muskel spastisch und kontrahiert sich mehr und mehr. Der Schielwinkel wird damit immer größer und auch die Überaktion des spastischen Muskels wird immer ausgeprägter. Manchmal führt das zu einer Kontraktur mit organischen Veränderungen des Muskels. Die einzelnen Muskelfibrillen werden dann durch schrumpfende Bindegewebsfasern ersetzt.

14.8.6.2. Überfunktion des Jochmuskels

Sowohl der gelähmte als auch der Jochmuskel empfangen einen gleichen Innervationsbetrag. Falls das gesunde Auge zur Fixation verwendet wird, zeigt es bei einer frischen Parese eine normale Bewegung. Wenn jedoch im Gegensatz dazu das betroffene Auge fixiert, tritt eine deutliche Überaktion des Jochmuskels ein, die zu einem Sekundärschielen des gesunden Auges führt. Mit der Zeit wird diese Überaktion durch die Entwicklung eines Spasmus und einer Kontraktur zu einer Dauererscheinung, die sogar nach Rückbildung einer Lähmung bestehen bleibt. Eine Überaktion des Jochmuskels tritt allmählich auch dann auf, wenn das gesunde Auge zur Fixation verwendet wird, aber sie entwickelt sich viel langsamer.

14.8.6.3. Unterfunktion des Antagonisten (sogenannte Hemmungslähmung)

Da der direkte Antagonist des paretischen Muskels mehr oder weniger ohne Gegenspieler ist, braucht dieser Muskel eine viel geringere Innervation als es normalerweise bei einer Bewegung des Auges in das Aktionsfeld des Muskels der Fall wäre. Entsprechend dem Heringschen Gesetz erhält der Jochmuskel des Antagonisten eine gleich hohe Innervationsmenge wie der Antagonist – in diesem Falle also weniger als normal. Da dieser Muskel aber seinerseits einen normal funktionierenden Gegenspieler hat, wird die Bewegung des gesunden Auges in das Aktionsfeld des Jochmuskels des Antagonisten geringer sein als die gleichzeitig vorhandene Bewegung des gelähmten Auges in die gleiche Richtung.

Beispiel: Parese des rechten Musculus rectus lateralis Der Antagonist des paretischen Muskels ist der Rectus medialis des rechten Auges. Ihm fehlt der gesunde Gegenspieler. Daher braucht er eine geringere Innervation, um das rechte Auge nach links zu bewegen. Sein Jochmuskel, der linke Musculus rectus lateralis, erhält ebenfalls eine geringere Innervationsmenge, verglichen mit der Norm. Er hat jedoch einen gesunden Gegenspieler, den Musculus rectus medialis. Daher wird sich das linke Auge weniger stark nach links bewegen als das rechte. Es kann damit der Eindruck einer Parese des linken Musculus rectus lateralis entstehen.

Die Unterfunktion des Jochmuskels des Antagonisten tritt, wenn das paretische Auge zur Fixation verwendet wird, früher auf und ist auch deutlicher ausgeprägt. Nach einiger Zeit entwickelt sich diese Erscheinung aber auch, wenn das gesunde Auge für die Fixation bevorzugt wird.

Viele Paresen und Paralysen bilden sich spontan zurück, wenn die Ursachen zurückgebildet werden. Das kann Wochen bis Monate dauern. Wenn sich während dieser Zeit muskuläre Folgen ausgebildet haben, bestehen sie meist trotz der Rückbildung der ursprünglichen Parese fort. Die resultierende Tropie hat gelegentlich mehr den Charakter eines Begleitschielens als den eines Lähmungsschielens. Diese Tendenz des zunehmenden Charakters eines Begleitschielens durch die sekundäre Veränderung läßt sich bei allen alten Fällen feststellen, sogar dann, wenn die ursprüngliche Lähmung bestehen bleibt. Vertikalabweichungen haben nicht das gleiche Ausmaß an Übergangsbestreben zu einer Komitanz wie die Horizontalabweichungen, da sich die Aktion eines Vertikalmuskels mit der Blickrichtung verändert.

Muskuläre Folgen können bei Patienten mit erworbenen inkomitierenden Tropien leicht nachgewiesen werden. In viel geringerem Ausmaß erscheinen sie bei Patienten, bei denen der Zustand angeboren ist, besonders wenn eine abnorme Kopfhaltung sich zur Stabilisation des binokularen Sehens ausgeprägt hat.

14.8.6.4. Abnormale Kopfhaltung

Eine abnormale Kopfhaltung wird dann diagnostiziert, wenn ein Patient mit einem Lähmungsschielen seinen Kopf ständig in einer besonderen abnormalen Lage hält. Das kann aus zwei Gründen erfolgen:

1. Der Patient hat in einer bestimmten Blickrichtung bifoveales Einfachsehen. Eine Drehung des Kopfes in die entgegengesetzte Richtung erlaubt ihm, dieses umschriebene Feld des Einfachsehens so zu verschieben, daß es mit seiner egozentrischen Geradeauslage übereinstimmt. Er kann dann die geradeausliegenden Gegenstände einfach sehen. Das ist die weitaus häufigste Ursache für das Entstehen einer abnormalen Kopfhaltung.
2. Wenn der Patient kein verwendbares Feld bifovealen Einfachsehens hat, aber unter ständiger Diplopie leidet, tritt das Gegenteil ein. Er versucht, die Doppelbilder soweit wie möglich voneinander zu entfernen. Das geschieht dann,

wenn das Aktionsfeld des gelähmten Muskels mit der egozentrischen Geradeausstellung zusammenfällt. In diesem Feld ist die Schielabweichung des gelähmten Auges am größten. Daher ist der Abstand des echten und des falschen Bildes in ihm auch am größten.

Bei Menschen mit angeborener oder frühkindlicher inkomitierender Heterotropie wird die abnormale Kopfhaltung manchmal als okuläre Torticollis (Schiefhals) bezeichnet, da sie einer orthopädischen Veränderung, die als Torticollis bezeichnet wird, ähnelt. Bei der orthopädischen Veränderung kann der Kopf wegen organischer Veränderungen der Hals- und Nackenmuskulatur nicht gerade gehalten werden. Im Gegensatz dazu ist der okuläre Torticollis eine rein funktionelle Fehlhaltung, und der Kopf kann passiv geradegestellt werden. Wenn die Torticollis ocularis jedoch lange besteht, kann es ebenso wie bei den Augenmuskeln auch bei den Hals- und Nackenmuskeln zu sekundären Kontrakturen und sogar Fibrosen kommen.

Theoretisch erscheint es gar nicht so schwierig, die unterschiedlichen abnormalen Kopfhaltungen zu analysieren, die als Ergebnis einer gestörten Augenbewegung durch Lähmung einzelner Muskeln entstehen. In der Praxis sind jedoch die Bedingungen nicht so klar. Das ist auf unterschiedliche Faktoren zurückzuführen:

1. Die ursprünglichen Verhältnisse sind durch die sekundären Veränderungen verwischt worden.
2. Es ist nicht nur ein Muskel betroffen.
3. Die Parese ist so gering, daß bereits eine teilweise Kompensation ausreicht und die typische Kopfstellung sich niemals entwickelt.
4. Wenn eine Vertikalabweichung die Unterbrechung der Fusion hervorgerufen hat, kann eine schon vorher bestehende Eso- oder Exophorie den Charakter des Schielens verändern.

Es können drei verschiedene Komponenten einer unnatürlichen Kopfhaltung unterschieden werden:

1. Eine Hebung oder Senkung des Kinns,
2. eine Drehung des Gesichts und
3. eine Neigung des Kopfes.

Eine Hebung des Kinns, die bei einer Parese oder Paralyse eines Hebers auftritt, erfordert eine Senkung der Augen, falls der Patient weiterhin geradeaus schauen will. Dadurch wird das betroffene Auge aus dem Aktionsfeld des paretischen Hebermuskels herausgeführt. Im Gegensatz dazu wird das Kinn gesenkt, wenn der betreffende Muskel ein Senker ist.

Ein Patient mit einer Lähmung eines horizontalen Muskels dreht sein Gesicht in die Richtung, in die der Muskel normalerweise das Auge bewegen würde. Der Patient muß, um geradeaus zu sehen, seine Augen aus dem Feld der Wirkung des paretischen Muskels in die entgegengesetzte Richtung bewegen. Wenn der unzureichend funktionierende Muskel ein Vertikalmotor ist, dreht der Patient sein Gesicht so, daß die Augen aus dem Feld der größten Vertikalwirkung des Muskels herausgeführt werden. So wird bei einer Lähmung eines vertikalen Musculus rectus, der seine maximale Wirkung in Abduktion entfaltet, das Gesicht so gedreht, daß das betroffene Auge adduziert wird, wenn der Patient geradeaus schaut. Da die schrägen Muskeln ihren größten Vertikaleffekt in der Adduktion haben, trifft das Gegenteil zu: Das Gesicht wird so gedreht, daß das Auge mit dem betroffenen Obliquus abduziert wird, wenn der Patient geradeaus schaut.

Für die Neigung des Kopfes gibt es zwei Theorien: Die eine behauptet, daß der Hauptzweck die Hilfe bei der Ausschaltung des Vertikalschielens ist, die andere besagt, daß die Neigung des Kopfes in erster Linie zur Kompensation der Augendrehung beiträgt. Wenn bei einer Diplopie der Kopf zur Schulter geneigt wird, wird das Bild auf der Seite der Neigung nach unten verschoben, gleichgültig ob es sich um eine gekreuzte oder ungekreuzte Diplopie handelt. Durch den zyklorotatorischen Effekt des ohne Gegenspieler wirkenden Antagonisten des gelähmten Muskels wird eine Drehung des betroffenen Auges ausgelöst, die zu einer Drehung des falschen Bildes führt. Der zweiten Theorie zufolge benützt der Patient den durch die Kopfneigung ausgelösten Vestibularisreflex für eine Torsionsbewegung des gesunden Auges in die gleiche Richtung des erkrankten.

Die Neigungsrichtung des Kopfes bei einer bestimmten Paralyse oder Parese wird unten eingehender besprochen. Eine Neigung des Kopfes ist immer dann sehr ausgeprägt, wenn der Musculus obliquus superior betroffen wurde, gleich ob es sich um eine angeborene oder um eine erworbene Erkrankung handelt.

Die mit einer Paralyse oder Parese irgendeines äußeren Augenmuskels einhergehenden bezeichnenden Symptome sind ebenfalls weiter unten angeführt. Diese Zusammenstellung geht von der Annahme aus, daß die Lähmung eines isolierten Augenmuskels noch nicht lange besteht und der Patient orthophorisch ist. Aus Gründen des einfacheren Verständnisses werden die Störungen so beschrieben, wie sie aus der Unfähigkeit des einzelnen Muskels, seine physiologischen Funktionen aus der Primärstellung wahrzunehmen, resultieren würden. Es muß also in Betracht gezogen werden, daß aus verschiedenen Gründen einzelne Fälle nicht mit dem „Regelverhalten" übereinstimmen müssen.

1. Rechter Musculus rectus lateralis
   a) Primärschielen – Rechtes Auge adduziert
   b) Sekundärschielen – Linkes Auge adduziert; größer als das Primärschielen
   c) Unnatürliche Kopfhaltung – Gesicht nach rechts gedreht; Kinn manchmal nach unten geführt, um von der physiologischen Divergenz beim Blick nach oben Gebrauch zu machen
   d) Augenbewegungen – Bewegungen des rechten Auges nach rechts eingeschränkt; Schielwinkel nimmt beim Blick nach rechts und während der Fernfixation zu

e) Überschießende Bewegung des rechten Auges bei der Lävoversion
f) Überschießende Bewegung des linken Auges bei der Dextroversion
g) Zu geringe Bewegung des linken Auges bei der Lävoversion
h) Diplopie – Ungekreuzt; Bildabstand vergrößert sich beim Blick nach rechts
i) Hess-Schirm – Abb. 128

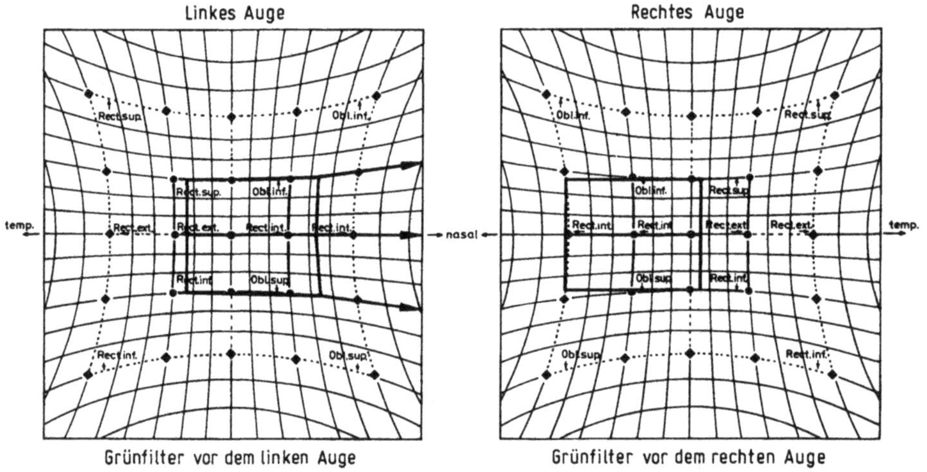

Abb. 128 Hess-Schema eines Patienten mit Parese des rechten Musculus rectus lateralis

2. Rechter Musculus rectus medialis
a) Primärschielen – Rechtes Auge abduziert
b) Sekundärschielen – Linkes Auge abduziert; größer als das Primärschielen
c) Unnatürliche Kopfhaltung – Gesicht nach links gedreht; Kinn manchmal gehoben, um von der physiologischen Konvergenz während des Sehens nach unten Gebrauch zu machen
d) Augenbewegung – Bewegung des rechten Auges nach links eingeschränkt; der Schielwinkel nimmt mit der Blickrichtung nach links und während der Nahfixation zu
e) Überschießende Bewegung des rechten Auges bei der Dextroversion
f) Überschießende Bewegung des linken Auges bei der Lävoversion
g) Zu geringe Bewegung des linken Auges bei der Dextroversion
h) Diplopie – Gekreuzt; Abstand der Doppelbilder nimmt beim Blick nach links zu
i) Hess-Schirm – Abb. 129

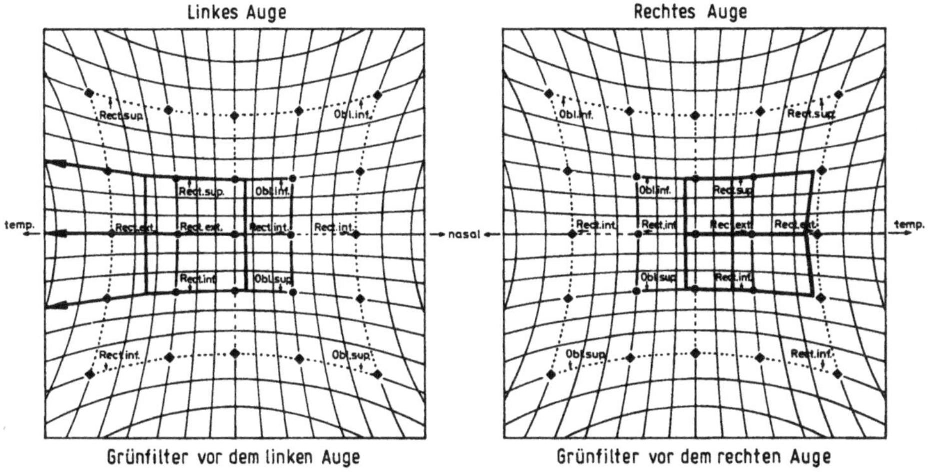

Abb. 129 Hess-Schema eines Patienten mit Parese des rechten Musculus rectus medialis

3. Rechter Musculus rectus superior
   a) Primärschielen – Rechtes Auge nach unten, leicht abduziert und etwas nach außen gedreht
   b) Sekundärschielen – Linkes Auge gehoben, leicht abduziert und gering nach außen gedreht; größer als der Primärschielwinkel
   c) Unnatürliche Kopfhaltung – Kinn gehoben; Gesicht nach rechts gewendet; Kopf in einem frischen Fall nach links geneigt; bei den meisten Patienten Kopf nach rechts geneigt durch Überfunktion des Jochmuskels, (des linken Musculus obliquus inferior)
   d) Augenbewegungen – Bewegung des rechten Auges nach oben und rechts eingeschränkt; Schielwinkel in dieser Richtung am größten
   e) Überschießende Bewegung des rechten Auges beim Blick nach unten und nach rechts
   f) Überschießende Bewegung des linken Auges beim Blick nach oben und rechts
   g) Zu geringe Bewegung des linken Auges beim Blick nach unten und rechts
   h) Diplopie – Bild vom rechten Auge höher, gekreuzt und einwärts gekippt gesehen; Vertikalabstand nimmt beim Blick nach oben und rechts zu; Einwärtsdrehung nimmt beim Blick nach links zu; sowohl rechter Musculus rectus superior als auch rechter Musculus rectus inferior haben während Lävoversion größte Torsionswirkung, daher wird die Unfähigkeit des Musculus rectus superior, sich dem Drehungseffekt

rectus inferior zu widersetzen, beim Blick nach links am deutlichsten

i) Hess-Schirm – Abb. 130

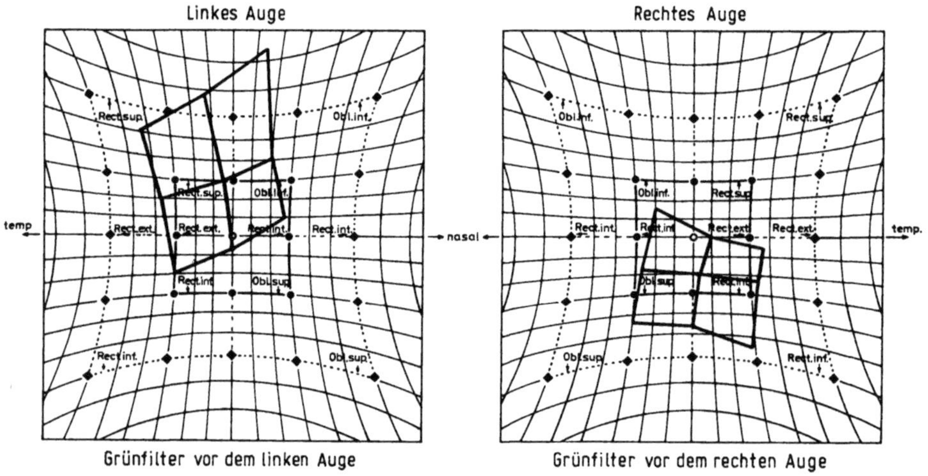

Abb. 130 Hess-Schema eines Patienten mit Parese des rechten Musculus rectus superior

4. Rechter Musculus rectus inferior

a) Primärschielen – Rechtes Auge gehoben, leicht abduziert und gering nach innen gedreht

b) Sekundärschielen – Linkes Auge nach unten, leicht abduziert und gering nach innen rotiert; größer als der Primärwinkel

c) Unnatürliche Kopfhaltung – Kinn nach unten; Gesicht nach rechts; Kopf leicht nach rechts geneigt; falls der Jochmuskel (linker Obliquus superior) überwiegt, wird der Kopf nach links geneigt

d) Augenbewegungen – Bewegungen des rechten Auges nach unten und rechts eingeschränkt; Schielwinkel in diesen Blickrichtungen am größten

e) Überschießende Bewegung des rechten Auges beim Blick nach oben und nach rechts

f) Überschießende Bewegung des linken Auges beim Blick nach unten und rechts

g) Zu geringe Bewegung des linken Auges beim Blick nach oben und rechts

h) Diplopie – Das vom rechten Auge wahrgenommene Bild erscheint tiefer, gekreuzt und nach außen gekippt; die Vertikaldistanz vergrößert sich beim Blick nach unten und rechts; die Extorsion vergrößert sich beim Blick nach links

i) Hess-Schirm – Abb. 131

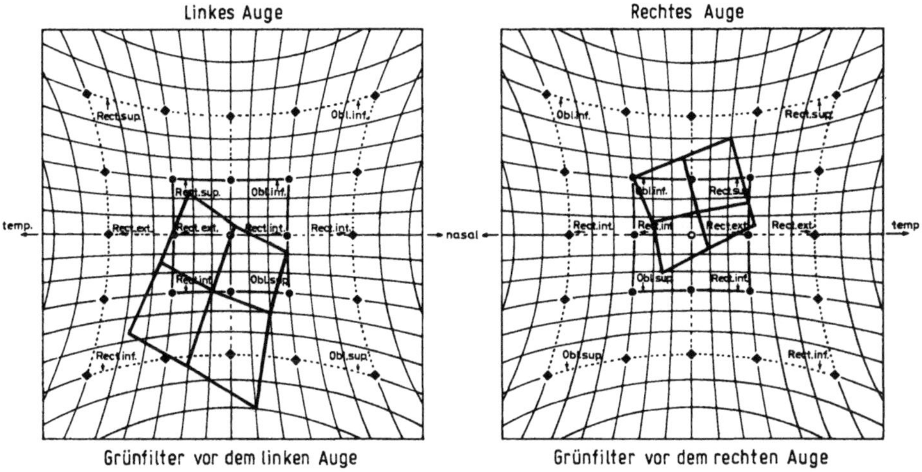

Abb. 131 Hess-Schema eines Patienten mit Parese des rechten Musculus rectus inferior

5. Rechter Musculus obliquus superior
   a) Primärschielen – Rechtes Auge gehoben, leicht adduziert und nach außen gedreht
   b) Sekundärschielen – Linkes Auge gesenkt, adduziert und nach außen gedreht; größer als das Primärschielen
   c) Unnatürliche Kopfhaltung – Kinn gesenkt; Gesicht nach links gedreht; Kopf nach links geneigt
   d) Augenbewegungen – Bewegung des rechten Auges beim Blick nach unten und links eingeschränkt; Schielwinkel in dieser Richtung am größten
   e) Überschießende Bewegung des rechten Auges beim Blick nach oben und links
   f) Überschießende Bewegung des linken Auges beim Blick nach unten und links
   g) Zu geringe Bewegung des linken Auges beim Blick nach oben und links
   h) Diplopie – Das durch das rechte Auge wahrgenommene Bild ist niedriger, ungekreuzt, nach innen gedreht; der Doppelbildabstand wächst beim Blick nach unten und links; die Intorsion wächst beim Blick nach rechts
   i) Hess-Schirm – Abb. 132

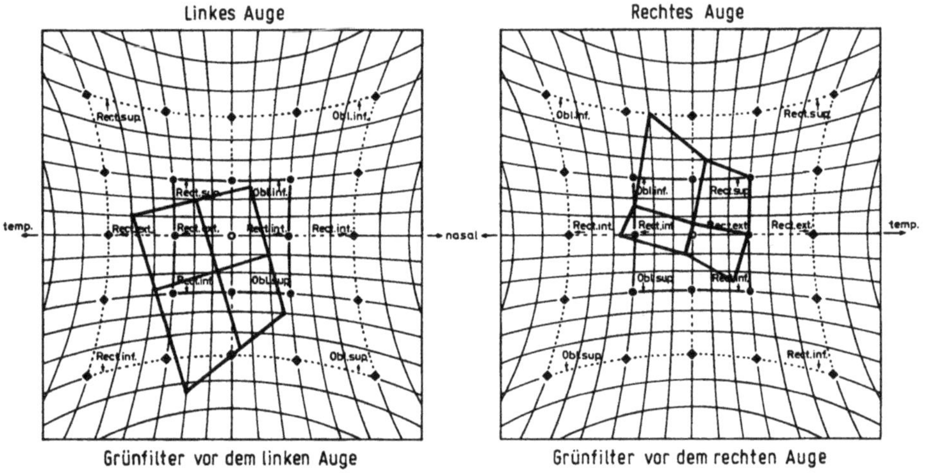

Abb. 132 Hess-Schema eines Patienten mit Parese des rechten Musculus obliquus superior

6. Rechter Musculus obliquus inferior

a) Primärschielen – Rechtes Auge gesenkt, leicht adduziert und einwärtsgerollt

b) Sekundärschielen – Linkes Auge gehoben, adduziert und einwärtsgerollt; größer als das Primärschielen

c) Unnatürliche Kopfhaltung – Kinn gehoben, Gesicht nach links gedreht; Kopf nach rechts geneigt

d) Augenbewegungen – Bewegung des rechten Auges beim Blick nach oben und links eingeschränkt; Schielwinkel in dieser Blickrichtung am größten

e) Überschießende Bewegung des rechten Auges beim Blick nach unten und links

f) Überschießende Bewegung des linken Auges beim Blick nach oben und links

h) Diplopie – Das vom rechten Auge wahrgenommene Bild erscheint höher, ungekreuzt und nach außen gedreht; der vertikale Abstand nimmt beim Blick nach oben und links zu; die Auswärtsdrehung nimmt beim Blick nach rechts zu

i) Hess-Schirm – Abb. 133

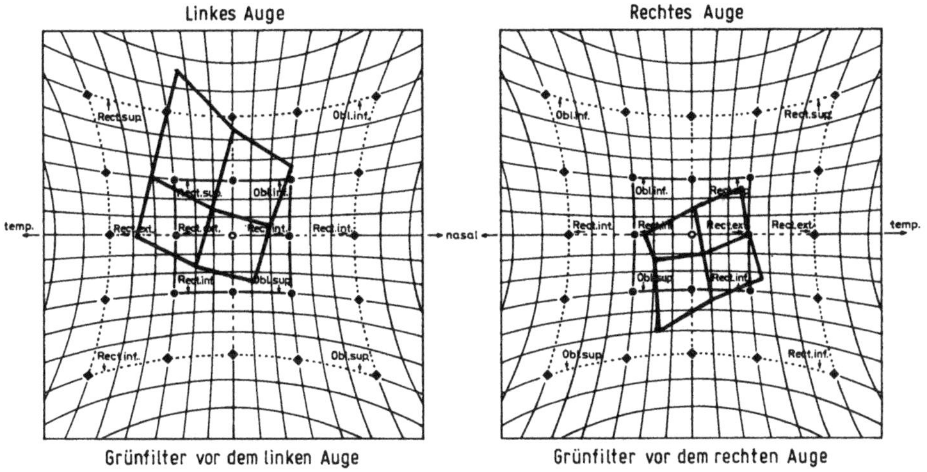

Abb. 133 Hess-Schema eines Patienten mit Parese des rechten Musculus obliquus inferior

14.8.7. Paralyse des III. Hirnnerven

Der III. Hirnnerv, der Nervus oculomotorius, versorgt alle äußeren Augenmuskeln mit Ausnahme des Musculus obliquus superior und des Musculus rectus lateralis. Er führt auch Fasern für die Pupillenverengung und für die Akkommodation. Bei einer vollständigen Paralyse verlieren alle diese Strukturen ihre Funktion. Da der Nerv auch den Musculus levator palpebrae versorgt, sinkt das Oberlid herab (Ptosis). Durch die Überfunktion des Musculus rectus lateralis ist das Auge deutlich abduziert. Ein extremer Blick auf die unbeteiligte Seite kann das schielende Auge sogar bis zur Mittellinie bringen. Die erhaltene Wirkung des Musculus obliquus superior zeigt sich nur in einer Einwärtsdrehung des Auges. Die Pupille ist reaktionslos erweitert. Die Akkommodation ist erloschen. Bei einer sogenannten Ophthalmoplegia externa sind nur die äußeren Augenmuskeln betroffen. Akkommodation und Pupillenreaktionen verlaufen normal. Das Gegenteil ist bei einer Ophthalmoplegia interna der Fall: Es besteht eine Lähmung des Musculus sphincter pupillae und des Ziliarmuskels, aber die äußeren Augenmuskeln sind intakt.

Eine solche Lähmung muß nicht immer vollständig sein, sondern es können nur einige Muskeln oder sogar nur ein einzelner betroffen sein. Bei einer angeborenen Lähmung des Nervus oculomotorius sind am häufigsten der Levator palpebrae und der Musculus rectus superior beteiligt, entweder getrennt oder in Kombination. Eine andere angeborene Störung ist die Lähmung der beiden Hebermuskeln am gleichen Auge, häufig mit einer Ptosis. Ursache und weitere Symptome einer Parese dieser Muskeln wurde bereits früher beschrieben.

14.8.8. Strabismus fixus

Der Strabismus fixus ist eine angeborene Störung, bei der das Auge ganz fest in vollständiger Adduktion steht. Der Musculus rectus medialis ist zu kurz und besteht aus unelastischem Bindegewebe. Die Erkrankung kann doppelseitig sein.

14.8.9. Paralyse des IV. Hirnnerven

Bereits früher wurden Ursachen und Erscheinungsbilder einer Paralyse oder Parese des Musculus obliquus superior beschrieben. Es ist augenscheinlich der häufigste angeborene Defekt.Eine Unterfunktion des Jochmuskels des Antagonisten, des kontralateralen Musculus rectus superior, kann so ausgeprägt sein, daß eine Bestimmung der primären Störung schwierig werden kann. Ein positiver Bielschowsky-Test ist diagnostisch wichtig, aber ein negatives Ergebnis beweist nichts und läßt die Frage offen.

14.8.10. Paralyse des VI. Hirnnerven

Bei einer Lähmung des VI. Hirnnerven, des Nervus abducens, tritt eine Lähmung des Musculus rectus lateralis ein. Es ist die häufigste Muskellähmung am Auge. Als angeborener Defekt tritt sie meistens beidseitig auf. Bei einer solchen angeborenen Lähmung bleibt gewöhnlich eine Kontraktur des gleichseitigen Musculus rectus medialis aus. Daher kann beim Versuch der Abduktion des gelähmten Auges eine Erweiterung der Lidspalte beobachtet werden. Auch für die Lähmung des Musculus rectus lateralis wurden die Ursachen und die Symptome bereits beschrieben.

14.8.11. Kongenitale Paralyse

Angeborene inkomitante Tropien haben viele Charakteristika gemeinsam, die manchmal von denen der erworbenen inkomitanten Tropien abweichen. Das Kind wird bereits früh eine unnatürliche Kopfhaltung einnehmen, wenn es dadurch bifoveales Einfachsehen erreicht. Gleichzeitig wird es für die Richtungen, in denen sonst Doppelsehen auftreten würde, Hemmung, eine bestimmte Form des Alternierens und manchmal anomale Netzhautkorrespondenz entwickeln. Selbst dann, wenn ein bifoveales Einfachsehen bei manchen Patienten nicht möglich ist, erreichen beide Augen eine gute Sehschärfe. Für die verschiedenen Blickrichtungen entwickelt sich ein Alternieren. Die Patienten sind voll an eine falsche Lokalisation angepaßt, so daß kein Vorbeizeigen nachweisbar ist. Eine Amblyopie entsteht nur selten. Wahrscheinlich werden davon nur die Patienten betroffen, bei denen es eine vom Lähmungsschielen unabhängige Ursache für die Bevorzugung eines Auges gibt. Häufig treten sekundäre Muskelveränderungen auf. Sie verändern den Charakter des Schielens und rufen sehr oft das Bild einer konkomitierenden Tropie hervor. Deutliche sekundäre Muskelkontrakturen sind aber beim angeborenen Lähmungsschielen viel seltener als bei erworbenen Paralysen oder Paresen.

14.8.12. Erkennung der betroffenen Muskeln oder des betroffenen Muskels

Zur Erkennung der betroffenen Muskeln oder des betroffenen Muskels werden folgende Techniken der Untersuchung angewendet:

Untersuchung auf eine unnatürliche Kopfhaltung,
Untersuchung der Augenbewegungen,
Messung des Schielwinkels in den Hauptblickrichtungen,
Anwendung eines Doppelbildtests und
Untersuchung am Hess-Schirm.

14.8.12.1. Unnatürliche Kopfhaltung

Wie bereits früher erwähnt, gibt es für eine unnatürliche Kopfhaltung bei kongenitalen oder erworbenen Paresen oder Paralysen zwei Ursachen: Der Patient möchte das periphere Feld des bifovealen Einfachsehens in die Richtung seiner eigenen Geradeauslokalisation verschieben oder es wenigstens in deren Nähe bringen. Die andere Theorie besagt, daß er seine beiden Doppelbilder soweit wie möglich voneinander trennen möchte. Wenn die Kopfhaltung aus dem ersten Grund unnatürlich wird, wird ihre Beobachtung die Diagnose unterstützen. Wenn einer der Horizontalmotoren betroffen wurde, also ein Musculus rectus lateralis oder medialis, besteht die unnatürliche Kopfhaltung in einer in die Richtung der Wirkung des Muskels zeigenden Gesichtsdrehung. Bei einer Parese des rechten Musculus rectus lateralis wird das Gesicht z. B. auf die rechte Seite gedreht. Bei einer Parese des rechten Musculus rectus medialis wird das Gesicht nach der linken Seite gedreht.

Bei den Vertikalmotoren, also den oberen und unteren Recti und den unteren und oberen Obliqui, sind die Verhältnisse etwas komplizierter. Die Kontraktion eines dieser Muskeln ruft die Kombination einer Vertikal-, Horizontal- und Torsionsbewegung hervor. Wenn einer dieser Muskeln paretisch ist, besteht die kompensatorische Kopfhaltung aus drei Komponenten:

1. einer Gesichtsdrehung,
2. einer Kinnhebung oder -senkung und
3. einer Kopfneigung.

Die ersten beiden Bewegungsformen führen die Augen aus dem Feld der vertikalen Hauptaktion der betroffenen Muskeln heraus. Die Kopfneigung kompensiert die Drehung des Auges und trägt zu einer Vertikalseparation der Doppelbilder bei. Wenn ein schräger Muskel betroffen ist, ist die Torsion eine direkte Folge der Muskellähmung. Wenn jedoch ein gerader Muskel betroffen ist, ist die Torsion meistens eine Folge der Überfunktion des kontralateralen Synergisten. Bei dem Rest der Patienten resultiert die Kopfdrehung ebenfalls aus der direkten Unterfunktion des beteiligten Rectus.

Bei einer Parese der Vertikalmotoren gibt es folgende unnatürliche Kopfhaltungen:

1. Rechter Musculus obliquus superior
   a) Gesicht nach links gewendet
   b) Kinn nach unten geführt
   c) Kopf nach links gekippt zur Kompensation der Extorsion des rechten Auges (angenommen, daß die Kopfneigung zur Kompensation der Torsion auftritt)
2. Rechter Musculus rectus superior
   a) Gesicht nach rechts gewendet
   b) Hebung des Kinns
   c) Kopf nach rechts geneigt zur Kompensation der Extorsion des linken Auges, als Folge einer Überfunktion des Musculus obliquus inferior.
3. Rechter Musculus obliquus inferior
   a) Gesicht nach links gedreht
   b) Hebung des Kinns
   c) Kopf nach rechts geneigt zur Kompensation der Intorsion des rechten Auges durch einen oppositionsfreien Musculus obliquus superior.
4. Rechter Musculus rectus inferior
   a) Gesicht nach rechts gedreht
   b) Senkung des Kinns
   c) Kopf nach links geneigt zur Kompensation der Intorsion des linken Auges durch eine Überfunktion des Musculus obliquus superior.

Nicht bei jedem Patienten mit einer Parese oder einer Paralyse eines äußeren Augenmuskels entwickelt sich notwendigerweise eine kompensatorische unnatürliche Kopfhaltung. Wenn jedoch eine solche Kopfhaltung vorhanden ist, hilft sie bei der Diagnose des Schielens und bei der Feststellung des gelähmten Muskels.

14.8.12.2. Augenbewegungen

Die Augenbewegungen werden untersucht, wenn der Patient einen Fixationsgegenstand beobachtet, der sich aus der Primärstellung in jede der Hauptblickrichtungen bewegt. Der Untersucher vergleicht die Bewegung der beiden Augen. Eine symmetrische Bewegung zeigt, daß keine Störung vorhanden ist. Eine ungleiche Bewegung ist ein Hinweis auf eine Gleichgewichtsstörung der Muskeln. Wenn eine solche ungleiche Bewegung festgestellt wird, muß der Covertest zur Bestimmung des fixierenden Auges ausgeführt werden. Monokulare Bewegungen sind nur für die Unterscheidung einer Parese von einer vollständigen Paralyse von Bedeutung.

14.8.12.3. Untersuchungen in den Hauptblickrichtungen

Die Größe des Schielwinkels wird in allen Hauptblickrichtungen gemessen oder zumindest geschätzt, um Unterschiede bei den einzelnen Blickrichtungen festzustellen. Jedes Auge muß dabei einmal die Fixation übernehmen. Um den Vergleich relevant zu gestalten, ist es außerordentlich wichtig, daß der Fixationsgegenstand immer den gleichen Abstand von der Primärstellung hat. Es ist ganz offenkundig, daß der Vergleich einer Schielwinkelmessung z. B. beim Blick 10 Δ nach unten rechts mit dem Schielwinkel beim Blick 20 Δ nach unten links wertlos ist. Aus diesem Grund ist eine Messung mit Prismen in allen Blickrichtungen nicht als sehr genau zu betrachten.

Für diese Messungen ist das Synoptophor oder noch besser das Synoptometer geeignet. Es kann so eingestellt werden, daß das Schielen des Patienten in Blickrichtungen mit einem gleichen Winkel von der Primärrichtung gemessen werden kann. Auch bei dieser Messung muß jedes Auge einmal die Fixation übernehmen.

Bei einer Parese oder bei einer Paralyse eines äußeren Augenmuskels wird der Schielwinkel dann am größten sein, wenn das betroffene Auge fixiert und in die Richtung der maximalen Einzelwirkung des Muskels schaut.

14.8.12.4. Doppelbildtest

Beim Doppelbildtest hält der Patient vor ein Auge ein rotes Filter und sitzt mit geradegehaltenem Kopf 1 m von einer strichförmigen Lichtquelle entfernt. Das Licht wird gleich weit in die Hauptblickrichtungen bewegt. In jeder Blickrichtung muß der Patient die Lage der beiden Bilder zueinander beschreiben. Er muß auch angeben, ob sich ein Bild dem anderen näher zuneigt. Wenn er in die Richtung der maximalen Einzelwirkung des betroffenen Muskels sieht, wird er die größte Trennung der beiden Bilder wahrnehmen. In dieser Stellung wird das vom Zentrum des Feldes am weitesten entfernte Bild vom gelähmten Auge wahrgenommen, unabhängig davon, welches Auge fixiert.

In einer modifizierten Form kann dieser Test auch mit dem Maddox-Kreuz durchgeführt werden. Der Patient fixiert mit einem Auge das Licht im Mittelpunkt des Kreuzes und gibt an, welchen Koordinaten der vertikalen oder horizontalen Skala das Bild des nichtfixierenden Auges entspricht. Zur Messung der Abweichung in den Hauptblickrichtungen wird der Kopf des Patienten unter Kontrolle durch das Bild einer kleinen am Kopf befestigten Lampe gedreht, während er das Licht im Zentrum des Kreuzes weiter fixiert.

14.8.12.5. Hess-Schirm

Es wird dazu entweder der originale Hess-Schirm verwendet oder eine Abwandlung von Harms oder Lees oder Lancaster. Die Augen werden entweder durch die Verwendung komplementärer Farbfilter oder durch Spiegel getrennt. Es wird die Richtung der Gesichtslinie des nichtfixierenden Auges aufgezeichnet, während das fixierende Auge in die Hauptblickrichtungen sieht.

Erklärung

1. Eine Kompression des Raumes zwischen zwei Punkten beweist die Unterfunktion einer Bewegung in dieser Richtung.
2. Die Expansion des Raumes zwischen zwei Punkten beweist die Überfunktion der Bewegung in dieser Richtung.
3. Felder gleicher Form und Größe beweisen eine Konkomitanz.
4. Felder ungleicher Form und Größe beweisen eine Inkomitanz.
5. Das Auge mit dem betroffenen Muskel weist das kleinere Feld auf.
6. Das nichtbetroffene Auge zeigt das größere Feld und damit die Überfunktion des kontralateralen Synergisten.
7. Geneigte vertikale Linien des Feldes zeigen ein A-oder V-Muster an.
8. Jedes kleine Quadrat der Registrierkarte überdeckt einen Winkel von 5° im Knotenpunkt des Auges. Damit läßt sich die Größe des Schielwinkels in jeder Blickrichtung schätzen.

Die Parese irgendeines äußeren Augenmuskels führt im Verlauf der Zeit zu sekundären Muskelveränderungen. Eine spätere Untersuchung kann deshalb zur Feststellung gelangen, daß zwei Muskeln in ihrer Aktion gehemmt sind und zwei überschießen. Manchmal ist das Schielen so deutlich konkomitierend geworden, daß es sehr schwer ist, festzustellen, welcher der beiden zu gering wirkenden Muskeln der ursprünglich befallene ist. Das ist besonders dann der Fall, wenn entweder der Musculus obliquus superior oder der Musculus rectus superior der ursprünglich befallene Muskel war.

Wenn sich eine Konkomitanz entwickelt hat, hilft der Kopfneigungsversuch nach Bielschowsky bei der Unterscheidung einer ursprünglichen Parese des Musculus rectus superior des einen Auges von der des Musculus obliquus superior des anderen Auges. Der Patient fixiert dabei mit dem Auge des zu wenig wirkenden Musculus rectus superior ein Ziel. Der Kopf wird nach der Seite des betroffenen Musculus obliquus superior geneigt, und dieses Auge wird beobachtet. Wenn es sich hebt, war der Musculus obliquus superior der ursprünglich gelähmte Muskel. Jedoch beweist ein negativer Ausfall dieses Testes nicht schlüssig, daß der Musculus rectus superior ursprünglich befallen war. Daher ist dieser Test nur von Wert, wenn mit ihm eine positive Antwort erzielt wird.

Die Hebung des Auges mit dem paretischen Musculus obliquus superior beim Bielschowsky-Test läßt sich folgendermaßen erklären.Normalerweise wird sich bei der Neigung des Kopfes nach einer Seite das Auge auf dieser Seite einwärts drehen, um seinen vertikalen Meridian parallel zur Raumvertikale zu erhalten. Diese Einwärtsdrehung wird durch eine Kontraktion des Musculus rectus superior und des Musculus obliquus superior bewirkt. Da sich diese beiden Muskeln hinsichtlich der Vertikalbewegung, also der Hebung und Senkung antagonistisch verhalten, erscheint keine Änderung der Vertikallage des Auges. Wenn jedoch der Musculus obliquus superior gelähmt ist, fehlt dem Musculus rectus superior der Gegenspieler, und es kommt gleichzeitig mit einer durch den Musculus rectus superior hervorgerufenen Intorsion zu einer Hebung des Auges. Diese kann verstärkt werden, wenn der Musculus rectus superior eine überschießende Innervation zum Ausgleich der fehlenden Intorsionswirkung des gelähmten Musculus obliquus superior erhält.

14.8.13. Behandlung

Die Behandlung inkomitierender Heterotropien ist grundsätzlich eine chirurgische. Bei Patienten mit einer kongenitalen Form, bei denen das Schielen durch eine unnatürliche Kopfhaltung nur mangelhaft kompensiert ist oder nur durch eine sehr auffallende unnatürliche Kopfhaltung ausgeglichen werden kann, ist eine frühe Operation angezeigt. Zur Herstellung gleicher Sehschärfe kann eine Okklusion erforderlich sein. Wenn ein Refraktionsfehler vorhanden ist, der zur Erschwerung der Fusion als ausreichend betrachtet wird, muß er korrigiert werden.

Patienten mit einer erworbenen inkomitierenden Heterotropie werden nur behandelt, wenn Symptome vorhanden sind oder kosmetische Gründe eine Operation erforderlich machen. Bei Patienten mit einem frischen Schielen und einem kleinen Schielwinkel, der durch die motorische Fusion nicht leicht überwunden wird, können Prismen nützlich sein. Der Prismenbehandlung liegt eine Schwierigkeit zugrunde: Die Größe des Schielwinkels verändert sich mit der Blickrichtung. Wenn der Zustand sich stabilisiert hat, kann eine orthoptische Behandlung zur Verbesserung der Vergenzamplitude von Nutzen sein. Wenn die Störung so ausgeprägt ist, daß im zentralen und unteren Teil des Fixationsfeldes Doppelsehen auftritt, kann eine das erträgliche Maß überschreitende Belästigung des Patienten vorhanden sein. Eine Okklusion mit einem Milchglas oder eine deutliche Vernebelung eines Auges durch eine starke optische Brillenwirkung können sowohl von der Diplopie als auch von der falschen Lokalisation befreien. Da viele Paralysen oder Paresen sich teilweise oder vollständig ohne Behandlung erholen, zumeist im Verlauf eines halben Jahres, ist eine Operation nur dann angezeigt, wenn sich die Heterotropie stabilisiert hat und kein weiteres Fortschreiten mehr erwartet werden kann oder wenn begründeter Verdacht auf eine beginnende Kontraktur besteht. Wenn es eine Kontraindikation für eine Operation gibt oder wenn es nicht gelingt, durch die Operation die Diplopie zu beseitigen, gewöhnen sich die meisten Patienten mit der Zeit an ihren Zustand. Manche lernen tatsächlich das störende Doppelbild zu unterdrücken, während andere das falsche Bild so weitgehend ignorieren können, daß es für sie nicht mehr störend wirkt. Nach der Operation kann man mit einer orthoptischen Behandlung eine Verbesserung und Vergrößerung der fusionalen Vergenzamplitude erzielen, die sich in der Zeit vor der Operation verringert haben kann.

14.9. A- und V-Schielform

Wenn man das Muskelgleichgewicht der Augen beim Blick geradeaus nach oben und geradeaus nach unten untersucht, findet man häufig einen Unterschied im Schielwinkel. Diese Veränderung tritt meistens in einer regelmäßigen Art auf, so daß z. B. beim Blick nach oben eine stärkere Konvergenz, während beim Blick nach unten eine stärkere Divergenz zu beachten ist. Diese Veränderungen werden als A- oder V-Schielform oder auch in unzutreffender Weise als A- oder V-Syndrom bezeichnet. Wenn beim Blick nach oben die Gesichtslinien konvergieren, besteht eine A-Form, wenn sie beim Blick nach unten konvergieren, besteht eine V-Form. Solche A- und V-Formen können bei Patienten gefunden werden, die in der Primärstellung kein manifestes Schielen aufweisen. In der Mehrzahl besteht allerdings bei solchen Patienten in der Primärstellung eine Esotropie oder eine Exotropie. Demzufolge lassen sich folgende Formen unterscheiden:

1. A-Esotropie – Esotropie in der Primärstellung, die sich bei einer Hebung verstärkt und bei einer Senkung vermindert. Gelegentlich kann ein Patient gefunden werden, bei dem die Augen beim Blick nach unten parallel stehen.

2. A-Exotropie – Eine Exotropie in der Primärstellung, die sich bei der Senkung verstärkt und bei der Hebung vermindert. Auch hierbei kann ein Patient gefunden werden, bei dem die Augen bei der Hebung parallel stehen.
3. V-Esotropie – Eine Esotropie in der Primärstellung, die bei Blicksenkung zunimmt und bei Blickhebung abnimmt. Einzelne Patienten können beim Blick nach oben einen Parallelstand aufweisen.
4. V-Exotropie – Eine Exotropie in der Primärstellung, die bei Blickhebung zunimmt und bei Blicksenkung abnimmt. Gelegentlich kann ein Patient gefunden werden, bei dem die Augen bei der Senkung parallel stehen.

Darüber hinaus gibt es, wie bereits erwähnt, Patienten, bei denen in der Primärstellung kein Schielen besteht. Bei anderen wiederum ist die erwähnte Form unvollständig, so daß z. B. der Winkel sich bei einer Hebung oder nur bei einer Senkung verändert, also ein aufrechtes oder umgekehrtes Y bildet (⅄, Y).

Geringe Differenzen im Schielwinkel bei der Hebung und Senkung der Augen werden nicht als A- oder V-Formen bezeichnet. Eine geringe Divergenz bei der Hebung der Augen ist sogar physiologisch. Deshalb muß ein Minimum der Differenz zwischen dem Schielwinkel bei der Hebung und dem bei der Senkung notwendigerweise als Kriterium für die Diagnose einer A- oder V-Schielform definiert werden. Es sind mehrere solcher Kriterien vorgeschlagen worden. Eines dieser Kriterien setzt z. B. unterschiedliche Maßstäbe an, wenn der geringste Schielwinkel in jeder Blickrichtung größer als 30 Δ ist gegenüber solchen, bei denen er kleiner als 30 Δ ist. Wenn er kleiner als 30 Δ ist, dann muß ein Unterschied von 100 % zwischen dem beim Blick nach oben gemessenen Schielwinkel und dem beim Blick nach unten gemessenen bestehen, um die Diagnose einer A- oder V-Form zu rechtfertigen. Wenn der kleinste Schielwinkel größer als 30 Δ ist, muß die Differenz der Schielwinkel bei Hebung und Senkung mindestens 50 % betragen. Nach einer anderen Ansicht besteht eine A- oder V-Form dann, wenn die Änderung des Schielwinkels zwischen Primärstellung und Blicksenkung 15 Δ bei einer Esotropie und 10 Δ bei einer Exotropie überschreitet und wenn die Winkeldifferenz bei Primärstellung und Hebung 15 Δ bei der Exotropie und 10 Δ bei der Esotropie überschreitet.

A- und V-Formen lassen sich bei etwa 1/5 aller Patienten mit Strabismus nachweisen. Die häufigste Variante ist die V-Esotropie, gefolgt von der A–Esotropie. Bei der Mehrzahl der Patienten mit einer A- oder V-Form bestehen nicht nur horizontale Muskelgleichgewichtsstörungen, sondern auch Gleichgewichtsstörungen der Vertikalmotoren.

Die Ursache von A- und V-Schielformen ist unbekannt. Es wurden mehrere Theorien entwickelt, aber keine gibt eine restlos befriedigende Erklärung. Es erscheint zweifelhaft, ob für alle Formen und Fälle eine einzige Erklärung zutrifft.

Die Tatsache, daß die meisten Patienten mit einer A- oder V-Schielform auch eine Gleichgewichtsstörung der Vertikalmotoren haben, führte zu der Annahme, daß eine Unter- oder Überfunktion der Vertikalmotoren diese Erscheinung erklären könnte. Das bedeutet nicht notwendigerweise eine Parese eines vertikalen Muskels. Wie bereits früher ausführlich erläutert wurde, hängen die physiologischen Funktionen eines jeden Muskels sehr stark von der jeweiligen Augenstellung ab. Daher werden bei einer Exotropie die beiden schrägen Muskeln des abduzierten Auges während Hebung und Senkung kräftigere Abduktoren sein, als sie es in der Primärstellung sind.

Nach einer anderen Theorie werden die A- und V-Schielformen als Ergebnis einer Über- oder Unterfunktion der Horizontalmotoren angesehen. Diese Annahme geht von der Tatsache aus, daß die Recti laterales bei einer Hebung die Augenstellung stärker beeinflussen als die Recti mediales und daß umgekehrt eine Über- oder Unterfunktion der Recti mediales ihren größten Einfluß auf die Augen während deren Senkung haben. Zusätzlich zu diesen Annahmen einer Über- oder Unterfunktion irgendeiner dieser Muskelgruppen als Ergebnis einer Parese oder einer Horizontalabweichung der Augen, wurde gemutmaßt, daß diese Veränderungen durch eine abnormale zentrale Innervation verursacht sein könnten. Ebenso wird von manchen angenommen, daß die anatomischen Strukturen der knöchernen Orbita ebenso wie der Orbitainhalt für A- und V-Formentstehung verantwortlich sind. Aus verschiedenen Symptomen mancher Paralysen läßt sich vermuten, daß die subkortikalen Zentren für die Konvergenz und für die vertikalen Blickbewegungen sehr nahe beieinander liegen. Es ist daher denkbar, daß Impulse für die Zentren der Vertikalbewegungen auf das Konvergenzzentrum überspringen können.

Tab. 8 Mögliche Muskelgleichgewichtsstörungen als Ursachen von A-V-Schielformen

Schielform	Horizontale gerade Muskeln	Schräge Muskeln	Vertikale gerade Muskeln
A-Esotropie	Unterfunktion d. Lateralis	Unterfunktion d. Inferior	Überfunktion d. Superior
A-Exotropie	Unterfunktion d. Medialis	Überfunktion d. Superior	Unterfunktion d. Inferior
V-Exotropie	Überfunktion d. Lateralis	Überfunktion d. Inferior	Unterfunktion d. Superior
V-Esotropie	Überfunktion d. Medialis	Unterfunktion d. Superior	Überfunktion d. Inferior

Die sich aus den Theorien der vertikalen oder horizontalen Muskelgleichgewichtsstörungen ergebenden Funktionsabweichungen sind in Tabelle 8 zusammengefaßt.

Die Untersuchung auf A- oder V-Schielformen sollte mit voller optischer Korrektion des Patienten vorgenommen werden. Dadurch soll der Einfluß der Akkommodation ausgeschaltet werden. Aus dem gleichen Grund muß der Patient dabei ein ferngelegenes Objekt fixieren. Durch Hebung oder Senkung des Kinns des Patienten können die Augen beobachtet werden und der Winkel kann im gewünschten Ausmaß der Hebung oder Senkung gemessen werden. Für eine korrekte Diagnose sollten folgende Maße bestimmt werden:

1. der Schielwinkel in Primärstellung, beim Blick nach oben und nach unten,
2. jegliche vertikale okulomotorische Gleichgewichtsstörung.
3. das Feld, in dem Fusion vorhanden ist, falls sie nachweisbar ist.

14.9.1. Behandlung

Wenn zur Wiederherstellung des bifovealen Sehens oder aus kosmetischen Gründen eine Behandlung der A-V-Schielform erforderlich ist, kann sie nur in einer Operation bestehen. Die Rolle der Orthoptistin ist dabei auf die genaue Diagnose beschränkt.

15. Andere Störungen, die die binokulare Motilität beeinträchtigen

15.1. Alternierende Sursumduktion

Die alternierende Sursumduktion ist eine Erscheinung, die sich weder unter die Phorien noch unter die Tropien einordnen läßt. Sie ist auch als alternierende Hyperphorie, alternierende Hypertropie, alternierende Sursumvergenz, Okklusionshyperphorie, Okklusionshypertropie, dissoziierte Vertikaldivergenz und Doppelhypertropie bekannt. Ihre Ursache ist eine zentrale Innervationsstörung. Sie kann mit bifovealem Einfachsehen oder häufiger auf eine Tropie aufgepflanzt auftreten.

Wenn eines der beiden Augen abgedeckt wird, bewegt es sich während der Fixation des anderen nach oben. Wenn die Abdeckung entfernt wird, kehrt das nach oben gerichtete Auge entweder sofort in die frühere Lage zurück oder erst nach einer längeren Zeit. Beide Augen verhalten sich mit Ausnahme der Zeit bis zur Rückkehr in die Ausgangsstellung nach Entfernung der Abdeckung völlig gleich. Das unterscheidet sie grundsätzlich von den Hyperphorien oder von den Hypertropien, bei welchen sich ein Auge während der Abdeckung nach oben bewegt und das andere unter der Abdeckung nach unten.

Ein anderes Unterscheidungsmerkmal dieser alternierenden Sursumduktion ist die Tatsache, daß der Schielwinkel des abgedeckten Auges durch Unterschiede im Lichtstimulus des fixierenden Auges beeinflußt werden kann. Wenn vor das fixierende Auge ein Neutral- oder Farbfilter gehalten wird, bewegt sich das Auge hinter der Abdeckung nach unten und kann sogar bis unter die Mittellinie gehen. Nach einer Entfernung des Filters weicht es wieder weit nach oben ab. Eine solche Senkung des abgedeckten Auges kann auch spontan ohne Veränderung des Lichtstimulus des fixierenden Auges auftreten.

Die alternierende Sursumduktion ist häufig mit einem latenten Nystagmus, einer Kopfschiefhaltung und Verrollung der Bulbi, kombiniert. Es sind dies Symptome des kongenitalen Strabismus. Die Therapie besteht in einer Überwachung des Alternierens und einer eventuellen Operation aus kosmetischen Gründen.

15.2. Konvergenzinsuffizienz

Der Name Konvergenzinsuffizienz bezeichnet den Zustand sehr gut. Es handelt sich um die Unfähigkeit, auf ein normales Maß zu konvergieren oder die Konvergenz in einem normalen Ausmaß für längere Zeit aufrechtzuhalten. Sie kann in jedem Lebensalter auftreten, aber gewöhnlich nicht im Vorschulalter. Bei der Fernfixation ist der Patient im typischen Falle orthophorisch. Die Konvergenzinsuffizienz kann aber auch bei einer Exophorie oder einer Esophorie auftreten. Im Konvergenznahpunkt besteht gewöhnlich eine geringe Exophorie, bedingt durch eine etwas erniedrigte AC/A-Ratio. Der entscheidende Befund ist, daß der Konvergenznahpunkt weiter entfernt gelegen ist. Wenn der Patient einen sich nähernden Gegenstand betrachtet, hält er eher mit seiner Konvergenz inne als ein gesunder Mensch es tut. Wenn der Fixationsgegenstand noch näher herangebracht wird, tritt eine Exotropie auf.

Der Konvergenznahpunkt liegt gewöhnlich in einer Entfernung von 6 bis 10 cm von der Basislinie. Theoretisch ist ein weiter entfernt gelegener Nahpunkt bereits die Grundlage für die Diagnose einer Konvergenzinsuffizienz. Es hängt jedoch sehr vom Patienten ab, ob er dabei Beschwerden hat oder nicht. Wenn er keine Naharbeit zu verrichten hat, kann er einen weiter entfernt gelegenen Nahpunkt ohne Symptome vertragen. Wenn jedoch ein anderer Patient seine Arbeit fast ausschließlich am Schreibtisch vollbringt, kann er sogar dann Schwierigkeiten haben, wenn sein Nahpunkt weniger weit entfernt liegt.

Zusätzlich zu dem weiter entfernt gelegenen Konvergenznahpunkt hat der Patient auch immer einen entfernteren Akkommodationsnahpunkt. Tatsächlich hört seine Akkommodation eher auf als die Konvergenz. Bei der Erklärung der Ätiologie kann diese Tatsache von Bedeutung sein. Die genaue Ursache der Konvergenzinsuffizienz ist noch nicht bekannt. Die relative Konvergenz ist dabei schwach, meist geringer als 15 Δ. Es besteht keine willkürliche Konvergenz. Bei der Naharbeit treten asthenopische Beschwerden wie Müdigkeit, Kopfschmerzen und verschwommenes Sehen auf.

15.2.1. Behandlung

15.2.1.1. Orthoptische Maßnahmen

Behandlungsziel bei der Konvergenzinsuffizienz ist, den Konvergenznahpunkt auf ungefähr 6 cm zu bringen und die Amplitude der positiven relativen Konvergenz zu verbessern. Die dafür in Frage kommenden Methoden sind bereits bei der Behandlung der Exophorie im Kapitel 13 beschrieben.

Wichtig ist eine mehrmals am Tag erfolgende Übung des Patienten zwischen den wöchentlichen Vorstellungen in der orthoptischen Abteilung. Es muß darauf geachtet werden, daß sich kein Akkommodations- oder Konvergenzspasmus entwickelt. Die Übungen dürfen nicht zu heftig durchgeführt werden und nach jedem Übungsabschnitt soll der Patient seine Augen soweit entspannen, daß er gekreuzte physiologische Diplopie empfindet. Meist ist im Durchschnitt eine sechsmalige Behandlung (einmal pro Woche) erforderlich. Nach Beendigung der Behandlung sollte der Patient beschwerdefrei sein. Gelegentlich soll er die Übungen zu Haus durchführen um einen Rückfall zu vermeiden.

Als Folge einer Verletzung kann eine vollständige Konvergenzunfähigkeit auftreten, eine Konvergenzparalyse.

15.3. Supranukleäre Blicklähmungen

Die supranukleären kortikalen und subkortikalen okulomotorischen Zentren wurden bereits in Kapitel 1 besprochen. Wenn die Funktion dieser Zentren gestört wird oder Störungen in den Überleitungsbahnen dieser Zentren auf die einzelnen okulomotorischen Kerne eintreten, resultieren hauptsächlich Defekte der Versionen. Da es keine Konflikte in den okulomotorischen Kernen oder in ihren Bahnen zu den äußeren Augenmuskeln gibt, führen solche Störungen nicht zu einem Strabismus. Die internukleäre Ophthalmoplegie bildet dabei die einzige Ausnahme. Sie wird durch eine Störung des Fasciculus longitudinalis medialis hervorgerufen.

15.3.1. Störungen der horizontalen Blickbewegungen

Es wurde bereits beschrieben, daß von den frontalen Hirnrindenzentren ausgehende Fasern für die willkürlichen Augenbewegungen auf der gleichen Hirnseite abwärts verlaufen, daß aber im letzten Teil dieser Bahn eine Fasergruppe im Hirnstamm auf die gegenüberliegende Seite kreuzt, um im subkortikalen Zentrum für die horizontalen Blickbewegungen zu enden (Abb. 26).

Wenn sich ein zerstörender Krankheitsprozeß in diesem kortikalen Zentrum oder im Verlauf dieser Bahn ausbreitet, entsteht eine Blicklähmung zu der einen Seite und eine konjugierte Deviation nach der anderen Seite. Wenn z. B. eine Blicklähmung nach links besteht, ist der Patient nicht in der Lage, seine Augen über die Mittellinie hinweg nach links zu bewegen und nach der rechten Seite hin besteht eine konjugierte Abweichung. Die einen solchen Defekt auslösende Läsion wird ihren Sitz auf der rechten Seite haben, wenn sie sich proximal vom Kreuzungspunkt der Fasern im Hirnstamm befindet. Wenn sie distal vom Kreuzungspunkt der Fasern im Hirnstamm gelegen ist, befindet sie sich auf der linken Seite (Abb. 134).

Die durch Hemisphärenstörungen bedingten Blicklähmungen sind gewöhnlich vorübergehend. Wahrscheinlich tritt eine Kompensation von der kontralateralen nichtbefallenen Hemisphäre ein. Wenn solche Paralysen durch Hirnstammläsio-

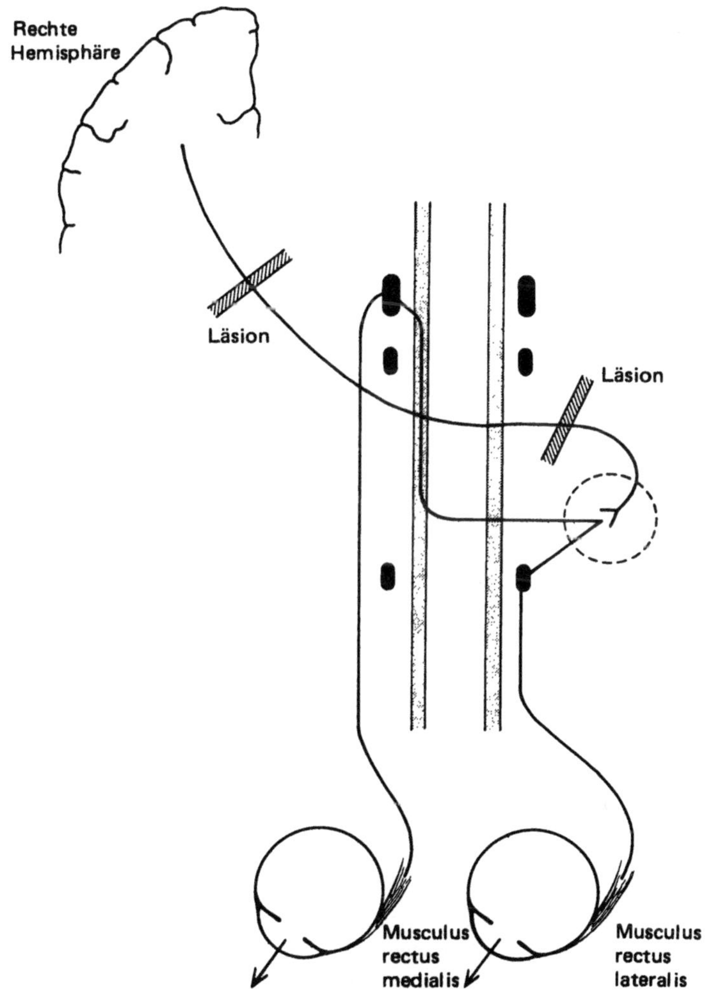

Abb. 134 Mögliche Lokalisationen von Störungen bei Blicklähmung nach links

nen hervorgerufen werden, sind sie meist weniger stark ausgeprägt, aber sie halten solange an wie die ursächliche Störung, da es keine Kompensation der Funktionen gibt. Die zu Blicklähmungen führenden Vorgänge, wie z. B. Geschwülste, Blutungen und Erweichungen, rufen schwere neurologische Symptome hervor, die im allgemeinen die Augenzeichen überschatten. Die efferente Bahn aus dem okzipitalen okulomotorischen Zentrum überträgt optomotorische Reflexe. Diejenigen ihrer Fasern, die Signale für horizontale Blickbewegungen übertragen, kreuzen ebenfalls im Hirnstamm, um auf der gegenüberliegenden Seite zu enden. Zerstörend wirkende Prozesse dieses Hirnrindenzentrums oder seiner Bahn verursachen horizontale Blicklähmung und konjugierte Deviation geringeren Ausmaßes als Läsionen des frontalen willkürlichen Systems. Im Hinblick auf die Lokalisation des Störungsherdes vor oder hinter der Kreuzung der Fasern sind die Betrachtungen die gleichen, wie für die frontale Blickbahn.

15.3.2. Störungen der vertikalen Blickbewegungen

Es wurde bereits gesagt, daß die subkortikalen Zentren für die vertikalen Blickbewegungen irgendwo im Bereich der vorderen Vierhügel gelegen sind und daß eine vertikale Version nur dann auftritt, wenn eine gleich starke Erregung aus beiden Hemisphären stattfindet (Kapitel 1). Es ist daher unwahrscheinlich, daß durch eine Hemisphärenstörung eine Parese der vertikalen Blickbewegungen auftreten kann. Das würde eine Störung gleichen Ausmaßes in beiden Hemisphären zur Voraussetzung haben. Die Tatsache jedoch, daß es Paresen der Aufwärtsblickbewegung gibt, während der Blick nach unten ungestört ist und auch umgekehrt deutet darauf hin, daß es eine gewisse anatomische Trennung der beiden Zentren geben muß. Eine Blicklähmung nach unten ist häufig mit einer Konvergenzparese verbunden, so daß man annehmen kann, daß das subkortikale „Konvergenzzentrum“ oder die Bahn für die Übermittlung der Konvergenz in enger Nachbarschaft zu dem Zentrum für die Blickbewegung nach unten sein muß.

15.4. Internukleäre Ophthalmoplegie

Die internukleäre Ophthalmoplegie ist die einzige supranukleäre Störung, die nicht zu einer Blicklähmung führt. Sie ahmt vielmehr ein Lähmungsschielen nach. Sie ist durch einen Krankheitsherd im Fasciculus longitudinalis medialis bedingt. Damit werden die Fasern unterbrochen, die vom subkortikalen Zentrum für die horizontale Blickbewegung der einen Seite zum Kern des Nervus oculomotorius der anderen Seite verlaufen (Abb. 135).

Dadurch wird z. B. ein Impuls für die Lävoversion aus dem linken subkortikalen Zentrum zum linken Abduzenskern übertragen und zu einer Abduktion des linken Auges führen, aber er wird nicht den Kern des Nervus oculomotorius der rechten Seite erreichen. Es wird also keine Kontraktion des rechten Musculus rectus medialis einsetzen, und das rechte Auge wird sich nicht nach links mit wenden. Damit wird eine Lähmung des Musculus rectus medialis vorgetäuscht. Zusätzlich tritt im abduzierten Auge ein Nystagmus auf.

Der scheinbar paretische Muskel, der Musculus rectus medialis, ist deshalb nicht paretisch, da er auf Vestibularisreizung (kalorischer vestibularer Nystagmus) normal reagiert. Ebenso gibt es bei vielen Patienten eine normale Konvergenz, die ebenfalls die Kontraktion des Musculus rectus medialis zur Voraussetzung hat.

Häufig ist die internukleäre Ophthalmoplegie beidseitig. Abhängig vom Sitz der Störung können andere Hirnnervenkerne und auch der Konvergenzmechanismus mit betroffen sein.

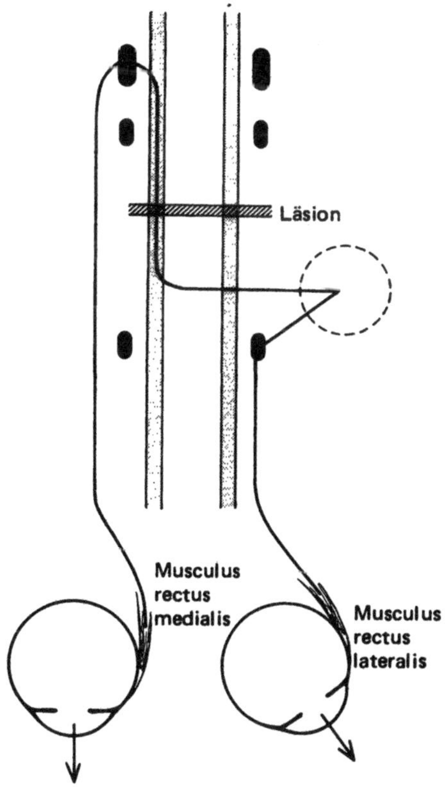

Abb. 135 Sitz einer Störung, die eine internukleare Ophthalmoplegie verursacht

15.5. Augensyndrome – Systematik

Ein Syndrom ist eine Gruppe von Symptomen und Zeichen, die eine bestimmte pathologische Bedingung charakterisiert. Es gibt angeborene und erworbene Syndrome. Im Zusammenhang mit den Motilitätsstörungen des Auges werden die folgenden Syndrome besprochen:

Angeborene Retraktionssyndrom (Stilling, Türk, Duane),
Marcus-Gunn-Phänomen (Jaw-Winking-Syndrom),
Möbius Syndrom und das
Sehnenscheidensyndrom des Obliquus superior.

Erworbene Gradenigo Syndrom.

15.6. Retraktionssyndrom (Stilling,Türk,Duane)

Das Retraktionssyndrom kommt bei Mädchen häufiger vor als bei Jungen. Die linke Seite ist bevorzugt. Das Syndrom hat folgende Einzelsymptome:

1. Fehlende oder deutlich eingeschränkte Abduktion der betroffenen Seite
2. Eine weniger deutliche Einschränkung der Adduktion
3. Eine Verengerung der Lidspalte und ein Zurückweichen des Bulbus in die Orbita beim Versuch der Adduktion
4. Erweiterung der Lidspalte beim Versuch der Abduktion
5. Konvergenzschwäche
6. Unnatürliche Kopfhaltung, gewöhnlich ist das Gesicht nach der betroffenen Seite gedreht, um bifoveales Einfachsehen zu ermöglichen.

Gewöhnlich ist der Patient in der Lage, sein Feld des bifovealen Fixierens geradeaus zu halten, wenn er das Gesicht etwas nach der erkrankten Seite dreht. Wenn das Schielen während Versionen oder beim Versagen der Konvergenz auftritt, werden Doppelbilder nicht wahrgenommen, da sofort eine Hemmung eintritt. Das ist natürlich charakteristisch für jede intermittierende kongenitale Schielform. Obwohl die aufgeführten Symptome für das Retraktionssyndrom charakteristisch sind, gibt es eine Reihe von Abweichungen:

1. Trotz der eingeschränkten Adduktion kann die Konvergenz gut sein.
2. Das Feld eines bifovealen Einfachsehens kann fehlen, entweder wegen einer gleichzeitigen Esotropie oder einer dabei seltenen Exotropie in Primärstellung.

3. Die Adduktion kann stärker eingeschränkt sein als die Abduktion. Damit verbunden ist ein gegensätzliches Verhalten der Bulbus-Retraktion und der Verengerung der Lidspalte. In einem solchen Fall wird der Kopf so gedreht, daß das Gesicht zur gesunden Seite hinschaut.
4. Das Syndrom kann auf beiden Seiten vorhanden sein. Meist ist eine Seite, nämlich die linke, die stärker betroffene. In solchen Fällen kann der Patient die Aufrechterhaltung eines bifovealen Einfachsehens durch eine Senkung oder Hebung seines Kinns versuchen, abhängig davon, ob das Schielen in der Primärstellung eine Esotropie oder eine Exotropie ist.
5. Der Zustand kann bei vertikalen Blickbewegungen festgestellt werden. Dabei kann die Hebung stärker eingeschränkt sein als die Senkung mit einer Retraktion des Augapfels und Verengung der Lidspalte während der Senkung, oder die Senkung kann stärker eingeschränkt sein als die Hebung.

Solange das Schielen kompensiert werden kann, treten keine Symptome auf. Nur wenn das Kompensationsvermögen zu gering wird, wird der Patient gelegentlich über Doppelbilder, Kopfschmerzen oder asthenopische Beschwerden klagen.

Das Retraktionssyndrom kann durch periphere Strukturschädigungen der äußeren horizontalen Augenmuskeln entstehen und durch Behinderungen der Muskelbewegung durch die Muskelscheide, besonders beim Musculus rectus lateralis, oder es kann das Ergebnis einer paradoxen Innervation sein, die zum Antagonisten den gleichen Muskelimpuls sendet.

15.6.1. Behandlung

Wenn eine Behandlung notwendig wird, besteht sie in einer Operation, um eine kosmetische und funktionelle Verbesserung zu erzielen. Ein großes manifestes Schielen kann aus kosmetischen Gründen korrigiert werden. Funktionelle Gründe für eine Operation bestehen dann, wenn das bifoveale Einfachsehen nur durch eine sehr ausgeprägte unnatürliche Kopfhaltung erreicht werden kann oder wenn das bifoveale Einfachsehen zusammenzubrechen droht.

15.7. Marcus-Gunn-Phänomen (Jaw-Winking-Syndrom)

Das Phänomen von Marcus Gunn hat folgende Symptome:

1. Geringe Ptose der erkrankten Seite

2. Wenn der Mund geöffnet wird, tritt für einen kurzen Augenblick eine Retraktion des Oberlides weit über die normale Stellung ein. Auch wenn der Mund weiter offengehalten wird, kehrt das Lid in seine übliche Stellung einer geringen Ptose zurück.
3. Auch wenn der Unterkiefer nach der gesunden Seite hin bewegt wird, tritt eine Elevation des Lides ein.
4. Gleichzeitiges Vorhandensein einer Parese des Musculus rectus superior der kranken Seite.

Das Syndrom wird durch krankhafte Verbindungen zwischen dem motorischen Kern des Musculus levator palpebrae und dem des äußeren Musculus pterygoideus erklärt. Es kann sich auch um eine Dissoziation von Nervenimpulsen auf benachbarte Kerne handeln.

15.7.1. Behandlung

In schweren Fällen kann man den Versuch der Operation des Musculus levator palpebrae auf der kranken Seite machen. Bei kosmetisch weniger störenden Fällen ist keine Operation angezeigt.

15.8. Möbius-Syndrom

Das Möbius-Syndrom ist eine Erkrankung, die mit anderen angeborenen Störungen kombiniert sein kann. Es ist durch folgende Symptome gekennzeichnet:

1. Unfähigkeit zur Abduktion eines jeden Auges mit gleichzeitiger Esotropie. Diese kann auch fehlen.
2. Beiderseitige Facialislähmung mit fehlendem Lidschluß.

Das Syndrom ist auf eine beidseitige angeborene Lähmung des VI. und VII. Hirnnerven zurückzuführen, des Nervus abducens und des Nervus facialis.

15.8.1. Behandlung

Die einzige Behandlungsmöglichkeit zur Verringerung des Schielwinkels und zur Verbesserung des kosmetischen Aussehens ist die Operation.

15.9 Sehnenscheidensyndrom des Musculus obliquus superior (Brown-Syndrom)

Die Diagnose eines Sehnenscheidensyndroms des Musculus obliquus superior beruht auf folgenden Symptomen:

1. Unfähigkeit, das betroffene Auge in Adduktionsstellung über die Mittellinie zu heben.
2. Fehlen sekundärer Überfunktionen und Kontrakturen, wie sie normalerweise bei einem paretischen Muskel gefunden würden.
3. Gewöhnlich besteht eine Esotropie, die sich bei Blickhebung verstärkt und bei Blicksenkung vermindert. Es besteht also ein A-Muster.
4. Gewöhnlich besteht keine abnormale Kopfhaltung.

Die meisten Patienten klagen nicht über Beschwerden. Da der Zustand meist angeboren ist, haben sich die Patienten durch eine Hemmung angepaßt, und es bestehen keine Doppelbilder. Als Ursache dieses Syndroms wurde eine ungewöhnlich kurze Sehnenscheide des Musculus obliquus superior beschrieben, durch die eine vollständige Aufwärtsrotation des Auges verhindert wird. Damit kommt der Antagonist des Musculus obliquus superior, der Musculus obliquus inferior bei seiner Funktion nicht voll zur Entfaltung.

15.9.1. Behandlung

Eine Operation vor dem 2. bis 3. Lebensjahr oder später hat das Ziel, das binokulare Feld wieder herzustellen oder es zu vergrößern, falls ein peripheres Feld bifovealen Einfachsehens vorhanden ist. Wenn eine funktionelle Verbesserung nicht erwartet werden kann, macht sich gelegentlich eine Operation aus kosmetischen Gründen erforderlich, jedoch sind die Operationsergebnisse nicht immer gut. Es gibt spontane Besserungen.

15.10. Gradenigo-Syndrom

Das Gradenigo-Syndrom setzt gewöhnlich plötzlich und mit Schmerzen ein. Es ist durch folgende Symptome gekennzeichnet:

1. Vollständiges oder teilweises Fehlen der Abduktion eines Auges.

2. Esotropie mit homonymer Diplopie oder Esophorie in der Primärstellung, abhängig vom Ausmaß der Abduktionsbeschränkung.
3. Schmerzen in der betroffenen Gesichtshälfte.
4. Einschränkung des Gehörs oder Taubheit auf der erkrankten Seite.
5. Bei manchen Patienten kommt es auf der erkrankten Seite zu einer Fazialislähmung.

Das Syndrom ist ein Syndrom der Pyramidenspitze. Mit der Ausbreitung von entzündlichen Prozessen aus dem Mittelohr oder von einer Mastoiditis kann es durch ein Übergreifen auf die Spitze der Felsenbeinpyramide zu einer Beteiligung des Nervus trigeminus, des Nervus abducens und manchmal auch des Nervus facialis kommen.

15.10.1. Behandlung

Eine Behandlung der Entzündung führt meist zu einer spontanen Rückbildung der okularen Symptome. Wenn vorher eine Esotropie bestand oder wenn die Erkrankung ein kleines Kind vor der Stabilisierung des normalen bifovealen Sehens traf, kann eine Esotropie resultieren. Dann kann eine Operation zur Verminderung des Schielwinkels notwendig werden.

15.11. Nystagmus

Nystagmus ist eine fortgesetzte meist unfreiwillige oszillatorische Bewegung der Augen. Bei gesunden Menschen wird Nystagmus physiologischerweise als Antwort auf verschiedene Reize gefunden. Dazu gehören Körperdrehung, kalorische Reizung der Bogengänge durch Spülung des Gehörgangs mit kälteren oder wärmeren Flüssigkeiten und Bewegungen im Gesichtsfeld. Krankhaft tritt Nystagmus als Folge pathologischer Veränderungen auf.

In der folgenden Diskussion werden nur einzelne Nystagmusformen oberflächlich betrachtet. Es werden auch nicht die verschiedenen Einteilungsformen angegeben. Es sei jedoch erwähnt, daß schon allein auf einer beschreibenden Grundlage einiger Wesenszüge eine Unterscheidung verschiedener Nystagmusarten möglich ist.

Beim Pendelnystagmus sind die Augenexkursionen in beide Richtungen von gleicher Geschwindigkeit. Beim Rucknystagmus hingegen ist es in die eine Richtung eine langsame Bewegungsphase und eine rasche, ruckartige in die andere Richtung. Gewöhnlich besteht ein Pendelnystagmus nur einseitig. Wenn der Patient nach einer Seite sieht, wird der Nystagmus ruckartig. Die rasche Komponente hat ihre Richtung in Blickrichtung. Der Rucknystagmus wird nach der Richtung der raschen Komponente bezeichnet.

Der Nystagmus kann auch nach dem Ausmaß der Störung unterteilt werden. Wenn er nur beim Blick nach einer Seite auftritt, ist er als Nystagmus 1. Grades zu betrachten. Wenn er in der Primärstellung und beim Blick in eine Richtung vorhanden ist, wird er als Nystagmus 2. Grades betrachtet. Wenn er in allen Blickrichtungen nachweisbar ist, wird er als Nystagmus 3. Grades bezeichnet. Der Nystagmus kann horizontal, vertikal, rotatorisch oder gemischt sein. In der Mehrzahl der Patienten machen die beiden Augen koordinierte konjugierte Bewegungen.

15.11.1. Okularer Nystagmus

Ein okularer Nystagmus wird durch einen beiderseitigen, früh im Leben eintretenden Verlust der zentralen Fixation hervorgerufen. Das kann durch Erkrankungen der Netzhaut oder Mißbildungen der Netzhaut oder durch starke Trübungen der brechenden Medien, z. B. durch kongenitale Katarakte eintreten. Beim Blick geradeaus ist der Nystagmus pendelnd, geht aber meistens beim Blick nach einer Seite in einen Rucknystagmus über. Er ist fast immer horizontal.

15.11.2. Optokinetischer Nystagmus

Der optokinetische Nystagmus wurde bereits früher (S. 42–43) genau beschrieben. Er ist ein physiologischer Nystagmus und besteht aus einer langsamen Folgebewegung und einer entgegengesetzt gerichteten raschen Rückführungsbewegung der Augen.

15.11.3. Vestibulärer Nystagmus

Der vestibuläre Nystagmus ist ebenfalls ein Rucknystagmus. Er wird durch eine Gleichgewichtsstörung des aus den beiden Labyrinthen hervorgehenden Nerventonus verursacht. Das kann durch eine periphere Erkrankung des Labyrinths eintreten oder durch eine mehr zentral gelegene Erkrankung im Nervus verstibularis oder sogar im Hirnstamm. Der Nystagmus nimmt gewöhnlich zu, wenn der Patient in die Richtung der schnellen Komponente sieht. Beim vestibulären Nystagmus findet man häufiger eine rotatorische Komponente als bei anderen Nystagmusarten.

15.11.4. Spasmus nutans

Ein Spasmus nutans ist häufig mit einem Strabismus verbunden. Er entwickelt sich gewöhnlich im 1. Lebensjahr und nie nach dem 3. Seine Symptome bestehen aus intermittierendem Nystagmus, Kopfnicken und manchmal unnatürlicher Kopfhaltung. Die Ursache ist unbekannt. Der Spasmus nutans verschwindet spontan und vollständig ohne Behandlung im Verlauf von Wochen oder Monaten.

15.11.5. Weitere Nystagmusformen

Amaurotischer Nystagmus Ein okularer Nystagmus bei blinden Menschen.

Kalorischer Nystagmus Ein labyrinthärer Nystagmus, der durch Spülung des äußeren Gehörganges mit kaltem oder warmen Wasser hervorgerufen wird.

Dissoziierter Nystagmus Ein Nystagmus, bei dem Frequenz, Richtung, Amplitude usw. in den beiden Augen unterschiedlich sind.

Endstellnystagmus Ein Nystagmus, der physiologischerweise dann auftritt, wenn versucht wird, eine extreme Seitwärtsrichtung des Blickes einzunehmen.

Blicklähmungsnystagmus Ein durch eine Blicklähmung hervorgerufener Nystagmus.

Hereditärer Nystagmus Angeborener beidseitiger, pendelnder Horizontalnystagmus, der vererbt wird.

Latenter Nystagmus Angeborener Nystagmus, der nur dann auftritt, wenn ein Auge abgedeckt wird. Er ist häufig mit Strabismus kombiniert.

Muskellähmungsnystagmus Dieser Nystagmus wird durch eine Lähmung eines äußeren Augenmuskels hervorgerufen und tritt dann auf, wenn der Patient in das Aktionsfeld des gelähmten Muskels sieht.

Rotationsnystagmus Physiologischer labyrinthärer Nystagmus, der dann auftritt, wenn der Körper eine Rotation durchgeführt hat.

Waagebalkennystagmus (See Saw Nystagmus) Langsamer pendelnder Vertikalnystagmus, bei dem sich die beiden Augen entgegengesetzt zueinander bewegen.

Schrifttum

Bücher

Adler, F.H.: Physiology of the eye, 4. Aufl., Mosby, St. Louis, 1965.

Bangerter, A.: Amblyopiebehandlung, Karger, Basel, 1955.

Bielschowsky, A.: Lectures on motor anomalies. Dartmouth College Publications, Hannover, N. H., 1940.

Burian, H. M., G. K. von Noorden, Binocular Vision and Ocular Motility, Mosby, St. Louis, 1974.

Cüppers, C.: Grenzen und Möglichkeiten der pleoptischen Therapie, in: Bücherei des Augenarztes Nr. 38, Enke, Stuttgart, 1961.

Davson, H.: The eye (Vol. II u. III), Academie Press Inc., New York, 1962.

Duke-Elder, St.: System of Ophthalmology, Vol. V, Ophthalmic Optics and Refraction. Kimpton, London, 1970.

Duke-Elder, St., K. Wybar: System of Ophthalmology, Vol. VI, Ocular Motility and Strabismus. Kimpton, London 1973.

Esslen, E., Papst, W.: Die Bedeutung der Elektromyographie für die Analyse von Motilitätsstörungen der Augen. Karger, Basel, 1961.

Fink, W. H.: Surgery of the vertical muscles of the eye. Charles C. Thomas, Springfield Ill., 1962.

Flick, H.: Das Schielen des Kindes. Deutscher Ärzte-Verlag Taschenbuch Nr. 16, Köln-Löverich 1975.

Haik, G. M.: Strabismus, Mosby, St. Louis, 1962.

Hamburger F. A.: Stellungs- und Beweglichkeitsanomalien, in: Velhagen, K.: Der Augenarzt, IV, 651 – 2. Aufl. VEB G.Thieme, Leipzig, 1976

Hamburger, F. A.: F. Hollwich: Augenmuskellähmungen. Enke, Stuttgart, 1966.

Hugonnier, R. u. S.: Strabismes, Masson, Paris, 1965.

Kowalewskij, E. J.: Detskaja oftalmologija, Medizina, Moskwa, 1970.

Krüger, K. E.: Physiologische und methodische Grundlagen der Pleoptik und Orthoptik. VEB G.Thieme, Leipzig, 1972, 2. Auflage.

Lang, J.: Strabismus, Diagnostik, Schielformen, Therapie, 2. Aufl., Huber, Bern, Stuttgart, Wien, 1976.

Lang, J.: Mikrostrabismus, Enke, Stuttgart, 1973.

Lyle, T. K., Jackson: Praktische Orthoptik in der Behandlung des Schielens. Urban u. Schwarzenberg, München, Berlin, Wien, 1957.

Lyle, T. K., K. Wybar: Practical Orthoptics. Charles C. Thomas, Springfield Ill, 1967.

von Noorden, G. K., A. E. Maumenee: Atlas of Strabismus. Mosby, St. Louis, 1967.

von Noorden, G. K.: Current Concepts of Amblyopia. I. Congr. Internat.

Otto, J.: Lehrbuch und Atlas der Orthoptik. Hans Huber, Bern/Stuttgart/Wien 1975.

Richter, S.: Untersuchungen über die Heredität des Strabismus concomitans. VEB G. Thieme, Leipzig, 1967.

Sachsenweger, R.: Augenmuskellähmungen. Ein Handbuch. VEB G. Thieme, Leipzig, 1966.

Sachsenweger, R.: Augenkrankheiten im Kindesalter. VEB G. Thieme, Leipzig, 1973.

Schäfer, W. D.: Strabismus in der Praxis. Springer, Berlin, Heidelberg, New York, 1976.

Scobee, R. G.: The oculorotatory muscles. Mosby, St. Louis, 1947.

Wolff, E.: Anatomy of the eye and orbit, 5. Aufl. (rev. R. J. Last), Saunders, Philadelphia, 1961.

Zeitschriften

American Orthoptic Journal

British Orthoptic Journal

Journal of Pediatric Ophthalmology

Klinische Monatsblätter für Augenheilkunde

Albrecht von Graefes Archiv für klinische und experimentelle Ophthalmologie

Ophthalmologica

Folia ophthalmologica

Acta Ophthalmologica

American Journal of Ophthalmology

Archives of Ophthalmology (Chicago)

British Journal of Ophthalmology

Annales d' Oculistique

Oftalmologitscheskij Schurnal

Westnik oftalmologii

Einzelveröffentlichungen

Adelstein, F., C. Cüppers: Das sogenannte Blockierungssyndrom. 46. Beiheft Klin. Mbl. Augenlk, 271–278 (1966)

Bagolini, B.: Tecnica per l'esame della vissione binoculare Senza intraduzione di elementi dissocianti „Test del vetro Striato". Boll. Ocul. *37*, 195–209 (1958)

Cüppers, C.: The so-called „Fadenoperation". Second ISA, Marseille, 1974. H. Kimpton

De Decker, W., U. Holzki, U. Laube: Behandlung der anomalen Korrespondenz durch artifizielle Sekundärdivergenz. Ophthalmologica *157*, 142–153 (1969)

Goldmann, H.: Gedanken eines Nicht-Strabologen für Pathophysiologie des optischen Raumsinnes. Docum. Ophthal. *23*, 101–107 (1967)

Holland, G.: Häufigkeit und Vorkommen der anomalen Netzhautkorrespondenz. Graefes Arch. Ophth. *166*, 556–582, (1964)

Hubel, D. H., T. N. Wiesel: Binocular interaction in striate cortex of kittens reared with artificial squint. J. Neurophys. *28*, 1060 (1965)

Huber, A.: Die Miotica in der Behandlung des Strabismus concomitans, Ophthalmologica *127*, 362–367 (1954)

Pietruschka, G.: Kombinierte Myektomie und Rücklagerung bei Strabismus convergens. 20. Conc. Ophth. Acta 621–626 (1966)

Poliquen, P.: Zum Problem der Penalisation. Klin. Mbl. Augenheilk. *161*, 130 (1972)

Quéré, M. A.: Die Methoden der Penalisation in der Behandlung des Strabismus convergens. Klin. Mbl. Augenheilk. *161*, 190 (1972)

Réthy, St., S. Gal: Ergebnisse der konservativen Schielbehandlung durch Überkorrektur der manifesten Hypermetropie, Klin. Mbl. Augenheilk. *150*, 170–180 (1976)

Wilczek, M.: Neue Methode zur Untersuchung der anomalen Netzhautkorrespondenz. Klin. Mbl. Augenheilk. *145*, 882–887 (1964)

Anhang

Grundriß der routinemäßigen Untersuchungen
Grundriß der Behandlung von Heterophorien und Heterotropien
Glossarium

1. Grundriß der routinemäßigen Untersuchungen

1.1. Heterophorien

1. Untersuchung der brechenden Medien, des Fundus, Fixationskontrolle. Refraktionsbestimmung.
2. Bestimmung der Sehschärfe
3. Cover-Test
4. Schielwinkelmessung
5. Motilitätskontrolle mon- und binokular
6. Messung der Fusionsbreite einschließlich Maddox-Zylinder und Maddox-Wing
7. Messung der Akkommodationsbreite

1.2. Heterotropien

1.2.1. Intermittierende Heterotropie

1. Untersuchung der brechenden Medien, des Fundus, Fixationskontrolle. Refraktionsbestimmung.
2. Bestimmung der Sehschärfe
3. Cover-Test
4. Schielwinkelmessung
5. Motilitätskontrolle getrennt und binokular
6. Messung der Fusionsbreite einschließlich Maddox-Zylinder und Maddox-Wing
7. Einschätzung der Hemmung (Bagolini-Test, Worth-Test, Synoptophor)

1.2.2. Konkomitierende Heterotropie

1. Untersuchung der brechenden Medien, des Fundus, Fixationskontrolle. Refraktionsbestimmung.
2. Bestimmung der Sehschärfe
3. Cover-Test
4. Schielwinkelmessung
5. Motilitätskontrolle getrennt und binokular
6. Bestimmung der Netzhautkorrespondenz
7. Bestimmung der Fusionsfähigkeit

1.2.3. Inkomitierende Heterotropie

1. Untersuchung der brechenden Medien, des Fundus, Fixationskontrolle. Refraktionsbestimmung.
2. Bestimmung der Sehschärfe
3. Cover-Test
   A. Falls bei manchen Kopfhaltungen bifoveales Einfachsehen vorhanden ist:
      1) Beurteilung, ob es sich um eine anomale Kopfhaltung handelt
      2) Messung des Feldes bifovealen Einfachsehens
      3) Motilitätsprüfung
      4) Messung des Schielwinkels in allen Hauptsehrichtungen
      5) Messung der fusionellen Konvergenz
      6) Hess-Schirm
   B. Wenn keinerlei bifoveales Einfachsehen vorhanden ist:
      1) Schielwinkelmessung in allen Hauptblickrichtungen
      2) Prüfung der Motilität
      3) Prüfung der Netzhautkorrespondenz
      4) Prüfung der Fusionsfähigkeit
      5) Untersuchung auf Hemmung
      6) Hess-Schirm (falls möglich)

Je nach Untersuchungsergebnis sind weitere Tests auszuführen, wie z. B. binokulare Sehschärfenprüfung, Hindernislesen (z. B. Daumen 8 cm vor Nahvisusprobe), Bielschowsky's Kopfneigeversuch, Messung der AC/A ratio usw.

2. Grundriß der Behandlung von Heterophorien und Hetrotropien

2.1. Heterophorien

2.1.1.1. Exophorie

(sehr häufig, besonders Nahexophorie, Leseasthenopie, Zuflucht zur Akkommodationskonvergenz)

1. Korrektion eines Refraktionsfehlers (muß nicht voll auskorrigiert werden)
2. Falls notwendig, Sehschärfe der beiden Augen aneinander angleichen
3. Verbesserung der positiven fusionellen Konvergenz (Konvergenznahpunktübungen; Konvergenzübungen mit Prismen, z. B. Doppelprisma nach Herschel, Basis außen; am Synoptophor; mit stereoskopischen Bildern, nach 4 Wochen Konvergenztraining, Sprungübungen Fernpunkt – Nahpunkt).
4. Falls Basisabweichung zu groß, muß trotz guter fusioneller Konvergenz chirurgische Entlastung erwogen werden.

2.1.1.2. Esophorie

1. Volle Korrektion eines Refraktionsfehlers (evtl. Bifokalgläser)
2. Sehschärfeangleichung, falls notwendig
3. Verbesserung der negativen fusionellen Konvergenz
4. Anwendung von Miotika, falls hohe AC/A ratio und falls orthoptische Behandlung nicht ausreicht.
5. Falls Basisabweichung zu groß und keine Symptomenminderung durch andere Methoden, ist operative Behandlung zu erwägen.

2.1.1.3. Hyperphorie

1. Korrektion eines Refraktionsfehlers, evtl. Dezentrierung des Brillenglases, um prismatische Wirkung zu erzielen (Entlastung der vertikalen Vergenz)
2. Sehschärfe angleichen, falls erforderlich

3. Prismenanwendung (schwächstes Prisma, das Erhaltung der Fusion gestattet). Am besten vor jedes Auge halber Wert, Maximum 10 Prismendioptrien (Δ) insgesamt.
4. Chirurgische Entlastung wird häufiger nötig

2.1.1.4. Zyklophorie

1. Korrektion eines Refraktionsfehlers
2. Sehschärfe angleichen, falls erforderlich
3. Chirurgische Maßnahmen, falls Drehung auf offensichtlichen Muskeldefekt zurückzuführen ist

2.2. Heterotropien

2.2.1. Konkomitierende Heterotropien

2.2.1.1. Esotropie

1. Volle Korrektion jeglichen Refraktionsfehlers (sowohl sphärisch als auch zylindrisch)
2. Sehschärfe angleichen, falls erforderlich
3. Einschätzung der binokularen sensorischen Zusammenarbeit.
   A. Falls normale Netzhautkorrespondenz und bifoveale Fusion nachweisbar sind:
      1) Hemmung überwinden
      2) Chirurgische Maßnahmen
      3) Postoperative Behandlung zur Verbesserung der fusionellen Vergenz und zur Sicherung der Beibehaltung des binokularen Sehens.
   B. Falls keine bifoveale Fusion nachweisbar:
      1) Einschätzung des kosmetischen Aussehens:
         a) falls gute Kosmetik, operative Behandlung nicht nötig
         b) falls schlechte Kosmetik, kosmetische Schieloperation durchführen

2.2.1.2. Esophorie-Tropie

Esotropie durch Hyperopie

1. Volle Korrektion des Refraktionsfehlers
2. Sehschärfe angleichen, falls erforderlich

3. Hemmung ohne Refraktionskorrektion überwinden
4. Das Schielen ohne Korrektion überwinden lernen (durch Entspannung von Akkommodation und Konvergenz und durch Fusion der zum Bewußtsein gebrachten Doppelbilder).
5. Verbesserung der negativen fusionellen Konvergenz, so daß Akkommodation ohne Veränderung der Konvergenz möglich wird.

Esotropie in Abhängigkeit von der Fixationsentfernung

1. Korrektion jeglichen Refraktionsfehlers
2. Sehschärfe ausgleichen, falls erforderlich
3. Bestimmung der AC/A ratio
   a. Phorie in der Ferne, Tropie in der Nähe – hohe AC/A ratio
      1) Verabfolgung von miotischen Medikamenten
      2) Orthoptische Behandlung zur Überwindung der Hemmung und zur Erhöhung der negativen fusionellen Konvergenz.
   B. Tropie in der Ferne, Phorie in der Nähe – niedrige AC/A ratio:
      1) Hemmung überwinden
      2) Chirurgische Entlastung
      3) Postoperative Behandlung zur Verbesserung der fusionellen Vergenz und zur Sicherung der Beibehaltung des binokularen Sehens.

Zeitlich intermittierend auftretende Esotropie

1. Korrektion jeglichen Refraktionsfehlers
2. Sehschärfe angleichen, falls erforderlich
3. Hemmung überwinden
4. Verbesserung der negativen fusionellen Konvergenz
5. Möglicherweise Operation

Mikrostrabismus (Monofixationsphorie, Monofixationssyndrom)

1. Korrektur jeglichen Refraktionsfehlers, Verbesserung der fusionalen Vergenz
2. Amblyopiebehandlung (Okklusion)

2.2.1.3. Exotropie

Primäre Exotropie

1. Korrektion jeglichen Refraktionsfehlers
2. Sehschärfeangleichung, falls erforderlich

3. Einschätzung des kosmetischen Aussehens
   A. Falls gute Kosmetik, operative Behandlung nicht nötig
   B. Falls schlechte Kosmetik, kosmetische Schieloperation

Sekundäre Exotropie

1. Korrektion jeglichen Refraktionsfehlers
2. Einschätzung des kosmetischen Aussehens
   A. Falls gute Kosmetik, Behandlung nicht nötig
   B. Falls schlechte Kosmetik, kosmetische Schieloperation

Konsekutive Exotropie

1. Korrektion jeglichen Refraktionsfehlers
2. Sehschärfe angleichen, falls erforderlich
3. Einschätzung der binokularen sensorischen Zusammenarbeit
   A. Falls normale Netzhautkorrespondenz und bifoveale Fusion nachweisbar:
      1) Überwindung der Hemmung
      2) Verbesserung der fusionellen Kovergenz und Herstellung bifovealen Einfachsehens
      3) möglicherweise chirurgischer Eingriff erforderlich.
   B. Falls bifoveale Fusion nicht nachgewiesen werden kann:
      1) Beurteilung des kosmetischen Aussehens:
         a) Nichts tun, wenn es gut ist
         b) Operieren, wenn es schlecht ist

2.2.1.4. Exophorie-Tropie

1. Korrektion jeglichen Refraktionsfehlers
2. Angleichung der Sehschärfe, falls erforderlich
3. Bestimmung der AC/A ratio
   A. Tropie in der Ferne und Phorie in der Nähe:
      1) Hemmung überwinden
      2) Chirurgische Maßnahmen durchführen
      3) Postoperative Behandlung zur Erhöhung der fusionellen Vergenz und zur Sicherung der Beibehaltung des bifovealen Sehens.
   B. Phorie in der Ferne, Tropie in der Nähe
      1) Hemmung überwinden
      2) Verbesserung der Konvergenz und die Kontrolle des Schielens in der Nähe erlernen.
      3) Verbesserung der positiven fusionellen Konvergenz
      4) Möglicherweise chirurgische Maßnahmen erforderlich

C. Tropie in Ferne und Nähe:
1) Hemmung überwinden
2) Chirurgische Maßnahmen erforderlich
3) Postoperative Behandlung um die fusionellen Vergenz zu erhöhen und die Aufrechterhaltung eines bifovealen Sehens zu ermöglichen.

2.2.2. Inkomitierende Heterotropien

2.2.2.1. Kongenital

1. Korrektion offensichtlicher Refraktionsfehler
   A. Falls bifoveales Einfachsehen vorhanden:
      1. Operation vornehmen falls
         a) der Patient jünger als 5 Jahre ist,
         b) der Patient mit seinem Lähmungsschielen dekompensiert,
         c) eine abnormale Kopfhaltung besteht, die kosmetisch stört.
   B. Falls kein bifoveales Einfachsehen vorhanden ist:
      1. Angleichung der Sehschärfe
      2. Prüfung der binokularen sensorischen Zusammenarbeit
         a) falls bifoveale Fusion nachweisbar:
            (1.) präoperative orthoptische Behandlung
            (2.) Operation
            (3.) postoperative orthoptische Behandlung
         b) falls bifoveale Fusion nicht nachweisbar ist:
            (1.) kosmetische Operation, falls erforderlich.

2.2.2.2. Erworben

1. Korrektion offensichtlicher Refraktionsfehler
2. Behandlung der Ursache der Lähmung
3. Beobachtung bis zur Stabilisierung der Verhältnisse (ca. 1/2 Jahr)
4. Behandlung um ein bequemes bifoveales Einfachsehen zu ermöglichen, unter Benutzung einer einzelnen oder einer Kombination folgender Maßnahmen:
   A. Operation
   B. Prismen
   C. Orthoptik.

3. Fremdwörtererklärungen (Glossarium)

Die wichtigsten Begriffe der Orthoptik sind hier vollständig erläutert. Von den übrigen medizinischen Fachwörtern kann nur eine Auswahl geboten werden. Die Anschaffung eines medizinischen Wörterbuches ist zu empfehlen.

Aberration: Abweichung. Im optischen Sinne: Unvermögen eines optischen Systems, ein vollkommenes Abbild eines Objektes zu erzeugen.

Abduktion: Wendung des Auges nach außen.

Adduktion: Wendung des Auges nach innen.

Adnexe: Anhangsorgane. Beim Auge: Alle das Auge umgebenden Organe, wie Lider und Orbitainhalt.

Akkommodation: Eine Zunahme der Brechkraft des optischen Systems im Auge.

Akkommodationsbereich: Die Entfernung zwischen dem Akkommodationsnahpunkt und dem Akkommodationsfernpunkt.

Akkommodationsbreite (Akkommodationsamplitude): Der in Dioptrien ausgedrückte Unterschied zwischen der Brechkraft des Auges im Akkommodationsnahpunkt und im Akkommodationsfernpunkt.

Akkommodationsfernpunkt: Der am weitesten vom Auge entfernte Punkt, der auf der Netzhaut bei dem Akkommodationsminimum scharf abgebildet werden kann.

Akkommodationsnahpunkt: Der dem Auge am nächsten gelegene Punkt, der bei maximaler Akkommodation scharf auf der Netzhaut abgebildet werden kann.

Alternieren: Abwechseln

Alternierende Sursumduktion: Ein Zustand, bei dem jedes Auge unter Abdeckung nach oben abweicht. Wenn die Abdeckung entfernt wird, kehrt das Auge in seine Ausgangslage zurück, die eine Heterotropie oder ein bifoveales Einfachsehen sein kann.

Amblyopie: Eine Herabsetzung der Sehschärfe ohne erkennbare organische Veränderungen, die durch optische Mittel nicht gebessert werden kann.

Ametropie: Brechkraftfehler

Anamnese: Vorgeschichte, Fallgeschichte

Aneurysma: Aussackung eines Gefäßes (z. B. einer Arterie)

Aniseikonie: Unterschiedlich große Abbildung eines Objektes auf den beiden Netzhäuten.

Anisometropie: Ungleiche Brechkraft der beiden Augen.

Anomaliewinkel: s. Winkel der Anomalie

Anomale Netzhautkorrespondenz: s. Netzhautkorrespondenz

Aphakie: Fehlen der Augenlinse.

Aphakia operativa: Zustand nach operativer Entfernung der Linse (s. Cataract).

Asthenopie: Okulare Ermüdung mit ihren vielfältigen Symptomen.

Astigmatismus: Ungleiche Brechkraft des optischen Systems des Auges in verschiedenen Meridianen.

Basislinie: Gedachte Verbindungslinie der Rotationsmittelpunkte beider Augen.

Bifokalgläser: Brillengläser mit zwei Brennpunkten; z. B. oben Fernteil, unten Nahteil.

bilateral: doppelseitig, beidseitig.

binokular: beidäugig

Binokulares Einfachsehen: Durch die Fähigkeit, korrespondierende Punkte beider Netzhäute gleichzeitig zu gebrauchen, entsteht ohne instrumentelle Hilfe ein binokulares Einfachsehen

Cataract, die: Grauer Star, Linsentrübung

Cataracta congenita: Angeborene Linsentrübung

Depressor: Ein den Augapfel senkender Muskel.

Deviation: Schielen. Das Abweichen der Gesichtslinie eines Auges von der Orthoposition.

Basisdeviation: Schielabweichung nach Ausschaltung des akkommodativen Elements

Primäre Deviation: Die Abweichung des nichtfixierenden Auges beim Lähmungsschielen, wenn das gesunde Auge fixiert.

Sekundäre Deviation: Die Abweichung des gesunden Auges beim Lähmungsschielen, wenn das kranke Auge fixiert.

dexter: Rechts, der Rechte.

Dextrodepressoren: Muskeln, die die Augen in Dextroversion senken, d. h. der Musculus rectus inferior rechts und der Musculus obliquus superior links.

Dextroelevatoren: Die das Auge in Dextroversion hebenden Muskeln, also der Musculus rectus superior rechts und der Musculus obliquus inferior links.

Dextrorotatoren: Die Muskeln, die die Augen nach rechts wenden, d. h. der rechte Musculus rectus lateralis und der linke Musculus rectus medialis.

Dioptrie: Maßeinheit der Brechkraft. Sie entspricht dem umgekehrten Wert der in Meter ausgedrückten Brennweite. Eine Linse mit einer Brennweite von 1 Meter hat die Brechkraft von 1 Dioptrie. Eine Linse von 3 Dioptrien hat ihren Brennpunkt in 1/3 Meter Entfernung.

Dioptrisch: Zu den brechenden Medien des Auges gehörend (Hornhaut, Kammerwasser, Linse, Glaskörper).

Diplopie: Wahrnehmung von Doppelbildern. Ein einfacher Gegenstand wird durch die Reizung nichtkorrespondierender Netzhautstellen doppelt gesehen.

Disjugierte Bewegungen: Anderer Ausdruck für Vergenzen.

Divergenz: Die Gesichtslinien bewegen sich auseinander.

Dorsal: nach hinten gelegen, rückenwärts, Gegenteil von ventral.

Ektropium: Fehlstellung eines Lides mit Auswärtsklappung des Lidrandes.

Elevator: Das Auge hebender Muskel.

Emmetropie: Zustand normaler Brechkraft, bei dem ein entfernter Gegenstand auf der Netzhaut ohne Akkommodation scharf abgebildet wird.

Enophthalmus: In die Augenhöhle eingesunkener Augapfel.

Entropium: Fehlstellung des Lides mit Einwärtsklappung des Lidrandes.

Epikanthus: Eine Hautfalte, die sich von den nasalen Anteilen des Oberlides zur Nase hin erstreckt und den inneren Lidwinkel bedeckt.

Epinephrin: engl. Bezeichnung für Adrenalin.

Esophorie: Ein Schielen, das im Vergleich zur Orthoposition konvergent ist und nur bei Unterbrechung der Fusion auftritt, sonst also latent ist.

Esotropie: Ein konstantes Schielen, das im Vergleich zur Orthoposition konvergent ist.

Akkommodative Esotropie: Eine durch Akkommodationsanstrengung verursachte Esotropie.

Okklusionsesotropie: Eine nach verlängerter Okklusion durch zu lange Unterbrechung der Fusion auftretende Esotropie.

Exophorie: Ein Schielen, das im Vergleich zur Orthoposition divergent ist und nur bei unterbrochener Fusion auftritt, sonst also latent ist.

Exophthalmus: Ein Hervortreten des Augapfels aus der Augenhöhle.

Exotropie: Ein ständiges Schielen, das im Vergleich zur Orthoposition divergent ist.

Konsekutive Exotropie: Eine sich spontan oder nach einer Operation aus einer Esotropie entwickelnde Exotropie.

Sekundäre Exotropie: Fusionsunterbrechung durch Verlust oder erhebliche Herabsetzung der Sehschärfe eines Auges mit nachfolgender Exotropie.

Exzentrische Fixation: Ein einäugiger Zustand, bei dem ein anderer Punkt als das Zentrum der Fovea zur Fixation benutzt wird und die Fovea centralis nicht länger mehr Sitz der Hauptsehrichtung ist.

Exzentrisches Sehen: Ein einäugiger Zustand, bei dem der Patient mit einem peripheren Netzhautpunkt fixiert, aber bei dem die Fovea centralis die Hauptsehrichtung beibehalten hat.

Fixation: Die Drehung eines Auges in die Richtung des die Aufmerksamkeit erregenden Gegenstandes, so daß dieser Gegenstand schließlich im Zentrum der Fovea abgebildet werden kann.

bifoveale Fixation: Binokulare Fixation, die es gestattet, den Fixationspunkt gleichzeitig im Zentrum einer jeden Fovea abzubilden.

Fixationsdisparität: Ein Zustand, bei dem der fixierte Gegenstand nicht genau auf korrespondierenden Punkten abgebildet wird, bei dem aber die Bilder noch in das Panum'Areal fallen, so daß der Gegenstand einfach gesehen werden kann.

Fossa: Die Grube

Fovea: Das Grübchen

Fovea centralis: Zentrales Netzhautgrübchen mit Ansammlung von Zäpfchen, Stelle des schärfsten Sehens. In der Makula lutea gelegen.

Frontal: vorn gelegen

Frontalis: zum Stirnbein in Beziehung stehend

Fusion: Verschmelzung

Motorische Fusion: Augenbewegungen im Dienste der sensorischen Fusion, die als Antwort der Erregung disparater Netzhautpunkte erfolgen und die Augen in eine Stellung bringen, in der korrespondierende Netzhautpunkte vom gleichen Punkt des die Aufmerksamkeit erregenden Gegenstandes gereizt werden.

Sensorische Fusion: Die Integration von Signalen aus den beiden Augen zu einer einfachen Sinneswahrnehmung.

Fusionsbreite: Fähigkeit, 2 Bilder zu fusionieren, die auf zunehmend voneinander entfernte Gebiete beider Netzhäute fallen.

Gesichtslinie:=Sehachse: die Linie, die den Fixationspunkt mit dem Mittelpunkt der Eintrittspupille des Auges verbindet. Bei einer Verlängerung trifft diese Linie die Fovea centralis (engl. Bez.: primary line of sight), Synonym: Sehlinie

Glaukom: Erkrankung, die mit einer Steigerung des intraokularen Druckes einhergeht (Grüner Star) und damit zu einer Schädigung der Sehnervenfasern führt.

Hemmung: s. Suppression

Heterophorie: Eine Abweichung von der Orthoposition, die nur bei Unterbrechung der Fusion auftritt. Während des binokularen Sehens hält der Fusionsreflex die Augen in der Orthoposition und die Abweichung bleibt verborgen (latent).

Heterotropie: Strabismus; eine Abweichung von der Orthoposition, die durch Fusion nicht überwunden werden kann.

Horopter: Der gemeinsame Ort aller Objektpunkte, den Fixationspunkt eingeschlossen, die gleichzeitig auf korrespondierenden Netzhautelementen während der bifovealen Fixation abgebildet werden können.

Hypermetropie: „Weitsichtigkeit", Refraktionsfehler, bei dem parallele Lichtstrahlen sich hinter der Netzhaut vereinigen.

Hyperphorie: Latenter vertikaler Strabismus, bei dem die Sehachse eines Auges, im Vergleich zu der des anderen, nach oben abzuweichen neigt.

Hypophorie: Latenter vertikaler Strabismus, bei dem die Sehachse eines Auges, im Vergleich zu der des anderen, nach unten abzuweichen neigt.

Hypertropie: Manifester vertikaler Strabismus, bei dem die Sehachse eines Auges nach oben abweicht.

Inferior: unten, der untere

Inkomitanz: keine Begleitung. Beim Schielen: Der Schielwinkel ändert sich, je nachdem, welches Auge fixiert oder in welcher Richtung die Augen blicken.

Inkongruenz der Netzhäute: andere Bezeichnung für anomale Netzhautkorrespondenz.

Interpupillardistanz: Abstand der beiden Pupillenmitten.

Kaudal: Schwanzwärts, also nach dem Steiß zu gelegen.

Katarakt: s. Cataract

Konfusion: Die gleichzeitige Wahrnehmung zweier unterschiedlicher Gegenstände in der gleichen Lokalisation im subjektiven Raum.

Konkomitanz: Mitbegleitung. Beim Schielen: Der Schielwinkel bleibt unabhängig von der Blickrichtung und von der Seite der Fixation.

Konvergenz: 1. eine disjugierte Bewegung, die die Augen nach innen wendet; 2. eine Augenstellung, bei der sich die Gesichtslinien vor den Augen schneiden.

Konvergenzwinkel: s. Winkel der Konvergenz

Konvergenzinsuffizienz: Die Unfähigkeit, ohne übermäßige Anstrengung die notwendige Konvergenz zu bekommen oder sie beizubehalten.

Nahkonvergenz: Im deutschen Sprachgebrauch synonym für proximale Konvergenz

Korrespondenz: s. Netzhautkorrespondenz

Kranial: Kopfwärts gelegen.

Lacrimalis: Zu den Tränenorganen gehörig.

Lävo: Nach links gerichtet.

Lävodepressionen: Die Muskeln, die die Augen bei Lävoversion senken, also der Musculus rectus inferior links und der Musculus obliquus superior rechts.

Lävoelevatoren: Die Muskeln, die die Augen in Lävoversion heben, also der Musculus rectus superior links und der Musculus obliquus inferior rechts.

Lävorotatoren: Die Muskeln, die die Augen nach links wenden, also der Musculus rectus medialis rechts und der Musculus rectus lateralis links.

Lateral: seitlich

Lokalisation:

Egozentrische Lokalisation: Die Lokalisation eines Gegenstandes im Sehraum mit Bezugnahme auf sich selbst.

Relative Lokalisation: Die Lokalisation eines Gegenstandes im Sehraum mit Bezugnahme auf einen anderen Gegenstand.

Raumlokalisation: Die Lokalisation eines Gegenstandes unter Definition der Lage im subjektiven Sehraum.

Macula lutea: Gelber Fleck, Netzhautmitte

Medial: In der Mitte gelegen

Meterwinkel: Eine Einheit der Konvergenz

Mikrostrabismus: Eine konstante sehr kleine einäugige Abweichung von der Orthoposition verbunden mit einer Heterophorie; Fusion und stereoskopisches Sehen sind auf der Grundlage einer anomalen Netzhautkorrespondenz vorhanden. Gleiche Bezeichnung für Monofixationsphorie.

Miosis: Pupillenverengerung

Mioticum: Medikament, das eine Verengerung der Pupille bewirkt.

Monofixationsphorie: s. Mikrostrabismus

monokular: einäugig

Musculus: Muskel

Mydriasis: Pupillenerweiterung

Mydriatikum: Arzneimittel, das eine Pupillenerweiterung bewirkt.

Myektomie: Entfernung eines Teils eines Muskels (also richtige Bezeichnung: partielle Myektomie).

Myopie: Kurzsichtigkeit. Refraktionsfehler, bei dem sich parallel einfallende Strahlen vor der Netzhaut schneiden oder bei dem der Fernpunkt im Endlichen liegt.

Myotomie: Einschnitt in einen Muskel zu dessen Funktionsschwächung.

Nanometer: Maßeinheit der Länge, ein Milliardstel eines Meters, 1 nm = 10^{-6} mm = 10^{-9} m.

Netzhautkorrespondenz: Charakteristik der Zusammenarbeit definierter Netzhautstellen beim binokularen Sehen.

Normale Netzhautkorrespondenz: Netzhautpunkte beider Augen mit gleichen Lokalzeichen besitzen die gleiche Richtungslokalisation.

Anomale Netzhautkorrespondenz: Ein Zustand, bei dem auf ursprünglich nicht korrespondierenden Punkten der beiden Netzhäute empfangene Reize in die gleiche Richtung im Raum lokalisiert werden und zu einer einfachen Wahrnehmung verschmolzen werden. Das kann z. B. die Fovea des einen Auges und ein peripher der Fovea gelegenes Netzhautareal des anderen Auges sein. Bei der **harmonisch anomalen Netzhautkorrespondenz** ist der objektive Schielwinkel gleich dem Anomaliewinkel. Bei der **disharmonisch anomalen Netzhautkorrespondenz** ist der Anomaliewinkel kleiner als der objektive Schielwinkel. Letztere wird auch als versuchte anomale Netzhautkorrespondenz bezeichnet.

Netzhautrivalität: Der auf die Wahrnehmung bezogene Wettstreit, der durch die gleichzeitige Übertragung unvereinbarer Signale von korrespondierenden Netzhautpunkten der beiden Augen ausgelöst wird und zu einer alternierenden Perzeption führt.

Nystagmus: Wiederholte unfreiwillige Bewegungen der Augen.

Obliquus: Schräg

Okkludor: Vorrichtung zur Behinderung des Sehens eines Auges, damit das andere gebraucht werden muß.

Totale Okklusion: vollständige Behinderung eines Auges beim Sehen.

Partielle Okklusion: teilweise Behinderung eines Auges beim Sehen.

Ophthalmoplegie: Paralyse eines oder mehrerer Augenmuskeln.

Ophthalmoplegia externa: Lähmung der äußeren Augenmuskeln.

Ophthalmoplegia interna: Lähmung der inneren Augenmuskeln.

Orbita: Augenhöhle

Orthophorie: Die beiden Gesichtslinien schneiden sich im Fixationspunkt. Dazu ist keine Einstellung durch den Fusionsreflex nötig, und zwar weder zur Erreichung noch zur Aufrechterhaltung dieser Stellung.

Panum-Areal: Die Zone einer Netzhaut, die einen Partner eines korrespondierenden Netzhautpunktpaares umgibt, die mit dem anderen Punkt des Paares binokulare Fusion erzeugt, sogar wenn die Punkte in dieser Zone nicht miteinander korrespondieren.

Paralyse: Lähmung

Parese: Teillähmung

Perzeption: Wahrnehmung

Phorie: Charakterisierung des Gleichgewichtszustandes in der Zusammenarbeit der beiden Augen.

Presbyopie: Altersweitsichtigkeit, bedingt durch ein Nachlassen der Linsenelastizität.

Prisma: Keilförmiger Körper. Ein Glasprisma lenkt durchtretende Lichtstrahlen von seiner Kante weg.

Prismendioptrie: Die Maßeinheit der Brechungsstärke eines Glasprismas. Ein Prisma von der Stärke eine Prismendioptrie (1 Δ) versetzt das Bild eines Objektes in 1 m Abstand um einen Zentimeter. Eine Prismendioptrie ist annähernd gleich einem Schielwinkel von 1/2 Grad (genau 4/7 Grad, also $4^\circ = 7\Delta$).

Processus: Fortsatz

Propriozeption: Gesamtheit der Impulse, die dem Zentralnervensystem über Stellung und Bewegung des Körpers Auskunft geben. Solche Impulse kommen auch von den Augenmuskeln und bieten eine Kontrollmöglichkeit der Augenstellung.

Pseudostrabismus: Scheinbares Schielen

Ptosis: Herabhängen des Oberlides

Pupillenachse: Die Linie, die einen Raumpunkt mit dem Zentrum der Eintrittspupille verbindet. Der betreffende Raumpunkt muß nicht der Fixationspunkt sein.

Rectus: Gerade

Reflexion: Ganz oder teileweise Rückstrahlung des Lichtes an der Grenzfläche zweier unterschiedlicher optischer Medien. Dabei ist der Reflexionswinkel gleich dem Einfallwinkel.

Refraktion: Brechung. Eine Veränderung in der Ausbreitung des Lichtes, wenn es die Grenzfläche zweier unterschiedlicher optischer Medien passiert.

Resektion: Chirurgische Entfernung

Retina: Netzhaut

Schielwinkel: Der Winkel, um den die Gesichtslinie oder irgendeine andere Bezugslinie am Fixationspunkt vorbeigeht. Diese Linie beginnt im Rotationszentrum des schielenden Auges.

Sehen:

Bifoveales Einfachsehen: Sehwahrnehmung, bei der beide Augen gleichzeitig zur Erzeugung einer einfachen Wahrnehmung auf der Basis einer normalen Netzhautkorrespondenz beitragen.

Binokulares Einfachsehen: Sehwahrnehmung, bei der beide Augen gleichzeitig zur Erzeugung einer einfachen Wahrnehmung beitragen; es kann sich auf der Grundlage einer normalen oder harmonisch anomalen Netzhautkorrespondenz vollziehen.

Simultanes binokulares Sehen: Sehwahrnehmung, zu der beide Augen gleichzeitig beitragen.

Sehrichtung:

Hauptsehrichtungsgemeinschaft: Die Richtung, in der man selbst zu fixieren empfindet.

Simultanperzeption: Gleichzeitige Wahrnehmung

Skiaskopie: Schattenprobe. Wird zur objektiven Bestimmung der Refraktion verwendet.

Stereoskopisches Sehen = Stereopsis: Die Wahrnehmung von drei Dimensionen, auf der Fusion von Signalen aus disparaten Netzhautelementen beruhend.

Strabismus: Das Schielen

Superior: Oben, der Obere.

Superimposition: Überlagerung. Die Fähigkeit, zwei gleiche Bilder, eines auf jeder Netzhaut, als überlagert, aber nicht verschmolzen wahrzunehmen.

Suppression = Hemmung: Ausschaltung der Signale, die von einem Teil oder von einer ganzen Netzhaut übertragen werden zugunsten von jenen, die aus korrespondierenden Arealen des anderen Auges stammen.

synergistisch: Zusammenwirkend

Synoptophor, das: Gerät zur Diagnostik (und Behandlung) des Schielens

Tenotomie: Sehnendurchtrennung

Torsion: Drehung

Torticollis: Schiefhals

Torticollis ocularis: augenbedingter Schiefhals

unilateral: einseitig

Ventral: bauchwärts, nach vorn gerichtet, Gegensatz zu dorsal

Vergenzen: Disjugierte Augenbewegungen, z. B. Konvergenz, Divergenz.

Versionen: Konjugierte Augenbewegungen, z. B. Lävoversion, Dextroversion.

Winkel:

Winkel der Anomalie: Der Unterschied zwischen dem objektiv gemessenen und dem subjektiv gemessenen Schielwinkel.

Konvergenzwinkel: Der Winkel, der zwischen den beiden Gesichtslinien während der Konvergenz gebildet wird.

Einfallswinkel: Winkel zwischen einfallendem Lichtstrahl und Einfallslot.

Winkel lambda: Der Winkel, der zwischen der durch die Pupillenmitte gehenden Linie (Pupillenachse) und der Sehachse liegt.

Winkel kappa: fast identisch mit Winkel α, bezieht sich aber nicht wie dieser auf scheinbare Eintrittspupille, sondern auf die tatsächliche, die etwas dahinter liegt.

Reflexionswinkel: Der Winkel zwischen dem reflektierten Strahl und dem Lot.

Refraktionswinkel: Der Winkel zwischen dem gebrochenen Strahl und der Normalen.

Winkel gamma: Winkel zwischen der optischen Achse und der Fixationsachse (zwischen Rotationszentrum und Fixationsobjekt)

Zyklophorie: Latente Tendenz des vertikalen Hornhautdurchmessers, nach außen (Exzyklophorie) oder nach innen (Inzyklophorie) zu verrollen. Also Tendenz zur Verrollung der sagittalen Achse des Auges.

Zykloplegie: Lähmung des Ziliarmuskels

Zykloplegikum: Medikament, das eine Lähmung des Ziliarmuskels bewirkt.

Zyklotropie: Manifeste Verrollung der Sagittalachse des Auges.

Register

Bei Fragen zur Produktsicherheit wenden Sie sich bitte an:
If you have any questions regarding product safety,
please contact:

Walter de Gruyter GmbH
Genthiner Straße 13
10785 Berlin
productsafety@degruyterbrill.com